U0295067

呼吸内科常见病用药

第 2 版

主　审　冯玉麟

主　编　刘春涛　梁宗安　易　群

副主编　张湘燕　王茂筠

人民卫生出版社

图书在版编目（CIP）数据

呼吸内科常见病用药/刘春涛,梁宗安,易群主编.
—2版.—北京:人民卫生出版社,2016
　ISBN 978-7-117-22944-9

Ⅰ.①呼…　Ⅱ.①刘…②梁…③易…　Ⅲ.①呼吸
系统疾病-用药法　Ⅳ.①R974

中国版本图书馆 CIP 数据核字(2016)第 163873 号

人卫智网	www.ipmph.com	医学教育、学术、考试、健康、
		购书智慧智能综合服务平台
人卫官网	www.pmph.com	人卫官方资讯发布平台

呼吸内科常见病用药
第 2 版

主　　编:刘春涛　梁宗安　易群
出版发行:人民卫生出版社(中继线 010-59780011)
地　　址:北京市朝阳区潘家园南里 19 号
邮　　编:100021
E - mail:pmph @ pmph.com
购书热线:010-59787592　010-59787584　010-65264830
印　　刷:北京铭成印刷有限公司
经　　销:新华书店
开　　本:787×1092　1/32　印张:20.5
字　　数:400 千字
版　　次:2009 年 1 月第 1 版　　2016 年 10 月第 2 版
　　　　　2017 年 11 月第 2 版第 2 次印刷(总第 3 次印刷)
标准书号:ISBN 978-7-117-22944-9/R · 22945
定　　价:69.00 元

打击盗版举报电话:010-59787491　E-mail:WQ @ pmph.com
(凡属印装质量问题请与本社市场营销中心联系退换)

编委（以章节为序）

徐治波　成都市第二人民医院

杨明金　成都市第二人民医院

杜鑫淼　四川大学华西医院

陈雪融　四川大学华西医院

李珍珍　四川大学华西医院

吴松泽　四川大学华西医院

刘春涛　四川大学华西医院

梁宗安　四川大学华西医院

沈　宁　北京大学第三人民医院

姚婉贞　北京大学第三人民医院

蔡柏蔷　北京协和医院

唐永江　四川大学华西医院

冯玉麟　四川大学华西医院

张湘燕　贵州省人民医院

叶贤伟　贵州省人民医院

万　鹏　广西医科大学第一附属医院

钟小宁　广西医科大学第一附属医院

张根生　浙江大学附属第二医院

沈华浩　浙江大学附属第二医院

田欣伦　北京协和医院

徐作军　北京协和医院

施举红　北京协和医院

编　委

出 版 说 明

　　"临床常见病用药丛书"是我社推出的一系列临床用药手册,由临床一线专家执笔,为满足内科、外科、妇产科、儿科、急诊科、感染科、精神科等各科临床实际工作的需要而编撰完成,以帮助临床医师快速选择相关疾病的合理有效治疗方案。

　　本系列丛书自 2004 年陆续推出第一版以来,受到了广大医务工作者的欢迎。为适应临床用药知识和指南的不断更新和发展,我们开始了第二轮的修订。

　　本系列丛书针对各科常见病、多发病在诊治中常用的治疗药物及选择原则、药物不良反应与注意事项做了充分、简洁的论述,内容丰富,文字精练;兼顾各科疾病治疗学的前沿发展,内容新颖、适用性强,是一线临床医师查房及门诊工作中不可多得的参考手册。

　　本次修订在保持权威、实用、前沿的特点外,采用小开本、牛皮封面、双色印刷,更便于临床医师随身携带、长期翻阅和快速浏览。不久的将来我们将以纸质书为蓝本,进行延伸开发,制作各专科"临床常见病用药"APP 数字产品,力争为临床医师打造一个常见病用药指导的综合服务平台。

临床常见病用药丛书

呼吸内科常见病用药	刘春涛	梁宗安	易　群
急诊科常见病用药	陈玉国		
神经内科常见病用药	肖　波	崔丽英	
消化内科常见病用药	杨长青	许树长	陈锡美
精神科常见病用药	赵靖平		
妇产科常见病用药	徐丛剑		
感染科常见病用药	李兰娟		
儿科常见病用药	李廷玉		
心内科常见病用药	张　健	杨跃进	

前　言

在临床治疗当中,如何正确选择药物及其剂量和给药途径,合理配伍,达到以最小的不良反应取得最优的效益风险比,是每一个呼吸专科医师每天都会面临的问题。在本书之前,已有多种涉及呼吸系统疾病治疗的书籍,每每让临床医生有无从选择之困惑,或者卷帙浩繁,查阅不便;或者不过是药品说明书的汇编,对合理用药帮助不大。有鉴于此,人民卫生出版社编辑出版了这套临床常见病用药丛书,在体例和内容上力图作一些新的尝试,使其成为内容精炼、深浅适中、便于携带、易于查阅的工具书。在有限的篇幅内,要囊括药理学、药代动力学、药物选择原则、合理药物要点、毒副反应及其防治,殊非易事。

本书第一版面世后得到了全国呼吸专业临床医生普遍地认同,并希望能再版以飨读者,为此我们又组织了第一版专家查阅了大量文献资料并结合他们丰富的临床实践经验,力求反映近五年来医学科学的进步与成就,希望对临床医生有所助益。本书的作者既有国内知名的呼吸病学专家,也有工作在临床一线具有丰富诊治经验的中青年学者,为此他们付出了大量的心血和辛勤劳动,在此谨致谢忱。特别令人感动的是,我国著名呼吸病专家陆慰萱教授抱病参加了本书的修订并撰写了部分章节,令人痛心的是他不能在生前看到本书第二版的问世,思之不禁唏嘘。

由于时间仓促,水平有限,疏漏之处在所难免。在此恳请读者尤其是临床第一线的医生朋友们不吝指正。

主编

2016 年 9 月 6 日

目　录

第一章　咳嗽的药物治疗 ·················· 1

　第一节　急性、亚急性咳嗽 ·············· 2

　第二节　慢性咳嗽 ···················· 10

第二章　咯血的药物治疗 ·················· 26

第三章　支气管哮喘的药物治疗 ············ 39

　第一节　吸入性糖皮质激素 ·············· 53

　第二节　抗白三烯药物 ················· 67

　第三节　β_2 肾上腺素能受体激动剂 ········ 72

　第四节　茶碱类药物 ··················· 88

　第五节　抗胆碱能药物 ················· 100

　第六节　全身糖皮质激素类药物 ·········· 106

　第七节　色甘酸钠和尼多考米钠 ·········· 121

　第八节　抗组胺药物和其他抗过敏

　　　　　药物 ······················· 124

　第九节　免疫调节剂及生物制剂 ·········· 134

　第十节　特异性免疫治疗 ··············· 137

　第十一节　抗 IgE 治疗 ················ 140

　第十二节　其他平喘药物 ··············· 142

第四章　慢性阻塞性肺疾病稳定期的药物

　　　　治疗 ························· 148

第五章　慢性阻塞性肺疾病急性加重的

　　　　药物治疗 ····················· 186

目　录

第六章　　慢性肺源性心脏病的药物治疗…… 217

第七章　　支气管扩张症的药物治疗 ……… 255

第八章　　急性呼吸窘迫综合征的药物

　　　　　治疗 ……………………………… 282

第九章　　肺间质性疾病的药物治疗 ……… 301

　第一节　　特发性肺纤维化 ……………… 301

　第二节　　非特异性间质性肺炎 ………… 306

　第三节　　急性间质性肺炎 ……………… 309

　第四节　　脱屑型间质性肺炎 …………… 312

　第五节　　呼吸性细支气管炎伴间质性

　　　　　　肺炎 ………………………… 313

　第六节　　隐源性机化性肺炎 …………… 315

　第七节　　淋巴细胞性间质性肺炎 ……… 317

　第八节　　特发性胸膜肺弹力纤维

　　　　　　增生症 ……………………… 318

　第九节　　结节病 ……………………… 319

第十章　　肺动脉高压的药物治疗 ………… 331

第十一章　肺血栓栓塞症的药物治疗 ……… 365

第十二章　肺炎的药物治疗 ………………… 383

第十三章　肺真菌病的药物治疗 …………… 478

第十四章　肺结核的药物治疗 ……………… 493

第十五章　肺癌的药物治疗 ………………… 517

　第一节　　非小细胞肺癌的药物治疗 …… 517

　第二节　　小细胞肺癌的药物治疗 ……… 549

　第三节　　肺癌的姑息性药物治疗 ……… 556

第十六章　弥漫性结缔组织病肺部病变的

　　　　　药物治疗 ……………………… 569

目 录

第一节　系统性红斑狼疮…………………… 570

第二节　干燥综合征………………………… 584

第三节　多发性肌炎和皮肌炎……………… 589

第四节　白塞病……………………………… 594

第五节　类风湿关节炎……………………… 599

第六节　系统性硬化症……………………… 601

第十七章　慢性呼吸衰竭的营养治疗……… 611

索引…………………………………………… 639

第一章 咳嗽的药物治疗

根据咳嗽时间的长短,将咳嗽分为急性咳嗽、亚急性咳嗽和慢性咳嗽。急性咳嗽时间<3周,亚急性咳嗽3~8周,慢性咳嗽≥8周。慢性咳嗽原因较多,通常可分为两类:一类为胸部影像学有明确病变者,如肺炎、肺结核、肺癌等。另一类为胸部影像学无明显异常,以咳嗽为主或唯一症状者,即通常所说的不明原因慢性咳嗽(简称慢性咳嗽)。慢性咳嗽的常见原因为:咳嗽变异型哮喘(CVA)、上呼吸道咳嗽综合征(UACS,既往称为鼻后滴流综合征,PNDS)、嗜酸性粒细胞性支气管炎(EB)和胃食管反流性咳嗽(GERC),这些原因占了呼吸内科门诊慢性咳嗽比例的70%~95%。

对于慢性咳嗽的患者应针对最常见病因(如UACS、CVA、EB和GERC)进行系统的经验性治疗。由于咳嗽可能是多种原因所导致,其治疗应序贯并逐渐升级。①戒烟:吸烟的慢性咳嗽患者,首先应劝其戒烟;②血管紧张素转换酶抑制剂:服用血管紧张素转换酶抑制剂的慢性咳嗽患者,应停止服用此类药物;③慢性咳嗽的初始经验治疗首选第1代抗组胺药/减充血剂(A/D);④药物试验性治疗,对 A/D 治疗无效者应依次针对 UACS、CVA、EB 和 GERC 进行单独或联合治疗。以上治疗均无效的患者,应行进一步的检查,寻找其咳嗽的病因。

第一节　急性、亚急性咳嗽

急性咳嗽的病因相对简单,普通感冒、急性气管-支气管炎是引起急性咳嗽最常见的疾病。普通感冒是引起急性咳嗽的最常见原因,常与鼻后滴流有关。当健康成人具备以下 3 条标准时,可以诊断为普通感冒:①鼻部相关症状(如流涕、打喷嚏、鼻塞和鼻后滴流);②伴或不伴发热;③咽喉部有刺激感或不适。对于感冒引起的咳嗽,治疗主要以对症治疗为主。急性气管-支气管炎是急性咳嗽的另一常见原因,在发病初期常有上呼吸道感染症状,随后咳嗽可渐加剧,伴或不伴咳痰,伴细菌感染者常咳黄脓痰。急性气管-支气管炎常呈自限性,X 线检查无明显异常或仅有肺纹理增加。查体双肺呼吸音粗,有时可闻及湿性或干性啰音。对于急性气管-支气管炎的治疗,以对症处理为主,咳嗽有痰而不易咳出时可用祛痰药,若有细菌感染,可依据感染的病原体及药物敏感试验结果选择抗菌药物。

亚急性咳嗽最常见原因是感染后咳嗽(postinfectious cough),其次为上气道咳嗽综合征(upper airway cough syndrome, UACS)、咳嗽变异型哮喘(CVA)等。在处理亚急性咳嗽时,首先要明确咳嗽是否继发于先前的呼吸道感染,并进行经验性治疗。治疗无效者,再考虑其他病因并参考慢性咳嗽诊断程序进行诊治。感染后咳嗽为自限性,多能自行缓解。通常不必使用抗生素,但对肺炎支原体、肺炎衣原体和百日咳杆菌引起的感染后咳嗽,使用大环内酯类抗生素治疗有效。对部分咳嗽症状明显的患者可以短期应用镇咳药、抗组胺药加减充血剂等。异丙托溴铵可能对部分患者有效。

【相关药物】

1. 复方盐酸伪麻黄碱(compound pseudoephedrine hydrochloride) 本药为缓解感冒症状的复方制剂,其中盐酸伪麻黄碱为拟肾上腺药,有收缩上呼吸道毛细血管、消除鼻咽部黏膜充血、减轻鼻塞症状的作用;马来酸氯苯那敏为抗组胺药,能进一步减轻感冒引起的鼻塞、流涕等症状。伪麻黄碱为限制药品,将逐渐被其他药物取代。

2. 对乙酰氨基酚片(acetaminophen) 是乙酰苯胺类解热镇痛药物,可选择性抑制下丘脑体温调节中枢前列腺素的合成,导致外周血管扩张、出汗而达到解热的作用,同时可抑制前列腺素等的合成和释放,提高痛阈而起到镇痛作用。可有效缓解感冒引起的发热、头痛、肌肉痛等症状。

3. 马来酸氯苯那敏(chlorphenamine maleate)为组织胺 H_1 受体拮抗剂,能对抗过敏反应(组胺)所致的毛细血管扩张,降低毛细血管的通透性,缓解支气管平滑肌收缩所致的喘息,其抗组胺作用较持久,也具有明显的中枢抑制作用,能增加麻醉药、镇痛药、催眠药和局麻药的作用。

4. 氯雷他定(loratadine)　是一种高效、作用持久的三环类抗组胺药,为第2代抗组胺剂,选择性外周 H_1 受体拮抗剂。可缓解过敏引起的各种症状。

5. 右美沙芬(dextromethorphan)　是目前临床上应用最广的镇咳药,作用与可待因相似,但无镇痛和催眠作用,治疗剂量对呼吸中枢无抑制作用,亦无成瘾性。多种非处方性复方镇咳药物均含有本品。

6. 磷酸可待因糖浆(codeine phosphate syrup)本品为中枢性止咳药,对延髓的咳嗽中枢有选择性抑制作用,镇咳作用强而迅速。也有镇痛作用,其镇痛作用约为吗啡的 $1/12 \sim 1/7$,但强于一般解热镇痛药。能抑制支气管腺体的分泌,可使痰液黏稠,难以咳出,故不宜用于痰多、黏稠的患者。

7. 盐酸氨溴索(ambroxol hydrochloride)　为黏液溶解剂,能增加呼吸道黏膜浆液腺的分泌,减少黏液腺分泌,从而降低痰液黏度;还可促进肺表面活性物质的分泌,增加支气管纤毛运动,使痰液易于咳出。

8. 乙酰半胱氨酸片(acetylcysteine tablets)为黏痰溶解剂,具有较强的黏液溶解作用。其分子中所含的巯基(-SH)能使痰中糖蛋白多肽链的痰液化而易咳出。

9. 阿莫西林胶囊（amoxicillin capsules） 为β内酰胺类抗生素，适用于敏感菌（不产β内酰胺酶菌株）所致的鼻窦炎、咽炎、扁桃体炎等上呼吸道感染。当患者咳黄脓痰时可经验性使用或根据痰培养及药敏结果选用。

10. 阿奇霉素胶囊（azithromycin capsules）为大环内酯类抗生素，适用于化脓性链球菌、肺炎链球菌、流感嗜血杆菌以及肺炎支原体所致的上呼吸道感染。

11. 异丙托溴铵气雾剂（ipratropium bromide aerosol） 是针对支气管平滑肌 M 受体的抗胆碱药，松弛支气管平滑肌作用较强，对呼吸道腺体和心血管系统的作用较弱，适用于合并支气管痉挛的咳嗽患者。

12. 沙丁胺醇气雾剂（salbutamol aerosol） 为选择性 β_2 受体激动剂，能选择性激动支气管平滑肌的 β_2 受体，有较强的支气管舒展作用，对于急性、亚急性咳嗽患者，伴有支气管痉挛时可选用此药物。

【选择原则】

1. 普通感冒的治疗以对症治疗为主，一般无须抗菌药物。①减充血剂：伪麻黄碱等；②退热药物：解热镇痛药类；③抗过敏药：第一代抗组胺药；④止咳药物：中枢性镇咳药、中成药等。

临床上通常采用对症治疗的复方制剂，首选第一代抗组胺药+伪麻黄碱治疗，可有效缓解打喷嚏、鼻塞等症状。咳嗽明显者选用中枢性镇咳药，如右美沙芬或可待因等。

2. 感染后咳嗽为自限性，多能自行缓解。通常不必使用抗生素。对于咳脓性痰或考虑肺炎支原体、衣原体感染时，可选用适当抗生素进行抗感染治疗。一些慢性迁延性咳嗽可以短期应用抗组胺 H_1 受体拮抗剂及中枢性镇咳药等。对少数顽固性感染后咳嗽患者，在一般治疗无效的情况下可短期使用吸入或者口服糖皮质激素治疗，如 10～20mg 泼尼松（或等量其他激素）3～7 天。

【注意事项】

1. 复方盐酸伪麻黄碱

用法：口服给药。每 12 小时服用 1 粒（盐酸伪麻黄 90mg，马来酸氯苯那敏 4mg）。一日剂量不得超过 2 粒，疗程不应超过 3～7 日。

不良反应及注意点：

（1）可有困倦、口干、胃部不适、乏力、头晕、大便干燥等。

（2）冠心病、高血压、甲状腺功能亢进、糖尿病、闭角型青光眼患者慎用。

（3）小儿、孕妇慎用。

2. 对乙酰氨基酚片

用法：口服。6～12 岁儿童，一次 0.25g；12 岁以上儿童及成人一次 0.5g,若持续发热或疼痛,可间隔 4 ~ 6 小时重复用药一次,24 小时内不得超过 4 次。

不良反应及注意点:偶见皮疹、荨麻疹、药物热及粒细胞减少。长期大量用药会导致肝肾功能异常。

3. 马来酸氯苯那敏

片剂:4mg/片。

用法:成人每次 1 片,一日 1 ~ 3 次。

不良反应及注意点:主要不良反应为嗜睡、口渴、多尿、咽喉痛、困倦、虚弱感、心悸、皮肤瘀斑、出血倾向。推荐睡前服用。

4. 氯雷他定胶囊

片剂:10mg/片。

用法:成人及 12 岁以上儿童:一日 1 次,一次 10mg。

不良反应及注意点:本品每天 10mg 未见明显的镇静作用。常见不良反应有乏力、头痛、嗜睡、口干、胃肠道不适包括恶心、胃炎以及皮疹等。罕见不良反应有脱发、过敏反应、肝功能异常、心动过速及心悸等。推荐睡前服用。

妊娠期及哺乳期妇女慎用。

5. 氢溴酸右美沙芬片

片剂:10mg/片或 15mg/片。

用法:口服每次 15 ~ 30mg,一日 3 ~ 4 次。

不良反应及注意点:常见亢奋,有时出现头痛、失眠、呼吸抑制、胃肠功能紊乱等。

1

6. 磷酸可待因糖浆

用法:成人常用量:口服,一次 15～30mg,一日 30～90mg。

极量:口服一次 100mg,一日 250mg。

不良反应及注意点:常见不良反应有:心理变态或幻想;呼吸微弱、缓慢或不规则;心率或快或慢、异常。此外可出现惊厥、耳鸣、震颤或不能自控的肌肉运动等;荨麻疹;瘙痒、皮疹或脸肿等过敏反应;精神抑郁和肌肉强直等。长期应用可引起依赖性。常用量引起依赖性的倾向较其他吗啡类药弱。典型的症状为:鸡皮疙瘩、食欲减退、腹泻、牙痛、恶心呕吐、流涕、寒战、打喷嚏、打哈欠、睡眠障碍、胃痉挛、多汗、衰弱无力、心率增速、情绪激动或原因不明的发热。

7. 盐酸氨溴索片

用法:口服。成人,一次 30～60mg,一日 3次,饭后服。

不良反应及注意点:偶见皮疹、恶心、胃部不适、食欲缺乏、腹痛、腹泻。

8. 乙酰半胱氨酸片

用法:口服,一次 0.6g(1 片),一日 1～2 次。

不良反应及注意点:偶尔发生恶心、呕吐、上腹部不适、腹泻、咳嗽等不良反应,一般减量或停药即缓解。罕见皮疹和支气管痉挛等过敏反应。支气管哮喘患者慎用,如使用在治疗期间应密切观察病情,如有支气管痉挛发生应立即终止治疗。

1

9. 阿莫西林胶囊

用法：口服。成人一次 0.25 ~ 0.5g，每 6 ~ 8 小时 1 次，一日剂量不超过 4g。

不良反应及注意点：可引起恶心、呕吐、腹泻及假膜性肠炎等胃肠道反应及皮疹、药物热和哮喘等过敏反应。青霉素过敏及青霉素皮肤试验阳性患者禁用。

10. 阿奇霉素胶囊

用法：口服，在饭前 1 小时或饭后 2 小时服用。每日 0.25 ~ 1.0g，顿服。

不良反应及注意点：可引起腹泻、恶心、腹痛、稀便、呕吐等胃肠道反应。进食可影响阿奇霉素的吸收，故需在饭前 1 小时或饭后 2 小时口服。

11. 异丙托溴铵气雾剂

用法：每揿 20μg，每次 1 ~ 2 揿，每天 3 ~ 4 次。

不良反应及注意点：常见的不良反应为头痛、头晕，极少部分患者可出现眼内压增高、眼痛及瞳孔散大等。如果在吸入该药物时，呼吸困难突然加重（阵发性支气管痉挛），则应立即停止治疗，就医，并重新评估治疗方案。

12. 沙丁胺醇气雾剂

用法：每揿沙丁胺醇 100μg，每次 1 ~ 2 揿，必要时可每隔 4 ~ 8 小时吸入一次，但 24 小时内最多不宜超过 8 揿。

不良反应及注意点：少数病例可见肌肉震颤，外周血管舒张及代偿性心率加速，头痛，不安，过

1

敏反应。高血压、冠心病、糖尿病、甲状腺功能亢进等患者应慎用。

第二节　慢性咳嗽

一、上呼吸道咳嗽综合征

鼻后滴流综合征（PNDS）是指由于鼻部异常分泌物流至鼻后和咽喉部，甚至向下流入声门或气管，导致以咳嗽为主要表现的综合征。然而，目前尚无法确定上呼吸道疾病导致的咳嗽是否由PNDS或直接刺激或上呼吸道咳嗽受体炎症引起，2006年美国咳嗽诊治指南编撰委员会一致建议以上呼吸道咳嗽综合征（upper airway cough syndrome，UACS）替代PNDS。

UACS：除有咳嗽、咳痰外，通常还有咽喉部滴流感、口咽黏液附着、频繁清喉、咽痒不适或鼻痒、鼻塞、流涕、打喷嚏等症状。有时可出现声音嘶哑，甚至说话也诱发咳嗽。通常发病前有上呼吸道感冒史。这些临床表现无特异性，也可见于其他的一些疾病。

根据症状、体征、影像学检查和对经验性治疗的反应等，UACS的诊断不难建立。诊断时应注意与GERD相鉴别，后者除消化道症状外，常伴有上呼吸道的症状。

治疗根据病因不同而异。如UACS的病因明确，应进行病因治疗。若UACS的病因不明，应在检查开始前,先行经验性治疗。治疗内容包括:①避免接触过敏原;②戒烟;③减轻上呼吸道炎症及其分泌;④抗感染;⑤治疗上呼吸道结构异常。

【相关药物】

1. 马来酸氯苯那敏、氯雷他定胶囊、复方盐酸伪麻黄碱等。

2. 孟鲁司特钠片(montelukast sodium tablets)是一种白三烯受体拮抗剂,能特异性抑制气道中的半胱氨酰白三烯(CysLT1)受体,从而改善气道炎症,缓解气道痉挛,对于变应性鼻炎患者,必要时可加用此药。

3. 倍氯米松鼻喷雾剂(beclometasone dipropionate nasal spray)　其活性成分是丙酸倍氯米松,为一种强效局部用糖皮质激素,在鼻腔内有较强的抗炎作用,在治疗剂量下不会产生全身性副作用。它能抑制嗜酸性粒细胞等炎性细胞的浸润和炎性介质的释放,减轻黏膜水肿、黏液分泌和平滑肌痉挛。

4. 其他等效剂量的吸入糖皮质激素,如氟替卡松、布地奈德、曲安奈德等。

5. 对于合并变应性鼻炎患者,如症状较重、常规药物治疗效果不佳者,特异性变应原免疫治疗可能有效,但起效时间较长。

【选择原则】

1. 变应性鼻炎所致的 UACS　其治疗首先应

1

尽可能地避免接触过敏原。鼻腔吸入糖皮质激素是变应性鼻炎首选药物,色甘酸钠吸入对变应性鼻炎亦具有良好的预防作用。鼻吸入的糖皮质激素、鼻内的色甘酸钠和抗组胺药物、口服白三烯受体拮抗剂和抗组胺药物均对变应性鼻炎所致的UACS的咳嗽均有较好疗效。各种抗组胺药物对变应性鼻炎均有效,临床应用时应首选镇静作用较轻的第二代抗组胺药物。变应原特异性免疫治疗可能有效,但起效时间较长。经环境控制、鼻内治疗后症状控制良好者,无须进行变应原免疫治疗。

2. **血管舒缩性鼻炎** 第一代抗组胺药物和减充血剂对于治疗该病有效。

3. **上呼吸道病毒感染后咳嗽** 一项前瞻性的关于慢性咳嗽的研究表明,抗组胺药物和减充血剂对于治疗上呼吸道病毒感染后所致的咳嗽有效。

非组胺介导的UACS患者,推荐使用第一代抗组胺药物,这可能与该类药物的抗胆碱能的作用有关。大多数患者在初始治疗开始的数天到2周,咳嗽症状可部分缓解。

4. **鼻窦炎** 抗菌药物治疗是治疗急性细菌性鼻窦炎的主要药物,效果欠佳或分泌物多时可采用鼻腔吸入糖皮质激素及减充血剂减轻炎症及水肿。

慢性鼻窦炎的治疗,建议采用下列初治方案:①选用对革兰阳性菌、革兰阴性菌和厌氧菌均有

1

效的抗菌药物治疗 3 周;②口服第一代抗组胺剂每天两次共 3 周;③鼻用减充血剂每天两次共 5 天;④鼻吸入糖皮质激素 3 个月;⑤内科治疗效果不佳时可行负压引流、穿刺引流或外科手术。

5. 物理或化学因素导致的鼻炎　环境中的刺激因素一旦明确,应尽量避免接触,改善通风,过滤有刺激的气体。在个别情况下,应考虑使用防毒面具(如:职业暴露者,使用防尘、防雾、防烟的带有高效的空气过滤作用的特殊面罩)。

6. 药物性鼻炎　治疗的关键是停药。停药后可使用第一代抗组胺药/减充血剂(A/D)或鼻内糖皮质激素。

【注意事项】

1. 第一代抗组胺药物和减充血剂治疗咳嗽时尚未见严重的副作用。抗组胺药物最常见的副作用为嗜睡。

2. 丙酸倍氯米松鼻喷雾剂

每揿含酸倍氯米松 $50\mu g$,每瓶 200 揿。

用法:每鼻孔 $50\mu g$/次,每天 1～2 次。

不良反应及注意点:

(1) 鼻腔和鼻窦伴有细菌感染时,应给予适当的抗菌治疗。

(2) 虽然该药可控制变应性鼻炎的大多数症状,但当受到季节性变应原刺激时,应用本剂的同时尚需采用其他治疗,尤其是针对眼部症状。

(3) 孕妇及哺乳期妇女慎用。

（4）少数患者可出现鼻、咽部干燥或烧灼感、喷嚏或轻微鼻出血等不良反应。

【建议】

1. 建议抗组胺药物的初始治疗为每天一次，晚上给药，以后根据病情可增加为每天两次。

2. 怀疑 UACS 所致的慢性咳嗽时，应进行经验治疗。经治疗咳嗽缓解或消失具有诊断价值。经验性治疗（抗组胺剂、减充血剂）无效时，需要进一步行鼻窦成像。

3. 慢性鼻窦炎可表现为咳嗽、咳痰，但有部分患者可无临床症状。

4. 变应性鼻炎患者，症状较重且常规药物治疗效果不佳时，可考虑进行特异性变应原免疫治疗。

5. 慢性咳嗽原因不明时，应该首先进行第一代 A/D 经验性治疗，疗效欠佳时再进行进一步的检查，寻找引起咳嗽的其他病因。

二、咳嗽变异型哮喘

咳嗽变异型哮喘（coughvariant asthma，CVA）是一种特殊类型的哮喘，咳嗽是其唯一或主要临床表现，无明显喘息、气促等症状或体征，但有气道高反应性。亦是慢性咳嗽的常见原因之一。

临床表现：主要表现为刺激性干咳，通常咳嗽比较剧烈，夜间咳嗽为其重要特征。感冒、冷空气刺激或吸入烟尘等容易诱发或加重咳嗽。

诊断:常规抗感冒、抗感染药物治疗无效,支气管扩张剂治疗可以有效缓解咳嗽症状,此点可作为诊断和鉴别诊断的依据。支气管激发或舒张试验是诊断 CVA 的关键方法。

诊断标准:①慢性咳嗽常伴有明显的夜间刺激性咳嗽;②支气管激发试验阳性或最大呼气流量(PEF)昼夜变异率>20% ;③支气管扩张剂、糖皮质激素治疗有效;④除外其他原因引起的慢性咳嗽。

治疗:CVA 治疗原则与哮喘治疗相同。大多数患者吸入小剂量糖皮质激素联合支气管舒张剂(β₂ 受体激动剂或氨茶碱等)即可,或用两者的复方制剂如布地奈德/福莫特罗、沙美特罗/替卡松,必要时可短期口服小剂量糖皮质激素治疗。治疗时间不少于 8 周。白三烯受体拮抗剂单用或联合吸入性糖皮质激素治疗 CVA 也有较好的疗效。

【相关药物】

1. 二丙酸倍氯米松气雾剂(必可酮,beclometasone dipropionate)、硫酸沙丁胺醇(万托林,salbutamol sulfate)、孟鲁司特钠片(顺尔宁,montelukast sodium)、泼尼松(prednisone)等见支气管哮喘药物治疗一章。

2. 布地奈德福莫特罗粉吸入剂(budesonide and formoterol fumarate powder for inhalation),商品名信必可,含有福莫特罗和布地奈德两种成分,布地奈德具有糖抗炎作用,可减轻哮喘症状,减缓病情恶化,且相对副作用比全身性用药少;福莫特罗是选择性 β_2 肾上腺素能受体激动剂,有舒张支气管平滑肌的作用,支气管扩张作用起效迅速,在吸入后 $1 \sim 3$ 分钟内起效,单剂量可维持 12 小时。适用于需要联合应用吸入皮质激素和长效 β_2 受体激动剂的哮喘患者的常规治疗。

3. 沙美特罗替卡松气雾剂(salmeterol xinafoate and fluticasone propionate aerosol),商品名舒利迭,含有沙美特罗和丙酸氟替卡松两种成分,丙酸氟替卡松可产生强效的抗炎作用,可减轻哮喘的症状及发作,全身性副作用较少。沙美特罗为选择性的长效(可维持 12 小时)β_2 肾上腺素受体激动剂。与传统的短效 β_2 激动剂推荐剂量比较,沙美特罗可产生更持久的支气管扩张作用,并持续至少 12 小时。适用于需要联合应用吸入皮质激素和长效 β_2 受体激动剂的哮喘患者的常规治疗。

【选择原则】

1. CVA 治疗原则与哮喘治疗相同。大多数患者吸入小剂量糖皮质激素加 β_2 受体激动剂即可,很少需要口服糖皮质激素治疗。治疗常于 1 周起效,疗程应不少于 8 周。应注意以下特殊情况:

(1) 目前尚无证据表明长效 β_2 受体激动剂对 CVA 的治疗有益。

（2）吸入糖皮质激素治疗的潜在风险是诱发和加重咳嗽。这可能与吸入剂中的赋形剂有关。

2. 对于吸入糖皮质激素疗效不好的患者,应尽可能进行气道炎性指标的检测。对于气道内有持续的嗜酸性粒细胞浸润、增多的患者,建议进一步的抗炎治疗(如增加吸入糖皮质激素的剂量或口服激素治疗)。

3. 部分吸入糖皮质激素依从性好的患者,若无其他引起慢性咳嗽的病因同时存在时,可选择吸入糖皮质激素联合 β_2 受体激动剂。吸入糖皮质激素加支气管扩张剂疗效仍不理想者,可加用白三烯受体拮抗剂(LTRA)治疗。

4. 使用了吸入糖皮质激素、支气管扩张剂以及白三烯受体拮抗剂后疗效仍不好的难治性咳嗽,建议在使用吸入的糖皮质激素的基础上加用口服激素 1~2 周,如给予泼尼松 40mg/d,或其他等效的糖皮质激素。

5. 大剂量的抗组胺治疗在季节性哮喘中疗效较好。

【建议】

1. 用药前应详细阅读吸入装置的使用方法,医生应定期检查吸入技巧是否正确。

2. 对于上述治疗疗效不好的患者,应仔细寻找引起慢性咳嗽的其他病因。

三、嗜酸性粒细胞性支气管炎

嗜酸性粒细胞性支气管炎(eosinophilic bronchitis,EB)是一种以气道嗜酸性粒细胞浸润为特征的非哮喘性支气管炎,气道高反应性阴性,主要表现为慢性咳嗽,对糖皮质激素治疗反应良好。

临床表现:主要症状为慢性刺激性咳嗽,常是唯一的临床症状,干咳或咳少许白色黏液痰,可在白天或夜间咳嗽。部分患者对油烟、灰尘、异味或冷空气比较敏感,常为咳嗽的诱发因素。患者无气喘、呼吸困难等症状,肺通气功能及呼气峰流速变异率(PEFR)正常,无气道高反应性的证据。

诊断:EB临床表现缺乏特征性,部分表现类似CVA,体格检查无异常发现,诊断主要依靠诱导痰细胞学检查。具体标准如下:①慢性咳嗽,多为刺激性干咳或伴少量黏痰;②X线胸片正常;③肺通气功能正常,气道高反应性检测阴性,呼气峰流速日间变异率正常;④痰细胞学检查嗜酸性粒细胞比例≥2.5%;⑤排除其他嗜酸性粒细胞增多性疾病;⑥口服或吸入糖皮质激素有效。

治疗:EB对糖皮质激素治疗反应良好,治疗后咳嗽很快消失或明显减轻。通常采用吸入糖皮质激素治疗,二丙酸倍氯米松(每次250~500μg)或等效剂量的其他糖皮质激素,每天2次,持续应用4周以上。初始治疗可联合应用泼尼松口服,每天10~20mg,持续3~5天。

1

【相关药物】

二丙酸倍氯米松(beclometasone dipropionate)、泼尼松(prednisone)等见支气管哮喘药物治疗一章。

【选择原则】

1. EB 的治疗以糖皮质激素为主,口服或吸入糖皮质激素后通常痰 Eos 数明显下降,咳嗽敏感性降低,咳嗽消失或明显减轻。吸入糖皮质激素主要为二丙酸倍氯米松、布地奈德干粉剂等,初始治疗可联合应用泼尼松片口服。

2. 支气管扩张剂对该病通常无效,糖皮质激素合并使用 H_1 受体拮抗剂也可取得良好效果。

【建议】

1. EB 一旦诊断明确应规范化治疗,已有文献报道如不及时治疗,少数患者可能发展为哮喘、慢性阻塞性肺病,发生不可逆性的气道重塑。

2. 用药前应详细阅读吸入装置的使用方法,医生应定期检查吸入技巧是否正确。

3. 对于上述治疗疗效不好的患者,应仔细寻找引起慢性咳嗽的其他病因。

四、胃食管反流性咳嗽(GERC)

GERC 是因胃酸和其他胃内容物反流进入食管,导致以慢性咳嗽为主要临床表现的慢性咳嗽。

1

　　胃食管反流（gastroesophageal reflux，GER）是指胃内容物反流入食管。GER 可以引起明显的症状，甚至组织病理学的改变。当出现胃烧灼、反酸、胸骨后疼痛等临床症状和（或）组织病理学的改变时，也被称为胃食管反流病（gastroesophageal reflux disease，GERD）。但并不是所有 GER 都会引起临床症状。

　　患者咳嗽伴有反流相关症状或进食后咳嗽，对提示诊断有一定意义。24 小时食管 pH 监测是目前诊断 GERD 最为可靠的方法。

【相关药物】

　　1. 奥美拉唑镁（omeprazole magnesium）　本品为 H^+，K^+ATP 酶质子泵抑制剂，它通过特殊机制作用于壁细胞中的质子泵而减少胃酸分泌，对各种原因引起的胃酸分泌具有强而持久的抑制作用。

　　2. 法莫替丁（famotidine）　本品为组胺 H_2 受体阻断药，对胃酸分泌具有明显的抑制作用。

　　3. 多潘立酮（domperidone，吗丁林）　本品为外周多巴胺受体阻断药，直接作用于胃肠壁，可增加食管下部括约肌张力，防止胃食管反流，增强胃蠕动，促进胃排空，协调胃与十二指肠运动，抑制恶心、呕吐，并能有效地防止胆汁反流，不影响胃液分泌。

　　4. 其他类似的质子泵抑制剂以及其他的 H_2 受体阻断药。

【选择原则】

1. GERD 所致的慢性咳嗽的治疗　主要包括：①调整饮食习惯和生活方式，不宜过饱，不宜餐后仰卧。②抑酸治疗。③对上述治疗无效或在初始治疗时即可加用促胃动力药（如多潘立酮），于治疗 1～3 个月后评价上述治疗的疗效。内科治疗时间要求 3 个月以上，一般需 2～4 周方显疗效。④尽量减少并发症（如睡眠呼吸暂停）及其治疗药物（如硝酸盐类、黄体酮、钙通道阻滞剂）对 GERD 引起的慢性咳嗽的影响。⑤手术治疗：经药物治疗 GERD 所致的慢性咳嗽仍无好转的患者，可行手术治疗。

2. 一般措施　采用以下措施可能对 GERD 有益。睡觉时抬高头位，戒烟，减肥。在饮食方面应该注意避免进食酒类、咖啡、茶、可乐、橘子汁、巧克力、薄荷、洋葱等酸性或辛辣、有刺激性的食物和饮料。这些饮料和食物能导致食管下端括约肌松弛和胃酸的过多分泌。食物以高蛋白、低脂肪为主，每日脂肪摄入量<45g 为宜。不宜进行过度的体育锻炼，它可能导致腹内压增高而加重咳嗽。

3. 抑酸治疗首选质子泵抑制剂（PPI）。文献报道 H_2 受体拮抗剂，如雷尼替丁等治疗的反应率可达 80%。但多数研究认为需要选用质子泵抑制剂，如奥美拉唑等强有力的制酸剂才能有效地减轻 GERD 症状。

单用抑酸治疗对部分由 GERD 所致的慢性咳嗽的患者有效；部分患者使用 H_2 受体拮抗剂无效时，改用 PPI 可能有效；如有胃排空障碍者可使用多潘立酮等。单用制酸剂效果不佳者，加用促胃动力药可能有效。

4. 如有胃十二指肠基础疾病（慢性胃炎、胃溃疡、十二指肠炎或溃疡），伴有幽门螺杆菌感染时应进行相应的治疗。

【注意事项】

1. 奥美拉唑镁片

片剂：20mg/片。

用法：一般患者每日 10mg 即可；如果每天 20mg 治疗 2～4 周症状仍未能控制时，建议做进一步检查。

不良反应及注意点：最常见的是头痛和胃肠道症状，1%～3% 的患者有腹泻、恶心、便秘等。

2. 法莫替丁片

片剂：20mg/片。

用法：口服，成人一次 1 片，一日 2 次。24 小时内不超过 2 片。

不良反应及注意点：少数患者可有口干，头晕，失眠，便秘，腹泻，皮疹，面部潮红，白细胞减少，偶有轻度转氨酶增高等。

3. 多潘立酮片

片剂：10mg/片。

用法：成人：一日 3～4 次，一次 10mg，必要时剂量可加倍。

不良反应及注意点：

（1）本品不易通过血-脑脊液屏障，对脑内多巴胺受体无抑制作用，因此，无锥体外系等神经、精神不良反应。

（2）偶见短暂、轻度腹部痉挛。

（3）有时血清泌乳素水平会升高，但停药后即可恢复正常。孕妇慎用。

【建议】

1. GERD 常有明显的上消化道症状，如胃烧灼、反酸、胸骨后疼痛等，少数患者上消化道症状缺如。因此，对于疑诊 GERD 所致的慢性咳嗽的患者，应行经验性的抗反流治疗。

2. 经验性治疗可能由于其强度不够或药物治疗无效而导致治疗失败。因此，对于这部分不能排除慢性咳嗽与 GERD 有关的患者，应进行 GERD 的进一步检查。

（徐治波　杨明金　杜鑫淼）

参 考 文 献

1. 中华医学会呼吸病学分会哮喘学组. 咳嗽的诊断与治疗指南（草案）. 中华结核和呼吸杂志，2009，1001.

2. Pratter MR. Chronic upper airway cough syndrome secondary to rhinosinus diseases（previously referred to as postnasal drip syndrome）：ACCP evidence based clinical practice guidelines. Chest，2006，129（suppl）：63s-71s.

3. Dicpinigaitis PV. Chronic cough due to asthma：ACCP evi-

1

dence based clinical practice guidelines. Chest, 2006, 129 (suppl): 75s-79s.

4. Irwin RS. Chronic cough due to gastroesophageal reflux disease: ACCP evidence based clinical practice guidelines. Chest, 2006, 129 (suppl): 80s-94s.

5. A H Morice, L McGarvey, I Pavord. on behalf of the British Thoracic Society Cough Guideline Group. Recommendations for the management of cough in adults. Thorax, 2006, 61 (Suppl I): i1-i24.

6. Pratter MR. Overview of common causes of chronic cough: ACCP evidence based clinical practice guidelines. Chest, 2006, 129 (suppl): 59s-62s.

7. Braman SS. Postinfectious cough: ACCP evidence based clinical practice guidelines. Chest, 2006, 129 (suppl): 132s-146s.

8. Pratter MR, Brightlilng CE, Boulet LP, et al. An empiric integrative approach to the management of cough: ACCP evidence based clinical practice guidelines. Chest, 2006, 129 (suppl): 260s-283s.

9. Pratter MR. cough and the common cold: ACCP evidence based clinical practice guidelines. Chest, 2006, 129 (suppl): 72s-74s.

10. Irwin R, French CL, Curley FJ, et al. Chronic cough due to gastroesophageal reflux: clinical, diagnostic and pathogenetic aspects. Chest, 1993, 104: 1511-1517.

11. Irwin R, Madison JM. Diagnosis and treatment of chronic cough due to gastro esophageal reflux disease and postnasal drip syndrome. Pulm Pharmacol Ther, 2002, 15: 261-266.

12. Poe R, Kallay MC. Chronic cough and gastroesophageal

reflux disease：experience with specific therapy for diagnosis and treatment. Chest，2003，123：679-684.

13. Yanez A，Rodrigo GJ. Intranasal corticosteroids versus topical H1 receptor antagonists for the treatment of allergic rhinitis：a systematic review with meta analysis. Ann Allergy Asthma Immunol，2002，89：479-484.

14. Rosenwasser LJ. Treatment of allergic rhinitis. Am J Med，2002，113（suppl）：17s.

第二章 咯血的药物治疗

咯血是指喉及喉以下呼吸道任何部位的出血经口腔排出者。病因包括支气管疾病(支气管扩张、支气管肺癌、支气管结核和慢性支气管炎等)、肺部疾病(肺结核、肺炎、肺脓肿等)、循环系统疾病(二尖瓣狭窄、先天性心脏病等)以及其他系统疾病(血液病如血小板减少性紫癜、传染病如钩端螺旋体病、结缔组织疾病如白塞病等),肺结核为国人最常见的咯血原因。咯血的来源可能为肺循环,也可能为支气管循环,或含有这两种循环的血管成分的肉芽组织。咯血发生机制与肺部毛细血管通透性增加,气道黏膜下血管破裂,病变造成的动脉瘤或动静脉瘘破裂有关。咯血可引起窒息、失血性休克、肺不张、吸入性肺炎等严重并发症。

【相关药物】

1. **垂体后叶素**(posterior pituitary injection)垂体后叶素注射液对平滑肌有强烈收缩作用,尤以对血管及子宫之基层作用更强,对于肠道及膀胱亦能增加张力而使其收缩。通过收缩毛细血管及肺小动脉,减少肺循环血量,降低肺循环压,促进血小板凝聚形成血栓而止血。是治疗肺结核咯血最有效的药物。

2. 卡巴克洛(Adrenobazon,安络血)　其能促进毛细血管断端回缩,降低毛细血管通透性。

3. 卡络磺钠(carbazochrome)　为卡巴克洛的衍生物,它在分子结构上引入磺酸钠基团,克服了卡巴克洛的溶解度小、必须由水杨酸助溶的缺点。主要止血机制一是通过增加毛细血管弹性,降低通透性,增加其收缩力;二是促进凝血酶的活性和纤维蛋白原的溶解,进而使出血的部位形成血栓而达到止血作用。

4. 巴曲亭(batroxobin,立止血)　巴曲亭是从巴西蝮蛇的毒液中分离标定得到的酶性止血剂。

5. 酚磺乙胺(etamsylate,止血敏)　可增加血小板数量和功能,增强毛细血管抵抗力,减少毛细血管通透性,缩短出凝血时间。

6. 氨甲苯酸(aminomethylbenzoic acid)、氨甲环酸(tranexamic acid)、6-氨基己酸(6-amino-acid)抑制纤溶酶的激活,阻碍纤维蛋白溶酶原转变为纤维蛋白溶酶,从而抑制纤维蛋白的溶解而止血。氨甲环酸止血作用较强。

7. 止血三联针剂　由氨甲苯酸、维生素 K_1、酚磺乙胺组成。

8. 酚妥拉明(phtneolamine mesilate for injection)　酚妥拉明是短效的非选择性 α 受体阻滞剂,能拮抗血液循环中肾上腺素和去甲肾上腺素的作用,使血管扩张而降低肺循环阻力;降低心房压、肺毛细血管楔压和左室充盈压,从而起到止血作用。

9. 普鲁卡因(procaine)　能扩张外周血管,降低肺循环压力,兼有镇静作用。

10. 阿托品(atropine)　通过阻断迷走神经节后末梢所释放的乙酰胆碱,解除血管平滑肌痉挛,扩张血管,降低肺循环压力而起到止血作用。

11. 硝苯地平(nifedipine)　选择性扩张全身血管,使血液积聚在周围血管从而降低肺循环血量,降低肺血管压力,减少出血。

12. 肾上腺皮质激素(corticosteroid)　肾上腺皮质激素有抗炎、抗过敏和降低毛细血管通透性作用,还可使血中含有大量组胺和肝素的肥大细胞失去颗粒,从而使血中肝素水平下降,达到止血目的。针对纤维素性支气管炎还可抑制管型的形成。

13. 氯丙嗪(chlorpromazine)　氯丙嗪阻断 α 肾上腺素受体,扩张血管,降低肺动脉压,并有镇静作用。

14. 人工冬眠合剂二号　由哌替啶、异丙嗪、双氯麦角碱三种药物组成,可扩张静脉和小动脉,减少回心血量,降低肺循环血压;同时具有较好的镇静作用。

15. 鱼精蛋白(protamine)　其在体内可与强酸性的肝素结合,直接拮抗作用使肝素失去抗凝活性。因肝素使抗凝血酶Ⅲ构型改变,而发挥抗凝血酶作用。

16. 云南白药、三七粉等止血中药。

【选择原则】

1. 如患者无相关禁忌,应首选垂体后叶素。

2. 对垂体后叶素有禁忌的患者可采用酚妥拉明,也可将其与垂体后叶素交替使用。

3. 卡巴克洛、酚磺乙胺、氨甲苯酸、氨甲环酸和巴曲亭可酌情选用,但氨甲苯酸与氨甲环酸不能同时使用。

4. 难治性咯血可选用氯丙嗪和激素。

5. 纤维素性支气管炎的有效止血药物为肾上腺皮质激素。因激素对于已形成的管型无作用,故使用激素后仍可能继续咯血,只有当已形成管型全部排出后激素才可能起效。

【用法及注意事项】

1. 垂体后叶素

针剂:6U/支。

用法:5～10U 加入 25% 葡萄糖液 40ml 缓慢静注,持续 10～15 分钟。非紧急状态也可用 10～20U 加入 5% 葡萄糖液 500ml 缓慢静滴或加入 5% 葡萄糖液 50ml 微泵泵入。

不良反应及注意点:

(1) 可见面色苍白、出汗、心悸、胸闷、腹痛、少尿、过敏性休克等。

(2) 高血压、冠心病、妊娠妇女、肾炎、心肌炎者禁用。

（3）持续静脉滴注比间隔静脉滴注效果好、不良反应少。

2. 卡巴克洛

片剂:2.5mg/片或5mg/片。

针剂:5mg/支或10mg/支。

用法:片剂:口服0.25mg/次,每日3次;针剂:肌注10~20mg/次,每日2~3次。

不良反应及注意点:

（1）本品中含水杨酸,长期反复应用可产生水杨酸反应。

（2）有癫痫史及精神病史者应慎用。

（3）对大出血或动脉出血效果较差。

3. 卡络磺钠

粉针剂:20mg/瓶。

用法:肌注:一次20mg,一日2次;加入氯化钠注射液中静脉滴注,每次60~80mg。

不良反应及注意点:个别患者出现恶心、眩晕及注射部位红、痛。

4. 巴曲亭

粉针剂:1kU(1个 klobusitzky 凝血单位)/支。

用法:静注、肌注或皮下注射,也可用于局部止血,1~2kU,每日2次。

不良反应及注意点:

（1）有呼吸困难和局部疼痛等不良反应。

（2）血栓或栓塞性血管病者禁用。

（3）除急性大出血外,孕妇不宜用。

（4）过量应用会使药效下降。

5. 酚磺乙胺

片剂:0.25g/片。

针剂:0.25g/支或0.5g/支。

用法:成人每次0.5~1g,每日3次;肌注或静注0.25~0.5g,每日3~4次,也可0.5~1.0g加入5%葡萄糖液或生理盐水中静滴。

不良反应及注意点:本品毒性低,但有报道静注时可发生休克。

6. 氨甲苯酸、氨甲环酸、6-氨基己酸

针剂:氨甲苯酸5mg/支或10mg/支;氨甲环酸0.25g/支或0.5g/支。

用法:氨甲苯酸0.1~0.3g加入生理盐水或5%葡萄糖液250ml静滴,每日总量不超过0.6g;氨甲环酸0.25~0.5g加入生理盐水或5%葡萄糖液250ml静滴,每日总量不超过2.0g;6-氨基己酸4~6g加入生理盐水或5%葡萄糖500ml静滴,每日总量不超过20g。

不良反应及注意点:

(1) 不良反应极少见。偶有头昏、头痛、眼部不适。氨甲环酸偶见血栓形成,可有腹泻、恶心、呕吐和经期不适。

(2) 氨甲苯酸、氨甲环酸比6-氨基己酸抗纤溶活性更强、不良反应更少。

(3) 有血栓栓塞倾向、血栓形成病史、血尿或肾功不全者慎用。

7. 止血三联针剂

氨甲苯酸0.2~0.4g+维生素 K_1 20mg+酚磺

乙胺 0.5 ~ 1.0g 组成。

用法:加入 5% 葡萄糖溶液 500ml 中静脉点滴,亦可肌注。

不良反应及注意点:不良反应少,使用不当可造成血栓形成;有血栓栓塞倾向、血栓形成病史、血尿或肾功不全者慎用。

8. 酚妥拉明

粉针剂:10mg/支。

用法:10 ~ 20mg 加入 25% 葡萄糖液 40ml 静注,持续 10 ~ 15 分钟,或 10 ~ 20mg 加入 5% 葡萄糖液 250ml 静滴,或加入 5% 葡萄糖液 50ml 微泵泵入,也可与垂体后叶素混合加入 5% 葡萄糖液 50ml 微泵泵入。

不良反应及注意点:

(1) 较常见的有直立性低血压、心动过速、心律失常、心绞痛,鼻塞、腹痛、恶心、呕吐等,晕倒和乏力较少见。

(2) 严重动脉硬化、严重肾功能不全、胃炎或胃溃疡者禁用,心绞痛、心肌梗死、冠状动脉供血不足患者慎用。低血压或血容量不足时禁用。

(3) 使用期间须监测血压。过量时可用血管紧张素Ⅱ或异丙肾上腺素处理。

9. 普鲁卡因

粉针剂:150mg/支。

用法:2% 普鲁卡因 80mg 加入生理盐水 40ml,静脉缓注,或 300 ~ 500mg 加入生理盐水 400ml 静滴。

不良反应及注意点：

（1）使用前先做皮试。

（2）可有过敏反应，个别患者可出现高铁血红蛋白症；剂量过大，吸收速度过快或误入血管可致中毒反应。

（3）注射部位应避免接触碘，否则会引起普鲁卡因沉淀。

（4）过量时可出现中毒症状如头昏、目眩，继而寒战、震颤、恐慌、多言，最后可致惊厥和昏迷。

10. 阿托品

针剂：1mg/支。

用法：1~2mg 皮下注射，如 3~5 分钟后仍咯血不止可重复一次，最多重复用 3 次，好转后减量，每日 1 次至咯血停止。

不良反应及注意点：

（1）有口干、心悸、痰液黏稠不易咳出等副作用。

（2）年老体弱、青光眼、前列腺肥大、幽门梗阻患者禁用。

11. 硝苯地平

片剂：20mg/片。

用法：20mg 舌下含服，6 小时一次。

不良反应及注意点：

（1）肝功能损害，头痛、心悸、血压下降、恶心、呕吐、皮肤过敏等。偶出现高血糖症状。

（2）低血压、肝肾功能不全、严重主动脉狭窄者慎用。

12. 肾上腺皮质激素

片剂:泼尼松 5mg/片。

针剂:地塞米松 5mg/支,琥珀酸氢化可的松 50mg/支,甲泼尼龙 40mg/支。

用法:地塞米松 5mg 加生理盐水 20ml 静注,6 小时 1 次,咯血好转后改为每日 2~3 次,维持 3~5 天;或泼尼松 30mg/d,1 周左右。治疗纤维素性支气管炎时,琥珀酸氢化可的松 100~200mg/d 或甲泼尼龙 40~80mg/d,咯血停止 3~5 天后改为泼尼松 20~30mg/d,每周减 5mg,直至减完,疗程 6~8 周。

不良反应及注意点:

(1) 诱发神经精神症状。

(2) 诱发消化系统溃疡。

(3) 并发和加重感染。

(4) 糖尿病、骨质疏松症、肝硬化、肾功能不良、甲状腺功能低下患者慎用。

(5) 在未抗结核的情况下可造成结核病灶播散,故结核患者应慎用。

13. 氯丙嗪

针剂:25mg/支或 50mg/支。

用法:12.5~100mg 肌注,每日 2~3 次。

不良反应及注意点:

(1) 常见口干、上腹不适、食欲缺乏、乏力及嗜睡。

(2) 可引起直立性低血压、心悸或心电图改变。患有心血管疾病(如心衰、心肌梗死、传导异常)慎用。

（3）可出现锥体外系反应,如震颤、僵直、流涎、运动迟缓、静坐不能、急性肌张力障碍。

（4）长期大量用药可引起迟发性运动障碍。一旦出现应立即停药。

（5）可引起血浆中泌乳素浓度增加,可能有关的症状为:溢乳、男子女性化乳房、月经失调、闭经。

（6）可引起注射局部红肿、疼痛、硬结。

（7）可引起中毒性肝损害或阻塞性黄疸。肝肾功能损害者应减量。

（8）少见骨髓抑制。

（9）偶可引起癫痫、过敏性皮疹或剥脱性皮炎及恶性综合征。癫痫患者慎用。

（10）不适用于有意识障碍的精神异常者。

（11）可与异丙嗪合用组成亚冬眠合剂使用,止血效果好。

14. 人工冬眠合剂二号

哌替啶 50mg + 异丙嗪 25mg + 双氯麦角碱 0.3mg 组成。

用法:加注射用水 9ml,每次肌注 2ml,2～4 小时一次;或加入 5% 葡萄糖溶液中静滴。

不良反应及注意点:

（1）视力模糊、头晕目眩、低血压、恶心呕吐、黄疸、光过敏、粒细胞减少、锥体外系反应。

（2）用药过程中要严密监测生命体征,意识不清、昏迷、肝肾功能损害者禁用。

15. 鱼精蛋白

针剂:50mg/支;100mg/支。

用法:2~4mg/kg 加入生理盐水 500ml 静滴。

不良反应及注意点:

（1）心动过缓、胸闷、低血压、呼吸困难、潮红、肺动脉高压、过敏反应、低血压、心血管衰竭，偶有死亡的报道。

（2）心脏手术体外循环所致的血小板减少，可因注射本药而加重。

16. 云南白药

胶囊:250mg/粒。

用法:250~500mgmg 口服,一天三次。

不良反应及注意点:过敏性药疹,出现胸闷、心慌、腹痛、恶心呕吐、全身奇痒、躯干及四肢等部位出现荨麻疹。

17. 三七粉

粉剂

用法:3~5g 温水送服。

不良反应及注意点:不良反应罕见。初次服用可能出现口渴、四肢无力等症状。

【建议】

1. 注意病因治疗,如咯血为结核活跃所致,应以抗结核治疗。

2. 适当应用镇静剂有利于止血。根据患者咯血的具体情况可进行药物之间的联合应用,以取得更好的止血疗效。

3. 剧咳者适当应用止咳药,但慎用可待因,禁用吗啡。

4. 注意抢救或治疗窒息、失血性休克、肺不张、肺炎等并发症。

5. 如药物止血效果不好,应考虑纤支镜止血、支气管动脉栓塞术或紧急外科手术等其他治疗方法。

(陈雪融　李珍珍)

参 考 文 献

1. 葛均波,徐永健. 内科学. 第 8 版. 北京:人民卫生出版社,2013.

2. 陈文彬,潘祥林. 诊断学. 北京:人民卫生出版社,2007.

3. 程德云,陈文彬. 临床药物治疗学. 第 4 版. 北京:人民卫生出版社,2012.

4. 端木宏谨. 临床诊疗指南(结核病分册). 北京:人民卫生出版社,2005.

5. 朱元珏,陈文彬. 呼吸病学. 北京:人民卫生出版社,2003.

6. 陈灏珠. 实用内科学. 第 14 版. 北京:人民卫生出版社,2013.

7. 陈立,赵志刚. 临床药物治疗学. 北京:清华大学出版社,2012.

8. 马玙. 结核病治疗学:人民卫生出版社,2013.

9. 冯玉麟,刘春涛,童南伟. 内科学,人民卫生出版社,2010.

10. Mark H Beers. 默克诊疗手册. 北京:人民卫生出版社,2009.

11. Russel L, Dennis A. Cecil Medicine. Philadelphia: Saunders, 2007.

12. 马玙, 朱莉贞, 潘毓萱. 结核病. 北京: 人民卫生出版社, 2006.

13. 刘又宁. 实用临床呼吸病学. 北京: 科学技术文献出版社, 2007.

14. 刘又宁. 呼吸系统疾病治疗学. 北京: 科学出版社, 2005.

15. 李俊. 临床药物治疗学. 北京: 人民卫生出版社, 2007.

第三章 支气管哮喘的药物治疗

　　支气管哮喘的药物治疗支气管哮喘（简称哮喘）是由多种细胞包括气道的炎症细胞和结构细胞（如嗜酸性粒细胞、肥大细胞、T淋巴细胞、中性粒细胞、平滑肌细胞、气道上皮细胞等）和细胞组分（cellular elements）参与的气道慢性炎症性疾病，慢性炎症引起气道高反应性。哮喘在临床上具有可变性和异质性的特点，通常出现广泛多变的可逆性气流受限，并引起反复发作性的喘息、气急、胸闷或咳嗽等症状，常在夜间和（或）清晨发作、加剧，多数患者可自行缓解或经治疗缓解。哮喘是常见的慢性呼吸道疾病之一，近年来其患病率在全球范围内有逐年增加的趋势。许多研究表明，规范化的诊断和治疗，特别是开展哮喘的长期管理对提高哮喘的控制水平，改善哮喘患者生命质量有重要作用。1994年世界卫生组织和美国国立卫生院心肺血液中心共同制订了《全球哮喘防治创议》（global initiative for asthma，GINA），2014年进行了最新的修订。2003年中华医学会呼吸病学分会以GINA为蓝本，制订了我国的《支气管哮喘防治指南》，并在2008年和2016年进行

3

了修订。2013 年中华医学会呼吸病学分会又制定了我国的《支气管哮喘防治指南(基层版)》及《支气管哮喘控制的中国专家共识》。

【相关药物】

治疗哮喘的药物根据其用于逆转、预防症状和气流受限,可以分为控制性药物(controller medications)和缓解症状药物(reliever medications)。2014 年版 GINA 新增重度哮喘附加治疗药物(add-on therapeutics for patients with severe asthma)。控制性药物是在长期的基础上每天使用的药物,用于持续性哮喘取得和维持疾病的控制。控制性药物也被称为预防性药物或维持性药物,包括抗炎制剂和长效支气管舒张剂,如吸入糖皮质激素(ICS)、全身用糖皮质激素、白三烯调节剂、长效 β_2 受体激动剂、缓释茶碱、色甘酸钠、抗 IgE 抗体等。就单个药物而言,吸入糖皮质激素是目前最有效的控制性药物,能够抑制气道炎症,降低气道高反应性,控制和预防哮喘症状。"抗变态反应"制剂也属于控制性药物,但其在哮喘长期管理中的有效性尚未得到充分的证实。缓解症状药物主要为速效支气管舒张剂,用于解除支气管痉挛和伴随的急性症状,如喘息、胸闷和咳嗽,包括速效吸入 β_2 受体激动剂、全身用糖皮质激素、吸入性抗胆碱能药物、短效茶碱及短效口服 β_2 受体激动剂等。缓解症状药物也称为快速缓解药物或救急药物,这类药物不能逆转气道炎症或降低气道高反应性。临床研究表明,抗炎药治疗在长期控制症状、改善肺功能、降低气道反应性方面比支气管舒张剂更为有效。重度哮喘附加治疗是指当患者接受充分的治疗方案包括大剂量控制症状药物(通常大剂量的 ICS 和 LABA)及危险因素的治疗后仍不能有效控制患者当前症状和(或)急性加重症状时加用的治疗方案。

哮喘控制的水平与哮喘症状的控制或降级、撤药治疗的程度有关。它与患者个体基因差异、疾病进程、接受的治疗、环境及心理因素等的相互作用有关。

哮喘控制包括两个方面:症状控制(当前临床症状控制)及未来风险的控制。

【选择原则】

1. 根据哮喘的严重程度和分期以及控制水平选择适当的药物与治疗方案　根据 GINA 和我国哮喘防治指南,制订哮喘的治疗方案应当综合考量和权衡疾病的分期、严重程度的分级、患者对治疗的反应性和意愿、当时当地可获得的医疗资源、卫生经济因素、不良反应等因素。哮喘通常分为急性发作期(exacerbation)、慢性持续期(persistent)和临床缓解期。慢性持续期是指每周均不同频度和(或)不同程度地出现症状(喘息、气急、胸闷、咳嗽等);临床缓解期是指经过治疗或未经治疗症状、体征消失,肺功能恢复到急性发作前水平,并维持 3 个月以上。而哮喘急性发作是指喘息、气促、咳嗽、胸闷等症状突然发生,或在原有症状急剧加重,常有呼吸困难,以呼气流量降低为其特征,常因接触变应原、刺激物或呼吸道感染诱发。其程度轻重不一,病情加重,可在数小时或数天内出现,偶尔可在数分钟内即危及生命,故应对病情作出正确评估,以便给予及时有效的紧急治疗。哮喘慢性持续期和急性发作期严重程度的分级标准见表 3-1 和表 3-2。2014 年 GINA 特别强调哮喘控制的概念,提出根据哮喘控制水平进行哮喘治疗方案的评估、监测和调整。哮喘控制水平的分级标准见表 3-3。根据哮喘的严重程度和控制水平,GINA 也制定了初始治疗方案和升降级治疗方案,见表 3-4、表 3-5。

2. 通过药物治疗和长期管理达到并维持哮喘的控制目标 GINA 同时提出了哮喘治疗的目标:①最少的(理想情况,无)哮喘症状,包括夜间症状;②最少的(偶尔)哮喘急性发作;③无急诊就医;④最少(或无)需用 β_2 激动剂;⑤无活动受限,包括运动;⑥PEF 变异率<20% ;⑦PEF 值正常或接近正常;⑧最少的(或无)药物不良反应。根据是否达到上述标准,治疗后的哮喘可分为完全控制、良好(部分)控制和未控制 3 种情况。

3. 采用适当的给药途径以取得最佳疗效并减少不良反应 治疗哮喘的药物可以通过吸入、口服(摄入)、肠道外给药(皮下、肌肉或静脉)来给予。通过吸入直接给药的主要优势在于能将高浓度药物更有效地递送到气道,同时避免全身不

表 3-1 慢性哮喘病情严重程度的分级

分级	临 床 特 点
间歇状态 （第 1 级）	症状<每周 1 次 短暂出现 夜间哮喘症状≤每月 2 次，FEV$_1$≥80% 预计值或 PEF≥80% 个人最佳值，PEF 或 FEV$_1$ 变异率<20%
轻度持续 （第 2 级）	症状≥每周 1 次，但<每日 1 次 可能影响活动和睡眠 夜间哮喘症状>每月 2 次，但<每周 1 次 FEV$_1$≥80% 预计值或 PEF≥80% 个人最佳值，PEF 或 FEV$_1$ 变异率 20%～30%

43

续表

分级	临床特点
中度持续 （第3级）	每日有症状 影响活动和睡眠 夜间哮喘症状≥每周1次，FEV_1 60%~79%预计值或PEF60%~79%个人最佳值，PEF或 FEV_1 变异率>30%
重度持续 （第4级）	每日有症状 频繁出现 经常出现夜间哮喘症状 体力活动受限 FEV_1<60%预计值或PEF<60%个人最佳值，PEF或 FEV_1 变异率>30%

表 3-2　哮喘急性发作时病情严重程度的分级

临床特点	轻　度	中　度	重　度	危　重
气短	步行、上楼时	稍事活动	休息时	
体位	可平卧	喜坐位	端坐呼吸	
讲话方式	连续成句	单词	单字	不能讲话
精神状态	可有焦虑,尚安静	时有焦虑或烦躁	常有焦虑、烦躁	嗜睡或意识模糊
出汗	无	有	大汗淋漓	
呼吸频率	轻度增加	增加	常>30 次/分	
辅助呼吸肌活动及三凹征	常无	可有	常有	胸腹矛盾运动
哮鸣音	散在,呼气末期	响亮、弥漫	响亮、弥漫	减弱,乃至无
脉率(次/分)	<100	100~120	>120	脉率变慢或不规则

续表

临床特点	轻度	中度	重度	危重
奇脉	无，<10mmHg	可有，10~25mmHg	常有，>25mmHg（成人）20~40mmHg（儿童）	脉压减小
最初支气管扩张剂治疗后 PEF 占预计值或个人最佳值百分比	>80%	60%~80%	<60% 或 <100L/min 或作用持续时间<2小时	
PaO_2(吸空气,,mmHg)	正常	≥60	<60	
$PaCO_2$(mmHg)	<45	≤45	>45	
SaO_2(吸空气,%)	>95	91~95	≤90	
pH	正常	正常	增高	降低

表3-3 控制水平分级(2014年GINA)

A. 哮喘症状控制			哮喘症状控制水平		
			控制良好	部分控制	未控制
在过去4周内,患者是否出现:	是	否			
1. 白天哮喘症状发作大于每周2次	是	否	无	满足1~2项	满足3~4项
2. 是否出现哮喘引发的夜间苏醒	是	否			
3. 控制症状的药物是否使用超过每周两次	是	否			
4. 是否出现哮喘诱发的活动受限	是	否			
B. 哮喘控制不佳的危险因素					

定期,详细评估患者的急性发作性危险因素;

治疗初期测量FEV_1值,控制症状治疗3~6个月后记录患者的最好肺功能,随后定期复查患者,评估危险因素

续表

潜在、可纠正、独立的急性发作的危险因素：

未控制的哮喘症状；

过度使用 SABA（>1×200 吸／月）；

不充分的 ICS：未使用 ICS；依从性差；不正确使用吸入装置；

低 FEV_1：特别是 <60% 预计值；

严重的心理或经济困难；

烟草，过敏原暴露；

合并症：肥胖，鼻窦炎，食物过敏；

痰或血中嗜酸性粒细胞增多；

妊娠

其他潜在、可纠正、独立的急性发作的危险因素：

插管有创机械通气或入住 ICU；

过去 12 个月中急性发作≥1 次；

以上含有 1 或大于 1 个危险因素，尽管症状控制良好固定性气体受限的危险因素：

缺乏吸入糖皮质激素治疗；

暴露：吸烟；有毒化学药品；职业暴露；

低 FEV_1；长期黏液分泌过多；痰液或血液嗜酸性粒细胞增多

发生药物不良反应的危险因素：

全身性：频繁使用吸入糖皮质激素；长期、大剂量和（或）强力的糖皮质激素；使用 P450 酶抑制剂；

局部：大剂量和（或）强力的糖皮质激素；吸入装置使用不正确

3

表 3-4　成年人及青少年初始治疗

推荐当前症状	首选控制性治疗
出现哮喘症状或需要使用 SABA 少于每月两次;过去 1 个月无哮喘引起的夜醒;无急性发作的危险因素;过去一年未发生急性发作	不需要控制性治疗(证据等级 D)
同频的哮喘症状,但患者存在一种及以上急性发作危险因素,如肺功能差,过去一年有急性发作需要使用口服激素或因哮喘急性发作入住 ICU	低剂量 ICS(证据等级 D)
有哮喘症状或需要使用 SABA 每月 2 饮到周 2 饮,或每月夜醒一饮或以上	低剂量 ICS(证据等级 B)
有哮喘症状或需要使用 SABA 每周两饮以上	低剂量 ICS(证据等级 A) 其他选择如 LTRA 或茶碱疗效较弱
大多天数有哮喘症状,有夜醒每周一饮或以上,存在任何危险因素	中剂量 ICS(证据 A)或低剂量 ICS/LABA(证据 A)
严重的未控制哮喘,或有急性发作	短程口服激素,同时开始维持治疗,可选择: ● 大剂量 ICS(证据等级 A) ● 中剂量 ICS/LABA(证据等级 D)

表3-5　哮喘患者长期(阶梯式)治疗方案

	1级	2级	3级	4级	5级
首选控制药物		低剂量ICS	低剂量ICS/LABA*	中/高剂量ICS/LABA	加其他治疗,如抗IgE
其他控制药物选择	低剂量ICS	白三烯受体拮抗剂(LTRA) 低剂量茶碱*	中/高剂量ICS 低剂量ICS(或加茶碱) LTRA(或加茶碱)	中/高剂量ICS/LABA 加噻托溴胺** 高剂量ICS/LTRA或加茶碱	加噻托溴胺** 加低剂量OCS
缓解药物	按需使用SABA		按需使用SABA 或低剂量布地奈德/福莫特罗或倍氯米松/福莫特罗		

注:* 6~11岁儿童不推荐使用茶碱,第3级治疗首选中等剂量激素

** 噻托溴胺软雾吸入仅于18岁及以上成人

良反应或使其减少到最小。某些对哮喘有效的药物只能通过吸入给药，因为这类药物口服不被吸收（例如：抗胆碱药和尼多考米钠）。支气管舒张剂吸入给药起效显著快于口服给药。

用于治疗哮喘的雾化药物可通过压力驱动定量吸入装置（MDIs）、呼吸启动的 MDIs、干粉吸入装置（DPIs）和雾化装置递送。应当指导患者使用吸入装置，定期检查他们的吸入技术。吸入性平喘药可以通过单一的或复合制剂给予，后者绝大多数包括一种糖皮质激素和一种支气管舒张药。

MDIs 体积小，价格低廉，是目前使用最为普遍的吸入装置，但需要启动吸入装置和吸气动作的协同性，患者需要进行训练以掌握使用技巧。使用储雾罐（储雾室）可增加药物从 MDI 的递送，减少对吸气动作协同性的要求，减少药物在口腔和咽部的沉积，减少咳嗽和使用糖皮质激素时的口腔念珠菌感染。此外，使用储雾罐递送吸入糖皮质激素还可减少药物的全身生物利用度，降低全身不良反应的风险。某些研究表明，在治疗严重发作时使用储雾器通过 MDI 给予大剂量速效吸入性 β_2 受体激动剂，可取得与雾化给药相当的支气管舒张效应。

干粉吸入器（DPI）不需要氟利昂作抛射剂，吸入技术更易于掌握。使用 DPI 要求一个最低吸气流速，因此某些正在发作的患者可能有一定困难。应根据患者能达到的吸气流速来调整吸入剂量，以确保足够的药物递送。

采用喷射雾化器或超声雾化器进行药物吸入疗法不需要患者的吸气配合,短时间能够输入大量的药物,因此适合于婴幼儿、年老体衰患者和急性发作期的治疗。使用雾化器治疗主要应当注意防止细菌交叉感染,如保证与患者口腔接触的喷口应使用一次性的,如果必须重复使用应注意严格消毒;雾化罐应每日消毒;停止使用时整个系统内不应有液体存留,以免细菌滋生;稀释药物的雾化液应使用无菌溶液,稀释过程应注意无菌操作。

第一节　吸入性糖皮质激素

糖皮质激素是目前最有效的抑制哮喘气道炎症的药物,鉴于哮喘是一种慢性疾病,需要长期甚至终身治疗,对安全性的要求很高,因此治疗持续性哮喘的药物大多首先通过吸入途径给药。ICS的局部抗炎作用强;通过吸气过程给药,药物直接作用于呼吸道,所需剂量较小。通过消化道和呼吸道进入血液的药物大部分被肝脏灭活,因此全身性不良反应较少。研究证明 ICS 可以有效减轻哮喘症状、提高生活质量、改善肺功能、降低气道高反应性、控制气道炎症,减少哮喘发作的频率和减轻发作的严重程度,降低病死率。我国哮喘防治的临床实践证实,绝大多数成人哮喘患者吸入小剂量激素(相当于每天使用≤400μg 的布地奈德)即可较好的控制哮喘。因此,GINA 和我国哮喘防治指南均推荐 ICS 作为长期治疗哮喘的首选药物。

【相关药物】

1. 丙酸氟替卡松（fluticasone propionate） 丙酸氟替卡松是葛兰素史克公司研制的一种局部抗炎活性强、全身不良反应较少的吸入性糖皮质激素制剂。用于气雾剂治疗哮喘的商品名为辅舒酮（Flixotide），用于治疗过敏性鼻炎的鼻喷剂商品名为辅舒良（Flixonase）。

丙酸氟替卡松主要有以下特点：

（1）抗炎活性强：丙酸氟替卡松是目前已知气道抗炎强度最强的吸入性糖皮质激素之一，具有较高的脂溶性，其脂溶性是布地奈德的300倍，而水溶性仅仅是布地奈德的1/350；对人类肺和支气管内的糖皮质激素受体具有高度选择性并有很强的亲和力，其亲和强度是地塞米松的18～20倍，布地奈德的2.6倍，二丙酸倍氯米松的45倍。上述因素决定了丙酸氟替卡松具有较强的抗炎活性，其抗炎强度约是布地奈德的2倍，是二丙酸倍氯米松的4倍。

（2）口服生物利用度低：在吸入给药时，即使吸入技术正确，也有70%～80%的药物被吞咽而吸收入血。由于丙酸氟替卡松口服后的生物利用度几乎接近于零（<1%），仅是二丙酸倍氯米松的1/20，是布地奈德的1/10，是地塞米松的1/65，明显低于其他糖皮质激素，这一点对于减少吸入给药时高比例的吞咽部分和吸收所带来的全身不良反应是非常重要的，加上丙酸氟替卡松的局部选择性较强，减少了全身不良反应，在常规治疗剂

量时不会对肾上腺皮质功能和下丘脑-垂体-肾上腺皮质轴产生明显的抑制作用。

2. 布地奈德(budesonide)　布地奈德又称丁地去炎松、布地缩松、布地松,是阿斯利康公司研制的一种吸入性糖皮质激素,用于治疗哮喘的气雾剂和干粉剂商品名为普米克(Pulmicort),用于治疗过敏性鼻炎的鼻喷剂商品名为雷诺考特(Rhinocort)。现已有国内仿制的布地奈德制剂。

布地奈德具有较强的局部抗炎作用,代谢迅速,全身不良反应较小等,是目前治疗指数较佳、临床疗效较好的吸入性糖皮质激素制剂之一,适用于 12 岁以上的慢性持续性哮喘的治疗。每天剂量见表 3-6。

表 3-6　常用吸入型糖皮质激素的每天剂量高低与互换关系(μg)

药　物	低剂量	中剂量	高剂量
丙酸倍氯米松(CFC)	200～500	>500～1000	>1000
丙酸倍氯米松(HFA)	100～200	>200～400	>400
布地奈德(DPI)	200～400	>400～800	>800
丙酸氟替卡松(DPI)	100～250	>250～500	>500
丙酸氟替卡松(HFA)	100～250	>250～500	>500
糠酸莫米松	110～220	>220～440	>440

注:CFC:含氯氟烃推进器;HFA:含氯氟烷烃推进器;DPI:干粉吸入器

3. 二丙酸倍氯米松（beclomethasone dipropionate）　二丙酸倍氯米松商品名必可酮（Becotide），是较早进入临床的吸入性糖皮质激素。

4. 环索奈德（ciclesonide）　环索奈德商品名Alvesco。本品由 Altana 公司研发，2005 年在英国上市，目前我国已有仿制品上市。环索奈德是新一代吸入性糖皮质激素，只需要每天使用 1 次。

5. 氟尼缩松（flunisolide）　氟尼缩松又名 9-去氟肤轻松、氟乐松，商品名 Aerochamber，目前尚未在我国临床上应用。氟尼缩松是目前可供吸入用糖皮质激素中脂溶性最低的制剂，肺和气道内的吸收迅速，起效快，半衰期较短，约为 1.6 小时，气道局部抗炎效应约为布地奈德的 1/3，但全身不良反应也较小，仅为二丙酸倍氯米松的 1/2左右。

6. 曲安奈德（triamcinolone acetonide）　曲安奈德又名去炎舒松、丙酮去炎松、曲安奈德、丙酮曲安西龙，局部抗炎作用与氟尼缩松相似，在所有吸入性糖皮质激素中，半衰期最短，全身生物利用度最高，目前临床上使用较少。

【选择原则】

无论何种途径给予糖皮质激素，其不良反应是不可避免的，吸入糖皮质激素当然也不例外，虽然与全身应用糖皮质激素相比，在疗效相同的情况下，吸入糖皮质激素的不良反应已明显减少，但仍然可以出现某些不良反应，特别是吸入大剂量糖皮质激素时,如何避免或减轻这些不良反应对保证患者长期治疗的安全性是非常重要的。临床上一旦确定患者需要吸入糖皮质激素时,应当尽量选择局部抗炎活性强、不良反应小的剂型,从目前对各种可供吸入的糖皮质激素种类的疗效/不良反应比来看,应当首选丙酸氟替卡松和布地奈德,其次为二丙酸倍氯米松、氟尼缩松和曲安奈德。在使用糖皮质激素吸入疗法的过程中应注意以下几方面:

1. 在慢性持续期使用 由于吸入糖皮质激素的疗效通常在吸入 3 ~ 7 天后开始出现,因此对于急性发作期或病情不稳定的患者,在吸入糖皮质激素起效之前仍需根据病情首先使用支气管解痉剂或全身应用糖皮质激素。对于慢性持续性哮喘以及急性期病情得到控制之后,应当尽早开始吸入糖皮质激素。在中重度哮喘患者仅吸入糖皮质激素即可;有明显呼吸困难症状时应先吸入 β_2 受体激动剂,在吸入后 10 分钟左右,症状缓解和肺功能改善时再吸入糖皮质激素;对于哮喘急性发作期的患者可以首先应用支气管舒张剂或短期全身应用糖皮质激素,待症状控制后再同时配合吸入糖皮质激素,通常在吸入糖皮质激素 7 天左右开始逐渐停用全身糖皮质激素;对于激素依赖性哮喘患者,应在口服给予泼尼松的同时仍需要吸入足量糖皮质激素。

2. 疗程及撤药方法 有关糖皮质激素吸入疗法的疗程究竟多长时间为宜迄今仍有较大的争

议,疗程与病情严重程度、病程、年龄、治疗反应性、有无并发症等因素有关,疗程的长短因人而异,应当制订详细的个体化治疗和减量方案。指南推荐吸入起始剂量 3 个月左右,若哮喘取得完全控制,可开始逐渐减量,每 3 个月降低一个治疗级别(或减少 ICS 剂量 25% ~ 50%),直至最低有效维持吸入剂量。一般而言,轻度哮喘疗程为 1 年左右,中度哮喘可能需要 1 ~ 3 年,而重度哮喘需要更长的时间乃至终身用药。对于季节性哮喘发作的患者,在发病季节来临时应适时适量增加吸入剂量。

3. 掌握正确的吸入方法 吸入糖皮质激素的疗效好坏和不良反应的大小与吸入方法和技术正确与否有密切关系,无论采用 MDI 吸入、粉雾剂或雾化器吸入,均应掌握正确的吸入方法。

4. 哮喘患者,特别是婴幼儿哮喘、儿童哮喘和青少年哮喘患者经常伴有皮肤湿疹、过敏性鼻炎等其他过敏性疾病。对于皮肤湿疹复发的患儿,可以考虑配合抗组胺药物治疗;对于过敏性鼻炎复发的患者,应当配合鼻腔吸入糖皮质激素。当糖皮质激素依赖型哮喘患者采用吸入疗法替换全身糖皮质激素疗法时,如遇到手术、外伤等应激情况时,可考虑暂时给予全身糖皮质激素治疗。

【注意事项】

1. 氟替卡松 辅舒酮有揿压式定量气雾剂(MDI)、干粉吸入剂和复合制剂三种剂型,名称、剂量及规格分别为:①辅舒酮气雾剂:每揿喷出的剂量有 25μg、50μg、125μg 和 250μg 四种,有 125μg 及 250μg 每瓶含有 60 揿和 120 揿两种规格,50μg 仅有 120 揿一种规格。②辅舒酮干粉吸入剂:辅舒酮干粉吸入剂是一种多剂量碟式干粉吸入器,碟式囊泡有四种剂量规格,各种规格的囊泡分别含有 50μg、100μg、250μg 和 500μg 的辅舒酮干粉(我国目前只有 250μg 一种规格)。辅舒酮干粉吸入剂的药碟由 8 个含有单剂量药物干粉的泡囊组成,使用时将药碟装入碟式吸入器,将药碟旋至第 1 剂,将盖拉起使针刺破药碟表面锡箔,将盖关闭即可开始吸入,下次吸入时应将药碟转至第 2 剂,以此类推。③舒利迭(Seretide):为丙酸氟替卡松和沙美特罗的复合制剂,为干粉吸入剂,采用准纳器(accuhaler)。有三种规格:舒利迭 50/100,每个吸入剂量中含有丙酸氟替卡松 100μg 和沙美特罗 50μg;舒利迭 50/250,每个吸入剂量中含有丙酸氟替卡松 250μg 和沙美特罗 50μg;舒利迭 50/500,每个吸入剂量中含有丙酸氟替卡松 500μg 和沙美特罗 50μg。

　　用法:通常情况下辅舒酮的吸入剂量分为起始吸入剂量和维持吸入剂量,起始吸入剂量为治疗开始至治疗 3 个月时间左右使用的剂量,维持吸入剂量为长期防治哮喘的剂量。两种剂量的确定均应根据年龄和病情严重程度来决定,起始吸入剂量每日在 100～2000μg 之间选择,在治疗过程中应根据病情的变化和各个患者对药物的不同反应随时或定期进行调整,在病情得到控制后确定一个能控制哮喘症状的最低维持剂量。对于已经使用二丙酸倍氯米松气雾剂吸入的患者,改用吸入辅舒酮时,可以将二丙酸倍氯米松吸入剂量的50%作为辅舒酮的维持吸入剂量。

成人和16岁以上青少年起始吸入剂量:辅舒酮的起始吸入剂量应在每日200～2000μg之间根据不同的病情严重程度来判断和决定:

(1) 轻度持续性哮喘的起始剂量:为100～250μg/次,每日2次。

(2) 中度哮喘的起始剂量:为250～500μg/次,每日2次。

(3) 重度哮喘的起始剂量:为500～1000μg/次,每日2次。

16岁以下少年儿童的起始吸入剂量:对于16岁以下少年儿童应根据病情的严重程度和身体发育情况,每日的起始吸入剂量在100～1200μg之间选择,对于5岁以下的哮喘儿童每日的起始吸入剂量可在100～200μg之间确定。

维持剂量的调整:确定一个合适的维持剂量对于长期控制哮喘病情而不出现明显不良反应是非常重要的。维持剂量的确定通常依据患者对辅舒酮的反应和医生对治疗过程中病情严重程度的判断而作出,每1～3个月进行一次剂量调整,原则上维持剂量应是能控制气道炎症(即气道反应性恢复正常和临床症状完全缓解)的最低剂量,即最低有效剂量。

2. 布地奈德　普米克气雾剂共有三个规格，50μg/喷×200 喷，100μg/喷×200 喷，200μg/喷×100 喷。

普米克都保(干粉剂)，通过都保(turbuhaler)吸入，规格为 100μg/吸×200 吸/支，200μg/吸×100 吸/支。

英福美气雾剂，每揿喷出布地奈德200μg，每个气雾剂含300揿，总剂量为60mg。

吸入用布地奈德混悬液(普米克令舒)，2ml∶0.5mg，2ml∶1mg。

信必可(Symbicort)都保，为布地奈德福/莫特罗符复合制剂，有 80μg/4.5μg 每支 60/吸和 160μg/4.5μg 每支 60/吸及每支 120/吸两种规格。

用法∶每日吸入布地奈德的剂量应根据患者的年龄、体重和病情严重程度而有所不同。临床研究表明吸入布地奈德的疗效是剂量依赖性的，随着吸入的剂量加大其疗效也会相应增加。

通常情况下的吸入剂量分为起始吸入剂量和维持吸入剂量，对于已经使用二丙酸倍氯米松气雾剂的患者，改用吸入普米克气雾剂或都保时，可以将二丙酸倍氯米松吸入剂量的 60%～80% 作为普米克的维持吸入剂量。

(1) 成人和 16 岁以上青少年起始吸入剂量∶普米克的起始吸入剂量应在每日 400～2000μg 之间根据不同的病情严重程度来判断和决定。

1）轻度持续性哮喘的起始剂量：为200μg，每日1~2次，体重较重或特殊情况每日最高可达800μg。

2）中度哮喘的起始剂量：为400μg，每日1~2次，每日最高剂量为1200μg。

3）重度哮喘的起始剂量：为800μg，每日1~2次。每日2000μg为最高剂量。

（2）16岁以下少年儿童的起始吸入剂量：对于16岁以下少年儿童应根据病情的严重程度和身体发育情况，每日的起始吸入剂量在200~1000μg之间选择，对于6岁以下的哮喘儿童每日的起始吸入剂量可在100~400μg之间确定。

（3）维持剂量的调整：维持剂量的确定通常依据患者对布地奈德的反应和医生对病情严重程度作出的评价，每1~3个月进行一次剂量调整，原则上维持剂量应是能控制气道炎症（即气道反应性恢复正常和临床症状完全缓解）的最低剂量，即最低有效剂量。

（4）布地奈德混悬液：需要通过适当的雾化装置给药，推荐使用喷射雾化器。适用于：①不能使用气雾剂或干粉剂的患者；②哮喘急性发作期的治疗：雾化吸入令舒能够减少全身激素的用量。推荐剂量：成人：1~2mg/次，每日2次。儿童：0.5~1mg/次，每日2次。

（5）信必可都保适用于慢性持续性哮喘的维持治疗，轻度用80μg/4.5μg，每日2吸，中重度160μg/4.5μg，每次1~2吸，每日2吸。哮喘控制之后可逐渐减量,最低剂量可减为每日 1 吸。亦可用于哮喘急性症状的按需治疗,以及在急性发作早期的升级治疗,可在每日 2 吸的基础上增加到每日 ~8 吸,持续 5 ~ 7 天。

3. 二丙酸倍氯米松　主要有气雾剂和干粉剂两种剂型。①必可酮气雾剂:是手控型定量揿压气雾剂,有两种规格:必可酮 250 型:每揿喷出二丙酸倍氯米松 250μg,每个气雾剂含有 80 揿或 200 揿,每瓶总剂量分别为 20mg 和 50mg;必可酮 50 型:每揿喷出二丙酸倍氯米松 50μg,每个气雾剂含有 200 揿,总剂量为 10mg。②必酮碟:是一种多剂量碟式干粉吸入器,吸入和携带方便,尤其适用于儿童哮喘和不能正确掌握气雾剂吸入技术的成年哮喘患者。必酮碟的药碟由 8 个含有单剂量二丙酸倍氯米松的泡囊组成,每个囊泡的单剂量有 50μg、100μg 和 200μg 三种。③倍氯米松福莫特罗气雾剂(Foster,启尔畅):为意大利凯西(Chiesi)公司出品,每瓶 120 揿,每揿含倍氯米松 100μg,福莫特罗 6μg。采用 HFA 驱动的气雾剂和超细微粒技术,能够达到更高的肺内沉积率,以较低的药物剂量取得较好的治疗效果。

用法:吸入剂量分为起始吸入剂量和维持吸入剂量。

(1) 成人和 12 岁以上儿童的起始吸入剂量

1) 轻度持续性哮喘的起始剂量:每日总剂量为 250 ~ 500μg,分 1 ~ 2 次给药。

2) 中度哮喘的起始剂量:每日总剂量为

750~1000μg,分1~2次给药。

3）重度哮喘的起始剂量:每日总剂量为1000~2000μg,分2~4次给药。

（2）儿童的起始吸入剂量:5~12岁的儿童的起始吸入剂量应根据病情的严重程度和身体发育情况（体重），每日的起始吸入剂量在250~1000μg之间选择,对于5岁以下的哮喘儿童每日的起始吸入剂量可在100~500μg之间确定。

（3）维持剂量的调整:必可酮和必酮碟维持剂量的确定应根据患者对药物的反应和医生对病情严重程度作出的评价,每1~3个月重新确定一次吸入剂量,维持剂量应是能控制临床症状和气道炎症的最低吸入剂量。

4. 环索奈德吸入剂,有60喷和120喷两种规格,每喷分别含环索奈德80μg和160μg。

用法:推荐的起始剂量为每日1次,160μg;维持剂量为每日1次,80μg。最好晚上使用。

不良反应与注意点:局部和全身不良反应与一般吸入性糖皮质激素相似。活动性肺结核、真菌、病毒或细菌感染患者慎用。老年人、肝肾功能不全者不需减量。

5. 氟尼缩松

用法:成人常用吸入剂量为每日0.4~0.6mg,儿童常用吸入剂量为0.1~0.2mg。

6. 曲安奈德

用法:成人常用吸入剂量可在每日0.4~0.8mg之间选择,儿童常用的吸入剂量在0.4~

1.1mg 之间选择。

不良反应与注意点：

（1）全身不良反应：以二丙酸倍氯米松为例,目前的基础实验和临床研究提示成年哮喘患者每日吸入二丙酸倍氯米松在 1mg 以下时,即使长期吸入一般也不会产生对下丘脑-垂体-肾上腺皮质轴的抑制;当每日的吸入剂量>1.2mg 时,长期吸入可对下丘脑-垂体-肾上腺皮质轴产生轻度抑制;当每日吸入二丙酸倍氯米松的剂量在 1.6mg 以上时才可能对下丘脑-垂体-肾上腺皮质轴产生具有临床意义的抑制作用,但对于大多数中重度哮喘患者来讲,每日吸入 1mg 左右的二丙酸倍氯米松即足以控制气道炎症和哮喘症状,远远低于可以抑制下丘脑-垂体-肾上腺皮质轴的剂量(>1.6mg/d)。由于儿童正处于发育和生长阶段,吸入糖皮质激素对下丘脑-垂体-肾上腺皮质轴的影响就显得更为重要,由抑制下丘脑-垂体-肾上腺皮质轴所带来的发育迟缓、免疫系统抑制和影响身高等不良反应显得更为重要。国内外大量研究证实长期适量的吸入糖皮质激素治疗儿童哮喘是安全的,不会影响儿童的生长发育。而丙酸氟替卡松和布地奈德对哮喘儿童下丘脑-垂体-肾上腺皮质轴的抑制作用较二丙酸倍氯米松更小,因此对于中重度儿童哮喘应首选吸入丙酸氟替卡松和布地奈德。

总体而言,糖皮质激素吸入疗法是一种安全的、全身不良反应少的哮喘防治方法,在临床上应当大力提倡哮喘维持治疗应采用吸入糖皮质激素来取代全身糖皮质激素。

（2）局部不良反应

1）念珠菌性口腔炎和咽喉炎：念珠菌性口腔炎和咽喉炎等局部真菌感染等不良反应的发生率在1%～20%，是否发生该并发症与以下因素有密切关系：①吸入糖皮质激素后不漱口或漱口不及时；②没有配合储雾罐吸入；③吸入技术掌握不当使药物在口腔或咽喉部的沉积量增加；④疗程的长短和吸入剂量大小也与念珠菌性口腔炎的发生率呈正相关；⑤若患者体质较弱或扁桃体已切除也可使该并发症增加。

预防措施包括吸入药物后及时漱口，配合压舌雾化吸入罐吸入和掌握正确的吸入技术等。一旦发生该并发症，通常停药数天即可自愈。对于病情顽固难以停药时，可以考虑用制霉菌素含漱，或口服抗真菌药物如氟康唑等治疗，同时继续吸入。

2）声嘶：吸入糖皮质激素后声嘶发生率为30%左右，与吸入糖皮质激素时导致声带的收缩功能异常有关，目前该并发症尚无较好的防治措施，咽喉部漱口法有时可预防或减轻该并发症，但效果并不太理想。

3）口腔内小血肿：少数患者长期吸入糖皮质激素可以引起口腔和咽喉部的黏膜下的毛细血管充血，严重者可导致毛细血管出血并引起口腔或咽喉部的小血肿。

4）局部刺激感：通过 MDI 或干粉吸入糖皮质激素均可产生一定的咽喉部刺激感，主要由于 MDI 中的抛射剂或轻微的药物异味所致，可表现为刺激性咳嗽、恶心和口干等，绝大多数患者可以耐受，咽喉部刺激感往往发生在气道反应性较高的患者，提前 10 分钟吸入沙丁胺醇气雾剂可以明显减少咽喉部的刺激感。

第二节　抗白三烯药物

白三烯（leukotrienes，LTs）是由花生四烯酸代谢途径产生的具有多种生物活性的脂肪酸，LTA_4 是白三烯生物合成中的主要中间产物，在体内迅速被转化为 LTB_4 及 LTC_4，LTC_4 一旦形成便被转运至细胞外，通过脱谷氨酸形成 LTD_4，后脱甘氨酸形成 LTE_4。白三烯可以损伤气道黏膜纤毛的清理功能，增加黏液分泌与炎性细胞的趋化功能，诱发气道炎症；还可增强肺血管外渗形成肺水肿。吸入 LTC_4 及 LTD_4 对正常人气道平滑肌的收缩功能较组胺强 1000 倍，且作用持续时间长。在哮喘患者，气道对吸入 LTD_4 和 LTE_4 的敏感性较正常人高出 100 至 1000 倍，同时吸入 LTD_4 和 LTE_4 能增强醋甲胆碱或组胺等引起的气道高反应性。这种对外源性白三烯的反应与哮喘的气道炎症和气道阻塞的临床表现相一致。此外，哮喘急性发作患者及变应原激发试验后的血浆、尿液、痰液及肺泡灌洗液中含有白三烯，提示白三烯在哮喘发病

3

中起重要作用。目前有两种方式可以抑制白三烯的作用,其一为通过抑制酶的活性来阻断白三烯的合成,其二为直接拮抗白三烯受体。抑制酶活性的药物根据其作用部位可以分为两大类:5-脂氧合酶抑制剂作用于该酶的活性位点,该类药物的代表为齐留通(zileuton);另外一类药物阻断 5-脂氧合酶活化蛋白,从而抑制 LTA_4 的合成。半胱氨酰白三烯(cysLTs)通过与靶细胞表面的受体结合并使之活化产生作用,受体分两种—$cysLT_1$ 和 $cysLT_2$。目前的白三烯受体拮抗剂皆选择性阻断 $cysLT_1$ 受体。其代表药物有孟鲁司特(monte-lukast,商品名顺尔宁)、扎鲁司特(zafirlukast,商品名安可来)、潘卡司特(pranlukast)、pobilukast 和 Verlukast。

【相关药物】

1. 孟鲁司特(montelukast)　商品名顺尔宁(Singulair),是由美国默沙东公司研制的长效抗白三烯药物,国内还有日本大冢公司生产的仿制品,商品名为白三平,为目前唯一的每日口服 1 次、儿童及成人哮喘均可使用的抗白三烯药物。由于其疗效较好、应用范围较广、服用方便和患者依从性强等优点,目前已经得到临床医生和患者的广泛认同及应用。

顺尔宁具有如下优势:①血浆蛋白不影响其药效;②对 $cysLT_1$ 受体有较强的选择性和效能;③治疗指数高,可产生快速而持久的抗炎和支气管扩张作用；④半衰期长；⑤儿童和成人均可使用；⑥具有良好的耐受性。

2. 扎鲁司特（zafirlukast）　商品名安可来（Accolate），由阿斯利康公司研制，是继孟鲁司特之后第二个上市的白三烯受体拮抗剂，能显著降低变应原诱导的速发相及迟发相气道痉挛，抑制变应原诱导的组胺活性增加。适用于12岁以上慢性持续性哮喘的治疗。

3. 潘卡司特（pranlukast）　由日本 Ohno 公司研制，目前我国有仿制品上市。儿童不宜使用。

4. 齐留通（zileuton）　是目前唯一的一种应用于临床治疗哮喘的 5-脂氧合酶抑制剂，通过抑制花生四烯酸代谢中的 5-脂氧合酶，从而抑制白三烯的合成。本品适用于慢性持续性哮喘的维持治疗。

【选择原则】

临床研究证实白三烯调节剂具有较强的抗炎作用和轻度的支气管舒张效应，能减轻咳嗽等哮喘症状，改善肺功能，减少哮喘急性发作。中-重度哮喘患者联合白三烯调节剂作为辅助治疗措施能够减少吸入皮质激素的用量。对用低剂量或高剂量吸入糖皮质激素仍未能控制的哮喘，白三烯调节剂可有助于改善哮喘的控制。

顺尔宁可以用于6岁以上哮喘儿童和成人哮喘的预防及长期治疗，而扎鲁司特仅可用于治疗12岁以上哮喘患者。抗白三烯药物在以下情况下可以作为持续哮喘的一线治疗药物：

1. 轻度持续性哮喘　由于顺尔宁每日口服 1 次,使用方便且安全可靠,患者对顺尔宁的依从性优于吸入糖皮质激素,故单独使用顺尔宁可作为轻度持续性哮喘的初始治疗方案,也是 2014 年 GINA 推荐的第二步治疗。但需注意,白三烯受体拮抗剂的抗炎活性不如吸入性糖皮质激素,因此单药治疗不能完全控制哮喘时应当尽快升级治疗。

2. 中重度哮喘　对于吸入中到大剂量激素的中重度哮喘,联合顺尔宁能够改善哮喘的控制,特别是能够减少吸入性激素的剂量,减少不良反应。但作为联合治疗方案,吸入性激素加顺尔宁控制哮喘的疗效不如吸入激素加 LABA。

3. 特殊类型的哮喘　如阿司匹林不耐受哮喘、运动性哮喘、夜间哮喘、哮喘合并过敏性鼻炎等,在吸入糖皮质激素的基础上,顺尔宁具有良好的疗效。

4. 吸入糖皮质激素依从性较差者。

【注意事项】

1. 孟鲁司特

顺尔宁片剂:10mg/片;咀嚼片:4mg/片,5mg/片;颗粒剂:4mg/袋。

用法:15 岁及以上成人,每日 1 片(10mg),睡前服用。6～14 岁,每日 1 片咀嚼片(5mg),6 岁以下,每日 1 片咀嚼片(4mg)或服用一袋颗粒剂

（4mg）。

不良反应及注意点：顺尔宁不良反应多较轻微，主要为头痛、消化不良、荨麻疹，偶见抑郁情绪，多可自行缓解。数个研究报道使用顺尔宁后发生 Churg Strauss 综合征，但两者之间的因果关系尚不肯定。

2. 扎鲁司特

安可来片剂：20mg/片，每包 56 片。

用法：每日 2 次，每次 20mg。

不良反应及注意点：

（1）扎鲁司特疗效不如吸入性糖皮质激素，因此不能取代吸入激素治疗。

（2）本品与茶碱、红霉素、特非那定、华法林存在相互作用。

（3）不应与食物一同服用，应在进餐前 1 小时或进餐后 2 小时服用。

（4）本品除有与顺尔宁相同的不良反应外，尚可引起咽炎和一过性肝脏转氨酶升高。

3. 潘卡司特

用法：口服，每次 450mg，每日 2 次。

不良反应及注意点：同顺尔宁。

4. 齐留通

用法：每次 400mg，每日 4 次。

不良反应及注意点：临床试验表明部分患者服用齐留通后 AST 升高，故使用本品应常规监测肝功能。

第三节 β₂ 肾上腺素能受体激动剂

β₂ 肾上腺素能受体激动剂(简称 β₂ 受体激动剂)是目前临床应用最广、种类最多的支气管舒张剂,可以有效地缓解哮喘的急性症状。β₂ 受体激动剂具有很强的平喘作用,其支气管扩张效应是氨茶碱的 1000 倍左右,迄今仍是哮喘首选的缓解症状药物。

β₂ 受体激动剂应用临床治疗哮喘病已有近百年的历史,自 20 世纪 60 年代以来,发现了 30 余种选择性强、疗效好、不良反应少的短效 β₂ 受体激动剂。进入 20 世纪 80 年代后期,随着长效 β₂ 受体激动剂的出现,使每日用药次数由过去的 4~6 次减为 1~2 次,尤其是配合吸入方式给药,在缓解哮喘症状方面取得良好疗效。同时这些长效 β₂ 受体激动剂对 β₂ 肾上腺素能受体具有较强的选择性,大大降低了药物不良反应的发生率。

到目前为止,尚未发现 β₂ 受体激动剂具有明确的气道抗炎效应,某些研究还证实单独应用 β₂ 受体激动剂可能加重气道炎症,因此使用 β₂ 受体激动剂的同时应配合其他抗炎治疗措施。

【相关药物】

1. 沙丁胺醇(salbutamol) 沙丁胺醇商品名万托林、喘乐宁、全特宁等。现在国内有包括片剂、缓释片、口服崩解片、控释胶囊、气雾剂、雾化吸入溶液、粉雾剂等多种剂型。沙丁胺醇是目前临床上最为常用的选择性 β_2 受体激动剂，其吸入制剂已被 GINA 推荐为缓解哮喘急性发作的首选药物。

由于沙丁胺醇起效迅速，适用于解除哮喘急性发作、喘息型支气管炎和慢性阻塞性肺疾病（COPD）患者的支气管痉挛，也可用于运动性哮喘的预防。用于哮喘急性发作时多采用气雾剂或雾化溶液吸入给药，预防夜间哮喘发作时通常采用全特宁缓释片口服。

2. 特布他林（terbutaline）　特布他林又名间羟叔丁肾上腺素，间羟舒喘灵，间羟舒喘宁，间羟嗽必妥，叔丁喘宁，博利康尼（bricanyl），喘康速（bricasol，气雾剂）；为高度选择性的中效 β_2 受体激动剂，其支气管舒张效应与沙丁胺醇相当，对心脏的兴奋作用仅为沙丁胺醇的 1/10。适用于支气管哮喘、喘息型支气管炎、COPD 及其他伴有支气管痉挛的肺部疾患。

3. 非诺特罗（fenoterol）　非诺特罗又名酚间羟异丙肾上腺素，酚丙喘宁，酚丙喘定，培罗坦克，Airum（Prome co），Dosberotec（Boehringer Ingelheim），Partusisten（Boehinger Ingelheim），Berotec；为强效 β_2 受体兴奋剂，治疗剂量对心脏 β_1 受体影响较小。在吸入相同剂量时，本品与沙丁胺醇疗效相同。适用于支气管哮喘、喘息型支气管炎、COPD 及其他肺部疾患所致的支气管痉挛。

尤其对儿童急性支气管痉挛有良好疗效。

4. 妥洛特罗(tulobuterol) 妥洛特罗又名息克平,叔丁氯喘通,氯丁喘安,喘舒,Chlobamol,Lobuterol;为高度选择性的中长效类 β_2 受体激动剂,对支气管平滑肌具有较强而持久的扩张作用,其作用强度与沙丁胺醇相似,而对心脏的兴奋作用较弱,仅为沙丁胺醇的 1/100。同时具有一定的抗过敏作用。适用于缓解支气管哮喘、喘息型支气管炎、COPD、硅沉着病(矽肺)、肺尘埃沉着病(尘肺)等阻塞性肺部疾病所致的呼吸困难。

5. 吡布特罗(pirbuterol) 吡布特罗亦称吡舒喘宁、吡丁舒喘宁;是近年推出的新型 β_2 受体激动剂,具有较高的选择性,心脏不良反应轻微,其支气管扩张作用是沙丁胺醇的 7 倍,氨茶碱的 74 倍。吡布特罗口服吸收良好,服后 30 ~ 60 分钟起效,疗效可持续 6 ~ 8 小时。

6. 奥西那林(orciprenaline) 奥西那林又名间羟异丙肾上腺素,异丙喘宁,喘息定,羟喘,Metaproterenol, Alupent, Metaprel;为选择性 β_2 受体激动剂,但对 β_2 受体的选择作用不及沙丁胺醇。吸入给药时,其支气管扩张作用与异丙肾上腺素相似,但对心脏的兴奋作用较弱,作用持续时间较异丙肾上腺素长。适用于解除支气管哮喘和喘息型支气管炎、COPD 所致的支气管痉挛。

7. 氯丙那林(clorprenaline) 氯丙那林又名氯喘通,氯喘,喘通,邻氯喘息定,Isoprophena-mine, Asthone;为选择性 β_2 受体激动剂,但对 β_2

受体的选择低于沙丁胺醇,对心脏的兴奋作用较弱。适用于支气管哮喘、喘息型支气管炎、COPD引起的支气管痉挛,能解除乙酰胆碱和组胺所致的支气管痉挛。

8. 比妥特罗(bitolterol)　比妥特罗又名双甲苯喘定,Effectin;为较早进入临床的选择性 β_2 受体激动剂,支气管扩张作用不及沙丁胺醇,但对心脏的不良反应相对较少。适用于缓解支气管哮喘、喘息型支气管炎和其他呼吸系统疾病所致的支气管痉挛。

9. 瑞米特罗(rimiterol)　瑞米特罗又名哌喘定、立灭喘;为短效类选择性 β_2 受体激动剂,其支气管扩张作用约为沙丁胺醇的 $1/2$,对心脏的兴奋作用甚微。适用于支气管哮喘、喘息型支气管炎等。

10. 沙美特罗(salmeterol)　沙美特罗是一种吸入性长效 β_2 受体激动剂,兴奋 β_2 受体的作用强而持久(12 小时),对 β_2 受体具有很高的选择性,其对 β_2 受体的作用强度为 β_1 受体的 5 万倍,故心血管作用极少。临床发现沙美特罗的个体差异较小且不易产生耐药性。适用于哮喘(包括夜间哮喘和运动性哮喘)的长期维持治疗,以及 12 岁以上儿童伴有可逆性气道阻塞的支气管痉挛的预防治疗。GINA 指出,沙美特罗等长效 β_2 受体激动剂不宜长期单独使用,而应与糖皮质激素联合应用。由于沙美特罗起效较慢,一般不宜作为缓解哮喘急性发作的首选药物。

11. 福莫特罗(formoterol)　福莫特罗为长效

选择性 β_2 受体激动剂,具有强而持久的支气管扩张作用,且呈剂量依赖关系。与沙美特罗相比较,起效更快(吸入后 5 分钟),维持时间稍短(8~12小时),属于所谓"快速长效 β_2 受体激动剂(FLABA)"。本品适用于支气管哮喘、喘息型支气管炎和 COPD 引起的支气管痉挛,尤其适于预防夜间哮喘发作。可作为控制性药物与吸入性糖皮质激素联合应用,也可作为缓解症状药物按需使用。

12. 班布特罗(bambuterol) 商品名帮备(Bambec)。班布特罗是特布他林的前体药物,口服后分解代谢为特布他林,通过提高 β_2 受体激动剂在首过效应中水解代谢时的稳定性,从而延长特布他林作用持续时间,保证了特布他林血浆浓度的恒定。适用于支气管哮喘、喘息型支气管炎、COPD 及其他伴有支气管痉挛的肺部疾病。

13. 丙卡特罗(procaterol) 丙卡特罗亦称盐酸普鲁卡地鲁、异丙喹喘宁,商品名美普清(Meptin);为选择性 β_2 受体激动剂,对支气管的 β 受体具有较高的选择性,其支气管扩张作用强而持久。本药还具有一定的抗过敏、抗炎作用以及促进纤毛运动、增加呼吸道防御的作用。适用于支气管哮喘、喘息型支气管炎、伴有支气管反应性增高的急性支气管炎和 COPD。

14. 复方甲氧那明 复方甲氧那明商品名阿斯美(Asmeton),原名强力安喘通。适用于支气管哮喘和慢性喘息性支气管炎引起的咳嗽、咳痰、喘息等症状。

15. 茚达特罗(indacaterol,昂润)　属于新一代超长效 β_2 受体激动剂,通过比斯海乐(breezhaler,药粉吸入器)吸入,5 分钟起效,作用可维持 24 小时以上,每天只需使用一次。目前已在我国上市,用于哮喘和 COPD 的长期治疗。

16. 奥达特罗　是由德国勃林格殷格翰公司研发生产的新型选择性、长效 β_2 受体激动剂。已被美国批准用于 COPD、慢性支气管炎及肺气肿的治疗。尚未在我国上市。

目前可供吸入使用的 β_2 受体激动剂见表 3-7。

表 3-7　临床常用的 β_2 受体激动剂吸入剂型

药　物	商品名	成人剂量（μg/次）	起效时间（分钟）	维持时间（小时）	不良反应
短效类					
沙丁胺醇	喘乐宁、舒喘灵	100 ~ 400	5±2	3 ~ 4	++
奥西那林	异丙喘宁	500 ~ 1000	5±2	3 ~ 4	++
克仑特罗	克喘素、喘舒	5 ~ 10	5±2	3 ~ 4	++
氯丙那林	氯喘通、氯喘	500 ~ 1000	4±2	3 ~ 4	++
瑞米特罗		200 ~ 400	5±2	3 ~ 4	++
中效类					
特布他林	喘康速	250 ~ 500	10±5	4 ~ 5	++
芬忒醇	备劳特	200 ~ 400	5±2	4 ~ 5	++
长效类					
福莫特罗	奥克斯	6 ~ 125	5±2	8 ~ 12	+
沙美特罗	施立稳	25 ~ 50	10±5	8 ~ 12	+

注:++=轻度、+=极少

3

【选择原则】

β$_2$ 受体激动剂的给药方式主要有口服、吸入和静脉注射。其中最常用的是口服和吸入方式。吸入给药与口服相比,由于吸入给药可直接作用于气道而产生支气管扩张效应,具有平喘作用快、用药剂量小、不良反应少和使用方便等优点,因此为 β$_2$ 受体激动剂的最佳给药方式。而静脉使用易出现心律失常、震颤、低血钾等不良反应;临床上一般不推荐使用。

通常 β$_2$ 受体激动剂的吸入方式主要有三种,包括定量揿压式气雾剂(MDI)、干粉吸入剂和雾化吸入,其中以 MDI 最为常用。

【注意事项】

1. 沙丁胺醇

普通片剂:2.4mg/片(相当于沙丁胺醇2mg)。成人每次 1~2 片,一日三次。

缓释片:7.2mg/片。注意服药时不可嚼碎药片,成人口服每次 7.2mg,每日 1~2 次。

缓释胶囊:4mg/片,8mg/片。

控释片:8mg/片。注意服药时不可嚼碎药片,成人口服每次 8mg,每日 1~2 次。

控释胶囊:8mg/片。注意服药时不可嚼碎药片,成人口服每次 8mg,每日 1~2 次。

气雾剂:国产每揿 0.14mg,每瓶 14g 含沙丁胺醇 28mg,每揿含沙丁胺醇 0.1mg。

葛兰素威康(重庆)公司生产的 MDI 气雾剂,每揿含有沙丁胺醇 0.1mg,每罐含有 200 揿。

混悬型,每瓶 14g,含沙丁胺醇 20mg,每揿含沙丁胺醇 0.1mg。

粉雾剂:为葛兰素公司生产的一种沙丁胺醇粉末吸入剂,通过特制的碟式吸入器将药物吸入气道。与气雾剂相比粉末制剂不含任何抛射剂。

注射剂:2ml:0.4mg,2ml:0.48mg(相当于沙丁胺醇 0.4mg)。

雾化溶液:5mg/ml。

复方制剂:可必特气雾剂,含硫酸沙丁胺醇 24mg 和异丙托溴铵 4mg,每揿含硫酸沙丁胺醇 120μg,异丙托溴铵 20μg,每支 200 揿。

用法:口服,成人,普通片剂每次 2 ~ 4mg,每日 3 ~ 4 次;儿童,每次 0.1 ~ 0.15mg/kg,每日 2 ~ 3 次。缓释片,每次 7.2mg,每日 1 ~ 2 次。缓释胶囊,每次 8mg,每日 1 ~ 2 次。控释片,每次 8mg,每日 1 ~ 2 次。

气雾剂吸入,每次 0.1 ~ 0.2mg(即喷吸 1 ~ 2 次),必要时每 4 小时重复 1 次,但 24 小时不宜超过 8 次。粉雾吸入,成人,每次吸入 0.4mg,每日 3 ~ 4 次;儿童,每日吸入 0.2mg,每日 3 ~ 4 次。

雾化溶液吸入:根据病情和患儿的年龄将适当剂量的沙丁胺醇雾化溶液用生理盐水稀释至 2ml,放在雾化器中进行雾化吸入,直到雾化完毕。通常雾化液的每次用量为:成人 2.0ml;儿童剂量可以按 0.05mg/kg 进行计算,每 4 ~ 6 小时 1 次。

静脉注射，每次 0.4mg，用 5% 葡萄糖注射液 20ml 或氯化钠注射液 20ml 稀释后缓慢注射。静脉滴注，每次 0.4mg，用 5% 葡萄糖注射液 100ml 稀释后滴注。肌内注射，每次 0.4mg，必要时 4 小时后重复注射。

不良反应及注意点：

（1）心血管不良反应：虽然沙丁胺醇属于高选择性 β_2 受体激动剂，但仍有可能兴奋心脏的 β_1 受体，因而难以避免心血管系统的不良反应。原有心血管疾病和对拟交感胺易感性增高的哮喘病患者更为敏感。通常这类心血管不良反应轻微，短暂减少沙丁胺醇用量后即可消失，而吸入给药可以明显减少不良反应的发生。严重者必要时可应用抗心律失常药物，但应慎用 β 受体阻滞剂，以免诱发或加重哮喘病情。

（2）加重气道炎症：长期规律使用 β_2 受体激动剂可以导致哮喘患者气道炎症和气道反应性加重，可能与以下因素有关：①应用 β_2 受体激动剂使哮喘症状减轻后，忽视了糖皮质激素的抗炎治疗；②应用支气管舒张剂使支气管扩张、通气功能改善后，许多刺激因子更容易吸入气道，加重了气道炎症。

（3）β_2 受体的低调节：长期应用沙丁胺醇使气道的 β_2 受体对 β_2 受体激动剂的反应性降低，称为 β_2 受体低调节（downregulation），亦称为 β_2 受体耐受或低敏感现象，可导致患者对 β_2 受体的耐药性。表现为支气管扩张作用减弱及作用持续时间缩短。β_2 受体低调节是一个可逆过程,一般停用 β_2 受体激动剂 1 周后可恢复正常。吸入或全身使用糖皮质激素也可恢复对用 β_2 受体激动剂的敏感性。

（4）反常支气管痉挛:通过吸入、口服和静脉注射 β_2 受体激动剂偶可诱发反常的支气管痉挛而加重哮喘,发生率较低,但危害较大,其机制尚不完全清楚。

（5）骨骼肌震颤:沙丁胺醇不论吸入、口服还是静脉给药均可引起部分患者骨骼肌发生震颤,停药后可消失,随着用药时间的延长亦可减轻,通过吸入给药可以大大减少该不良反应。

（6）其他:全身应用沙丁胺醇可导致血糖升高,因此伴有糖尿病的哮喘患者应慎用 β_2 受体激动剂,若使用应定期检验血糖。由于 β_2 受体激动剂具有类肾上腺素样作用,故合并甲状腺功能亢进或高血压的哮喘患者也应慎用。β_2 受体激动剂因促进钾的重新分布而可能导致低血钾,特别是静脉使用时,应予注意,但通常无须治疗。此外,全身应用 β_2 受体激动剂还可引起中枢神经和消化道等的不良反应。

2. 特布他林

博利康尼片剂:每片含间羟特布他林 2.5mg,每日 2~3 次,每次 1~2 片。

特布他林缓释片:有两种规格,分别为每片含特布他林 5mg 和 7mg,每日 1~2 次。国内没有该剂型药品。

特布他林颗粒剂:1.25mg。

特布他林胶囊:1.25mg/粒。

特布他林气雾剂:为 MDI 制剂,每揿含特布他林 0.25mg。

特布他林粉雾剂:为特布他林多剂量干粉吸入器,含特布他林 100mg,可喷 200 次,每次 0.5mg。

博利康尼雾化溶液:每支 2ml,含特布他林 5mg,仅供喷雾器中使用。

特布他林注射液:0.25mg,0.5mg。

用法:口服:成人,开始 1～2 周,每次 0.25mg,每日 2～3 次。以后可加至每次 2.5mg,每日 3 次。儿童每次 0.065mg/kg,每日 3 次。皮下注射,每次 0.25mg,如 15～30 分钟无明显临床改善,可重复注射一次,但 4 小时总量不能超过 0.5mg。气雾吸入,成人每次 0.25～0.5mg,每日 3～4 次。严重患者每次可增至 1.5mg,24 小时最大剂量不超过 6mg。粉末吸入,成人,每次 0.5mg,每 6 小时 1 次,24 小时最大剂量不超过 6mg。5～12 岁儿童每次 0.5mg,每 6 小时 1 次,24 小时最大剂量不超过 4mg。

不良反应及注意点:参见沙丁胺醇。

3. 非诺特罗

片剂:2.5mg/片。

气雾剂:每瓶含本品 200mg(300 喷)。

用法:口服,每次 5～7.5mg,每日 3 次。儿童酌减。气雾吸入,成人,每次 0.2～0.4mg,每日

3~4次;儿童,每次0.2mg,每日3~4次。

不良反应及注意点:参见沙丁胺醇。

4. 妥洛特罗

片剂:0.5mg/片,1mg/片。

透皮贴剂:0.5mg/片、1mg/片、2mg/片。

用法:成人,每次0.5~1mg,每日2~3次。儿童剂量为每次0.02mg/kg,每日2次。透皮贴剂,每日1次,以妥洛特罗计算成人为2mg,儿童0.5~3岁以下为0.5mg,3~9岁以下为1mg,9岁以上为2mg,粘贴于胸部、背部及上臀部均可。

不良反应及注意点:参见沙丁胺醇。

5. 吡布特罗

用法:目前本品仅用于成年人,口服剂量为10~15mg,每日2~3次。

不良反应及注意点:主要不良反应为口干、头痛和肌肉震颤。

6. 奥拉西林

片剂:每片10mg,20mg。

气雾剂:每瓶含本品225mg,每1喷约含本品0.65mg。

用法:口服,成人,每次10~20mg,每日3~4次;儿童,每日7.5~30mg。气雾吸入,每次0.65~1.95mg(1~3喷),每日4~6次,每日最大量7.8mg(12喷)。

不良反应及注意点:参见沙丁胺醇。

7. 氯丙那林

片剂:每片5mg。

复方氯丙那林鱼腥草素钠片:每片含氯丙那林 4mg、盐酸溴己新 4mg、鱼腥草素钠 20mg、马来酸氯苯那敏 1.5mg。

复方氯丙那林溴己新片(胶囊):每片含氯丙那林 5mg、盐酸溴己新 10mg、盐酸去氯羟嗪 25mg。

气雾剂:2% 溶液。

用法:口服,每次 5～10mg,每日 3 次。预防夜间发作可于睡前加服 5～10mg。气雾吸入每次 6～10mg。

复方氯丙那林鱼腥草素钠片,成人,一次一片,一日 3 次。

复方氯丙那林溴己新片(胶囊):口服一次 1 片,一日 1～3 次。

不良反应及注意点:参见沙丁胺醇。

8. 复方氯丙那林(复方氯喘通)

片剂:每片含氯丙那林 5mg,盐酸溴己新 10mg,盐酸去氯羟嗪 25mg。

用法:每次 1 片,每日 3 次。

9. 比妥特罗(已下市)

片剂:每片 4mg。

气雾剂:每喷 0.5mg。

用法:成人常用口服量每次 4～8mg,每日 3～4 次。吸入剂量为每次 0.5～1mg. 每日 3～4 次。

不良反应及注意点:参见沙丁胺醇。

10. 瑞米特罗

片剂:每片 4mg。

气雾剂:含药 0.5%～1%。

用法:口服,每次 4～8mg,每日 3～4 次。吸入剂量为每次 0.2～0.4mg,每日 4～6 次。

不良反应及注意点:参见沙丁胺醇。

11. 沙美特罗

施立稳气雾剂:为 MDI 制剂每支含 60 或 120 揿沙美特罗羟萘酸盐,每揿 25μg。

施立碟:为粉雾制剂,借助碟式吸纳器吸入。每个药碟有 4 个含沙美特罗羟萘酸的药泡。

舒利迭:见"氟替卡松"。

昔萘酸沙美特罗气雾剂:每瓶 14g,内含昔萘酸沙美特罗 7.25mg。

用法:成人,施立稳气雾剂,每日 2 次,每次 2 揿(2×25μg)。施立碟,每日 2 次,每次 1 个施立碟药泡(50μg)。气道阻塞严重者可吸入 4 揿(4×25μg)气雾剂或 2 个(2×50μg)施立碟药泡,每日 2 次。老年人或肾衰竭患者不必调整剂量。

不良反应及注意点:

(1)沙美特罗的心血管系统、骨骼肌和神经系统的不良反应与短效 β_2 受体激动剂类似,但因其具有很高的 β_2 受体亲和力,上述不良反应比较轻微。

(2)沙美特罗属于 β_2 受体部分激动剂,剂量反应曲线相对平坦,因此每日用量不宜超过 100μg,增加剂量或给药次数疗效并无增加,但不良反应增加。

(3)沙美特罗起效较慢,适用于持续性哮喘的长期控制性治疗,而不宜用于缓解急性症状。

（4）虽然有研究提示沙美特罗具有一定的抗炎活性，但单独使用是否加重气道炎症尚无定论。近期研究表明单独使用沙美特罗与非洲裔哮喘患者死亡率增高有关，因此沙美特罗不宜长期单独使用，而应与吸入性糖皮质激素联合使用。

12. 福莫特罗

片剂：每片含福莫特罗 40μg。

奥克斯（Qxis）都保：每支含 60 吸，每吸含福莫特罗 4.5μg；每支含 60 吸，每吸含福莫特罗 9.0μg。

布地奈德/福莫特罗复合制剂（信必可）：见"布地奈德"。

用法：安通克，成人口服每次 40～80μg，每日 2 次。奥克斯都保吸入，每次 4.5～9μg，每日 1～2 次。也可根据年龄、症状适当增减。

不良反应及注意点：

（1）福莫特罗的不良反应与沙美特罗类似，虽然尚无资料表明与哮喘死亡有关，但原则上应当与吸入性糖皮质激素联合使用而不宜长期单独使用。

（2）福莫特罗属于 β_2 受体完全激动剂，在一定范围内（4.5～54μg）呈现明显的量效关系。

（3）福莫特罗起效较快（5 分钟），因此既可作为控制性药物长期使用，也可作为缓解症状药物按需使用。

13. 班布特罗

片剂：两种规格，分别含班布特罗 10mg 和

20mg。

用法:每日 1 次,睡前服用,剂量因人而异。

成人:推荐起始剂量为 10mg。根据临床疗效而定,在 1~2 周后可增至 20mg。

肾功能不全的患者(肾小球滤过率 GFR ≥ 50ml/min),建议起始剂量为 5mg。

儿童:2~5 岁,推荐剂量每日 5mg;2~12 岁,不超过每日 10mg。

不良反应及注意点:

(1) 班布特罗具有 $β_2$ 受体激动剂共同的不良反应,其中以心血管系统(心悸)较为突出,若不能耐受剂量可酌情减半。

(2) 本品对预防夜间哮喘具有良好效果,也可用于单独吸入 $β_2$ 受体激动剂不能完全控制的中重度哮喘。但因口服给药不良反应较大,不宜长期使用。

14. 丙卡特罗

片剂:有每片含普卡特罗 25μg、50μg 两种剂型。

气雾剂:每瓶总量 18.722g,内含盐酸丙卡特罗 2mg;每揿含盐酸丙卡特罗 10μg。

用法:口服,成人每次 25~50μg,每日 1~2次,或每晚睡前 1 次服用 50μg。6 岁以上儿童,每次 25μg,每日 2 次,或每晚睡前 1 次服用 25μg。6岁以下儿童可按每次 1.25μg/kg,每次剂量 25μg以下,每日 2 次。可视患儿的年龄和症状的严重程度调整剂量。

雾化吸入:成人,每日两次,每次 1～2 喷;小儿每次 1 喷。

不良反应及注意点:心血管不良反应较班布特罗轻微,余同班布特罗。

15. 阿斯美

胶囊:60 粒装每瓶,每粒含盐酸甲氧那明 12.5mg,那可丁 7mg,氨茶碱 25mg,氯苯那敏 2mg。

用法:15 岁以上,每日 3 次,每次 2 粒;8～15 岁剂量减半。

不良反应及注意点:

(1) 不良反应有皮疹、呕吐、缺乏食欲、眩晕、排尿困难等,停药后可消失。

(2) 哺乳期妇女、严重心血管病患者、8 岁以下婴幼儿禁用,心血管疾病患者、青光眼、甲亢、发热患者以及妊娠妇女慎用。

(3) 饭后服用,服药后不要驾驶车辆和操作机械。

第四节　茶碱类药物

茶碱类药物是一类古老、经典的平喘药物,由于氨茶碱价格低廉,使用方便,在 20 世纪 50～60 年代一度成为许多国家应用最为广泛的一线平喘药物。但是,由于茶碱类药物存在着治疗窗窄、影响其药动学的因素较多和血药浓度个体差异较大等缺点,容易引起毒性反应,临床用药剂量难以掌握。且与后来陆续问世的 β_2 受体激动剂和糖皮质激素相比,氨茶碱的平喘作用不如 β_2 受体激动剂,对气道炎症的抑制作用不如吸入糖皮质激素,因此,茶碱类药物在抗哮喘药物中的地位逐渐下降。

【选择原则】

茶碱类药物平喘作用的强度和速度远不及 β_2 受体激动剂,虽然具有一定的抗炎作用,但远远弱于吸入型糖皮质激素;本品虽然有价格较便宜的优点,但也有治疗窗窄、影响血药浓度的因素多、个体差异大,易于引起中毒症状的缺点,因此,目前对该类药物的评价不一。GINA 和我国哮喘防治指南均推荐将其作为轻~重度各型支气管哮喘综合治疗方案中的一个部分,而不主张单独应用此类药物治疗支气管哮喘。

茶碱类药物的适应证包括:

1. 慢性持续性哮喘的治疗 本品适用于轻~重度慢性持续哮喘的治疗,也可用作间隙发作性慢性哮喘发作时的治疗。主要采用口服制剂。对于白天发作为主的患者,可选用普通氨茶碱片或茶碱控释片口服;对于夜间哮喘患者,则应当给予茶碱控释片口服时尔平、舒弗美、优喘平等。茶碱控释片可使茶碱的血药浓度稳定地维持在较为理想的范围内,既可获得较好的临床疗效又可避免茶碱的毒性反应,还可减少服药次数、增加患者的依从性。

2. 哮喘急性发作的治疗　本品可用于支气管哮喘急性发作期的治疗。主要经静脉途径给予氨茶碱。对于 24 小时内未曾应用过茶碱类药物的患者,应先缓慢静脉注射负荷量茶碱,然后再给予维持量茶碱静脉滴注。有条件者应监测血茶碱浓度。

3. 其他　①COPD:由于氨茶碱既具有解痉平喘作用,又有强心、利尿和加强膈肌收缩力等作用,因此适合于 COPD 缓解期和急性发作期的治疗;②心力衰竭:本品具有增强心脏变时性、变力性,降低肺血管压力,减少肺血管的渗出等作用,适合于急性左心功能不全(急性肺水肿)和慢性肺源性心脏病患者心功能不全时的治疗;③呼吸衰竭:本品可直接兴奋延髓的呼吸中枢,降低其对 CO_2 的敏感阈值,增加呼吸中枢输出的冲动,临床上应用茶碱治疗陈-施呼吸和早产儿呼吸困难;④膈肌疲劳:茶碱对疲劳的膈肌具有增强其收缩力的作用。

茶碱类药物的禁忌证包括:

1. 对茶碱过敏的患者。

2. 低血压和休克患者。

3. 心动过速和心律失常的患者。

4. 急性心肌梗死患者。

5. 甲亢、胃溃疡和癫痫患者。

【相关药物】

1. 氨茶碱(aminophylin)　氨茶碱具有解痉

平喘、强心利尿、兴奋呼吸中枢和抗变态反应炎症等多方面的药理作用。迄今为止,本品确切的治疗哮喘的作用机制尚未明了。其平喘作用可能与下列机制有关:①磷酸二酯酶(PDE)抑制作用;②拮抗腺苷受体;③通过抑制钙离子的内流,降低细胞内钙离子的浓度;④刺激内源性儿茶酚胺的释放;⑤抑制肥大细胞释放炎性介质;⑥低浓度时具有抗炎作用;⑦其他作用如增强 β 受体激动剂的作用、增强膈肌收缩力、抑制前列腺素(PG)作用等。

氨茶碱的适应证为:

(1) 平喘:本品的片剂适用于轻～重度慢性持续性哮喘的治疗;本品的注射剂适用于各型哮喘中～重度急性发作的治疗。本品也可用于喘息性支气管炎和心源性哮喘的治疗。

(2) 强心:急性和慢性心功能不全的治疗。

(3) 利尿:可用于心源性和肾性水肿。

(4) 兴奋呼吸:可用于膈肌疲劳、陈-施呼吸和早产儿呼吸困难的治疗。

(5) 用于脏器移植后排异反应的治疗。

2. 茶碱缓(控)释剂(theophylline controlled release capsules)　茶碱缓(控)释剂采用了特殊的控释微丸胶囊工艺,一次服药后,血药浓度能较平稳地维持在 10～20mg/L,平喘作用可维持 12 小时。餐后服用可减少胃肠道反应。

本类制剂适用于各种类型的慢性哮喘和喘息性慢性支气管炎的治疗,尤其适用于夜间哮喘的治疗。

3. 24小时茶碱控释剂 24小时茶碱控释剂为无水茶碱的微粒制剂,商品名葆乐辉(Protheo),是一种新型的修饰释放型长效制剂,具有快速释放和缓慢释放双重功能。既能迅速达到有效的血药浓度,又可维持住这种理想的血药浓度。

适用于各型慢性支气管哮喘和喘息性慢性支气管炎的治疗,尤其适合治疗中~重度持续型慢性哮喘和夜间哮喘。

4. 二羟丙茶碱(diprophylline) 二羟丙茶碱又称喘定、甘油茶碱、Dyphyline、Neothylline和Glyphylline,本品是茶碱的中性衍生物,水溶性增加,对胃肠道的刺激性小。其药理作用与氨茶碱相似,但支气管扩张作用比氨茶碱弱。

适用于支气管哮喘、心脏性哮喘和喘息性支气管炎的治疗。尤其适用于因胃肠道刺激症状明显不能耐受氨茶碱或伴有明显的心动过速不宜应用氨茶碱的患者。

5. 羟丙茶碱(proxyphylline) 羟丙茶碱为茶碱N-7位被羟丙基取代的衍生物,其水溶性增加,但支气管舒张作用、扩张冠状动脉和兴奋中枢神经系统的作用均比茶碱弱。主要适用于因胃肠道刺激症状明显,不能耐受氨茶碱的支气管哮喘病例。

6. 胆茶碱(cholinophylline) 胆茶碱为茶碱与胆盐的复盐。药理作用与茶碱相似,但溶解度较大,口服吸收较快,胃黏膜刺激性较氨茶碱小,患者较易耐受。用于支气管哮喘、喘息性支气管炎和心源性哮喘患者,尤其适用于因胃肠道刺激症状明显,不能耐受氨茶碱的患者。

7. 三丙基黄嘌呤(enprophylline) 　三丙基黄嘌呤商品名恩普菲林、恩丙茶碱、Enprophylline。本品为新型黄嘌呤衍生物。几乎无拮抗腺苷作用,因此无氨茶碱的肺外作用(包括对中枢神经系统的兴奋作用、利尿作用、释放游离脂肪酸和刺激胃液分泌作用等),舒张支气管平滑肌的作用比氨茶碱强 2~4 倍,而其不良反应比氨茶碱轻微。适用于慢性持续性哮喘和哮喘急性发作期的治疗。

8. 多索茶碱(doxofylline) 　多索茶碱具有较强的磷酸二酯酶抑制作用,其扩张支气管平滑肌的作用比氨茶碱明显增强,同时具有一定的镇咳作用。适用于支气管哮喘、慢性喘息性支气管炎;也可用于急、慢性支气管炎和支气管哮喘患者咳嗽症状的治疗。

【注意事项】

1. 氨茶碱

氨茶碱片:0.1g/片、0.2g/片。

氨茶碱肠溶片:0.1g/片,0.05g/片。

氨茶碱针剂:0.25g/10ml(供静脉注射用),0.5g/2ml,0.25g/2ml(供肌内注射用)。

复方长效氨茶碱片:为双层片,白色层内含氨茶碱 0.1g、氯苯那敏 2mg、苯巴比妥 15mg、氢氧化铝 30mg,在胃液中崩解;棕色层内含氨茶碱 0.1g、茶碱 0.1g,在肠液中溶解。

复方甘氨酸茶碱钠片:为复方制剂,其组分为甘氨酸茶碱钠(按无水茶碱计 150mg)、愈创木酚甘油醚 100mg。

用法:口服:成人一般剂量为每次 0.10 ~ 0.2g,每日 3 ~ 4 次;幼儿和少年每次 3 ~ 5mg/kg,每日 3 次。肌内注射:成人每次 0.5g,深部肌注。静脉注射:如果 24 小时内未用过茶碱,首次应给予负荷剂量 5.6mg/kg 氨茶碱,以 25% ~ 50% 葡萄糖注射液 20 ~ 40ml 稀释后缓慢静脉注射(注射速度每分钟不宜超过 0.2mg/kg);如果 24 小时内患者用过茶碱,首次剂量应减半;如果患者的肝肾功能良好,以后给予维持剂量每小时 0.5 ~ 0.7mg/kg 静脉滴注。

不良反应及注意点:茶碱类药物的安全性是临床医生长期关注的一个问题,此类药物由于治疗窗窄,有效药物浓度与中毒药物浓度接近,加上影响药物代谢的因素多,个体差异大,容易发生不良反应,甚至引起中毒。尤其是在静脉推注氨茶碱时,屡有引起猝死的临床报道。年老体弱、肝肾功能不全、发热、病毒感染、同时应用大环内酯类抗生素、林可霉素和喹诺酮类抗菌药物等,均可使茶碱的清除率降低。

茶碱类药物的毒副作用的出现与其血药浓度有较为密切的关系。当茶碱的血药浓度超过 16mg/L 时,开始出现轻度的不良反应,以胃肠道不适症状为主;当血药浓度超过 20mg/L 时,部分患者开始出现毒性反应;当血药浓度超过 40mg/L 时,所有的患者均出现明显的中毒症状,以危及生命的中枢神经系统症状为主。因此,茶碱类药物的毒副作用的防治,关键在于用药剂量的掌握,而对可能影响茶碱类药物代谢的各种影响因素的认识和对茶碱血药浓度的监测则是最为重要的防治措施,有条件的单位均应作茶碱血药浓度的监测,尤其是抢救危重哮喘发作时。急性发作哮喘患者血茶碱浓度应维持在 10 ~ 20mg/L,而慢性哮喘患者的血药浓度则应维持在 6 ~ 16mg/L。无条件监测茶碱血药浓度时,应根据临床经验充分考虑到各种可能的影响因素调整茶碱的剂量。例如,既往经常服用较大剂量茶碱的男性青少年哮喘患者,每日可给予 0.6 ~ 0.8g 茶碱口服,而年老体弱的、肝肾功能不全的女性患者每日茶碱的剂量不宜超过 0.3 ~ 0.4g。当需要联合应用茶碱和大环内酯类、西咪替丁、喹诺酮类或七烯类抗真菌药、苯巴比妥等药物时,应酌情调整茶碱的用量。用药后患者有无颜面潮红、心率加快、失眠、恶心、呕吐等茶碱过量的表现也应给予重视。婴幼儿对本品较为敏感,而茶碱能透过胎盘、进入乳汁,故孕妇和哺乳期妇女慎用。

其他注意事项:

(1) 茶碱有抑制多核白细胞的黏附、化学毒性、吞噬和溶酶体释放的作用,因此,接受茶碱治疗的哮喘患者的多核白细胞的杀菌能力显著地低于对照组,且其作用的强弱与血中茶碱的浓度有关。正在应用茶碱的患者,如果静脉注射氢化可的松,有可能使茶碱的血药浓度迅速升高,导致毒性反应。

(2) 本品与锂盐合用时,可加速肾脏对锂的排泄,使后者的疗效降低。

(3) 本品静脉输液时,应避免与维生素 C、促皮质素、去甲肾上腺素配伍。

一旦发生了氨茶碱的急性中毒,应采取以下措施:立即洗胃,分次口服活性炭 140g,可使茶碱的清除率增加;心律失常患者可给予利多卡因;惊厥患者给予地西泮、苯巴比妥或苯妥英钠;血液透析和新鲜血可显著加速氨茶碱的清除速度,适用于血茶碱浓度在 40mg/L 以上的慢性中毒或血药浓度在 80mg/L 以上的急性中毒患者。抢救时禁止使用肾上腺素、麻黄碱等兴奋剂,因为它们与氨茶碱之间有作用相互增强的关系。

2. 复方长效氨茶碱片

用法:口服,成人每次 1 片,每日 2～3 次;小儿(5 岁以上)每次 1/2～1 片,每日 1～2 次。

不良反应及注意点:血药浓度较氨茶碱平稳,不良反应较氨茶碱小,适用于慢性哮喘的维持性治疗而不用于缓解急性症状,其余同氨茶碱。

3. 茶碱缓(控)释片

胶囊制剂:0.1g/粒,0.3g/粒。

用法:用于抗炎治疗时,成人每次 0.1～0.2g,每日 2 次,吞服。用于平喘治疗时,根据病情严重程度,成人每次 0.2～0.4g,每日 1～2 次吞服。

不良反应及注意点：

（1）不良反应与氨茶碱相似。主要是胃肠道反应，也可出现兴奋、失眠等症状。餐后服药可减轻胃肠道的不适。

（2）不可嚼碎服用，否则不能起控释作用。

（3）本品作用较为缓慢，不适用于急性哮喘发作时的治疗。

（4）十二指肠溃疡、高血压及癫痫病患者应慎用本品。

4. 茶碱24小时控释片

片剂：400mg/片，600mg/片。

用法：口服：成人常用剂量每次400mg，每日1次吞服。

不良反应及注意点：本品不能嚼碎或碾碎后服用，对于用药后有胃肠道反应的患者，可以将每次1片，每日1次，改为每次1/2片，每日2次服用。如需服用1/2片，可沿药片中间的划痕线掰开。每日1次给药，最好在晚上临睡前1~2小时服用。不良反应参见茶碱缓释片。

5. 二羟丙茶碱

片剂：0.1g/片，0.2g/片。

针剂：0.25g/2ml。

栓剂：0.25g/支（供小儿用）；0.5g/支（供成人用）。

用法：

口服：成人每次0.1~0.2g，每日3次；5岁以上儿童每次 4~6mg/kg,每日 3 次。

静脉滴注:成人每次 0.5 ~ 1.0g,用 5% ~ 10% 葡萄糖液稀释后静脉滴注,滴注速度为 100mg/h。

肌内注射:成人每次 0.25g。

直肠给药:便后或临睡前用栓剂 1 个(成人 0.5g,儿童 0.25g)。不良反应及注意点:本品不良反应比氨茶碱小。

(1) 严重心肌病变和急性心肌梗死者禁用。

(2) 本品遇光易变质,应避光保存。

(3) 不宜与茶碱同时应用,否则易引起毒性反应。

6. 羟丙茶碱

片剂:200mg/片。

注射剂:200mg/支。

直肠栓剂:含本品 500mg/支。

用法:

口服:成人每次 0.2 ~ 0.3g,每日 3 次;儿童每次 0.1 ~ 0.15g,每日 2 ~ 3 次。

静脉注射:每次 200mg,加入 50% 葡萄糖溶液中缓慢注射。

直肠栓剂:每次 1 支。

不良反应及注意点:同二羟丙茶碱。

7. 胆茶碱

片剂:0.1g/片

用法:口服:成人每次 0.2 ~ 0.4g,每日 3 ~ 4 次;儿童按体重每日 10 ~ 15mg/kg,分 3 ~ 4 次。

不良反应和注意点:同二羟丙茶碱。

8. 茶碱甘氨酸

片剂:0.1g/片,0.2g/片。

注射剂:0.2g/支。

直肠栓剂:80mg/支

雾化溶液:5%~10%溶液,2ml/支。

用法:口服:成人每次 0.3~0.6g,每日 3 次饭后服;儿童每次 0.02~0.15g,每日 3 次饭后服。静脉注射:每次 400mg,缓慢注射。直肠栓剂每次1 支,每日 2~3 次。气雾吸入:5%~10%溶液,每次吸入2ml,2 小时后可重复吸入。

不良反应和注意点:

(1) 不良反应较氨茶碱轻微。

(2) 本品水溶性高,可用于直肠给药和雾化吸入。直肠给药适用于夜间哮喘。雾化吸入疗效尚不肯定。

9. 三丙基黄嘌呤

用法:口服:成人每次 0.2g,每日 3 次。维持治疗量每次 300~400mg,每日 2 次。静脉注射:成人每次 1.5~2.5mg/kg。

不良反应和注意点:不良反应与氨茶碱相似,但较为轻微。近年来发现长期服用本品可引起肝脏转氨酶的升高。有肾功能障碍者,剂量应酌减。

10. 多索茶碱

片剂:0.2g/片,0.3g/片,0.4g/片。

胶囊:300mg/粒。

散剂:200mg/包。

注射剂:0.1g/支、0.2g/支、0.3g/支(10ml/支)。

静脉注射液:300mg/(100ml·瓶)。

颗粒剂:5g:0.2g/包。

口服溶液:100ml:2g 或 10ml:0.2g。

用法:

口服:每次 0.2~0.4g,每日 2 次;或每次 0.3~0.4g 胶囊,每日 2 次;或每次 1 包,以水冲服,每日 1~3 次。口服溶液,每次 0.2~0.4g,每日 2 次。

静脉注射:成人每次 200mg,12 小时一次,以 25% 葡萄糖注射液稀释至 40ml 缓慢静脉注射,时间应在 20 分钟以上;或每日静脉注射 300mg,每日 1 次。

不良反应和注意点:参见茶碱缓释片。

第五节 抗胆碱能药物

抗胆碱能药物在临床上用于治疗呼吸系统疾病具有悠久的历史,此类药物通过与乙酰胆碱能毒蕈碱(M)受体激动剂竞争而发挥竞争性拮抗作用。抗胆碱能药的叔铵类化合物如阿托品、东莨菪碱等自黏膜迅速吸收,全身分布,易通过血脑屏障,对周身组织的各型 M 受体均有阻断作用,使用后可引起一系列不良反应,如心率增快、口干、视力模糊、尿潴留和精神神经症状,特别是抑制呼吸道腺体分泌使痰液黏稠,并降低纤毛摆动频率,影响黏液纤毛清除功能而加重呼吸道阻塞,使其临床使用受到限制。而季铵类化合物如异丙托品、氧托品等,其氨基基团上带有一正电荷,不易穿过细胞膜,故很少自黏膜吸收,亦不易透过血脑屏障,因此一般无中枢神经系统不良反应,当吸入给药时不但全身不良反应少见,且气道局部保持较高的药物浓度,作用维持更久。

【相关药物】

1. 异丙托溴铵(ipratropium bromide)　异丙托溴铵又称溴化异丙托品,商品名爱全乐(Atrovent),由勃林格殷格翰公司生产,是目前临床上最常用的吸入型抗胆碱能药物。本品对 M1、M2、M3 胆碱能受体无选择性,吸入后不易被气道黏膜吸收,可在气道内形成较高的药物浓度,故对气道平滑肌有一定的选择作用。吸入后 5 分钟左右起效,30~90 分钟作用达峰值,平喘作用维持 4~6 小时。

本品主要用于解除支气管哮喘、喘息性支气管炎和 COPD 患者的支气管痉挛。其定量气雾吸入器(MDI)适用于慢性持续性哮喘和稳定期 COPD 的治疗,以及预防运动性哮喘和夜间哮喘。药物溶液雾化吸入适用于中度至严重的哮喘急性发作和 COPD 急性加重期的治疗。

本品与 β_2 受体激动剂或氨茶碱合用可增强疗效。因本品起效较慢,如果采用吸入给药,应先吸入 β_2 受体激动剂后,再吸入本品。

2. 氧托溴铵(oxitropium bromide)　氧托溴铵

又称氧托品、溴乙东莨菪碱。对 M1、M2 和 M3 三种亚型受体无选择性。吸入后气道黏膜不易吸收,局部药物浓度高,故对气道平滑肌有选择性。吸入后 15~30 分钟显效,90~180 分钟达高峰,持续时间 7~10 小时。本品 $100\mu g$ 的作用强度相当于 $40\mu g$ 异丙托品,但作用时间比异丙托品长。

主要用于解除哮喘、喘息性支气管炎和 COPD 的支气管痉挛,改善通气功能。临床应用的特点与异丙脱溴铵相似。由于本品作用时间较长,患者用药次数减少,用药依从性好。较适用于预防夜间哮喘发作及稳定期 COPD 治疗。与 β_2 受体激动剂合用可增强舒张支气管效应,延长作用时间。治疗哮喘和 COPD 急性发作期与 β_2 受体合用时,应先吸入 β_2 受体激动剂后再吸入本品。

3. 噻托溴铵(tiotropium bromide) 噻托溴铵又称泰乌托品、替沃托品,商品名思力华,由勃林格殷格翰公司出品。噻托溴铵为长效抗胆碱类平喘药,与气道不同亚型 M 受体的亲和力不同,与 M1、M2 和 M3 受体结合后,与 M2 受体最先分离,半衰期最短,与 M3 受体结合持续时间最长,因此被认为是 M3 受体选择性阻断剂,同时对 M2 受体的负反馈作用影响小,其舒张支气管的作用强于异丙托溴铵,作用时间持续达 24~48 小时。用于慢性持续性哮喘和稳定期 COPD 患者的治疗,尤其适合于预防夜间哮喘。

4. 溴化异丙东莨菪碱(isopropyls copolamine

bromide) 溴化异丙东莨菪碱为东莨菪碱的异丙基衍生物,其舒张支气管的作用与异丙托溴铵和沙丁胺醇相似,吸入后起效较异丙托溴铵迅速,吸入后 0.5~1 小时作用达高峰。主要用于解除哮喘和喘息性支气管炎的支气管痉挛,亦可用于 COPD 的治疗。与 β_2 受体激动剂合用可增强疗效。

5. Incruse Ellipta(umeclidinium) 是葛兰素史克公司生产的首个长效毒蕈碱受体拮抗剂。2014 年获得 FDA、加拿大及欧盟委员会的批准作为一种可以长期使用的、每日一次的支气管扩张药物,用于治疗慢性阻塞性肺病(COPD)(包括慢性支气管炎和肺气肿)患者的的维持治疗。该药采用新型干粉吸入器 Ellipta 给药。

【选择原则】

抗胆碱能药物的适应证主要为支气管哮喘和 COPD。

吸入抗胆碱药可预防多种理化因素及过敏原诱导的哮喘发作,可用于慢性持续性哮喘,也可用于哮喘急性发作,但起效慢,如异丙托溴铵吸入后 30~90 分钟平喘作用才达到顶点,且支气管舒张作用的强度不及 β_2 受体激动剂,因此抗胆碱能药物一般不作为哮喘治疗的第一线用药,而多作为辅助治疗用药。然而,抗胆碱能药物和 β_2 受体激动剂联合使用,平喘疗效不但强于两药各自单用,而且维持时间也显著延长,但不良反应并无增多。

此外,抗胆碱能药物对夜间哮喘有良好的预防作用,晚上入睡前吸入异丙托溴铵或氧托品,可使夜间哮喘发作次数减少,程度减轻,晨间肺功能有不同程度改善。

哮喘患者对支气管舒张剂的反应个体差异较大,有的对抗胆碱能药物反应较好,有的对 β_2 受体激动剂的反应较好,造成这种差异的原因与年龄、病程、哮喘类型、有无合并 COPD 及其他药物治疗等因素有关。例如,β_2 受体激动剂的疗效随年龄增加而降低,而抗胆碱能药物则不受年龄影响,因此 β_2 受体激动剂对 40 岁以下患者疗效明显,而抗胆碱能药物较适合 40 岁以上患者。哮喘病程较长者抗胆碱能药物的疗效较优。过敏性哮喘患者 β_2 受体激动剂较好,非过敏哮喘则抗胆碱能药物疗效较好。合并有 COPD 患者抗胆碱能药物的疗效较明显。因此,尽管抗胆碱能药物虽可用于各种类型哮喘的治疗,但以下列患者较为适用:

1. 年龄偏大或哮喘病史较长患者。

2. 合并有心血管病的哮喘患者。

3. 合并有 COPD 的哮喘患者。

4. 非过敏哮喘,或有吸烟史的患者。

5. 用 β_2 受体激动剂后副作用明显而不能耐受或因其他原因禁用 β_2 受体激动剂的患者。

6. 对使用激素疗效较差的哮喘患者。

7. 对 β_2 受体激动剂及其他支气管舒张剂反应较差的哮喘患者可加用抗胆碱能药物。

抗胆碱能药物的禁忌证：

此类药物禁忌证极少，主要是对阿托品类过敏者禁用，妊娠早期和青光眼慎用。

【注意事项】

1. 异丙托溴铵定量气雾剂（MDI） 规格为每瓶 200 喷，每喷 20μg 或 40μg。

异丙托溴铵雾化溶液：2ml:50μg。

可必特（Combivent）定量气雾剂：每瓶 10ml，200 喷。每喷含 21μg 异丙托溴铵和 120μg 硫酸沙丁胺醇。

用法：吸入给药，用 MDI 成人常规吸入量为 40～80μg/次，3～4 次/天，或必要时吸入 40～80μg。哮喘和 COPD 急性发作期，采用溶液雾化吸入剂量加大至 50～125μg/次，并常与 β 受体激动剂合用。6 岁以上儿童用 MDI 吸入量为 20～40μg/次，3～4 次/天。

不良反应及注意点：异丙托溴铵属于季铵类化合物，吸入后支气管黏膜很少吸收，口服胃肠亦不易吸收，故不良反应很少。少数患者吸入后可有口干、口苦不适感，偶有干咳、咽部不适，若同时给予山楂、乌梅或维生素 C 口服，可减少口干症状。雾化吸入时，药物颗粒有可能会随喷雾到眼部，引起老年人瞳孔散大及眼内压增高，故青光眼患者应谨慎操作。雾化吸入时，宜用口含管而不用面罩，可防止药物喷到眼部。

2. 氧托溴铵定量气雾剂（MDI） 每瓶含

30mg/15ml,每喷 100μg。

　　用法:气雾吸入 100 ~ 200μg/次,2 ~ 3 次/天。

　　不良反应及注意点:参见异丙托溴铵。

　　3. 噻托溴铵

　　思力华干粉剂(Hnadihaler):18μg/胶囊。

　　思力华柔雾吸入剂(Softmist):2.5μg/吸。

　　用法:吸入用药,思力华干粉剂成人常规吸入量为 18μg/次,每日 1 次。思力华柔雾吸入剂每次 2.5 ~ 10μg,每一次。

　　不良反应和注意点:参见异丙托溴铵。

　　4. 溴化异丙东莨菪碱定量气雾剂(MDI)12ml/瓶,每喷 60μg。

　　用法:吸入给药,120 ~ 180μg/次,每日 2 ~ 3 次。

　　不良反应和注意点:参见异丙托溴铵。

第六节　全身糖皮质激素类药物

　　全身糖皮质激素包括可的松(cortisone)、氢化可的松(hydrocortisone)、泼尼松(prednisone)、泼尼松龙(prednisolone,强的松龙)、甲泼尼龙(methylprednisolone,甲强龙)、曲安西龙(triamcinolone,去炎松)、地塞米松(dexamethasone,DXM,氟美松)与倍他米松(betamethasone)。给药方式:口服(摄入)或胃肠外给药。全身糖皮质激素的作用机制与吸入糖皮质激素相同,但可能到达与吸入糖皮质激素不同的靶细胞。

【相关药物】

1. 氢化可的松(hydrocortisone)　氢化可的松抗炎作用为可的松的 1.25 倍,还具有免疫抑制、抗毒素、抗休克等作用,对造血系统、中枢神经系统、消化系统亦有作用。此外,还具有一定程度的盐皮质激素活性。

适用于中重度哮喘急性发作的治疗,应早期给予快速静脉糖皮质激素疗法。急性期快速疗法时应遵循早使用、高剂量、短疗程的原则。氢化可的松通常在使用后 4～6 小时起作用。急性期快速治疗时的血浆可的松浓度应在 1000μg/L 以上才能达到治疗水平,因此氢化可的松的剂量应在 2～4mg/kg,每 4～6 小时静脉给予方能达到这一水平。

2. 醋酸泼尼松(prednisone acetate)　醋酸泼尼松又名醋酸强的松、去氢可的松。药理机制同氢化可的松,水、钠潴留及排钾作用比可的松小,抗炎及抗过敏作用增强。

由于泼尼松的气道抗炎作用是短效制剂的 4～6 倍,口服制剂吸收良好,作用时间适中,且半衰期较短,对下丘脑-垂体-肾上腺皮质轴的抑制时间较地塞米松短,钠、水潴留较弱,故适宜于重度慢性哮喘的长期维持治疗,是目前临床上使用最为广泛的口服糖皮质激素。在哮喘急性发作期,静脉滴注甲泼尼龙、氢化可的松或地塞米松,症状缓解后也通常改用泼尼松维持口服。目前泼尼松治疗主要有短程、中程和长期维持治疗三种方案。

（1）短程口服疗法：适用于慢性发作的重度哮喘经吸入糖皮质激素和支气管舒张剂治疗后仍未能控制的患者，其疗程为 2～3 周，口服连续用药，第 1 周为治疗期，第 2～3 周为撤药期，治疗期间仍然应给予配合足量吸入糖皮质激素。对于大多数中度慢性哮喘病患者通常很有效，在配合吸入糖皮质激素治疗的同时，绝大多数患者可以顺利停药，如果短程口服疗法难以停药或停药后很快复发，患者需要频繁口服泼尼松治疗，提示患者已属重度慢性哮喘，此时如患者未足量吸入糖皮质激素，则应开始加大吸入糖皮质激素的剂量（剂量最高可达每日 2000μg 甚至以上），而且在吸入糖皮质激素的同时仍需继续口服泼尼松 1～2 周。

（2）中程口服疗法：疗程 1 个月至数月，由于该疗法可产生明显的垂体-下丘脑-肾上腺皮质轴抑制作用，因此临床较少使用，通常仅适合短程治疗不能减量的重度慢性哮喘患者。

（3）长期维持疗法：该疗法的用药原则包括以下几点：①仅用于通过中短程疗法治疗后无法停药，即使配合吸入糖皮质激素也不能控制的重度慢性哮喘和对糖皮质激素产生依赖的哮喘病患者；②应在配合足量吸入糖皮质激素的情况下，尽可能采用最低的口服维持剂量；③维持治疗过程中仍应定期尝试减少口服泼尼松的剂量；④最好采用早晨一次顿服给药法或隔日给药疗法;⑤整个疗程均需配合糖皮质激素吸入疗法和配合吸入长效 β_2 受体激动剂(如沙美特罗),以使口服泼尼松的剂量维持在最低水平。

无论中程治疗方案,还是长期维持治疗方案,疗程均应分为治疗阶段、减量阶段、维持阶段和撤药阶段。必须在足量吸入糖皮质激素的基础上制订各个阶段的泼尼松口服剂量,特别是中重度哮喘病患者在后三阶段配合足量吸入糖皮质激素显得格外重要,中重度哮喘应配合吸入长效 β_2 受体激动剂,只有这样才能使全身糖皮质激素的用量控制在最低水平。

治疗阶段:为控制重度慢性哮喘的病情或缓解中度以上的哮喘急性症状,应采用较高的剂量,可静脉使用糖皮质激素,也可口服泼尼松 10 ~ 15mg,每日 3 次,待急性症状控制并在吸入糖皮质激素 3 ~ 5 天后即可转入减量阶段。

减量阶段:当应用较大剂量糖皮质激素治疗疗程在 2 周以上时,为避免停药过快导致的"反跳"现象,应在吸入糖皮质激素的同时逐渐减少糖皮质激素的剂量,每 3 ~ 5 天减量一次,每次减量20% 左右。

维持阶段:对于重度慢性哮喘,即使给予足量吸入糖皮质激素也难以完全停用泼尼松,往往需要较长时间的维持治疗,维持阶段的泼尼松剂量应尽量控制在每日 10mg 以下,以尽可能减少对肾上腺皮质的抑制。

撤药阶段:在吸入糖皮质激素足以控制病情的情况下,应逐渐停用口服泼尼松。

3. 醋酸泼尼松龙(prednisolone acetate) 醋酸泼尼松龙又名醋酸强的松龙,疗效与醋酸泼尼松相似,但其抗炎作用较强,水盐代谢作用很弱。

4. 甲泼尼龙(methylprednisolone) 甲泼尼龙又名甲基强的松龙,其抗炎作用强于泼尼松龙,水盐代谢作用稍弱,起效稍慢,作用持久。

5. 甲泼尼龙琥珀酸钠(methylprednisolone sodium succinate) 甲泼尼龙琥珀酸钠抗炎作用迅速、强力(是氢化可的松的6倍)、持久,水钠潴留轻微,30分钟内即可形成血药浓度高峰。

6. 醋酸可的松(cortisone acetate) 醋酸可的松虽然口服吸收完全,但在体内需经肝脏氢化方起作用,且钠水潴留作用强,不宜作为长期口服药物。

7. 氟羟氢化泼尼松(曲安西龙,triamcinolone) 适用于支气管哮喘、类风湿关节炎、结缔组织病、过敏性皮炎、湿疹等,尤其适用于对皮质激素禁忌的伴高血压或水肿的关节炎患者。

8. 地塞米松(dexamethasone) 地塞米松的抗炎、抗过敏、抗休克作用比醋酸泼尼松更显著,而对水钠潴留和促进排钾作用较轻微,半衰期较长,对垂体-肾上腺皮质的抑制作用较强。

用于中重度哮喘急性发作,治疗危重度哮喘时应首先选择对肾上腺皮质功能抑制作用小的品种如氢化可的松、甲泼尼龙。

9. 曲安奈德(triamcinolone acetonide)　曲安奈德的抗炎作用较氢化可的松、泼尼松龙强,而无水、钠潴留作用。其抗炎和抗过敏作用较强且持久。适用于成年慢性重度哮喘和激素依赖性哮喘患者,也可用于经吸入糖皮质激素不能控制或成年慢性重度哮喘患者口服糖皮质激素维持(10mg/d)疗效不佳者,也可用于长期口服泼尼松需要撤药时。由于曲安奈德是一种长效糖皮质激素,对肾上腺皮质有较明显的抑制作用,故应严格掌握适应证,即使有适应证也应避免长期反复使用或大剂量使用,特别是不宜作为中度以下哮喘病的常规抗炎治疗。由于曲安奈德对哮喘儿童的生长发育影响较大,不宜用于儿童哮喘的防治,同时曲安奈德对女性哮喘患者的内分泌也有较大影响且维持时间较久,可引起月经紊乱、经期延长等,应予注意。

全身糖皮质激素的种类及其药理活性见表3-8。

表 3-8　常用糖皮质激素的种类和药理活性

药物种类	药理活性			等效口服剂量(mg)	给药途径
	抗炎作用	糖代谢	钠水潴留		
短效糖皮质激素类:					
氢化可的松	1	1	1	20	注射,局部
可的松	0.8	0	0.8	25	注射,局部

续表

药物种类	药理活性			等效口服剂量（mg）	给药途径
	抗炎作用	糖代谢	钠水潴留		
中效糖皮质激素类：					
曲安西龙	5	5	0	4	注射，局部
泼尼松	4	0	0.3	5	口服
泼尼松龙	5	4	0.3	5	注射，局部
甲泼尼龙	5	5	0	4	注射，局部
氟泼尼松龙	1.5	7	0	1.5	口服，注射
长效糖皮质激素类：					
倍他米松	25～40	10	0	0.6	注射，局部
地塞米松	30	10	0	0.75	注射，局部
盐皮质激素类：					
氟氢可的松	10	10	250	2	注射，局部

【选择原则】

全身糖皮质激素主要用于：①顽固的或难治性哮喘：指大剂量 ICS 甚至 ICS+LABA 仍然不能取得控制的哮喘，相当于 2014 版 GINA 推荐的第五步治疗；②中重度哮喘急性发作。

要控制严重的持续哮喘可能需要长期口服糖皮质激素治疗（每天或隔天），但其使用由于明显的不良反应而受到限制。需注意的是在哮喘治疗中,长期吸入糖皮质激素的治疗指数(有效作用/不良反应)始终优于任何形式的长期口服或胃肠外使用糖皮质激素。吸入糖皮质激素比隔天给药的口服糖皮质激素更为有效。如果不得不长期口服糖皮质激素,应注意采取措施尽量减少全身不良反应。口服制剂较胃肠外制剂更适于长期治疗。口服糖皮质激素中推荐泼尼松、泼尼松龙或甲泼尼龙,因为其盐皮质激素效应微弱,半衰期相对较短,全身不良反应相对较小。因为半衰期短,这类药物可以隔天使用。口服糖皮质激素长期治疗推荐每日早晨或隔日早晨一次给药,晨间一次顿服有利于减少对肾上腺皮质功能的干扰,减少全身不良反应。有些非常严重的哮喘患者可能需要每日 1 次甚至每日 2 次口服糖皮质激素治疗。

【注意事项】

1. 氢化可的松

醋酸氢化可的松片:10mg/片,20mg/片。

醋酸氢化可的松注射液(稀乙醇溶液):10mg(2ml);25mg(5ml);50mg(10ml);100mg(20ml)。醋酸氢化可的松 125mg(5ml)。琥珀酸钠氢化可的松:50mg、100mg、500mg,因不含乙醇,尤其适用于肝病患者。

用法:根据患者急性发作的严重程度以及对治疗的反应性,静脉应用氢化可的松的每日剂量为 400 ~ 1500mg,可先静脉推注 200mg,以后以 3 ~ 5mg/(kg·h)的速度静脉维持。口服给药,一般剂量每次 20mg,每日 1～2 次。

不良反应及注意点:

(1) 短期应用的不良反应:发生率低,往往见于短期应用大剂量糖皮质激素的时候,有时亦发生于长期应用糖皮质激素的情况。

1) 精神与中枢神经系统的紊乱:包括情绪波动,表情欣快或抑制,偶有精神失常与诱发儿童惊厥。有精神病或癫痫病史者禁用或慎用。

2) 水钠潴留:大剂量甲泼尼龙静脉注射时要求缓慢给药,一般在 1 小时以上;如给药速度太快,可因水钠潴留与血钾突然下降而导致急性心功能不全。

3) 损害糖耐量:可发生高渗性非酮症昏迷。糖尿病患者禁用或慎用。

4) 其他:包括低钾性碱中毒,全身动脉血压增高,青光眼,胰腺炎,消化性溃疡,胃肠道出血,急性肌病。故严重高血压、活动性消化性溃疡病、近期做过胃肠吻合术等都是全身应用糖皮质激素的禁忌证。

静脉注射氢化可的松 3～4g/d,5～7 天可发生急性肌病,病理学表现为横纹肌溶解、肌酸激酶明显增高以及局灶性或弥漫性肌纤维坏死。主要临床症状为弥漫性肌肉无力,若累及呼吸肌可延长脱离机械通气的时间。

(2) 长期应用的不良反应:见于每日口服糖皮质激素达数月或数年者。

1) 下丘脑-垂体-肾上腺(HPA)轴的抑制:糖

114

皮质激素通过对 HPA 轴的负反馈抑制使 ACTH 与皮质醇的分泌减少。HPA 轴的抑制与剂量和疗程有关,通常仅见于泼尼松或泼尼松龙剂量大于 7.5 ~ 10mg/d 时,而短程治疗不会引起明显的 HPA 轴抑制,但一旦发生 HPA 轴的抑制需要 6 ~ 15 个月才能恢复到正常。长期口服糖皮质激素治疗后停药太快也会引起急性肾上腺功能不足,即糖皮质激素撤药综合征。其表现为肌肉关节痛与僵硬、头痛、恶心、厌食、疲劳、不适与发热。为了避免停药反应,应采用糖皮质激素递减方案。如有实验室条件,在停用糖皮质激素前可测定 HPA 轴的功能。

2)类肾上腺皮质功能亢进综合征(库欣综合征):表现为满月脸、水牛背、向心性肥胖、皮肤变薄、痤疮、多毛、水肿、低血钾、高血压、糖尿病等。停药后症状可自行消退,必要时采用对症治疗,如应用抗高血压药、降血糖药、氯化钾、低盐、低糖、高蛋白饮食等。高血压、动脉硬化、水肿、心、肾功能不全及糖尿病患者禁用或慎用。

3)儿童生长迟缓:长期口服泼尼松剂量 >10mg/d 的儿童有生长迟缓现象,特别见于 2 岁以下的儿童及青春前期或青春期。这是由于抑制生长激素的分泌和加速蛋白质分解代谢造成负氮平衡所致。如有可能,尽量将泼尼松的剂量减到 10mg/d 以下或改为隔日给药。为了避免永久性的身材矮小,应争取在青春期前停药。

4)骨质疏松与骨质缺少:多见于儿童、老人和绝经妇女。可表现为骨密度下降、骨质疏松、骨折的危险性增加。严重者可发生椎骨压缩性骨折或萎缩、自发性骨折、骨无菌性坏死。此种不良反应处理困难,增加口服钙剂反而会加重高钙尿,因为糖皮质激素阻断钙的胃肠道吸收和肾小管的重吸收。维生素 D_3 仅用于血中钙水平低下时。绝经妇女可补充雌激素,但对糖皮质激素引起的骨质疏松是否有效没有证据。二膦酸盐对自然的绝经后妇女骨质疏松有效,但对糖皮质激素引起的骨质疏松的疗效也不清楚。

5)慢性肌病:长期口服糖皮质激素后出现近端肌肉无力。症状从轻度肌肉无力到上、下肢不能抬起。含氟糖皮质激素(如曲安西龙、倍他米松、地塞米松)和肌浆蛋白结合较强,故肌肉损害也大。所以由含氟糖皮质激素引起的慢性肌病患者,可考虑改用不含氟的糖皮质激素(如泼尼松、泼尼松龙、甲泼尼龙);如引起慢性肌病的糖皮质激素是不含氟的,则应该逐渐减量和停用。停药后肌肉无力的恢复需要几周或几个月。

6)诱发或加重感染:糖皮质激素有强大的免疫抑制作用,故长期应用常可诱发感染或使体内潜在的病灶扩散,且糖皮质激素的抗炎作用常使感染症状非常隐蔽,不易早期发现,容易误诊。

7)伤口愈合迟缓、皮肤萎缩:糖皮质激素抑制成纤维细胞增生和肉芽组织的形成,增加肌肉、皮肤中蛋白质的分解;从而抑制伤口愈合,使皮肤变薄、皮下组织萎缩,出现紫纹、紫癜与瘀斑。

8）中枢神经系统功能紊乱：表现抑制、情绪不稳定、焦虑、精神病或惊厥。

9）晶体后囊下白内障：长期使用糖皮质激素可引起晶体后囊下的皮质混浊性白内障。

10）偶见过敏反应：曾报道阿司匹林哮喘患者静脉注射氢化可的松琥珀酸钠引起支气管痉挛。

因此在哮喘的治疗中，使用全身糖皮质激素必须注意：

（1）必须严格控制适应证：绝大多数哮喘患者通过吸入适当剂量的糖皮质激素均可良好地控制病情，只有部分难治性哮喘需要在吸入激素的基础上加用全身激素。

（2）无论是慢性持续性哮喘还是哮喘急性发作，全身激素首先推荐口服给药，其疗效与静脉给药基本相当，但安全性高。静脉途径仅限于重症哮喘或不能口服给药者。

（3）必须控制全身激素的疗程。长期口服给药应当寻找最低维持剂量。哮喘急性发作全身激素一般不超过 7 天。

（4）静脉-口服-吸入激素的序贯疗法能够减少激素总的负荷，减少不良反应。

（5）长期使用全身激素不宜骤然停药或过快减药，应逐步递减。

（6）在使用全身激素时应注意监测不良反应，特别是对年老、免疫力低下、合并感染、结核、糖尿病、胃肠道溃疡的高危患者。

2. 泼尼松

片剂:5mg/片。

用法:

短程口服:剂量 20～60mg/d,可予早晨 8 时 1 次口服,持续 1 周,然后在第 2 周开始逐渐停药。

中程口服:初用 20～60mg/d,持续 2～3 周以上,待症状控制后每 5～7 天减量 2～10mg,逐渐停药。

治疗阶段可参阅中程口服疗法,减量阶段可在 1～2 周内完成,让药物减至最低剂量。给予泼尼松每日 20～40mg,待症状减轻后开始减量,每隔 1～2 天减少 5mg。

不良反应及注意点:参见氢化可的松。

3. 醋酸泼尼松龙

片剂:5mg/片。

注射剂:25mg(1ml);125mg(5ml)。

用法:同醋酸泼尼松。

不良反应及注意点:参见氢化可的松。

4. 甲泼尼龙

美卓乐片剂:2mg/片,4mg/片。

甲泼尼龙注射液:有 40mg,500mg 小瓶装。

用法:甲泼尼龙 80～240mg 每 6 小时 1 次,静脉滴入,也可用甲泼尼龙琥珀酸钠静脉推注或静脉滴注,每日 30～40mg,有效后改为口服,然后逐渐减量为维持量。

不良反应及注意点:参见氢化可的松。

5. 甲泼尼龙琥珀酸钠

无菌粉剂(Solu MedrolTM)由甲泼尼龙琥珀酸钠制成,有 20mg,40mg,125mg,500mg 小瓶装。

用法:静脉应用:甲泼尼龙为哮喘急性发作和危重度哮喘应用糖皮质激素的首选制剂,每日最大剂量可达 0.4～0.5g。对危重型哮喘,立即静注甲泼尼龙 125～250mg,以后每 4～8 小时静脉注射 20～50mg,症状控制后改为口服。

不良反应及注意点:参见氢化可的松。

6. 醋酸可的松

片剂:25mg/片。

注射剂:125mg(5ml),250mg(10ml)。

用法:口服:每次 12.5～25mg,每日 25～100mg;肌内注射:每次 25～125mg,每日 1～2 次。

不良反应及注意点:参见氢化可的松。

7. 曲安西龙

片剂:4mg/片。

用法:

口服:开始时每次 4mg,每日 2～4 次。维持量为每次 1～4mg,每日 1～2 次,每日不超过8mg。如为双醋酸酯,每日量 10～20mg,分 3～4次口服。2～3 天后酌情减量。

不良反应及注意点:参见氢化可的松。

8. 地塞米松

醋酸地塞米松片剂:0.75mg/片。

注射剂:2mg(1ml),5mg(1ml)。

地塞米松磷酸钠注射剂:1mg(1ml),2mg(1ml),5mg(1ml),1.25mg(5ml)。

3

用法:对危重型哮喘通常第 1 天静脉应用地塞米松 20～60mg 为宜,可分次静脉推注或稀释后静滴维持。

不良反应及注意点:地塞米松半衰期长,对垂体肾上腺皮质功能抑制作用强,不推荐为哮喘急性发作的首选用药,更不推荐用于维持治疗。

9. 曲安奈德

注射剂:5mg/安瓿,10mg/安瓿,40mg/安瓿,80mg/安瓿,50mg/安瓿。

用法:每 5 周注射 1 次(40mg),症状较重的哮喘病患者首次可用 80mg。

不良反应及注意点:

(1) 使用前振摇药瓶,使悬浮液均匀。

(2) 本品不得作静脉注射,应作臀部肌肉深部注射,注射过浅常常可造成肌肉或脂肪萎缩,临床应给予充分注意。

(3) 本品系缓释剂型的长效糖皮质激素,对肾上腺皮质有明显的抑制作用。故每两次注射间歇应在 6 周以上,且一般不宜连续注射 3 次。

(4) 儿童不宜使用。

(5) 月经期、妊娠和哺乳期妇女不宜使用。

(6) 应用本品前应尽可能排除所有体内的感染性疾病,用药期间应监控感染性疾病的发生。

(7) 不能与红霉素、水杨酸类药物、舒托必利等药物合用。

(8) 其余禁忌证同泼尼松,但是由于本品为长效制剂,其对禁忌证的要求要比泼尼松更为严格,特别是对细菌感染、病毒感染(包括各种肝炎)、糖尿病、消化道溃疡和精神病尤应注意。

第七节　色甘酸钠和尼多考米钠

【相关药物】

1. 色甘酸钠　属于非激素类抗炎药物,能以剂量依赖的方式部分地抑制 IgE 介导的肥大细胞释放介质,并且对其他炎性细胞(巨噬细胞、嗜酸性粒细胞、单核细胞)有细胞选择性和介质选择性的抑制效应,但目前这一类药物确切的作用机制仍不完全清楚。

2. 尼多考米钠(nedocromil sodium)　是一种吡喃喹啉类的双羧基酸类药物,其商品名为 Tilade,也属于非激素类抗炎药物,其作用机制与现有抗炎平喘药物均不相同。

【选择原则】

色甘酸钠可作为轻度持续哮喘患者的控制性药物。预防性使用这类药物能够抑制变应原诱发的速发和迟发相哮喘反应和运动、接触干冷空气和二氧化硫所诱发的急性哮喘症状,也可降低哮喘急性加重的频率,但其效果不如吸入性糖皮质激素。

1. 色甘酸钠的短期疗效　临床不经常发作

的哮喘(每年发作 1~2 次,每次不足 1 个月),发作季节较为固定或诱因明确的哮喘患者,可以采用色甘酸钠短期疗法,主要适应以下几种情况:

(1)季节性发作的哮喘:如对花粉过敏的季节性哮喘患者,在花粉季节来临之前提前 1~3 周吸入色甘酸钠,可预防这些患者季节性的气道反应性增高,可以抑制花粉诱发的速发相和迟发相哮喘症状;对尘螨、真菌等诱发的季节性哮喘也有相同疗效,使得这类患者安然渡过发作季节。

(2)运动性哮喘:30%~50% 的哮喘患者伴有运动性哮喘,运动前 10~15 分钟单剂量吸入色甘酸钠 20~40mg 可预防运动性哮喘的发作,吸入单剂量色甘酸钠可维持 2 小时左右。

(3)诱因明确的哮喘:在哮喘患者已知自己哮喘发作的诱因如吸入某种过敏原、刺激性气体等的情况下,当接触这些诱因前吸入色甘酸钠可以对支气管产生保护作用,避免哮喘发作。

2. 色甘酸钠的长期疗法 病因明确或有明显发病规律的轻度间歇性哮喘单用色甘酸钠吸入后即可预防哮喘发作;轻度持续性哮喘患者给予持续吸入色甘酸钠配合吸入 β_2 受体激动剂可以使大多数患者的病情得到控制;而中度哮喘患者吸入色甘酸钠配合吸入低剂量糖皮质激素和 β_2 受体激动剂,绝大多数患者的病情也可以得到控制;重度和危重度哮喘患者宜以吸入或全身使用糖皮质激素治疗为主。

尼多考米钠可在哮喘发病的早期用于预防性

治疗,也可用于慢性持续期的维持治疗。无论对变应性哮喘还是对非变应性哮喘,尼多考米钠均有较好疗效,对阿司匹林性哮喘、职业性哮喘和运动性哮喘等也有较好的预防和治疗作用。通常情况下,应长期和有规律性吸入用尼多考米钠,在本品见效后可以逐渐减少糖皮质激素和 β_2 受体激动剂的吸入剂量。

【注意事项】

1. 色甘酸钠

用法:主要有粉雾剂和混悬气雾剂两种剂型,粉雾剂成人吸入量至少应 4 次/日,每次 20mg,剂量不足是影响色甘酸钠疗效的主要因素。混悬型色甘酸钠气雾剂(上海信谊药业有限公司生产)的推荐剂量为每日 3 次,每次 3.5 ~ 7mg。疗程不少于 4 ~ 6 周,也可长期应用。

不良反应及注意点:色甘酸钠的不良反应非常轻微,在吸入干粉剂型时偶有咳嗽。

2. 尼多考米钠

用法:尼多考米钠气雾剂(Tilade MDI)每瓶含量为 112 揿,每揿含有尼多考米钠 2mg,成人及 12 岁以上的患者常规推荐剂量为每日 2 ~ 4 次,每次 4mg。由于该药不良反应少,无体内蓄积,因此可以长期使用。

不良反应及注意点:迄今未发现有任何明显不良反应。

第八节 抗组胺药物和其他抗过敏药物

抗组胺类抗过敏药物根据化学结构的不同而分为羟胺类、乙二胺类、乙醇胺类、酚嗪类、哌嗪类、哌啶类和其他类,这些制剂在体内的吸收和分布十分相似,但又各有特点。某些羟胺类抗组胺药物有中枢神经兴奋作用;乙醇胺类通常有较强的中枢神经抑制作用和较强的抗胆碱作用;乙二胺类往往有中等程度的镇静作用和胃肠道不适等不良反应;酚嗪类有明显的抗胆碱作用和镇吐作用,也有一定的镇静和光敏感反应;哌嗪类有中等程度的镇静作用和一定的镇吐作用;哌啶类中的大多数药物镇静作用轻微或无镇静作用,抗组胺活性较强,且药理作用也较为广泛如肥大细胞膜保护作用等。抗组胺类抗过敏药物分为第一代、第二代和第三代抗组胺药物,目前以苯海拉明、氯苯那敏和异丙嗪等为代表的第一代抗组胺药物因具有较强的中枢神经抑制作用而逐渐被无镇静作用或镇静作用轻微的第二代抗组胺药物所取代。进入临床使用的第二代抗组胺类抗过敏药物已达20余种,大多数可以用于过敏性哮喘的防治,第三代抗过敏药物以安万特公司(Aventis Pharma-ceutical)生产的非索那丁(太非)为代表,是真正无镇静作用、无心脏毒不良反应的抗过敏药物,也是全球销量增长最快的抗过敏药物。

【相关药物】

1. 西替利嗪 西替利嗪是一种具有多种抗过敏机制的羟嗪代谢产物,临床上主要用于治疗各种过敏性皮肤病、过敏性鼻炎和过敏性结膜炎。与其他抗组胺类药物相比,西替利嗪除具有高选择性拮抗 H1 受体的作用外,还可通过抑制嗜酸性粒细胞为主的炎性细胞趋化和活性而抑制气道变应性炎症,进而抑制迟发相哮喘反应,并可以增强 β_2 肾上腺素能受体激动剂的作用,从而对于过敏性哮喘有一定的疗效。适用于过敏性哮喘的辅助治疗,对合并过敏性鼻炎、皮炎、湿疹等效果更好。

2. 非索非那定 非索非那定商品名太非 (Telfast, Allegra) , 1996 年末在美国上市,是第一个第三代抗组胺药物。能够直接拮抗 H1 受体;通过抑制黏附分子的表达和趋化因子的活性来减少气道内炎性细胞的聚集和浸润;通过调节细胞膜的稳定性来抑制气道内炎性细胞的释放活性,包括稳定肥大细胞膜来减少组胺、白三烯等炎性介质的产生;通过抑制嗜酸性粒细胞活性来减少气道上皮毒性蛋白和炎性介质的释放;抑制淋巴细胞的活性来减少 Th2 细胞因子的活性等;拮抗其他炎性介质的活性,如拮抗白三烯、血小板激活因子和 5-羟色胺的作用;增强 β_2 受体激动剂的支气管舒张作用。

目前非索那丁已成为欧美各国治疗花粉过敏

性哮喘、过敏性鼻炎和过敏性皮肤病等过敏性疾病的主要药物。对过敏性哮喘可作为辅助治疗药物。

3. 氮斯汀　氮斯汀是由德国 Asta Werk 公司在 1986 年首推上市,是一种口服吸入皆有效的抗组胺类抗过敏药物。氮斯汀为酞嗪衍生物,在结构上与酮替芬相似,在药理机制和临床效应方面也非常接近。氮斯汀除直接阻断组胺与 H1 受体的结合、拮抗组胺作用外,尚有多种抗过敏机制,如抑制肥大细胞释放组胺、白三烯,拮抗缓激肽、P 物质、5-羟色胺和血小板激活因子等炎性介质,抑制气道炎性细胞的数目和释放活性,抑制磷酸二酯酶的活性,增强气道内 β_2 肾上腺素能受体的敏感性,等等,是一种作用较强的、作用时间长、具有抗气道炎症性质,兼有改善过敏性鼻炎症状的药物。

氮斯汀适用于:①成年和儿童哮喘的辅助治疗;②治疗过敏性鼻炎和异位性皮炎。

4. 氯雷他定　氯雷他定商品名开瑞坦(CLARITIN)、克敏能等,是一种无中枢神经抑制作用、无抗胆碱作用的抗组胺类抗过敏药,氯雷他定对外周神经 H1 受体有较高的选择性,作用强且作用时间长。氯雷他定还能够稳定肥大细胞膜、抑制嗜酸性粒细胞、巨噬细胞和中性粒细胞等炎性细胞释放毒性蛋白、细胞因子和炎性介质、抑制气道血管内皮细胞表面黏附分子的表达,因此是一种具有多途径拮抗变应性炎症性质的抗过敏药物。本品适用于过敏性哮喘的辅助治疗,特别是适合于花粉过敏诱发的季节性鼻炎合并哮喘。

5. 特非那定 特非那定(terfenadine)商品名敏迪(Aldaban),1973 年由 Carr 和 Kinsolving 合成,1982 年在美国上市,是最早发现的第二代抗组胺药物之一,除直接拮抗 H1 受体的作用外,还可通过抑制黏附分子的表达和趋化因子的活性来减少气道内炎性细胞的聚集和浸润;通过调节细胞膜的稳定性来抑制气道内炎性细胞的活性,包括稳定肥大细胞膜来减少组胺、白三烯等炎性介质的产生;通过抑制嗜酸性粒细胞活性来减少气道上皮毒性蛋白和炎性介质的释放;抑制淋巴细胞的活性来减少 Th2 细胞因子的活性等;拮抗其他炎性介质的活性,如拮抗白三烯、血小板激活因子和 5-羟色胺的作用;增强 β_2 受体激动剂的支气管舒张作用。适用于过敏性哮喘,特别是哮喘合并花粉过敏性哮喘、过敏性鼻炎和过敏性皮肤病等的辅助治疗。

6. 酮替芬(ketotifen) 酮替芬具有拮抗组胺等炎性介质、稳定肥大细胞/嗜碱性粒细胞膜、抑制气道内炎性细胞浸润、调节 T 淋巴细胞的活性以及逆转长期应用 β_2 受体激动剂引起的 β_2 受体低调节等作用,是一种集预防和治疗于一体的防治哮喘病的药物。酮替芬可以有效地预防和治疗各种类型的哮喘病,被认为是一种具有"皮质激素节省效应(steroid sparing effect)",但无皮质激素不良反应的药物。

本品主要用于过敏性哮喘的预防和治疗,对非过敏性哮喘,如运动性哮喘、阿司匹林性哮喘、职业性哮喘也有一定的防治作用。对于已对糖皮质激素依赖的严重哮喘患者,经配合口服酮替芬后可以大大减少糖皮质激素的用量,具有激素节省效应。

7. 阿伐斯汀(acrivastine) 阿伐斯汀商品名新敏乐(Semprex)、新敏灵,是 20 世纪 80 年代末期由葛兰素威康公司推出的酚嗪类抗组胺类抗过敏药物,具有中等强度的直接拮抗 H1 受体的作用,具有抑制毛细血管的扩张和通透性增加,减少血管渗出,抑制呼吸道和消化道的平滑肌痉挛等作用,兼具肥大细胞膜保护作用、拮抗 5-羟色胺和极轻微的抗胆碱作用。本品主要用于过敏性鼻炎和过敏性皮肤病的防治,对过敏性鼻炎合并轻度哮喘的患者的呼吸道症状有一定的预防作用。

8. 阿司咪唑(astemizole) 阿司咪唑商品名息斯敏(Hismanal),是 1983 年问世的抗组胺类抗过敏药物,可选择性地拮抗 H1 受体,且与 H1 受体结合时间较长,故作用时间较长。适用于哮喘,特别是伴有季节性花粉过敏哮喘患者的辅助治疗。

【选择原则】

抗组胺药物及其他抗过敏药物对哮喘变应性气道炎症有一定程度的抑制作用,但其强度远远弱于糖皮质激素,因此只能作为持续性哮喘的辅助用药。此类药物服用方便,多数价格低廉,可在吸入激素的基础上选择使用,尤适用于合并过敏性鼻炎、皮炎、湿疹的患者。本品不良反应少,可能有轻微的嗜睡,因此一般推荐在睡前服用。须注意某些制剂如特非那定可能引起严重心血管不良事件。

【注意事项】

1. 西替利嗪

用法:成人为 10～20mg,每日 1 次。为预防夜间哮喘发作,可在睡前一次服用 10～20mg。6 岁以上儿童的口服剂量为 5mg,每日 1 次。

不良反应及注意点:与第一代抗组胺药物相比,西替利嗪的不良反应小,安全范围广。其不良反应主要包括轻微的镇静作用、口干,偶尔出现头痛和眩晕等。

注意事项包括:

(1) 有肾功能损害的患者应适当降低剂量,每日 5mg。

(2) 妊娠期和哺乳期妇女应慎用。

(3) 对本品成分过敏者禁用。

(4) 治疗剂量下不会加强乙醇的效应,但应注意。

2. 非索非那定

用法:有片剂/胶囊/混悬液,临床推荐口服剂量为 120mg,每日 1 次用于过敏性鼻炎;180mg 每日 1 次用于皮肤过敏疾病;或 60mg 每日 2 次用于过敏性鼻炎和皮肤过敏疾病;为预防夜间或清晨哮喘发作,睡前可顿服120mg/次。混悬液为5ml,含非索那丁30mg。

不良反应及注意点:常规临床推荐剂量的常见不良反应有口干、头晕,偶有头痛和恶心等,停药后可很快消失。由于非索那丁对H1受体有较高的选择性,对H2受体影响很小,因此无抗组胺类药物通常的影响胃酸分泌作用,同时也没有其他抗组胺药物的心脏毒性。

3. 氮斯汀

用法:盐酸氮斯汀片剂,有每片4mg和2mg两种。成人和12岁以上青少年的临床推荐剂量为4mg,每日2次;为预防夜间凌晨的哮喘发作,可于睡前顿服8mg/次。对于6~12岁的儿童可给予2mg,每日2次。此外该药已被制成MDI吸入剂型和供儿童使用的0.2%的颗粒制剂并投放市场。

不良反应及注意点:氮斯汀的不良反应发生率较低,且较为轻微,口服给药时的不良反应主要是嗜睡和倦怠感,发生率为3%~18%;味觉异常也较为常见,发生率在2%~26%;其他不良反应较为少见,包括偶有口干、恶心、食欲不佳、腹痛、腹泻、手足麻木、体重增加、颜面发热、药物疹和肝脏酶活性增加,其发生率均在5%以下。吸入给药时不良反应明显减少。

注意事项包括:

(1) 动物实验证实大剂量氮斯汀有致畸作

用,故妊娠期妇女应慎用本品。

（2）目前尚无对新生儿和婴幼儿安全性的研究资料。

（3）因有嗜睡不良反应,驾驶员等具有危险性的机械操作者应禁用或慎用。

（4）乙醇可以增强氮斯汀的中枢抑制作用,因此服药期间不应饮酒。

4. 氯雷他定

用法:成人和 12 岁以上者,临床推荐剂量为 10mg,每日 1 次,用于哮喘病的防治时可 10mg,每日 2 次,或 20mg,每晚 1 次。2～12 岁儿童的剂量为:体重 30kg 或以下者,每次 5mg,每日 1 次,体重>30kg 者的剂量与成人相同。

不良反应及注意点:中枢神经抑制的发生率很低,抗胆碱作用也较轻微,偶有眩晕、头痛、疲劳和口干等。

注意事项包括:

（1）对本品成分过敏者禁用。

（2）由于氯雷他定可从乳汁分泌,且新生儿和婴幼儿对抗组胺药物较为敏感,故哺乳期妇女禁用。

（3）妊娠期妇女应慎用。

（4）目前尚无 2 岁以下儿童的安全资料。

5. 特非那定

用法:临床推荐口服剂量为 60mg,每日 2 次,为预防夜间或清晨哮喘发作,睡前可顿服 120mg/次。混悬液为 5ml,含特非那定 30mg。

不良反应及注意点：常规临床推荐剂量的常见不良反应有口干、头晕和轻度倦怠，偶有头痛和恶心等，停药后可很快消失。由于特非那定对 H1 受体有较高的选择性，对 H2 受体影响很小，因此无抗组胺类抗过敏药物通常有的影响胃酸分泌作用或作用较轻。

大剂量口服特非那定或配伍不当常常可诱发心律失常，这是特非那定的重要不良反应，应给予充分注意。

注意事项包括：

（1）配伍禁忌：特非那定与某些药物合用可能引起较为严重的心脏不良反应等，表现为尖端扭转（torsade depoints）现象，出现心率过缓，心律不齐等症状，因此禁止特非那定与克拉霉素、红霉素、酮康唑和伊曲康唑等合用，不宜与交沙霉素、司巴沙星、舒托必利、阿司米唑、胺碘酮、苄普地尔、溴苄胺、丙吡胺和奎尼丁类合用。

（2）近年来已有数百例因应用特非那定剂量过大或配伍不当而导致死亡的报道，因此应严格控制特非那定的剂量和注意配伍禁忌。

（3）特非那定主要通过肝脏代谢，有严重肝功能损害者禁用。

（4）儿童应禁用特非那定片剂。

（5）心电图显示 Q-T 间期延长者和低血钾者不宜使用特非那定。

（6）妊娠和哺乳期妇女也不宜使用特非那定。

6. 酮替芬

用法:成人常用剂量1mg/次,每日2次。1周岁以下儿童0.5mg/d,每日2次,1周岁以上与成人剂量相同。

不良反应及注意点:酮替芬主要的不良反应是出现嗜睡感或疲倦无力等中枢神经抑制效应,在成人较为明显,连续服用1~4周后可明显减轻或消失,因此应在睡前服用,驾驶员等具有危险性机械操作者禁用或慎用。与茶碱类药物合用可以减轻酮替芬的中枢神经抑制作用,并可抵消茶碱类药物的中枢神经兴奋作用。儿童即使给予成人剂量中枢神经抑制作用也很轻。

7. 阿伐斯汀

用法:新敏乐为白色胶囊,内含阿伐斯汀8mg,成人和12岁以上的患者每日3次,每次8mg。12岁以下儿童尚无研究资料。

不良反应及注意点:不良反应较少,仅有极少数患者有嗜睡不良反应,偶可引起皮疹。

(1)已知对曲普利定(克敏)过敏的患者应禁用。

(2)因本品主要经过肾脏代谢,肾功能低下者和老年人慎用。

(3)服药期间不宜饮酒。

(4)妊娠和哺乳期间不宜使用。

(5)对12岁以下儿童尚无安全性资料。

8. 阿司咪唑

用法:成人常规推荐用量为10mg,每日1次;

6～12 岁儿童为 5mg,每日 1 次;6 岁以下儿童可使用混悬剂,每日推荐剂量为 0.2mg/kg。应空腹使用。

不良反应及注意点:常规口服剂量的主要不良反应是食欲增加和肥胖。大剂量(超过 30mg/d)可出现心律失常甚至晕厥等。偶可出现血管神经性水肿、支气管痉挛、光敏感、皮肤瘙痒或丘疹、肌肉和关节疼痛与转氨酶增高等。

注意点:

(1) 本品应严格控制剂量,不宜超过常规推荐剂量使用。

(2) 阿司咪唑与红霉素、交沙霉素、克拉霉素、酮康唑、咪康唑、伊曲康唑、胺碘酮和奎尼丁类药物合用可引起室性心律失常,尤其是增加心脏尖端扭转型室速的危险,禁止阿司咪唑与上述药物同时应用。

(3) 肝、肾功能不良者和妊娠、哺乳期应慎用。

(4) 有室性心律失常、心电图 Q-T 间期延长等心脏病患者禁用。

(5) 不宜与抗心律失常药物和特非那定同时服用。

第九节 免疫调节剂及生物制剂

【相关药物】

1. 卡介苗素 卡介苗素注射液是一种灭活

核酸疫苗制剂,是疗效较为肯定,不良反应少的免疫增强剂和免疫调节剂,目前已用于多种免疫性疾病的治疗,可有效提高外周血 $CD8^+$ 细胞的数目,可刺激机体肺巨噬细胞的吞噬活性,增强呼吸道的防御能力,尚有稳定肥大细胞膜、抑制肥大细胞释放炎性介质的作用。适用于各种类型的支气管哮喘,也可以用于慢性支气管炎和过敏性皮肤病。

2. 哮喘菌苗　哮喘菌苗是用人类常见的甲型链球菌、白色葡萄球菌和奈瑟球菌三种细菌,分别培养灭活后制成的储存多价菌苗,系非特异性的免疫调节剂,可刺激机体产生多种抗体及非特异性抵御细菌的免疫能力。主要用于感染性哮喘的预防发作,尤其对儿童感染性哮喘效果较好,但对变应性哮喘疗效较差。对于慢性支气管炎和 COPD 的预防感染也有较好疗效。

【选择原则】

哮喘是一种变态反应性气道炎症,不能简单地认为是机体免疫力低下。免疫调节剂有可能增强机体非特异性免疫功能,减少呼吸道感染,有可能预防哮喘急性发作。此外,近年来还有资料表明某些免疫调节剂如卡介苗提取物能够调整 Th1/Th2 平衡,抑制哮喘气道炎症。此类药物可作为哮喘控制性治疗的辅助用药。

【注意事项】

1. 卡介苗素

卡介苗素注射液:每支 1ml,含卡介苗多糖核酸 0.5mg。

用法:应在哮喘缓解期或哮喘季节发作前使用。通常通过肌内注射给药,成人:每次 1~2mg,肌内注射;儿童:每次 0.5~1mg,均为每周 3~7次,3 个月为一个疗程。对于季节性发作的哮喘患者,可在发作季节前 3 个月开始注射。对于常年发作的哮喘患者可每年在非急性发作期连续注射 1~2 个疗程。

不良反应及注意点:目前应用本药尚未见有不良反应的报道。

2. 哮喘菌苗

用法:一般于发病季节前 1~2 个月开始治疗。初次注射剂量为 0.1ml,每周 1~2 次,每次递增 0.1~0.2ml,直至 0.5~1.0ml 为维持量(3 岁以下儿童不宜超过 0.5ml),通常注射 20~30 次为一个疗程。长效哮喘菌苗可以每月注射 1 次,首次注射剂量为 0.3~0.4ml,以后每月递增 0.1ml,0.7~1ml 为维持量。对于常年发作的哮喘患者,可全年注射,连续使用 1~2 年。

不良反应及注意点:

(1)少数患者注射后当晚可出现发热,应适当减量。

(2)不宜在哮喘急性发作期使用,合并呼吸道感染,体温在38℃以上时也不宜使用。

（3）有活动性肺结核、肝炎急性期和风湿性心脏病患者不宜使用。

（4）少数患者在注射后可诱发哮喘症状,应适当减量,诱发较严重的哮喘发作时,可暂停注射。

（5）菌苗制剂应储存于25℃以下的阴暗处。

第十节　特异性免疫治疗

变应原特异性免疫治疗(SIT)是将特定的变应原制成变应原提取液并配制成不同浓度的制剂,经注射、口服、舌下含化等途径予患者反复使用,使患者产生对此类变应原的耐受性,从而在再次接触这种变应原时不再出现过敏现象或程度减轻,又称脱敏疗法或减敏疗法。但总体上,SIT 的作用机制还不完全清楚,有些研究提示 SIT 疗法能使 Th2 细胞向 Th1 细胞转化,增加 IL-12 和 IFN-γ 的产生而调整免疫系统的平衡。SIT 也能使抗炎细胞因子 IL-10 增加。迄今,在哮喘治疗领域中,SIT 是唯一的能够改变哮喘自然病程的病因治疗。目前许多国家推荐采用这一疗法治疗包括哮喘在内的变应性疾病,但以变应性鼻炎疗效最好。

【相关药物】

用于 SIT 治疗的变应原提取液或称变应原疫

苗分为:①水溶性变应原疫苗;②缓释和修饰变应原制剂;③混合变应原制剂。目前在我国批准上市的变应原疫苗制剂主要是 Allergopharma 公司生产的系列产品,包括阿罗格(Allergovit)变应原制剂、阿罗格(NHD)变应原长效制剂和阿罗格(NHO)变应原口服制剂。

【选择原则】

当常规药物治疗和严格的环境控制措施对变应性鼻炎患者治疗无效,或者是因为某种原因患者不愿意长期用药时,可以推荐 SIT 治疗。SIT 对哮喘的疗效尚有争议,近期的数项研究证实 SIT 能够改善哮喘症状评分,减少对药物的需求,改善变应原特异性和非特异性的气道高反应性。但存在如下问题尚未明确:①哪种患者在此治疗中最可能获益? ②针对一种吸入性变应原的 SIT 是否对其他的吸入性变应原也有效? ③SIT 的长期疗效如何?

总体而言,SIT 在哮喘治疗中的地位不如吸入性糖皮质激素,在进行 SIT 治疗时必须权衡这一疗法可能的受益与不良反应(偶尔是致死性的)的风险,也必须考虑到长期注射治疗的不便。因此,只有当采取了严格的避免接触变应原的环境控制和包括吸入皮质激素在内的药物治疗仍不能控制哮喘时,才考虑进行 SIT。

适应证:

1. 变应性哮喘。

2. 过敏性支气管炎或变应性咳嗽。

3. 过敏性鼻炎。

4. 荨麻疹及花粉症。

5. 过敏性结膜炎。

禁忌证：

1. 呼吸道感染及发热。

2. 哮喘急性发作。

3. 肺部不可逆病变。

4. 自身免疫性疾病。

5. 妊娠。

6. 严重脏器功能不全。

【注意事项】

用法：

（1）变应原疫苗的剂量应当从最低剂量（浓度）开始，有计划地逐步增加剂量，只有上一次剂量能够耐受时才能增加剂量，否则必须 1 次或 2 次减量。

（2）0.5～1ml 无菌皮下注射，随后压迫注射部位 5 分钟。

（3）每次注射后至少监护 30 分钟。

（4）禁止血管内注射。

（5）同一提取物注射间隔时间不少于 7 天。

（6）疗程通常为 2～3 年。

不良反应及注意点：

（1）不良反应：偶有局部过敏反应，注射局部可能出现小范围一过性风团红斑和大面积痛性迟发过敏反应。罕见全身反应,包括过敏反应(可能危及生命)和严重的哮喘急性发作。发生过敏性休克虽然不多,但必须高度警惕,严密监测,及时处理。部分患者注射后觉疲倦乏力,应注意休息,避免体力劳动、饮酒、洗热水澡等。

（2）每次注射前应仔细询问上一个剂量的耐受程度以及哮喘其他临床表现的改变(包括肺功能),确定本次注射剂量。

（3）注射前应仔细核对患者姓名、药物、剂量和浓度。

（4）如果使用新的变应原制剂,应当从最低浓度开始。

（5）过敏性休克一般发生于注射后数秒钟到数分钟,典型的先兆症状有舌头、咽部、手脚心烧灼、瘙痒和发热,应随时准备肾上腺素注射液急救。

（6）在重症哮喘患者进行 SIT 有引起死亡的报道。因此,每一个重度持续哮喘患者在每次接受 SIT 治疗前都必须进行肺功能评估。

第十一节　抗 IgE 治疗

特异性的变应原与 IgE 结合,IgE 再与肥大细胞和嗜碱性粒细胞表面的高亲和力受体结合,触发这些细胞释放预先合成的介质,并启动其他潜在的前炎性分子(白三烯、细胞因子和趋化因子)的合成。对包括哮喘在内的变应性疾病来说,抗

IgE 抗体是一个合理的治疗靶位。2014 年 GINA 指南将抗 IgE 治疗列为治疗重度哮喘的叠加（add-on）药物。

【相关药物】

目前由美国 Genentech 公司、瑞士诺华公司和美国 Tanox 公司联合开发的抗 IgE 的单克隆抗体即奥马珠单抗（omalizumab），商品名 Xolair，已在美国、澳大利亚、欧盟上市，已在我国进行了注册临床试验。我国仿制的奥迈舒也完成了临床试验。

【选择原则】

抗 IgE 治疗能够减少口服或吸入糖皮质激素的用量，改善哮喘的控制，降低急性加发作的频率、减少症状，降低对缓解症状药物的需求。对青少年和成人哮喘患者的研究表明，抗 IgE 治疗对那些已经吸入或口服激素，以及使用长效 β_2 受体激动剂治疗的患者来说是一种安全的联合治疗。

目前，抗 IgE 治疗的主要指征是成人和 12 岁以上、具有变应性特征的中重度哮喘患者。12 岁以下儿童哮喘患者的应用正在研究当中。本品价格昂贵，限制了其在临床的应用。2014 版 GINA 指出 IgE 抗体主要用于经激素治疗（口服或吸入）及长效 β_2 受体激动剂治疗后症状控制不佳的患者。

【注意事项】

用法：每 2 周或 4 周皮下注射本品 150 ~ 375mg。根据治疗前的血清总 IgE 水平和体重确定用药剂量和给药次数，超过 150mg 应多个部位分别注射，每一个部分注射剂量不能超过 150mg。

不良反应及注意点：

（1）本品安全性很高，轻微的注射局部反应多见，偶见病毒感染、上呼吸道感染、鼻窦炎和头痛。

（2）使用抗 IgE 治疗后有可能减少吸入性糖皮质激素的用量，但应在医生的指导下逐渐减量，不能突然停药。

临床研究表明，该药的主要不良反应为关节痛、疼痛、皮炎、耳痛。慢性长期的不良反应包括，恶心、皮炎、鼻窦炎、上呼吸道感染、上呼吸道病毒感染、关节痛、头痛及咳嗽。

第十二节　其他平喘药物

【相关药物】

1. 选择性磷酸二酯酶同工酶抑制剂　细胞内 cAMP 被环核苷酸磷酸二酯酶水解为环核苷（cGMP），和哮喘的平滑肌舒缩功能以及多种炎性细胞的功能有密切的关系。通过磷酸二酯酶抑制剂（PDE），可以提高细胞内 cAMP 的浓度。PDE

至少有 7 个同工酶家族,目前发现 PDE3、4、5 与人类哮喘的发病有关。茶碱类药物属于第一代非选择性的 PDE 抑制剂,目前正在开发以 PDE 同工酶为靶分子的第二代 PDE 抑制剂和以 PDE 同工酶不同亚型为靶分子的第三代 PDE 抑制剂。目前此类药物正在进行临床前和临床试验。

选择性 PDE 同工酶抑制剂在体内外能够阻断支气管的收缩反应、抑制嗜酸性粒细胞、淋巴细胞、巨噬细胞、中性粒细胞等浸润活化及释放炎性介质。临床试验表明对各种类型的哮喘,如儿童哮喘、老年哮喘、运动性哮喘均具有一定的舒张支气管、缓解症状的效果。

此类药物可通过口服和吸入给药。全身用药已发现一些不良反应,如心律失常、心动过速、血管扩张、恶心、呕吐、血浆渗透压下降等。吸入给药有可能减轻这些不良反应。

FDA 已批准罗氟司特用于降低重度 COPD 患者降低急性加重风险,及有急性加重的慢性支气管炎患者的治疗。

规格:500mg/片。

用法用量:口服 500mg 一天 1 次。

不良反应及注意事项:腹泻、体重下降、恶心、头疼、后背疼痛、流感、失眠、头晕、食欲减退及精神症状如自杀倾向等。

2. 磷酸镁　磷酸镁能够与 Ca^{2+} 拮抗竞争,抑制平滑肌细胞对的 Ca^{2+} 的摄入和肌浆网对 Ca^{2+} 的释放,使细胞内 Ca^{2+} 浓度下降,从而舒张支气管平滑肌。此外还可能减少乙酰胆碱的去极化作用，抑制肥大细胞释放炎性介质，激活腺苷酸环化酶，提高 cAMP 浓度，因此具有一定的解痉平喘作用。主要用于重症哮喘的治疗，特别是使用全身糖皮质激素和 $β_2$ 受体激动剂疗效不完全者，不推荐常规使用。

3. 呋塞米　呋塞米为强效速效利尿剂，1988年偶然发现雾化吸入可舒张支气管痉挛。其机制与影响 Cl^- 的转运、抑制组胺、白三烯等炎性介质的释放、减轻气道黏膜水肿等相关。本品仅在吸入时有效，除用于哮喘急性发作的治疗外，尚可解除激发因素如冷空气、高渗盐水等所致的支气管痉挛。

【选择原则】

硫酸镁和呋塞米主要用于哮喘急性发作的治疗，其疗效尚缺乏循证医学的证据，因此仅限于对常规治疗反应不良的患者。

【注意事项】

1. 硫酸镁

注射剂，每支 1g(10ml)，2.5g(10ml)。

用法：25% 磷酸镁 10～20ml 稀释于 5% 葡萄糖溶液中静脉滴注，滴速 10～20mg/min 为宜。可连用 3～5 天。

不良反应及注意点：

（1）滴速过快，可引起低血压、心跳减慢甚至呼吸暂停,因此在治疗过程中应经常注意肌腱反射和呼吸状态。程度较轻时,停止滴注,平躺休息即可。出现呼吸抑制应使用呼吸兴奋剂。

(2) 有糖尿病、病态窦房结综合征、肾功能不全和脱水者慎用。

(3) 部分患者可能有发热感和头昏。

2. 呋塞米

注射剂:呋塞米钠,20mg/2ml。

用法:呋塞米 20~40mg 加入生理盐水 40ml,超声雾化吸入,每日 1~2 次,每次 30 分钟,5~7个疗程。

不良反应及注意事项:呋塞米可引起口干、心律失常、肌肉酸痛、疲倦乏力等症状,引起低血钠、低血钙、低氯性碱中毒、高尿酸血症、高血糖等。吸入给药虽然不良反应较小,仍需加以注意。

(吴松泽 刘春涛 梁宗安)

参 考 文 献

1. National institutes of health, National heart, Lung and Blood Institute. Global strategy for asthma management and prevention. Revised, 2014. http://www. ginasthma. com/Guidelineitcm. asp.

2. 李明华,殷凯生,蔡映云. 哮喘病学. 第 2 版. 北京:人民卫生出版社,2005.

3. 钟南山. 支气管哮喘基础与临床. 北京:人民卫生出版社,2006.

4. 冯玉麟,刘春涛. 难治性哮喘. 北京:人民卫生出版社,2002.

5. Langley PC. The technology of metered doses inhalers and treatment costs in asthma: a retrospective study of breath actuation versus traditional press and breathe inhalers. Clin Ther,1992,21(1):236-253.

6. Juniper EF, Kline PA, Vanzieleghem MA, et al. Effect of long term treatment with an inhaled corticosteroid(budesonide)on airway hyperresponsiveness and clinical asthma in nonsteroid dependent asthmatics. Am Rev Respir Dis, 1990,142(4):832-836.

7. The Childhood Asthma Management Program Research Group. Long term effects of budesonide or nedocromil in children with asthma. N Engl J Med, 2000, 343 (15): 1054-1063.

8. Lipworth BJ, Kaliner MA, LaForce CF, et al. Effect of ciclesonide and fluticasone on hypothalamic putuitary adrenal axis function in adults with mild to moderate persistent asthma. Ann Allergy Astham Immunol,2005,94:465-472.

9. Barnes PJ. Efficacy of inhaled corticosteroids in asthma. J Allergy Clin Immunol,1998,102(4Pt 1):531-538.

10. Garbe E, LeLorier J, Bovin JF, et al. Inhaled and nasal glucocorticoids and the risk of ocular hypertension or open angle glaucoma. JAMA,1997,277(9):722-727.

11. Lipworth BJ. Leukotriene receptor antagonists. Lancet, 1999,353(46):57-62.

12. Vaquerizo MJ,Casan P,Castilo J,et al. Effect of montelukast added to inhaled budesonide on control of mild to moderated asthma. Thorax,2003,58(3):204-210.

13. Shresbury S,Pyke S,Britton M. Meta analysis of increased doses of inhaled steroid or addition of smlmeterol in

symptomatic asthma（MIASMA）. BMJ, 2000, 320（7246）:1368-1373.

14. Bateman ED, Boushey HA, Bousquet J, et al. Can guideline defined asthma control be achieved? The Gaining Optimal Asthma Control Study. Am Respir Crit Care Med, 2004, 170（8）:836-844.

15. O'Byrne PM, Bisgaard H, Godard PP, et al. Budesonide/formoterol combination therapy as both maintenance and reliever medication in asthma. Am Respir Crit Care Med, 2005, 171（2）:129-136.

16. Barnes PJ. Theophylline: new perspectives for an old drug. Am Respir Crit Care Med, 2003, 167（6）:813-818.

17. Humbert M, Beasley R, Ayres J, et al. Benefits of omalizumab as a add on therapy in patients with severe persistent asthma who are inadequately controlled despite best available therapy: INNOVATE. Allergy, 2005, 60（3）:309-316.

18. Slaler JW, Zechnich AD, Haxby DG. Second generation antihistamines: a comparative review. Drugs, 1999, 57（1）:31-47.

19. McDonald NJ, Bara AI. Anticholinergic therapy for chronic asthma in children over two years of age. Cochrane Database Syst Rev, 2003（3）:CD003535.

第四章 慢性阻塞性肺疾病稳定期的药物治疗

慢性阻塞性肺疾病(COPD)的治疗目标为减轻症状,减少急性加重频率和严重程度,改善健康状况和运动耐量。COPD 的所有治疗应该根据每个患者疾病的严重程度以及不同的治疗反应采取个体化治疗方案,并尽可能减少不良反应。虽然目前还没有药物能够显著地改变肺功能进行性下降这一趋势,但药物治疗可以预防和控制症状,降低急性加重的频率和程度,改善生活质量和活动耐量,因此具有非常重要的作用。由于 COPD 通常是进行性发展的,因此推荐的药物治疗方案主要反映了以下观点:

1. 在 COPD 的治疗中应该根据症状的严重程度、气流受限的情况及急性加重的风险评估选择个体化的治疗方案。

2. 如果没有出现明显的不良反应或病情的恶化,应该在同一水平维持长期的规律治疗。

3. 不同患者对治疗的反应不同,应该严密监测以确保治疗目标能实现并且所需费用能被患者所接受。支气管扩张剂和吸入糖皮质激素在治疗COPD 中起效比以前认为的要迅速,尽管目前还没有有效的方法来预测是否能够减少急性加重。

4. 不同药理机制和不同作用时间的支气管扩张剂联合应用以及吸入糖皮质激素和长效支气管扩张剂联合使用比各自单用效果好。

药物治疗应该按一定顺序排列,以便根据疾病的严重程度来选择合适的治疗方案。因为症状和气流受限的严重程度之间的关系受很多因素影响,如急性发作的频率和程度,有无并发症、慢性呼吸衰竭、并发症(心血管疾病、睡眠相关疾病等),以及一般的生活质量等,因此对不同的患者治疗方案也应该个体化。

治疗 COPD 稳定期的药物主要包括支气管扩张剂和糖皮质激素等。

支气管扩张剂是 COPD 患者控制症状的核心药物。支气管扩张剂可松弛支气管平滑肌、扩张支气管、缓解气流受限,还可以改善肺内气体排空,在静息还是活动状态下都可以减少过度充气,是控制 COPD 症状的主要治疗措施。短期按需应用可缓解症状,长期有规律应用可预防和减轻症状,增加运动耐力,但不能使所有患者的 FEV_1 都得到改善。推荐使用吸入剂型。β_2 受体激动剂、抗胆碱能药物、茶碱或者联合用药的选择取决于药物可获得性、患者症状缓解和对副作用的反应。支气管扩张剂可以作为按需或者是规律使用来预防和减轻症状。吸入长效支气管扩张剂使用方便,相对于短效剂型在维持症状缓解上更加有效。相对于增加单药剂量而言,联合应用多种支气管扩张剂的效果更好,副作用的风险更低。

一、β_2 受体激动剂

β_2 受体激动剂主要是通过激动呼吸道的 β_2 受体,激活腺苷酸环化酶,使细胞内的环磷酸腺苷(cAMP)含量增加,游离钙离子减少,从而松弛支气管平滑肌。短效的 β_2 受体激动剂的支气管扩张效果一般维持 4~6 个小时,规律和按需使用短效 β_2 受体激动剂可以增加 FEV_1 和改善症状。长效吸入型 β_2 受体激动剂可以维持作用在 12 个小时及以上。对于已经用长效支气管扩张剂的患者,再使用大剂量的短效 β_2 受体激动剂作为按需使用没有证据支持的,因其副作用而使用受到限制,不推荐应用。与吸入剂相比,口服制剂起效慢,不良反应多。

【相关药物】

1. 沙丁胺醇(salbutamol,万托林,舒喘灵)为第一个具有高度选择性的 β_2 受体激动剂,经口服或吸入后,具有明显的支气管扩张作用。雾化吸入后数分钟内开始起效,15~30 分钟达到峰值,持续疗效 4~5 小时,主要用于缓解症状,按需使用。

2. 特布他林(terbutaline,喘康速,博利康尼)其支气管扩张作用较沙丁胺醇稍弱,使用与沙丁胺醇类似。

3. 非诺特罗(fenoterol,酚丙喘啶,酚间羟异

丙肾上腺素）　为间羟异丙肾上腺素的衍生物,对支气管扩张作用约为异丙肾上腺素 15 倍,而对心脏的作用仅为 1/20。一次气雾吸入本品 200 ~ 400μg 可产生持久的支气管扩张作用,而副作用较少。在吸入相同剂量时,本品与沙丁胺醇疗效相同。

4. 丙卡特罗(procaterol)　口服吸收良好,30 分钟起效,可维持 12 小时。其支气管扩张作用强而持久,尚有一定的抗过敏及促进呼吸道纤毛运动的作用。

5. 沙美特罗(salmaterol,施立稳)　对 β_2 受体选择性高,作用强而持久,有明显的抗炎作用。吸入后 15 分钟起效,3 ~ 4 小时达高峰,可维持 12 小时以上。

6. 福莫特罗(formoterol,奥克斯都保)　为长效定量吸入剂,作用持续 12 小时以上,与短效 β_2 受体激动剂相比,维持作用时间更长。福莫特罗吸入后 1 ~ 3 分钟起效,较沙美特罗起效迅速。常用剂量为 4.5 ~ 9μg,每日 2 次。

7. 茚达特罗(indacaterol,昂润)　属于长效吸入 β_2 受体激动剂,只能使用比斯海乐(breezhaler,药粉吸入器)吸入,吸入后具有 5 分钟起效、持续 24 小时的特点。其支气管扩张效应比福莫特罗和沙美特罗显著增加,与噻托溴铵相似,可显著改善中、重度 COPD 患者的主要临床评价指标,同时其安全性和耐受性良好。部分患者吸入后可引起咳嗽。

8. 妥洛特罗(tulobuterol)　选择性 β_2 受体激动剂,对支气管平滑肌具有较强而持久的扩张作用。就寝前经皮给本品 2mg 的 4 周试验表明,与使用前比较,起床时及就寝前的 PEF 值有明显上升。

【选择原则】

1. 首选吸入治疗,以减少和避免不良反应产生。

2. 短效 β_2 激动剂药效通常可维持 4~6 小时,应作为 COPD 患者单次、按需应用药物。

3. COPD 稳定期患者应首选长效 β_2 激动剂吸入,持续时间可达 12 小时以上,且规律使用不会出现药效减低。

【注意事项】

1. 沙丁胺醇(salbutamol,万托林,舒喘灵)

用法:气雾剂:100μg/喷,1~2 喷/次。每次剂量 100~200μg,24 小时内不超过 8~12 喷。

雾化吸入:2.5~5mg 加生理盐水 4~10ml,通常雾化 3~10 分钟。每日 4 次。

口服:每次 2~4mg,每日 3 次。

不良反应及注意点:

(1) 心悸和心律失常:有些患者可产生静息时心动过速。在某些易感患者,有时可诱发心律失常。在用吸入剂时很少见。

(2) 骨骼肌震颤:在某些老年患者,应用大

剂量 β_2 激动剂,无论是吸入还是口服,可引起骨骼肌震颤,在一定程度上限制了药物的使用剂量。

（3）低钾血症:有时可产生,尤其是在与噻嗪类利尿剂合用时。

（4）氧耗量增加:静息状态下可使机体氧耗量增加,但这类代谢效应在使用一段时间后会逐渐减弱或消失。

（5）血氧饱和度下降:有研究报道在使用短效或长效 β_2 激动剂后,血 PaO_2 可能有轻度下降,但这一结果尚存在疑问。

（6）长期用药可形成耐药性,可使疗效降低,可能加重哮喘。

（7）过敏反应:偶见皮疹、荨麻疹等。

2. 特布他林(terbutaline,喘康速,博利康尼)

用法:口服:2.5mg/片,每次 2.5～5mg,每日 2～3 次。

雾化吸入:5mg/ml。1～2ml 加生理盐水 4～10ml。24 小时内用药不超过 4 次。

不良反应及注意点:同沙丁胺醇。

3. 非诺特罗(fenoterol,酚丙喘啶,酚间羟异丙肾上腺素)

用法:口服:2.5mg/片,每次 5～7.5mg,每日 3 次。

气雾吸入:成人每次 0.2～0.4mg,每日 3 或 4 次。

不良反应及注意点:同沙丁胺醇。

4. 丙卡特罗(procaterol)

用法：口服：每次 25～50μg，每日 2 次。

不良反应及注意点：同沙丁胺醇。

5. 沙美特罗（salmaterol，施立稳）

用法：每次 25～50μg，吸入，每日 2 次。

不良反应及注意点：同沙丁胺醇。

6. 福莫特罗（formaterol，奥克斯）

用法：4.5～9μg，每日 2 次吸入。1 日最大剂量为 36μg。

不良反应及注意点：同沙丁胺醇。

7. 茚达特罗（indacaterol，昂润）

用法：150μg，每日 1 次吸入。

不良反应及注意点：同沙丁胺醇。

8. 妥洛特罗（tulobuterol）

用法：贴剂，1 日 1 次，2mg，粘贴于胸部、背部及上臂部均可。

不良反应及注意点：同沙丁胺醇。部分患者出现粘贴部位皮肤瘙痒、发红、皮疹。

【建议】

1. 应根据药物的作用及患者的治疗反应选用。

2. 用短效支气管扩张剂较为便宜，但效果不如长效制剂。

3. COPD 患者年龄多偏大，并发症多，因此出现不良反应的风险有所增加，药物的不良反应从药理学上是可以预测的，并且与剂量相关。与口服药物相比，吸入剂不良反应少，停药后不良反应也会很快消失。

4. 由于吸入治疗是首选的,因此在使用吸入器时,掌握正确的方法非常重要。吸入装置的选择取决于是否能获得、费用、医生处方、患者的使用技巧和能力等方面。

5. 注意用药个体化,由于 β_2 受体激动剂的作用个体差异很大,因此应注意用药后的反应,不要盲目更换品种。

二、抗胆碱能药

抗胆碱能药物最主要的作用是阻断乙酰胆碱对毒蕈碱样受体的作用。目前所用的短效药物阻断 M2 和 M3 受体,并改变节前神经节递质传递。长效制剂噻托溴铵可以选择性阻断 M3 和 M1 受体。

【相关药物】

1. 异丙托溴铵(ipratropium,爱全乐)　异丙托溴铵定量吸入时开始作用时间比沙丁胺醇等短效 β_2 受体激动剂慢,但持续时间长,30 ~ 90 分钟达最大效果,维持 6 ~ 8 小时。

2. 氧托溴铵(oxitropium,溴乙东莨菪碱)　氧托溴铵 $100\mu g$ 的作用强度与异丙托溴铵 $40\mu g$ 相近,持续时间较长,可达 8 小时。气雾吸入 5 分钟后,气道阻力显著下降,30 分钟内作用增强,2 小时后达高峰,8 小时后气道阻力仍均低于开始阶段。

4

3. 噻托溴铵(tiotropium,思力华)　噻托溴铵选择性作用于 M3 和 M1 受体,为长效抗胆碱药,作用长达 24 小时以上。长期吸入可增加深吸气量(IC),减低呼气末肺容积(EELV),进而改善呼吸困难;提高运动耐力和生活质量,也可减少急性加重频率。

4. 阿地溴铵(aclidinium bromide, Tudorza Pressair)　阿地溴铵是一种长效抗胆碱药,它对 M1 到 M5 毒蕈碱受体亚型有相似的亲和力。在呼吸道中,主要通过抑制在平滑肌的 M3 受体的药理作用导致支气管扩张。在临床前体外以及在体内研究,预防乙酰胆碱诱发支气管收缩效应为剂量依赖性,持续时间长于 24 小时。

5. 格隆溴铵(glycopyrronium bromide, Seebri Breezhaler)　格隆溴铵是一种长效抗胆碱药,格隆溴铵能显著改善肺功能,减轻呼吸困难和急性加重,减少急救药物的使用,改善患者生活质量和运动耐受性。

【选择原则】

1. 该类药物不良反应小,长期吸入可改善 COPD 患者健康状况。

2. 在条件允许的情况下,首选长效抗胆碱药。长效抗胆碱能药物阿地溴铵和格隆溴铵对肺功能和呼吸困难的作用同噻托溴铵,但对于其他预后指标的研究资料非常少。

【注意事项】

1. 异丙托溴铵(ipratropium,爱全乐)

用法:气雾剂:20μg/喷,40～80μg/次,每日 3～4 次。

雾化吸入:1～2ml 加生理盐水 4～10ml,每日 3～4 次,必要时每隔 2 小时重复 1 次。

不良反应及注意点:

(1) 主要的不良反应是口干。

(2) 前列腺症状,偶见尿潴留。

(3) 口苦和口中有金属味道。

(4) 心血管事件发生率轻度增加,但尚需要进一步的研究。

(5) 诱发急性青光眼,这可能是由于药液直接对眼睛的刺激作用。青光眼患者忌用。

2. 氧托溴铵(oxitropium)

用法:气雾吸入:每日吸入 2 次,每次 2 喷。

不良反应及注意点:不良反应同异丙托溴胺,但较少见。

3. 噻托溴铵(tiotropium,思力华)

用法:气雾剂:18μg/吸,每日 1 吸。软雾吸入:2.5～10μg/吸,每日 1 吸。

不良反应及注意点:不良反应同异丙托溴胺,但较少见。研究表明,通过 Respimat 软雾吸入装置给予噻托溴铵,与安慰剂相比死亡风险显著增加。但 TIOSPIR 研究表明噻托溴铵干粉吸入装置和 Respimat 吸入装置相比死亡率和急性加重频率并无差别。有报道通过面罩给药能引起青光眼，可能是药物溶液直接作用于眼睛所致。

4. 阿地溴铵（aclidinium bromide，Tudorza Pressair）

用法：气雾剂：400μg/吸，每次1吸，每日2次。

不良反应及注意点：不良反应同异丙托溴胺，但较少见。

5. 格隆溴铵（glycopyrronium bromide，Seebri Breezhaler）

用法：气雾剂：44μg/吸，每日1吸。

不良反应及注意点：不良反应同异丙托溴胺，但较少见。

【建议】

1. 吸入短效抗胆碱药比吸入短效 β_2 激动剂作用时间要长，一般可维持8小时以上。

2. 吸入长效抗胆碱药，药效可持续24小时以上。可以作为COPD稳定期的一线用药。但应结合患者的经济情况、用药依从性及对吸入装置的掌握程度选择用药种类。

三、甲基黄嘌呤类

目前关于甲基黄嘌呤类药物的具体作用还存在争议。甲基黄嘌呤是磷酸二酯酶的抑制剂，具有明显的支气管扩张作用。可解除气道平滑肌痉挛，广泛用于COPD的治疗。近年来，也有人报道了其在支气管舒张之外的一些作用，如支气管保护作用、抗炎作用、免疫调节作用等。茶碱尚可改善心搏血量、舒张全身和肺血管,增加水盐排出,兴奋中枢神经系统、改善呼吸肌功能等。但总的来看,在一般治疗量的血浓度下,茶碱的其他多方面作用不很突出。另外,关于药效持续的时间,即使是对于缓释剂,看法也不一致。有研究报道,在给予茶碱治疗后,可改变患者吸气肌功能。但机制并不清楚。由于茶碱潜在的不良反应,且茶碱的疗效不如吸入型支气管扩张剂,因此在有条件使用吸入型支气管扩张剂时茶碱不作为推荐用药。

【相关药物】

1. 氨茶碱(aminophylline) 为茶碱与乙二胺复盐,其药理作用主要来自茶碱,乙二胺使其水溶性增强。含茶碱量约 75% ~ 80%。本品对呼吸道平滑肌有直接松弛作用。其作用机制比较复杂,过去认为通过抑制磷酸二酯酶,使细胞内cAMP 含量提高所致。近来实验认为茶碱的支气管扩张作用部分是由于内源性肾上腺素与去甲肾上腺素释放的结果,此外,茶碱是嘌呤受体阻滞剂,能对抗腺嘌呤等对呼吸道的收缩作用。茶碱能增强膈肌收缩力,尤其在膈肌收缩无力时作用更显著,因此有益于改善呼吸功能。口服疗效不及静脉注射显著,但静脉注射时药物浓度不能过高。

2. 二羟丙茶碱(diprophylline,喘定) 作用与氨茶碱相似,但作用强度较弱,口服对胃肠道刺激性较小,吸收较好,患者易耐受。毒性低,对心脏的不良反应较小,仅为氨茶碱的1/10。不能静注。

3. 多索茶碱(doxofylline)　是茶碱的N7位上接1,3二氧环戊基2甲基的衍生物。支气管平滑肌松弛作用是氨茶碱的10~15倍,并具有茶碱所没有的镇咳作用,且作用时间长,无依赖性,无类似茶碱所致的中枢和胃肠道等肺外系统的不良反应,也不影响心功能。但大剂量给药后可引起血压下降。

4. 茶碱的缓释剂和控释剂口服　本品能缓慢被吸收。可以防止血药浓度的较大波动,避免反复。各种不同的制药工艺以保证稳定释放茶碱,吸收完全。

【选择原则】

1. 稳定期COPD患者以茶碱的缓释剂或控释剂为主。以避免血药浓度波动导致症状反复。一般不建议使用静脉用药。

2. 由于此类药物的作用还存在争议,在条件许可的情况下不作为一线用药。在我国由于茶碱类药物价格低廉,疗效肯定,仍作为一线药物使用。但应针对患者不同情况调整剂量,用药个体化,结合患者情况治疗也能发挥较好的效果。

【注意事项】

1. 氨茶碱(aminophylline)

片剂:0.1g/片。

用法:0.1~0.2g,口服,每日 2~3 次。

静脉注射剂:0.25g/支

用法:0.25g 加 50% 葡萄糖 20~40ml,稀释后缓慢注射,在 20~30 分钟内注完。静脉滴注:0.25g 加 5% 葡萄糖 100ml,0.5~1 小时滴完。首次给药给一个负荷剂量,6mg/kg,稀释后在 30 分钟内缓慢静脉滴注,然后以 0.5mg/(kg·h)的剂量维持,吸烟者以 0.9mg/(kg·h)的剂量维持。

不良反应及注意点:参见第三章。

2. 二羟丙茶碱(diprophylline,喘定)

片剂:0.1g/片,0.2g/片。

用法:0.1~0.3g,口服,每日 3 次。

注射剂:250mg/支。

用法:肌注:250~500mg,每日 3 次。静脉注射:一次 250~500mg,每日 3~4 次。

不良反应及注意点:同氨茶碱。

3. 多索茶碱(doxofylline)

片剂,胶囊:0.2g,0.3g。

用法:每次 0.2~0.4g,每日 2 次。

注射剂:0.1g,0.3g。

用法:每次 0.3g,溶于 100ml 葡萄糖液中,缓慢静脉滴注,每日 1 次。

不良反应及注意点:同氨茶碱。

4. 茶碱的缓释剂和控释剂

用法：每日1次或2次给药，每次0.1~0.4g，不同剂型剂量不同。

不良反应及注意点：同氨茶碱。茶碱缓释胶囊、片剂不可咀嚼、打开胶囊或嚼碎服用，不应超过医生的处方剂量。

【建议】

1. 稳定期COPD患者可选用缓释型或控释型茶碱，每天1次或2次口服，可达稳定的血浆浓度，对COPD有一定效果。

2. 茶碱血药浓度监测对估计疗效和不良反应有一定意义。血茶碱浓度>5mg/L即有治疗作用，>15mg/L时不良反应明显增加。测定茶碱血药浓度对保证用药安全和疗效有帮助。

3. 肾功能或肝功能不全的患者，年龄超过55岁的男性COPD患者，伴有任何原因引起的心力衰竭或持续发热患者，使用某些药物的患者及茶碱清除率减低者，在停用合用药物后，血清茶碱浓度的维持时间往往显著延长。应酌情调整用药剂量或延长用药间隔时间。

4. 稳定期COPD患者不建议静脉使用茶碱类药物。

5. 对于COPD患者，首选吸入支气管扩张剂治疗以控制症状，在没有条件使用吸入型支气管扩张剂时，可考虑规律应用缓释茶碱。

四、支气管扩张剂的联合应用

联合应用不同药理机制和不同作用时间的支气管扩张剂可以增加支气管舒张的程度,并可以减少药物不良反应。短效 β_2 受体激动剂和抗胆碱能药物联用,比单用任何一种药物都能更好地改善 FEV_1,作用更持久,且长期使用不易出现快速耐受反应。β_2 受体激动剂、抗胆碱能药物和(或)茶碱的联合应用可能会改善肺功能和健康状态。联合使用长效 β_2 激动剂和长效抗胆碱能药物(如短期联合应用福莫特罗和噻托溴铵)能改善肺功能,但对于患者预后的影响有限。目前对于联合使用支气管扩张剂是否比单用长效抗胆碱能药物在预防急性加重方面更有效仍然缺乏证据。

【相关药物】

1. 溴化异丙托品/沙丁胺醇(Combivent,可必特) 为短效 β_2 受体激动剂和抗胆碱药的复合制剂。可以增加支气管扩张的程度。

2. 非诺特罗/异丙托溴铵(ipratropium/fenoterol) 为短效 β_2 受体激动剂和抗胆碱药的复合制剂。可以增加支气管扩张的程度。

3. 茚达特罗/格隆溴铵(indacaterol/glycopyrronium bromide) 为长效 β_2 受体激动剂和长效抗胆碱药的复合制剂。

4. 维兰特罗/芜地溴铵(umeclidinium/vilan-

terol, anoro ellipta)　为长效 β_2 受体激动剂和长效抗胆碱药的复合制剂。

【选择原则】

1. 对单独使用一种支气管扩张剂治疗效果不好的患者可以选用。

2. 不良反应较小。

【注意事项】

1. 溴化异丙托品/沙丁胺醇（Combivent，可必特）

气雾剂：溴化异丙托品 20μg，硫酸沙丁胺醇 120μg。用法：每次 1~2 喷，每日 3~4 次。

雾化液：2.5ml 含 0.5% 沙丁胺醇 0.5ml，0.025% 溴化异丙托品 2ml。

不良反应及注意点：同短效 β_2 受体激动剂和抗胆碱药，不良反应较小。

2. 非诺特罗/异丙托溴铵（ipratropium/fenoterol）

气雾剂：异丙托溴铵 0.4mg，非诺特罗 1mg。

用法：每次 1~2 喷，每日 3~4 次。

不良反应及注意点：同短效 β_2 受体激动剂和抗胆碱药。

3. 茚达特罗/格隆溴铵（indacaterol/glycopyrronium bromide）

用法：茚达特罗 85μg，格隆溴铵 43μg，每日 1 吸。

不良反应及注意点:同短效 β_2 受体激动剂和抗胆碱药,不良反应较小。

4. 维兰特罗/芜地溴铵(umeclidinium/vilanterol,anoro ellipta)

用法:维兰特罗 25μg,芜地溴铵 62.5μg,每日 1 吸。

不良反应及注意点:同短效 β_2 激动剂和抗胆碱药,不良反应较小。

【建议】

1. 2 种成分支气管扩张剂联合应用,对症状和肺功能控制更佳,但对预后和预防急性加重的作用尚缺乏证据。

2. 选择药品时应考虑可获得性和患者的经济状况。

五、糖皮质激素

糖皮质激素在 COPD 治疗中的地位不如在哮喘治疗中重要。糖皮质激素在 COPD 稳定期的应用仅限于部分有适应证的患者。

全身用糖皮质激素:目前不推荐常规进行短期口服糖皮质激素试验性治疗。长期全身用糖皮质激素对 COPD 的疗效尚无定论,并且不良反应众多,因此,也不推荐长期全身糖皮质激素治疗。对全身用糖皮质激素的种类及应用不赘述。

吸入糖皮质激素:规律吸入糖皮质激素不能改变 FEV_1 的长期下降,也不能改变 COPD 患者的死亡率。在 FEV_1 <60% 预计值的 COPD 患者中，规律吸入糖皮质激素能改善症状、肺功能，提高生活质量，减少急性加重的频率。在一些患者中，突然停用吸入糖皮质激素可能导致疾病恶化。对于重度和极重度 COPD 以及频发急性加重、不能用长效支气管扩张剂完全控制的患者，推荐长期吸入性糖皮质激素治疗。不推荐 COPD 患者长期单用吸入性糖皮质激素治疗，因为其疗效不如吸入性糖皮质激素和长效 β 受体激动剂联合治疗。基于长期吸入激素后肺炎发生率增加，骨折发生风险增加，含有吸入激素的长期治疗不应该在适应证外应用。

【相关药物】

1. 二丙酸倍氯米松（beclomethasone dipropionate，必可酮，Becotide） 是一种强效局部用糖皮质激素，吸入后直接作用于气道而起抗炎作用，吸入后全身生物利用度为 10% ~25%，作用可维持 4~6 小时。

2. 布地奈德（budesonide，普米克，Pulmicort）为不含卤素的局部用糖皮质激素，半衰期只有 2小时。由于布地奈德具有极高的肝脏首过代谢效应，故在较大的剂量范围内对局部抗炎作用具有良好的选择性。其局部抗炎作用为倍氯米松的 2 倍。

3. 丙酸氟替卡松（fluticasone propionate，辅舒酮，Flixotide） 其脂溶性是丙酸倍氯米松的 3 倍、布地奈德的 300 倍。吸入后主要分布于肺内,对糖皮质激素受体具有高度的选择性,其亲和力是地塞米松的 18 倍,全身生物利用度小于 1%。局部抗炎作用明显高于丙酸倍氯米松和布地奈德。

【选择原则】

1. 长期规律吸入激素推荐用于重度和极重度的 COPD 患者以及频繁急性加重的患者。

2. 应权衡吸入激素治疗对 COPD 控制治疗的效益与不良反应发生的危险性。特别需要引起重视的是,COPD 患者的高龄、吸烟、久坐的生活习惯,会使不良反应发生的危险性更高。

3. 吸入氟替卡松的抗炎作用最强,在条件许可的情况下,作为首选的吸入激素。

【注意事项】

1. 二丙酸倍氯米松

气雾剂:50μg/喷,250μg/喷。

用法:每次 100~250μg,吸入,每日 2~3 次。

不良反应及注意点:参见第三章。

2. 布地奈德

气雾剂:200μg/喷。

干粉吸入剂:100μg/吸。

雾化液:1mg(2ml)/支。

用法:200~1600μg/d,分 2~4 次。

不良反应及注意点:同二丙酸倍氯米松。

3. 丙酸氟替卡松

气雾剂:125μg/喷。

用法:250~1000μg/d,分2~4次。

不良反应及注意点:同二丙酸倍氯米松。

【建议】

1. 应严格掌握激素治疗的适应证,以避免滥用激素导致严重不良反应。

2. 在使用吸入糖皮质激素治疗的同时,应注意康复治疗和支气管扩张剂的重要性。对稳定期COPD患者不宜单独使用糖皮质激素治疗。

3. 用药后建议患者用水漱口,可以避免口咽部念珠菌病和声音嘶哑的发生。

六、吸入糖皮质激素和 β_2 受体激动剂联合制剂

联合吸入糖皮质激素和 β_2 受体激动剂,比各自单用效果好。

【相关药物】

1. 沙美特罗替卡松干粉剂(Seretide,舒利迭)是第一个将吸入糖皮质激素和长效 β_2 受体激动剂合二为一的药物,可同时对抗气道炎症和产生支气管扩张的作用。采用的是准纳器的干粉吸入装置。

2. 布地奈德福莫特罗粉吸入剂(Symbicort,信必可) 是2005年在中国获准上市的吸入糖皮质激素和长效 β_2 受体激动剂的复合制剂。其中

福莫特罗具有起效快和作用时间长的特点。

3. 福莫特罗/莫米松气雾剂(Dulera) 是吸入糖皮质激素和长效 β_2 受体激动剂的复合制剂。

4. 维兰特罗/丙酸氟替卡松(Breo Ellipta) 是吸入糖皮质激素和长效 β_2 受体激动剂的复合制剂。在体外抗炎活性研究中,糠酸氟替卡松比丙酸氟替卡松的抗炎活性更大,而维兰特罗对 β_2 受体的选择性比其他每日用药 1 次的 LABA 更优。

【选择原则】

1. 吸入糖皮质激素和 β_2 受体激动剂的联合制剂比单用效果好,但也仅适用于有长期使用吸入糖皮质激素适应证的患者。

2. 几种复合制剂药物治疗效果相似,应根据患者经济情况、对吸入装置的掌握程度和用药的效果具体情况进行选择。

【注意事项】

1. 沙美特罗替卡松干粉剂

规格:50/100μg,50/250μg,50/500μg。

用法:1 吸/次,每日 2 次。

不良反应及注意点:同 β_2 受体激动剂和吸入糖皮质激素的不良反应。

2. 布地奈德福莫特罗粉吸入剂

规格:160/4.5μg。

用法:1~2 吸/次,每日 2 次。

不良反应及注意点:同 β_2 受体激动剂和吸入糖皮质激素的不良反应。

3. 福莫特罗/莫米松气雾剂

规格:10/200μg,10/400μg。

用法:1 吸/次,每日 2 次。

不良反应及注意点:同 β_2 受体激动剂和吸入糖皮质激素的不良反应。

4. 维兰特罗/丙酸氟替卡松干粉剂

规格:25/100μg。

用法:1 吸/次,每日 1 次。

不良反应及注意点:同 β_2 受体激动剂和吸入糖皮质激素的不良反应。

【建议】

1. 沙美特罗替卡松准纳器上的计数窗可以准确提示患者所剩余的吸药次数,为医生和患者提供了更为有效的管理依据。

2. 布地奈德福莫特罗粉吸入剂中福莫特罗具有起效快的特点,可以在有症状时按需使用。

3. 福莫特罗/莫米松气雾剂、维兰特罗/丙酸氟替卡松干粉剂尚未在中国上市。

七、磷酸二酯酶-4 抑制剂

磷酸二酯酶-4(PDE-4)抑制剂的主要作用是通过抑制细胞内的环磷酸腺苷的降解来减轻炎症。磷酸二酯酶为一组至少包括 11 种亚型酶的酶族,具有催化分解信使分子环腺苷酸和(或)环鸟苷酸的作用。PDE-4 是炎症和免疫细胞中的一种主要环腺苷酸代谢酶,而 PDE-4 抑制剂则有包括抑制炎症介质释放和抑制免疫细胞激活在内的广泛抗炎活性。该药物无直接扩张支气管作用,但已被证实在已经应用沙美特罗或噻托溴铵治疗的患者能够进一步改善 FEV_1。对于存在慢性支气管炎、重度到极重度 COPD、既往有急性加重病史的患者,PDE-4 抑制剂治疗使需要糖皮质激素治疗的中重度急性加重发生率下降约 15% ~ 20%。但对患者相关预后,尤其是在急性加重方面的作用还存在争议。

【相关药物】

罗氟司特(roflumilast, Daxas)是选择性 PDE-4 长效抑制剂,有抗炎作用。罗氟司特经口服给药,进入机体后通过细胞色素氧化酶 P450(CYP)3A4 和 CYP1A2 酶代谢为 N-氧化物。罗氟司特 N-氧化物的活性仅比罗氟司特弱 2 ~ 3 倍,也具有较高的 PDE-4 选择性。在体外,罗氟司特 N-氧化物可以影响许多类型的细胞,包括中性粒细胞、单核/巨噬细胞、$CD4^+$ 及 $CD8^+$ T 细胞、内皮细胞、上皮细胞、平滑肌细胞和成纤维细胞。通过对这些细胞的影响,罗氟司特作用于 COPD 发病机制的多个环节。在体内,罗氟司特对于 COPD 发病机制的多个方面都有作用,如烟草引起的肺部炎症反应、呼吸道纤毛运动障碍、肺纤维化、肺气肿、气道重塑、氧化应激反应、肺血管重建和肺动脉高压等。

【选择原则】

1. 需与其他支气管扩张药合用。

2. 适用于有频繁加重病史的慢性支气管炎为表现的成人患者,重度和极重度 COPD(舒张后 FEV_1 小于预计值的 50%)的维持治疗。

3. 不用于治疗并发原发肺气肿的 COPD 患者。

【注意事项】

罗氟司特(roflumilast , Daxas)

片剂:500mg/片。

用法:每次 1 片,每日 1 次。

不良反应及注意点:磷酸二酯酶-4 抑制剂副作用多于治疗 COPD 的吸入药物。在临床试验中,不良反应导致罗氟司特治疗组患者退出人数增加。罗氟司特的不良反应多发生在治疗早期,是可逆的,并且随着治疗时间的延长而消失。抑郁患者应用罗氟司特治疗时应谨慎。罗氟司特和茶碱不应同时应用。有报道的不良反应包括:

(1) 恶心、食欲下降、腹痛、腹泻。

(2) 睡眠障碍。

(3) 头痛。

(4) 体重下降:对照研究结果显示在罗氟司特治疗期间出现平均 2kg 的体重下降,原因未明。建议治疗期间监测体重,低体重患者避免使用。

【建议】

1. 罗氟司特不是支气管扩张剂，不适用于缓解急性支气管痉挛。

2. 应警惕患者有无失眠、焦虑、抑郁、自杀念头或其他情绪变化出现或恶化，如发生这类变化应联系医师。

3. 罗氟司特建议应用于慢性支气管炎型的 COPD 患者而非肺气肿型的 COPD 患者。

八、药物治疗方案

应根据 COPD 的严重程度选择药物治疗方案，药物级别的选择取决于药物治疗的有效性和患者的反应。目前 COPD 起始药物治疗管理的推荐方案见表 4-1。

A 组患者——症状较少，急性加重风险低。对于所有 A 组患者，按需使用短效支气管扩张剂被推荐作为一线药物。次选方案为联合短效支气管扩张剂或者长效支气管扩张剂。

B 组患者——症状明显，但是急性加重风险低。长效支气管扩张剂优于短效支气管扩张剂，因此推荐使用。目前没有证据推荐初始治疗一种长效支气管扩张剂优于其他种类支气管扩张剂。对于严重呼吸困难患者，次选方案是联合长效支气管扩张剂。应用联合长效支气管扩张剂的患者应该注意随访，评估其疗效。其他方案包括短效支气管扩张剂和茶碱，后者在没有吸入支气管扩张剂或者患者无法负担时使用。

表 4-1　COPD 起始药物治疗方案

患者组	首选方案	次选方案	替代方案
A	短效抗胆碱能药物(需要时) 或 短效 β₂ 受体激动剂(需要时)	长效抗胆碱能药物 或 长效 β₂ 受体激动剂 或 短效抗胆碱能药物联合短效 β₂ 受体激动剂	茶碱
B	长效抗胆碱能药物 或 长效 β₂ 受体激动剂	长效抗胆碱能药物联合长效 β₂ 受体激动剂	短效 β₂ 受体激动剂 和(或) 短效抗胆碱能药物 茶碱
C	吸入糖皮质激素联合长效 β₂ 受体激动剂 或 长效抗胆碱能药物	长效抗胆碱能药物联合长效 β₂ 受体激动剂 或 长效抗胆碱能药物联合磷酸二酯酶-4 抑制剂 或 LABA 联合磷酸二酯酶-4 抑制剂	短效 β₂ 受体激动剂 和(或) 短效抗胆碱能药物 茶碱

患者组	首选方案	次选方案	替代方案
D	吸入糖皮质激素联合长效 β_2 受体激动剂和(或)长效抗胆碱能药物	吸入糖皮质激素联合长效 β_2 受体激动剂和长效抗胆碱能药物 或 吸入糖皮质激素联合长效 β_2 受体激动剂和磷酸二酯酶-4抑制剂 或 长效抗胆碱能药物联合长效 β_2 受体激动剂 或 长效抗胆碱能药物联合磷酸二酯酶-4抑制剂	羧甲司坦 短效 β_2 受体激动剂 和(或) 短效抗胆碱能药物 茶碱

C 组患者——症状较少,但是急性加重风险高。首选推荐固定的联合方案,吸入性糖皮质激素联合长效 β_2 受体激动剂或者长效抗胆碱能药物。次选方案包括联合应用两种长效支气管扩张剂或者吸入性糖皮质激素联合长效抗胆碱能药物。长效抗胆碱能药物和长效 β_2 受体激动剂都可减轻急性加重风险。如果没有吸入长效支气管

扩张剂或者患者无法负担,可供选择的方案包括短效支气管扩张剂和茶碱。如果患者有慢性支气管炎,可考虑应用 PDE-4 抑制剂。

D 组患者——症状较多,急性加重风险高。治疗首选方案为吸入糖皮质激素联合长效 β_2 激动剂和(或)长效抗胆碱能药物。次选方案推荐联合应用三类药物(吸入糖皮质激素/长效 β_2 激动剂/长效抗胆碱能药物)。PDE-4 抑制剂可以作为首选方案治疗有慢性支气管炎的患者。如果没有长效吸入性支气管扩张剂或者患者无法负担,可供选择的疗法包括短效支气管扩张剂、茶碱或羧甲司坦。

九、其他药物治疗

其他药物如 α_1 抗胰蛋白酶强化治疗、抗生素、祛痰药、抗氧化剂、免疫调节剂、镇咳药、血管扩张剂、呼吸兴奋剂、麻醉剂、白三烯调节剂,及其他治疗(如中药、针灸)等在稳定期 COPD 中目前尚不推荐作为常规治疗,在临床工作中需结合患者的实际情况,如有必要可参考有关章节的内容进行应用。

(沈宁　姚婉贞)

参 考 文 献

1. Global Initiative for Chronic Obstructive Lung Disease (GOLD). Global strategy for the diagnosis, management, and prevention of chronic obstructive pulmonary disease:

revised 2014. http://www.goldcopd.org

2. Burge PS, Calverley PM, Jones PW, et al. Randomised, double blind, placebo controlled study of fluticasone propionate in patients with moderate to severe chronic obstructive pulmonary disease: the ISOLDE trial. BMJ, 2000, 320:1297-1303.

3. Anthonisen NR, Connett JE, Kiley JP, et al. Effects of smoking intervention and the use of an inhaled anticholinergic bronchodilator on the rate of decline of FEV1. The Lung Health Study. JAMA, 1994, 272:1497-1505.

4. Pauwels RA, Lofdahl CG, Laitinen LA, et al. Long-term treatment with inhaled budesonide in persons with mild chronic obstructive pulmonary disease who continue smoking. European Respiratory Society Study on Chronic Obstructive Pulmonary Disease. N Engl J Med, 1999, 340: 1948-1953.

5. Vestbo J, Sorensen T, Lange P, et al. Long-term effect of inhaled budesonide in mild and moderate chronic obstructive pulmonary disease: a randomised controlled trial. Lancet, 1999, 353:1819-1823.

6. Decramer M, Celli B, Kesten S, et al. Effect of tiotropium on outcomes in patients with moderate chronic obstructive pulmonary disease (UPLIFT): a prespecified subgroup analysis of a randomized controlled trial. Lancet, 2009, 374:1171-1178.

7. Celli BR, Thomas NE, Anderson JA, et al. Effect of pharmacotherapy on rate of decline of lung function in chronic obstructive pulmonary disease: results from the TORCH study. Am J Respir Crit Care Med, 2008, 178:332-338.

8. Al-Showair RA, Tarsin WY, Assi KH, et al. Can all pa-

177

tients with COPD use the correct inhalation flow with all inhalers and does training help? Respir Med,2007,101: 2395-2401.

9. Ericsson CH,Svartengren K,Svartengren M,et al. Repeatability of airway deposition and tracheobronchial clearance rate over three days in chronic bronchitis. Eur Respir J, 1995,8:1886-1893.

10. Kim CS,Kang TC. Comparative measurement of lung deposition of inhaled fine particles in normal subjects and patients with obstructive airway disease. Am J Respir Crit Care Med,1997,155:899-905.

11. Calverley PMA. Symptomatic bronchodilator treatment. In: Calverley PMA, Pride NB, eds. Chronic obstructive pulmonary disease. London: Chapman and Hall, 1995, 419-445.

12. O'Donnell DE,Fluge T,Gerken F,et al. Effects of tiotropium on lung hyperinflation,dyspnoea and exercise tolerance in COPD. Eur Respir J,2004,23:832-840.

13. O'Donnell DE,Sciurba F,Celli B,et al. Effect of fluticasone propionate/salmeterol on lung hyperinflation and exercise endurance in COPD. Chest,2006,130:647-656.

14. Berger R, Smith D. Effect of inhaled metaproterenol on exercise performance in patients with stable "fixed" airway obstruction. Am Rev Respir Dis, 1988, 138: 624-629.

15. Hay JG,Stone P,Carter J,et al. Bronchodilator reversibility, exercise performance and breathlessness in stable chronic obstructive pulmonary disease. Eur Respir J, 1992,5:659-664.

16. Chrystyn H,Mulley BA,Peake MD. Dose response rela-

tion to oral theophylline in severe chronic obstructive airways disease. BMJ,1988,297:1506-1510.

17. Gross NJ,Petty TL,Friedman M,et al. Dose response to ipratropium as a nebulized solution in patients with chronic obstructive pulmonary disease. A three-center study. Am Rev Respir Dis,1989,139:1188-1191.

18. Higgins BG,Powell RM,Cooper S,et al. Effect of salbutamol and ipratropium bromide on airway caliber and bronchial reactivity in asthma and chronic bronchitis. Eur Respir J,1991,4:415-420.

19. Vathenen AS,Britton JR,Ebden P,et al. High-dose inhaled albuterol in severe chronic airflow limitation. Am Rev Respir Dis,1988,138:850-855.

20. COMBIVENT Inhalation Aerosol Study Group. In chronic obstructive pulmonary disease,a combination of ipratropium and albuterol is more effective than either agent alone. An 85-day multicenter trial. Chest, 1994, 105: 1411-1419.

21. van Schayck CP,Folgering H,Harbers H,et al. Effects of allergy and age on responses to salbutamol and ipratropium bromide in moderate asthma and chronic bronchitis. Thorax,1991,46:355-359.

22. Sestini P,Cappiello V,Aliani M,et al. Prescription bias and factors associated with improper use of inhalers. J Aerosol Med,2006,19:127-136.

23. Calverley PM,Anderson JA,Celli B,et al. Salmeterol and fluticasone propionate and survival in chronic obstructive pulmonary disease. N Engl J Med,2007,356:775-789.

24. Boyd G,Morice AH,Pounsford JC,et al. An evaluation of salmeterol in the treatment of chronic obstructive pulmo

nary disease（COPD）[published erratum appears in Eur Respir J 1997 Jul;10(7):1696]. Eur Respir J,1997, 10:815-821.

25. Cazzola M,Matera MG,Santangelo G,et al. Salmeterol and formoterol in partially reversible severe chronic obstructive pulmonary disease:a dose-response study. Respir Med,1995,89:357-362.

26. Ulrik CS. Efficacy of inhaled salmeterol in the management of smokers with chronic obstructive pulmonary disease:a single centre randomised, double blind, placebo controlled,crossover study. Thorax,1995,50:750-754.

27. Rossi A,Kristufek P,Levine BE,et al. Comparison of the efficacy,tolerability,and safety of formoterol dry powder and oral,slow-release theophylline in the treatment of COPD. Chest,2002,121:1058-1069.

28. Tashkin DP,Fabbri LM. Long-acting beta-agonists in the management of chronic obstructive pulmonary disease: current and future agents. Respir Res,2010,11:149.

29. Donohue JF,Fogarty C,Lotvall J,et al. Once-daily bronchodilators for chronic obstructive pulmonary disease:indacaterol versus tiotropium. Am J Respir Crit Care Med, 2010,182:155-162.

30. Kommann O,Dahl R,Centnni S,et al. Once-daily indacaterol versus twice-daily salmeterol for COPD:a placebo-controlled comparison. The European respiratory journal: official journal of the European Society for Clinical Respiratory Physiology,2011,37:273-279.

31. Chapman KR,Rennard SI,Dogra A,et al. INDORSE Study Investigators. Long-term safety and efficacy of indacaterol,a long-acting β2-agonist,in subjects with COPD:

a randomized, placebo controlled study. Chest, 2011, 140: 68-75.

32. Khoukaz G, Gross NJ. Effects of salmeterol on arterial blood gases in patients with stable chronic obstructive pulmonary disease. Comparison with albuterol and ipratropium. Am J Respir Crit Care Med, 1999, 160: 1028-1030.

33. Polverino E, Gomez FP, Manrique H, et al. Gas exchange response to short-acting beta2-agonists in chronic obstructive pulmonary disease severe exacerbations. Am J Respir Crit Care Med, 2007, 176: 350-355.

34. Barnes PJ. Bronchodilators: basic pharmacology. In: Calverley PMA, Pride NB, eds. Chronic obstructive pulmonary disease. London: Chapman and Hall, 1995: 391-417.

35. Disse B, Speck GA, Rominger KL, et al. Tiotropium (Spiriva): mechanistical considerations and clinical profile in obstructive lung disease. Life Sci, 1999, 64: 457-464.

36. Jones PW, Singh D, Bateman ED, et al. Efficacy and safety of twice-dailyaclidinium bromide in COPD patients: the ATTAIN study. Eur Respir J, 2012, 40(4): 830-836.

37. Van Noord JA, Bantje TA, Eland ME, et al. A randomized controlled comparison of tiotropium and ipratropium in the treatment of chronic obstructive pulmonary disease. The Dutch Tiotropium Study Group. Thorax, 2000, 55: 289-294.

38. Vincken W, Van Noord JA, Greefhorst AP, et al. Improved health outcomes in patients with COPD during 1 yr's treatment with tiotropium. Eur Respir J, 2002, 19: 209-216.

39. Casaburi R, Mahler DA, Jones PW, et al. A long-term evaluation of once-daily inhaled tiotropium in chronic obstructive pulmonary disease. Eur Respir J,2002,19:217-224.

40. Barr RG, Bourbeau J, Camargo CA, et al. Inhaled tiotropium for stable chronic obstructive pulmonary disease. Cochrane database of systematic reviews,2005,CD002876.

41. Tashkin DP, Celli B, Senn S, et al. A 4-year trial of tiotropium in chronic obstructive pulmonary disease. N Engl J Med,2008,359:1543-1554.

42. Kerwin E, Hebert J, Gallagher N, et al. Efficacy and safety of NVA237 versus placebo and tiotropium in patients with COPD:the GLOW2 study. Eur Respir J, 2012, 40(5): 1106-1114.

43. Beasley R, Singh S, Loke YK, et al. Call for worldwide withdrawal of tiotropium Respimat mist inhaler. BMJ, 2012,345:e7390.

44. Wise RA, Anzueto A, Cotton D, et al. for the TIOSPIR Investigators. Tiotropium respimat inhaler and the risk of death in COPD. N Engl J Med, 2013, 369(16):1491-1501.

45. Aubier M. Pharmacotherapy of respiratory muscles. Clin Chest Med,1988,9:311-324.

46. McKay SE, Howie CA, Thomson AH, et al. Value of theophylline treatment in patients handicapped by chronic obstructive lung disease. Thorax,1993,48:227-232.

47. Moxham J. Aminophylline and respiratory muscles:an alternative view. Clin Chest Med,1988,9:325-336.

48. Murciano D, Auclair MH, Pariente R, et al. A randomized, controlled trial of theophylline in patients with se-

vere chronic obstructive pulmonary disease. N Engl J Med,1989,320:1521-1525.

49. Bateman ED,Ferguson GT,Barnes N,et al. Dual bronchodilation with QVA 149 versus single bronchodilator therapy:the SHINE study. Eur Respir J,2013,42:1484-1494.

50. Calverley P,Pauwels R,Vestbo J,et al. Combined salmeterol and fluticasone in the treatment of chronic obstructive pulmonary disease:a randomize controlled trial. Lancet,2003,361:449-456.

51. Mahler DA,Wire P,Horstman D,et al. Effectiveness of fluticasone propionate and salmeterol combination delivered via the Diskus device in the treatment of chronic obstructive pulmonary disease. Am J Respir Crit Care Med, 2002,166(8):1084-1091.

52. Singh S,Amin AV,Loke YK. Long-term use of inhaled corticosteroids and the risk of pneumonia in chronic obstructive pulmonary disease:a meta-analysis. Arch Intern Med,2009,169:219-229.

53. Nannini LJ,Lasserson TJ,Poole P. Combined corticosteroid and long-acting beta(2)-agonist in one inhaler versus long-acting beta(2)-agonists for chronic obstructive pulmonary disease. Cochrane Database Syst Rev,2012,9: CD006829.

54. Crim C,Calverley PM,Anderson JA,et al. Pneumonia risk in COPD patients receiving inhaled corticosteroids alone or in combination:TORCH study results. Eur Respir J, 2009,34:641-647.

55. Welte T,Miravitlles M,Hernandez P,et al. Efficacy and tolerability of budesonide/formoterol added to tiotropium

in patients with chronic obstructive pulmonary disease. Am J Respir Crit Care Med,2009,180:741-750.

56. Aaron SD,Vandemheen KL,Fergusson D,et al. Tiotropium in combination with placebo, salmeterol, or fluticasone-salmeterol for treatment of chronic obstructive pulmonary disease: a randomized trial. Ann Intern Med, 2007,146:545-555.

57. Fabbri LM, Calverley PM, Izquierdo-Alonso JL, et al. Roflumilast in moderate-to-sever chronic obstructive pulmonary disease treated with long acting bronchodilators: two randomized clinical trials. Lancet, 2009, 374: 695-703.

58. Calverley PM,Rabe KF,Goehring UM,et al. Roflumilast in symptomatic chronic obstructive pulmonary disease: two randomized clinical trials. Lancet, 2009, 374: 685-694.

59. Nichol KL,Margolis KL,Wuorenma J,et al. The efficacy and cost effectiveness of vaccination against influenza among elderly persons living in the community. N Engl J Med,1994,331:778-784.

60. Seemungal TA,Wilkinson TM,Hurst JR,et al. Long-term erythromycin therapy is associated with decreased chronic obstructive pulmonary disease exacerbations. Am J Respir Crit Care Med,2008,178:1139-1147.

61. Sethi S,Jones PW,Theron MS,et al. Pulsed moxifloxacin for the prevention of exacerbations of chronic obstructive pulmonary disease:a randomized controlled trial. Respiratory research,2010,11:10.

62. Celli BR, MacNee W. Standards for the diagnosis and treatment of patients with COPD:a summary of the ATS/

ERS position paper. Eur Respir J 2004;23:932-946.

63. Tse HN, Raiteri L, Wong KY, et al. High-dose N-acetyl-cysteine in stable COPD: the 1-year, double-blind, randomized, placebo controlled HIACE study. Chest, 2013, 144(1):106-118.

64. Anthonisen NR. OM-8BV for COPD. Am J Respir Crit Care Med, 1997, 156:1713-1714.

65. Barbera JA, Roger N, Roca J, et al. Worsening of pulmonary gas exchange with nitric oxide inhalation in chronic obstructive pulmonary disease. Lancet, 1996, 347: 436-440.

66. 蔡柏蔷,李龙芸. 协和呼吸病学. 第2版. 北京:中国协和医科大学出版社,2011.

67. 朱元珏,陈文彬. 呼吸病学. 北京:人民卫生出版社, 2003.

68. 中华医学会呼吸病学分会慢性阻塞性肺疾病学组. 慢性阻塞性肺疾病诊治指南(2013年修订版). 中华结核和呼吸杂志,2013,36:255-264.

4

第五章 慢性阻塞性肺疾病急性加重的药物治疗

慢性阻塞性肺疾病急性加重（AECOPD）是一种急性起病的过程，慢阻肺患者呼吸系统症状出现急性加重[典型表现为呼吸困难、咳嗽、痰量增多和（或）痰液呈脓性]，超出日常的变异，导致需要改变药物治疗。AECOPD 是一种临床除外诊断，临床和（或）实验室检查没有发现其他可以解释的特异疾病（如：肺炎、充血性心衰、气胸、胸腔积液、肺栓塞和心律失常等）。通过治疗，呼吸系统症状通常在几天至几周内缓解。

细菌、病毒感染以及空气污染均可诱发，而最常见的原因是上呼吸道病毒感染和气管-支气管感染，气道内细菌负荷增加或气道内出现新菌株。感染菌株引起的特异性免疫反应及中性粒细胞炎症。AECOPD 发病与气道炎症加重有关，肺部病毒和细菌的感染和寄植常伴随慢阻肺气道炎症的加剧。但约 1/3 的 AECOPD 病例急性加重的原因尚难以确定。

AECOPD 的主要症状是气促加重，常伴有喘息、胸闷、咳嗽加剧、痰量增加、痰液颜色和（或）黏度改变以及发热等，此外亦可出现全身不适、失眠、嗜睡、疲乏抑郁和精神紊乱等症状。当患者出现运动耐力下降、发热和(或)胸部影像学异常时可能为 AECOPD 的征兆。气促加重,咳嗽痰量增多及出现脓性痰常提示细菌感染。

与 AECOPD 发病前的病史、症状、体征、肺功能测定、动脉血气检测和其他实验室检查指标进行比较,对判断 AECOPD 的严重度甚为重要,但慢阻肺急性加重期间不推荐肺功能检查。应特别注意本次病情加重或新症状出现的时间,气促、咳嗽的严重度和频度,痰量和痰液颜色,日常活动的受限程度,是否曾出现过水肿及其持续时间,既往加重时的情况和有无住院治疗,以及目前的治疗方案等。对于严重 AECOPD 患者,神志变化是病情恶化的危重指标。是否出现辅助呼吸肌参与呼吸运动,胸腹矛盾呼吸、发绀、外周水肿、右心衰竭,血流动力学不稳定等征象亦有助于判定 AECOPD 的严重程度。

目前 AECOPD 的诊断完全依赖于临床表现,即患者主诉症状的突然变化[基线呼吸困难、咳嗽,和(或)咳痰情况]超过日常变异范围。至今还没有一项单一的生物标志物可应用于 AECOPD 的临床诊断和评估。期待今后有一种或一组生物标志物可以用来进行更精确的病因学诊断。

AECOPD 的治疗目标为减轻急性加重的病情,预防再次急性加重的发生。AECOPD 治疗时优先选择的支气管扩张剂通常是单一吸入的短效 β_2 受体激动剂,或联用吸入短效抗胆碱能药物。

全身糖皮质激素和抗菌药物的使用可以缩短恢复时间,改善肺功能和低氧血症,减少早期复发、治疗失败的风险,缩短住院时间。目前不推荐应用抗病毒药物治疗 AECOPD。AECOPD 是可预防的,减少急性加重及住院次数的措施通常有:戒烟、流感和肺炎疫苗,单用吸入长效支气管扩张剂或联用吸入糖皮质激素,应用磷酸二酯酶-4 抑制剂等。

【相关药物】

1. 抗菌药物　AECOPD 常合并细菌感染,故抗菌药物治疗在 AECOPD 治疗中具有重要地位。AECOPD 时应用抗菌药物治疗需掌握适应证,当患者呼吸困难加重,咳嗽伴有痰量增多及脓性痰时,应根据 AECOPD 严重程度及相应的细菌分层情况,结合当地常见致病菌类型及耐药流行趋势和药物敏感情况尽早选择敏感抗菌药物。

2. 支气管扩张剂　单一吸入短效 β_2 受体激动剂,或短效 β_2 受体激动剂和短效抗胆碱能药物联合吸入,通常在 AECOPD 时为优先选择的支气管扩张剂。这些药物可以改善临床症状和肺功能,应用雾化吸入疗法吸入短效支气管扩张剂可能更适合于 AECOPD 患者。而长效支气管扩张剂合并/不合并吸入糖皮质激素在急性加重时的治疗效果不确定。茶碱仅适用于短效支气管扩张剂效果不好的患者,副作用较常见。由于茶碱类药物血清浓度个体差异较大,治疗窗较窄,监测血清茶碱浓度对于评估疗效和避免副作用的发生都有一定意义。β_2 受体激动剂、抗胆碱能药物及茶碱类药物由于作用机制不同，且分别作用于不同大小的气道及药代及药动学特点不同，联合应用这类药物可获得更大的支气管舒张作用，推荐同时使用二至三种药物改善气流受限。

3. 糖皮质激素　AECOPD 住院患者宜在应用支气管扩张剂的基础上，可加用糖皮质激素口服或静脉治疗以加快患者的恢复，并改善肺功能（FEV$_1$）和低氧血症，减少早期复发，降低治疗失败率，缩短住院时间。关于 AECOPD 糖皮质激素治疗的最佳疗程尚无统一规定，GOLD 指南推荐使用泼尼松 40mg/d，疗程 5 天。与静脉给药相比较，口服泼尼松应该作为优先的推荐途径。

临床上也可单独雾化吸入用布地奈德混悬液（budesonide suspension for inhalation）替代口服激素治疗，雾化时间和输出药量取决于流速、雾化器容积和药液容量。单独应用布地奈德雾化吸入不能快速缓解气流受限，因此雾化吸入布地奈德不宜单独用于治疗 AECOPD，需联合应用短效支气管扩张剂吸入。

4. 呼吸兴奋剂　AECOPD 患者发生急性呼吸衰竭时目前不建议使用呼吸兴奋剂，只有在无条件使用或不建议使用机械通气时，可使用多沙普仑（doxapram）。

5. 抗凝药物　AECOPD 患者合并深静脉血栓形成和肺栓塞时应使用抗凝剂。此外，对卧床、红细胞增多症(血细胞比容>55%)或脱水的患者,无论有无血栓栓塞性疾病史均需考虑使用肝素或低分子肝素。

6. 利尿剂 适于合并顽固性右心衰竭、明显水肿及急性左心衰的 AECOPD 患者。一般选用缓慢或中速利尿剂,通过应用利尿剂来减少血容量及减轻肺水肿,从而改善肺泡通气及动脉血氧张力。在应用利尿剂时,不应过快及过猛,以避免血液浓缩,痰黏稠而不易咳出。长期应用利尿剂还可产生低钾血症,促进肾对碳酸氢盐的再吸收,从而产生代谢性碱中毒,抑制呼吸中枢和加重呼吸衰竭,故目前有些学者已不主张在 AECOPD 合并右心衰竭时应用利尿剂。

7. 强心剂 AECOPD 患者合并有左心室功能障碍时可适当应用强心剂,但需十分小心。这是因为 COPD 患者长期处于缺氧状态,对洋地黄的耐受性低,治疗量与中毒量相当接近,容易发生毒性反应,引起心律失常。然而需注意,AECOPD 合并右心衰竭并不是应用强心剂的指征,强心剂对这些患者疗效不佳,原因有:①肺血管收缩导致肺血管阻力增加;②右心室前负荷降低,导致心输出量下降。此外,应用强心剂还会增加心律失常的危险。因此对 COPD 合并右心衰竭的患者不主张常规应用强心剂。

8. 心律失常的治疗 AECOPD 患者发生急性呼吸衰竭时常出现心律失常,心律失常既可由疾病本身及其引起的代谢异常(如感染,缺氧,高碳酸血症,电解质紊乱)所引起,也可为医源性,如洋地黄过量、拟交感神经药和茶碱的使用、右心导管术等。与原发性心脏病不同,AECOPD 患者的心律失常如果不对生命构成立即威胁,主要治疗方法是识别和治疗引起心律失常的代谢原因—低氧血症、低钾血症、低镁血症、呼吸性酸中毒或碱中毒,以及治疗原发病。只要纠正上述诱因,心律失常即可消失。当诱因不能去除或在纠正上述诱因之后仍有心律失常时,可考虑应用抗心律失常药物。一般避免使用 β 受体阻滞剂,因其能损害肺通气功能,但可应用选择性 $β_1$ 受体阻滞剂治疗,如美托洛尔(metoprolol)或比索洛尔(bisoprolol)在特定情况下使用是安全的。

9. 血管扩张剂 既往认为 AECOPD 患者合并肺动脉高压和右心功能不全时,可以应用血管扩张剂。其目的主要是针对右心功能不全时的后负荷增加,即通过降低肺血管阻力以减轻右室后负荷,增加肺血流量,从而改善右心功能。目前对 AECOPD 应用血管扩张剂已有新的认识,详见后述。

【选择原则】

1. 抗菌药物 现代医学证实细菌感染是导致 AECOPD 的重要原因之一,研究发现:①儿童时期下呼吸道感染损害肺部发育,成人期 FEV_1 下降速度加快;②细菌在下呼吸道定植可诱发炎症和肺部损伤;③细菌所致呼吸道慢性感染有助于 COPD 发病;④细菌诱发 AECOPD;⑤下呼吸道细菌性抗原诱导超敏反应,增加气道反应性。所以,现在大多数文献认为抗菌药物应用在 AECOPD 的治疗中占重要地位。

(1) AECOPD 应用抗菌药物的适应证:AECOPD 的感染病原体可能是病毒或细菌,但是抗菌药物在 AECOPD 中的应用仍然存在争议。故并不是所有 AECOPD 患者都需要给予抗菌药物治疗。Anthonisen 等研究表明,根据 3 个简单症状(呼吸困难加重、痰量增加、脓性痰)把 AECOPD 患者分成 3 类(图 5-1);Ⅰ型(具有全部 3 个症状);Ⅱ型(具有两个症状);Ⅲ型(仅有 1 个症状)。现在推荐 AECOPD 患者接受抗菌药物治疗的指征:①在 AECOPD 时,以下三种症状同时出现:呼吸困难加重,痰量增加和痰液变脓;②患者仅出现以上三种症状中的两种但包括痰液变脓这一症状;③严重的 AECOPD 患者,需要有创或无创机械通气。三种临床表现出现两种加重但无痰液变脓或者只有一种临床表现加重的 AECOPD,一般不建议应用抗菌药物。

(2) AECOPD 分组和抗菌药物治疗:AECOPD 患者通常可分成 2 组。A 组:无铜绿假单胞菌感染危险因素;B 组:有铜绿假单胞菌感染危险因素。如出现以下数项中的一项,应考虑铜绿假单胞菌感染可能:①近期住院史;②经常(>4 次/年)或近期(近 3 个月内)有抗菌药物应用史;③病情严重(FEV$_1$<30%);④应用口服糖皮质激素(近 2

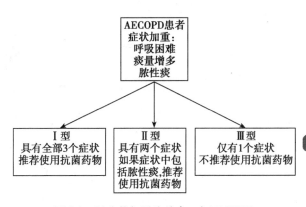

图 5-1 以症状加重为特点，对 AECOPD
患者进行分组

周服用泼尼松>10mg/d）。

1）抗菌药物的类型：临床上应用抗菌药物的类型应根据当地细菌耐药情况选择。对于反复发生急性加重的患者、严重气流受限和（或）需要机械通气的患者，应该做痰液培养，因为此时可能存在革兰阴性杆菌（例如：铜绿假单胞菌属或其他耐药菌株）感染，并出现抗菌药物耐药。住院的 AE-COPD 患者的病原学检查时，痰培养或气管吸取物（机械通气患者）可用于评价细菌负荷和潜在的致病微生物。近来国内研究表明 AECOPD 患者痰培养 78.8% 为革兰阴性菌，最常见病原体为铜绿假单胞菌和肺炎克雷伯菌属，其次为流感嗜血杆菌；15% 为革兰阳性球菌，包括肺炎链球菌和金黄色葡萄球菌。

2）抗菌药物的应用途径和时间：药物治疗的

途径(口服或静脉给药),取决于患者的进食能力和抗菌药物的药代动力学,最好予以口服治疗。呼吸困难改善和脓痰减少提示治疗有效。抗菌药物的推荐疗程为 5~10 天,特殊情况可以适当延长抗菌药物的应用时间。

3) 初始抗菌治疗的建议:选择抗生素主要依据急性加重的严重程度、当地耐药状况、费用和潜在的依从性。①如患者无铜绿假单胞菌危险因素,推荐使用阿莫西林/克拉维酸,也可选用左氧氟沙星或莫西沙星。②对于有铜绿假单胞菌危险因素的患者,如能口服,则可选用环丙沙星或左氧氟沙星。需要静脉用药时,可选择环丙沙星或(和)抗铜绿假单胞菌的 β 内酰胺类,同时可加用氨基糖苷类抗菌药物。③应根据患者病情严重程度和临床状况是否稳定选择使用口服或静脉用药。住院三天以上,如病情稳定可更改用药途径(静脉改为口服)。

4) 初始抗菌治疗的疗效:抗菌治疗既要关注患者的短期疗效,如迅速改善患者症状,改善肺功能,缩短康复时间;又要尽量减少慢阻肺患者未来急性加重的风险,减少 AECOPD 的频度,延长两次发作的间期,将细菌负荷降低到最低水平。长期应用广谱抗菌药物和糖皮质激素易继发深部真菌感染,应密切观察真菌感染的临床征象并采用防治真菌感染措施。

2. 支气管扩张剂 支气管扩张剂的治疗是重要的辅助治疗措施,AECOPD 患者经支气管扩张剂治疗后,临床症状可有改善。目前有 3 种类型的支气管扩张剂:β_2 受体激动剂、抗胆碱能药物、甲基黄嘌呤类药。AECOPD 患者首选短效、吸入性 β_2 受体激动剂。如无效,则增加抗胆碱能药,联合用药可增加疗效。AECOPD 时,可考虑加用口服或静脉甲基黄嘌呤类药物,但需密切监测血清茶碱浓度以避免茶碱的副作用。

β_2 受体激动剂及抗胆碱能药物以吸入用药为佳。由于 COPD 患者在急性加重期往往存在严重呼吸困难、运动失调或感觉迟钝,因此以使用压力喷雾器(CGNs)较合适。如果 CGNs 由空气驱动,吸入时患者低氧血症可能会加重,如果由氧气驱动,需注意避免吸入氧浓度(FiO_2)过高。患者接受机械通气治疗时,可通过带有特殊接合器进行吸入治疗。由于药物颗粒可沉淀在通气机管道内,因此所需药量为正常的 2 ~ 4 倍。

茶碱类药物扩张支气管的作用不如 β_2 受体激动剂和抗胆碱能药物,但如果在 β_2 受体激动剂、抗胆碱能药物治疗 12 ~ 24 小时后,病情无改善则可加用茶碱。因为茶碱除有支气管扩张作用外,还能改善呼吸肌功能,增加心输出量,减少肺循环阻力,并有抗炎作用。临床上应该根据茶碱血浓度调整剂量,其有效浓度为 5 ~ 12μg/ml。茶碱过量时会产生严重的心血管、神经毒性,并显著增加死亡率,因此需注意避免茶碱中毒。

3. 糖皮质激素　全身使用糖皮质激素对 AE-COPD 治疗有益,可能加快病情缓解和肺功能恢复。如果患者的基础 FEV_1<50% 预计值,宜在应用支气管扩张剂基础上加口服或静脉使用糖皮质激素,如给予泼尼松龙每日 40mg/d,推荐应用 5 天。对于临床上无酸中毒的患者,雾化吸入糖皮质激素可以代替口服或静脉使用糖皮质激素。

4. 呼吸兴奋剂 危重 AECOPD 患者,如出现 $PaCO_2$ 明显升高、意识模糊、咳嗽反射显著减弱,可试用呼吸兴奋剂治疗,以维持呼吸及苏醒状态。试用 12~24 小时后无效应考虑停用,改为机械通气。既往国内常用的药物为尼可刹米、山梗菜碱(洛贝林)和多沙普仑等。但是对 AECOPD 合并呼吸衰竭的患者是否使用呼吸兴奋剂,医学界一直有争论。中枢性呼吸兴奋剂如尼可刹米等的呼吸兴奋作用有限,易产生耐受性,同时有惊厥、升高血压、增加全身氧耗量等副作用,对于已有呼吸肌疲劳的患者应慎用。但临床上也常见到某些有严重二氧化碳潴留、中枢呈抑制状态的患者,在适当应用呼吸兴奋剂后,二氧化碳潴留及低氧血症都有缓解。阿米三嗪(almitrine)是一种外周化学感受器兴奋剂,有增加通气量、降低 $PaCO_2$ 的作用,PaO_2 也可能有轻微升高。但其对肺血管有收缩作用,可使右心后负荷加重,对于心功能不全的 COPD 患者应慎用,或在适当加用肺血管扩张剂的情况下使用。2006 年"慢性阻塞性肺疾病全球倡议(GOLD)"增加了对呼吸兴奋剂使用的指导,指出 COPD 患者发生急性呼吸衰竭时不建议使用呼吸兴奋剂,只有在无条件使用或不建议使用无创通气时,可以使用多沙普仑(doxapram)。

总之,目前对 AECOPD 合并呼吸衰竭的患者,治疗倾向是使用机械通气支持治疗而不是使用呼吸兴奋剂。

5. 抗凝药物　选择原则同前。

6. 利尿剂　选择原则同前。

7. 强心剂　AECOPD 合并左心室功能障碍时使用强心剂时剂量宜小,选择快速作用药物如毛花苷丙,毒毛花苷 K 等缓慢静脉注射,剂量为常用量的 1/3 ~ 1/2。口服洋地黄制剂中以地高辛较为稳妥,采用维持量法,0.25mg/d,收效后再减量至 0.125mg/d,这样毒副作用发生少。

8. 关于血管扩张剂的现代观点　关于血管扩张剂在 AECOPD 合并肺动脉压的治疗作用,当今的观点与既往的观点有所不同。AECOPD 患者肺血管收缩时,引起肺血管阻力增加和肺动脉压力增加,应用血管扩张剂主要针对右心功能不全时的后负荷增加。因此,理论上应用血管扩张剂治疗后,肺血管阻力和肺动脉压力的降低就可以减轻右室后负荷,增加肺血流量,改善右心功能。临床上曾试图使用血管舒张药物包括钙离子拮抗剂、血管紧张素转换酶抑制剂、α 受体阻滞剂、前列环素和磷酸二酯酶 V 抑制剂等来降低右心室后负荷,增加心排出量,以改善氧供和组织氧合,但某些结果令人失望。严重 AECOPD 合并肺动脉高压患者接受不同剂量的西地那非治疗,用药后患者休息和运动时的肺动脉压均有所降低,但

同时也出现 PaO_2 降低,其原因是肺通气血流比降低。现在国际上新近颁布的肺动脉高压指南不推荐血管扩张剂靶向药物治疗慢阻肺合并肺动脉高压。而且临床上对于慢阻肺合并肺动脉高压、肺源性心脏病并发心力衰竭患者应用血管扩张剂治疗进行多方面尝试,尚未发现肯定的有效的治疗药物。以下治疗药物曾经用于 AECOPD 的治疗,仅供参考。

(1) 磷酸二酯酶抑制剂:磷酸二酯酶抑制剂可以分为两种,一种为抑制 cAMP 特异性的磷酸二酯酶,另一种为抑制 cGMP 特异性的磷酸二酯酶。茶碱为 cAMP 特异性磷酸二酯酶(磷酸二酯酶Ⅲ)抑制剂,有舒张气管平滑肌的作用。氨力农(amrinone,氨吡酮)和米力农(milronone,甲氰吡酮)是 cAMP 特异性磷酸二酯酶(磷酸二酯酶Ⅲ)抑制剂,主要用于治疗心功能不全,但对肺循环有一定的作用。

1) 茶碱类药物:茶碱是一种肺血管扩张剂,故茶碱能降低肺动脉高压。茶碱可增加心肌收缩力,所以能改善右心室功能。临床上茶碱改善心肌收缩力的作用明显大于对膈肌的作用。另外,茶碱能改善患者的冠状动脉血流灌注,并使心肌缺血区域的血流重新分布。茶碱也能增加肾脏的血流量。

2) 氨吡酮:对晚期慢性肺源性心脏病患者,静注氨吡酮可以明显降低患者的肺动脉压、肺血管阻力、右房压、肺毛细血管楔压(PCWP),提高心输出量和每搏射血量,对体循环血压影响轻微,不会引起外周动脉和混合静脉血氧的明显变化,可以增加氧运输量,一次静脉用药未见血小板显著减少。

3)磷酸二酯酶 V 抑制剂:包括双嘧达莫(dipyridamole)、西地那非(sildenafil)等。双嘧达莫可以降低肺血管阻力,缓解低氧性肺血管收缩,降低肺动脉高压。西地那非是有效的并具有高度特异性的磷酸二酯酶 V 抑制剂,目前主要应用于勃起功能障碍的患者中。有文献报道,临床上西地那非可使肺动脉高压降低,而心排出量增加。对重度慢阻肺合并肺动脉高压患者,急性期静脉应用西地那非可明显改善患者平均肺动脉压和肺血管阻力。长期(3 个月)口服西地那非可改善患者的六分钟步行距离。西地那非的安全性好,尚未发现明显副作用,如鼻充血和面红等。但是临床研究的样本量均较小,且未评估氧合情况,且有不同的研究结果的报道。故西地那非的临床效果有待进一步深入研究。

(2)酚妥拉明:酚妥拉明是一种 α_1 受体拮抗剂,既往在治疗 AECOPD 并发右心衰竭时的使用方法为:10 ~ 20mg 加入 10% 葡萄糖液 250 ~ 500ml 中静滴,速度 0.04 ~ 0.1mg/min,每日剂量不宜大于 40mg。

(3)硝酸盐类:AECOPD 合并肺源性心脏病患者心力衰竭使用利尿剂、强心剂治疗效果不佳时,可考虑使用硝酸异山梨酯 10mg 舌下含服后,患者尿量增加,水肿消退,右心功能改善,体循环压稍有下降。

（4）硝普钠：是最早应用于临床的血管扩张药物，对小动脉和小静脉均有扩张作用，可降低肺动脉压力和肺血管阻力，降低心室的前后负荷，改善心脏功能。其扩张血管的主要作用机制为：在体内自发释放 NO 而扩张肺血管，同时与组织型纤溶酶原激活剂（t-PA）上的巯基结合，增强血栓溶解作用。由于硝普钠为一较强的血管扩张剂，容易引起低血压，用药时一般可以从 $10\mu g/min$ 静滴开始，监测动脉血压，5～10 分钟递加 1 次硝普钠的剂量，使动脉收缩压下降 10～20mmHg 或降至 90～100mmHg 而患者无因血压下降所致的特殊不适，最大剂量一般不超过 $300\mu g/min$。准确地控制药物剂量和严密监测是用好硝普钠的关键，同时输注时需注意避光，大剂量输注超过 3 天可出现血中硫氰化物水平过高，造成硫氰酸盐中毒，可换用其他种类的扩血管药物。既往曾经使用硝普钠治疗肺源性心脏病，有效率为 88.3%，一般只用于肺源性心脏病合并顽固性心衰。

（5）钙通道阻滞剂：钙通道阻滞剂可应用于某些特发性肺动脉高压的治疗。在慢阻肺所致肺动脉高压中，其肺动脉高压最主要的发病机制是低氧性肺血管收缩和平滑肌细胞增殖导致的血管重构。理论上钙通道阻滞剂可以使慢阻肺患者合并肺动脉高压的肺动脉压力降低，从而提高运动耐量和延长生存期。然而，多年来临床上对钙通道阻滞剂治疗慢阻肺合并肺动脉高压进行了深入研究。发现:第一,短期应用钙通道阻滞剂可以降低肺动脉平均压、增加心搏出量,但由于钙通道阻滞剂同时抑制肺循环对缺氧的血管收缩反应,使通气/血流比值失调,从而影响氧合。第二,长期(数周和数月)应用钙通道阻滞剂治疗,肺血流动力学改善并不明显,同时临床症状也得不到相应的改善,甚至可能会进一步恶化。因此,目前已不再建议应用钙通道阻滞剂治疗慢阻肺合并肺动脉高压。

（6）血管紧张素转换酶抑制剂（ACEI）:如卡托普利（captopril）、依那普利（enalapril）、西拉普利（cilazapril）等。COPD 急性发作期常常伴有肾素-血管紧张素-醛固酮系统的异常,肺组织中含有血管紧张素转换酶（ACE）,可将血管紧张素 I 转化为血管紧张素 II,后者有很强的收缩血管的作用。应用 ACE I 可抑制 ACE 的活性,使血管紧张素 II 和醛固酮的水平降低,减轻心室前、后负荷,降低肺循环压力和阻力。

（7）内皮素受体拮抗剂:无论何种原因引起的肺动脉高压,ET-1 的表达、产生及其在血浆和肺组织中的浓度均升高,且其升高的程度与肺动脉高压的严重程度有着明显的相关关系。ET-1 是强有力的缩血管物质,并且是平滑肌细胞的促细胞分裂剂,对肺血管的张力增加和肺血管壁的增厚起着重要的促进作用。内皮素受体存在着两种不同的亚型,ETA 和 ETB 亚型。ETA 受体的活化可产生血管收缩和血管平滑肌细胞的增生,而

ETB 受体主要参与内皮素的清除,特别是肺脏和肾脏的内皮素清除,ETB 受体的活化会产生血管的扩张和 NO 的释放。波生坦(bosentan)是一种口服的 ET-1 受体拮抗剂,在特发性肺动脉高压和胶原血管病所致肺动脉高压中具有较好的作用。理论上选择性 ETA 受体拮抗剂对慢阻肺合并肺动脉高压的治疗较有益处。但是,最近发表的临床药理研究表明,波生坦治疗并不能改善慢阻肺患者合并肺动脉高压患者的运动能力和氧合状态,而且由于肺血管的扩张有可能影响慢阻肺患者的气体交换。

总之,目前不推荐 AECOPD 患者使用血管扩张剂靶向治疗。因为这类药物会抑制低氧引起的肺血管收缩,从而损害气体交换,使通气/灌注比例失调恶化,进一步加重低氧血症,使患者生活质量受损。

9. 抗病毒药物　尽管病毒感染在 AECOPD 的发病过程中起了重要作用,尤其是鼻病毒属,目前不推荐应用抗病毒药物治疗 AECOPD。临床上已尝试过应用多种抗病毒制剂治疗鼻病毒属感染。抗病毒制剂包括针对靶向细胞敏感性、病毒附着、受体阻断、病毒外膜、病毒 RNA 复制和病毒蛋白合成等各种类型的抗病毒药物。但临床研究发现除了神经氨酸酶抑制剂(如:zanamivir,扎那米韦)和金刚烷胺能治疗流感外,其他所有抗病毒药物均未证实有临床治疗效应,而且常常出现明显的副作用和缺乏耐受性。当今没有任何抗病毒药物批准用于治疗鼻病毒属感染,尤其是鼻病毒属感染诱发的 AECOPD。

对疑有流感的 AECOPD 患者进行经验性抗病毒治疗时,需注意发病时间。2011 年欧洲呼吸学会颁布的"成人下呼吸道感染的诊治指南"特别指出:现在不推荐对于怀疑流感病毒感染的 AECOPD 患者进行经验性抗病毒治疗。抗病毒治疗仅适用于出现流感症状(发热、肌肉酸痛、全身乏力和呼吸道感染)时间小于 2 天、并且正处于流感爆发时期的高危患者。

【注意事项】

1. 抗菌药物　抗菌药物的注意事项及副作用等,请参阅相关章节。

2. 支气管扩张剂

(1) 万托林雾化溶液(ventolin inhalant)

雾化溶液:5mg/ml。

用法和用量:采用呼吸器或喷射喷雾器给药,切不可注射或口服。间歇性用法可每日重复 4 次。成人每次:0.5~1.0ml,本品(2.5~5.0mg 硫酸沙丁胺醇)应以注射用生理盐水稀释至 2.0~2.5ml。稀释后的溶液由患者通过适当的驱动式喷雾器吸入,直至不再有气雾产生为止。如喷射喷雾器和驱动装置匹配得当,则喷雾可维持约 10 分钟。本品可不经稀释而供间歇性使用,为此,将 2.0ml 本品(10mg 硫酸沙丁胺醇)置入喷射喷雾器中,让患者吸入雾化的药液,至病情缓解为止,通常约需 3~5 分钟。

副作用及注意点:参见第三章。

(2) 异丙托溴铵(爱全乐)雾化吸入溶液(ipratropium bromide solution for inhalation)

雾化溶液:500μg/2ml,250μg/2ml。

用法和用量:异丙托溴铵雾化吸入溶液只能通过合适的雾化装置吸入,不能口服或注射。首先准备喷射雾化器以加入雾化吸入液。将小瓶中的药液挤入雾化器药皿中。安装好喷射雾化器,按规定使用。吸入用爱全乐(异丙托溴铵)溶液可使用普通的雾化吸入器。在有给氧设施情况下,吸入雾化液最好在每分钟 6~8L 的氧流量条件下给予雾化吸入。用量应按患者个体需要做适量调节;通常成人每次吸入 500μg/2ml。

副作用及注意点:参见第三章。

(3) 吸入用复方异丙托溴铵溶液(可必特,Combivent)

雾化溶液:2.5ml;含有异丙托溴铵 0.5mg 和硫酸沙丁胺醇 3.0mg(相当于沙丁胺醇碱 2.5mg)。

用法和用量:通过合适的雾化器或间歇正压通气机给药。适用于成人(包括老年人)和 12 岁以上的青少年。

急性发作期:大部分情况下 2.5ml 的治疗剂量能缓解症状。对于严重的病例 2.5ml 的治疗剂量不能缓解症状时,可使用 2×2.5ml 的药物剂量进行治疗。

维持治疗期：每天 3～4 次，每次使用 2.5ml 药物剂量即可。

副作用及注意点：参见第三章。

（4）氨茶碱注射液（aminophylline injection）

静脉用注射液：250mg（10ml）/支

用法和用量：①成人常用量静脉注射，一次 0.125～0.25g，一日 0.5～1g，每次 0.125～0.25g 用 50% 葡萄糖注射液稀释至 20～40ml，注射时间不得短于 10 分钟。②静脉滴注，一次 0.25～0.5g，一日 0.5～1g，以 5%～10% 葡萄糖注射液稀释后缓慢滴注。③静脉泵注射输入：0.6～0.8mg/（kg·h）。茶碱有效血浓度应该控制在 5～12μg/ml。注射给药，极量一次 0.5g，1g/d。

副作用：参见第三章。

注意点：

1）本品可使血清尿酸及尿儿茶酚胺的测定值增高。

2）下列情况应慎用，并注意监测血清茶碱浓度：酒精中毒、心律失常、严重心脏病、充血性心力衰竭、肺源性心脏病、肝脏疾患、高血压、甲状腺功能亢进、严重低氧血症、急性心肌损害、活动性消化道溃疡或有溃疡病史者、肾脏疾患、年龄超过 55 岁，特别是男性和伴发慢性肺部疾病的患者、持续发热患者、茶碱清除率减低者。

3）静脉滴注时，应避免与维生素 C、促皮质激素、去甲肾上腺素、四环素类盐酸盐配伍。

4）用于心功能不全的患者时应注意计算氯

化钠的摄入量。

5）给药期间注意血药浓度与疗效相关,尤其是长期用药患者,用量通常大于一般人用量,既往曾认为茶碱有效血浓度大约 $10 \sim 20\mu g/ml$,超过 $20\mu g/ml$,即可产生毒性,近来研究提示 $5 \sim 12\mu g/ml$ 左右时也可收到较好疗效。

6）用量应根据标准体重计算,理论上给予茶碱 $0.5mg/kg$,即可使血清茶碱浓度升高 $1\mu g/ml$。

药物相互作用:

1）茶碱与麻黄碱及其他拟交感胺类支气管扩张药合用,疗效增加但毒性亦增强。

2）茶碱与别嘌醇(大剂量)、西咪替丁、普萘洛尔及口服避孕药合用可使茶碱清除率降低,血清浓度增高。

3）茶碱与利福平合用可使茶碱血清浓度降低,茶碱与苯妥英钠合用时,两药血清浓度均降低。

4）对于需用茶碱的患者,最好避免使用非选择性 β 受体阻滞药(如普萘洛尔),因它们的药理作用相互拮抗,本品的支气管扩张作用可能受到抑制。

5）茶碱与巴比妥类、卡马西平及其他肝微粒体酶诱导剂合用可加快茶碱的代谢和清除。

6）与克林霉素、林可霉素及某些大环内酯类(红霉素、罗红霉素、克拉霉素)、喹诺酮类抗菌药(伊诺沙星、环丙沙星)合用时,可降低本品在肝脏的清除率,使血药浓度升高,甚至出现毒性反应,应在给药时调整本品的用量。

7) 与锂盐合用时,可加速肾脏对锂的排出,后者疗效因而降低。

8) 与其他茶碱类药合用时,不良反应可增多。

9) 吸烟者、茶碱的肝代谢加强,需增加本品用药剂量。

3. 糖皮质激素

（1）甲泼尼龙（methylprednisolone）

片剂:2mg/片;4mg/片。

注射剂:注射用甲泼尼龙琥珀酸钠:40mg/支;500mg/支。

用法和用量:静脉滴注,40mg/次,每日 1 次;推荐连用 5 日。口服:32mg/d,推荐连用 5 天。（注:甲泼尼龙 4mg 药效等同于泼尼松 5mg）

副作用及注意点:参见第三章。

（2）泼尼松（prednisone）

片剂:5mg/片。

用法和用量:口服:40mg/d,推荐连用 5 天。

副作用及注意点:同甲泼尼龙。

（3）吸入用布地奈德混悬液（budesonide suspension for inhalation）

雾化溶液:0.5mg/2ml;1mg/2ml。

用法和用量:一次 1~2mg,一日 2 次。吸入用布地奈德混悬液应经合适的雾化器给药。根据不同的喷射雾化器,患者实际吸入的剂量为标示量的 40%~60%。雾化时间和输出药量取决于流速、雾化器容积和药液容量。对大多数雾化器，适当的药液容量为 2～4ml。

副作用及注意点：

副作用：声嘶、溃疡、咽部疼痛不适、舌部和口腔刺激、口干、咳嗽和口腔念珠菌病。如果发现口咽念珠菌病，可用适当的抗真菌药治疗，并继续使用布地奈德。让患者在每次吸入后漱口，可使念珠菌感染的发生率减至最低。通常患者对布地奈德的耐受性较好。大多数不良反应都很轻微，且为局部性。布地奈德引起的全身作用和口咽并发症与剂量有关。每天用 1.6mg 或更多布地奈德，且长期单独使用的患者中，有 50% 的患者出现类固醇过量的临床表现。

注意点：①单独应用布地奈德雾化吸入不能快速缓解气流受限。因此布地奈德不宜单独用于治疗 AECOPD，需加强其他治疗措施，如应用支气管扩张剂等；②布地奈德雾化吸入可能会掩盖一些已有感染的症状，也可能在使用时诱发新的感染。对患有活动或静止期肺结核病的患者或呼吸系统的真菌、细菌或病毒感染者，需特别小心。

4. 呼吸兴奋剂

（1）盐酸多沙普仑注射液（doxapram hydrochloride injection）

注射剂：1ml(20mg)/支；5ml(0.1g)/支。

用法和用量：①静脉注射：按体重一次 0.5～1.0mg/kg，不超过 1.5mg/kg，如需重复给药，至少间隔 5 分钟。每小时用量不宜超过 300mg。②静脉滴注:按体重一次 0.5～1.0mg/kg 临用前加葡萄糖氯化钠注射液稀释后静脉滴注,直至获得疗效,总量不超过 3g/d。

副作用及注意点:

1）头痛、无力、恶心、呕吐、出汗、感觉奇热、腹泻及尿潴留。

2）用药时常规测定血压和脉搏,以防止药物过量。静脉注射漏到血管外或静脉滴注时间太长,均能导致血栓静脉炎或局部皮肤刺激。剂量过大时,可引起心血管不良反应如血压升高、心率加快,甚至出现心律失常。静脉滴注速度不宜太快,否则可引起溶血。

3）惊厥、癫痫、重度高血压、嗜铬细胞瘤、甲状腺功能亢进、冠心病、颅高压、严重肺部疾患者禁用。孕妇及哺乳期妇女用药慎用。

4）药物过量时可出现中毒症状:心动过速、心律失常、高血压、焦虑不安、震颤、谵妄、惊厥、反射亢进。临床上视病情给予相应的对症治疗和支持疗法。

药物相互作用:

1）本品能促进儿茶酚胺的释放增多,在全麻药如氟烷、异氟烷等停用 10～20 分钟后,才能使用。

2）本品与咖啡因、哌甲酯、匹莫林、肾上腺素受体激动药等合用,可能出现紧张、激动、失眠甚至惊厥或心律失常。

3）本品与单胺氧化酶抑制药丙卡巴肼以及

升压药合用时,可使血压明显升高。

4)与碳酸氢钠合用,本药的血药浓度升高,毒性明显增强,因此可导致惊厥。

(2)尼可刹米(可拉明,Coramine)

注射剂:0.375g(1.5ml)/支;0.5g(2ml)/支。

用法和用量:肌注或静注,成人0.25g~0.5g/次,每1~2小时重复1次,或与其他中枢兴奋药交替使用。

副作用及注意点:

1)不良反应少见。大剂量可引起血压升高、心悸、出汗、呕吐、震颤及肌僵直,应及时停药以防惊厥。

2)药物过量时可引起癫痫样惊厥,随之出现昏迷。惊厥发作可静脉注射苯二氮䓬类药物或小剂量硫喷妥钠治疗。

3)对呼吸肌麻痹的患者无效。

4)用药须配合人工呼吸和给氧。

(3)山梗菜碱(洛贝林,Lobelin)

注射剂:3mg(1ml)/支;5mg(1ml)/支;10mg(1ml)/支。

用法和用量:皮下或肌注3~10mg/次。极量20mg/次,50mg/d。静注3mg/次,必要时每30分钟重复一次。极量6mg/次,20mg/d。

副作用及注意点:静脉注射需缓慢。不良反应包括:恶心、呕吐、呛咳、头痛、心悸等。药物过量引起大汗、心动过速、低血压、低体温、呼吸抑制、强直性惊厥、昏迷、死亡。

5. 抗凝药物、利尿剂和强心剂等,请参阅相关章节。

【建议】

1. AECOPD 患者处理时,应该注意以下几点:

(1) 根据症状、血气、X 线胸片等评估病情的严重程度;鉴别引起急性呼吸困难的其他疾病,如:肺炎、心力衰竭、气胸、胸腔积液、肺栓塞和心律失常等。

(2) 首先选用支气管扩张剂:AECOPD 开始治疗时可以适当增加原先使用药物的剂量或频度;或联合应用 β_2 受体激动剂和抗胆碱能药物;使用贮雾器或气动雾化器进行雾化吸入治疗;考虑静脉注射茶碱类药物。

(3) 口服或静脉注射糖皮质激素,也可以选择雾化吸入糖皮质激素。

(4) 细菌感染是 AECOPD 的重要原因,应密切观察细菌感染征象,积极、合理的使用抗生素。

(5) 整个治疗过程中应注意水和电解质平衡和营养状态;识别和处理可能发生的合并症(如心力衰竭、心律失常等);对患者情况进行密切监测。

(6) 控制性氧疗并于 30 分钟后复查血气分析。如果氧疗无效,应考虑应用无创性机械通气;如果有适应证,可以立即应用有创机械通气。

2. AECOPD 的分级治疗　AECOPD 严重程度的分级目前尚无统一的、临床适用的客观标准,为了便于临床操作,2004 年美国胸科学会(ATS)/欧洲呼吸学会(ERS)推出的慢阻肺诊断和治疗标准时,将 AECOPD 的严重程度分为 3 级:Ⅰ级,门诊治疗;Ⅱ级,普通病房住院治疗;Ⅲ级,入住 ICU 治疗(合并急性呼吸衰竭)。

　　(1) Ⅰ级:门诊治疗(表 5-1)

表 5-1　门诊 AECOPD 患者的处理

检查吸入技术,考虑应用储雾罐装置
支气管扩张剂
　　短效 β₂ 受体激动剂和(或)应用储雾罐或喷射雾化器定量吸入异丙托溴铵,可考虑加用长效支气管扩张剂糖皮质激素(实际应用剂量可能有所不同)
　　泼尼松 40mg,推荐口服 5 天;考虑使用吸入糖皮质激素
抗菌药物(应该根据当地细菌耐药的情况选用抗菌药物)
　　按照患者痰液特征的改变,开始抗菌药物治疗

　　(2) Ⅱ级:住院治疗

　　表 5-2 列举了重症 AECOPD(但无生命危险)患者普通病房住院后的治疗方案。

表 5-2　普通病房住院 AECOPD 患者的处理

氧疗和系列测定动脉血气;
支气管扩张剂
　　- 增加短效支气管扩张剂的剂量和(或)次数;
　　- 联合应用短效 β₂ 受体激动剂和抗胆碱药物;
　　- 应用储雾罐或喷射雾化器装置;
　　　如果患者耐受,推荐口服泼尼松 40mg/d,疗程 5 天
　　　如果患者不耐受口服,则可以应用相等剂量的糖皮质激素进行静脉滴注,推荐疗程 5 天;

续表

考虑应用定量吸入或雾化吸入糖皮质激素

当有细菌感染,考虑应用抗菌药物

考虑无创通气

随时注意:

　– 监测液体平衡和营养;

　– 考虑应用肝素或低分子肝素皮下注射;

　– 鉴别和治疗合并症(心力衰竭、心律不齐)

　– 密切监护患者

（3）Ⅲ级:入住 ICU 治疗

表 5-3 列举了重症 AECOPD（合并急性呼吸衰竭）患者入住 ICU 后的治疗方案。

表 5-3　ICU 住院 AECOPD 患者的处理

氧疗或机械通气支持

支气管扩张剂

应用喷射雾化器装置雾化吸入短效 β_2 受体激动剂、异丙托溴铵或复方异丙托溴铵;如果患者已经进行呼吸机治疗,考虑应用进行定量雾化吸入

糖皮质激素

　如果患者耐受,推荐口服泼尼松 40 mg/d,疗程 5 天

　如果患者不耐受口服,则可以应用相等剂量的糖皮质激素进行静脉滴注,推荐疗程 5 天

　考虑应用定量吸入或雾化吸入糖皮质激素

抗菌药物(根据当地细菌耐药情况选用抗菌药物)

　阿莫西林/克拉维酸,呼吸喹诺酮(左氧氟沙星、莫西沙星)

　如果怀疑有铜绿假单胞菌和(或)其他肠道细菌感染,考虑抗菌药物联合治疗,可选择环丙沙星和(或)抗铜绿假单胞菌的 β 内酰胺类药物,同时可加用氨基糖苷类抗菌药物

续表

随时注意：
- 监测液体平衡和营养；
- 考虑应用肝素或低分子肝素皮下注射
- 鉴别和治疗合并症（心力衰竭、心律不齐）
- 密切监护患者

（蔡柏蔷）

参 考 文 献

1. GOLD Executive Committee. Global strategy for the diagnosis, management, and prevention of chronic obstructive pulmonary disease（Updated 2014）. http://www. goldcopd. com.

2. 中华医学会呼吸病学分会慢性阻塞性肺疾病学组. 慢性阻塞性肺疾病诊治指南（2013 年修订版）. 中华结核和呼吸杂志 2013,36(4):255-264.

3. ERS Task Force in Collaboration with ESCMID:Guidelines for the management of adult lower respiratory tract infections. Eur Respir J,2005,26:1138-1180.

4. 徐凌,蔡柏蔷. 慢性阻塞性肺疾病急性加重期的诊断、治疗和机械通气//蔡柏蔷,李龙芸. 协和呼吸病学. 第2 版. 北京：中国协和医科大学出版社，2011, 2232-2262.

5. 张象麟:药物临床信息参考. 北京:国家药品监督管理局药品审评中心,2007.

6. Celli B. R,MacNee W. ,Committee members. Standards for the diagnosis and treatment of patients with COPD:a summary of the ATS/ERS position paper. Eur Respir J,2004,

23:932-946.

7. 俞森洋. 慢性阻塞性肺病和哮喘的雾化吸入疗法. 中国药物应用与监测,2006,4:28-31.

8. YE Feng, HE Li-xian, CAI Bai-qiang, et al. Spectrum and antimicrobial resistance of common pathogenic bacteria isolated from patients with acute exacerbation of chronic obstructive pulmonary disease in mainland of China. Chinese Medical Journal,2013,126（12）:2207-2214.

9. Simonneau G, Gatzoulis MA, Adati I, et al. Updated Clinical Classification of Pulmonary Hypertension. Journal of the American College of Cardiology,2013,62（25,Suppl D）: D34-D41.

10. 慢性阻塞性肺疾病急性加重(AECOPD)诊治专家组. 慢性阻塞性肺疾病急性加重(AECOPD)诊治中国专家共识(2014 年修订版). 国际呼吸杂志,2014,34（1）:1-10.

11. MacIntyre N & Huang YC. Acute Exacerbations and respiratory failure in chronic obstructive pulmonary disease. Proc Am Thorac Soc,2008,5:530-535.

12. Woods JA, Wheeler JS, Finch CK, et al. Corticosteroids in the treatment of acute exacerbations of chronic obstructive pulmonary disease. International Journal of COPD,2014, 9:421-430.

13. Cai BQ, Cai SX, Chen RC, et al. Expert consensus on acute exacerbation of chronic obstructive pulmonary disease in the People's Republic of China. International Journal of COPD,2014,9:381-395.

14. Leuppi JD, Schuetz P, Bingisser R, et al. Short-term vs conventional glucocorticoid therapy in acute exacerbations

of chronic obstructive pulmonary disease：The REDUCE Randomized Clinical Trial. JAMA. 2013,309(21)：2223-2231.

15. 乔人立.重新认识慢性阻塞性肺疾病与肺源性心脏病.中华结核和呼吸杂志,2011,36:246-248.

5

第六章 慢性肺源性心脏病的药物治疗

慢性肺源性心脏病(chronic pulmonary heart disease),简称慢性肺心病(chronic cor pulmonale),是由于慢性肺、胸廓疾病或肺血管病变所引起的肺循环阻力增加、肺动脉高压进而引起右心室肥大、扩张,甚至发生右心衰竭的心脏病,其主要治疗措施应直接针对引起肺动脉高压的基础疾病。引起慢性肺心病最常见的病因是支气管、肺疾病,其中慢性阻塞性肺疾病占80%~90%。主要发病机制为肺血管床破坏,缺氧导致的肺小动脉痉挛、继发性红细胞增多、血液黏稠度增加,引起肺动脉高压,右心室肥厚扩大,最终发展为肺心病。根据临床表现可将慢性肺心病分为肺心功能代偿期与肺心功能失代偿期或稳定期与急性加重期。治疗原则主要应治疗胸、肺基础疾病,改善心肺功能,同时维持和保护其他器官的功能。急性发作期治疗原则:积极控制感染,通畅呼吸道,纠正缺氧和二氧化碳潴留,控制呼吸衰竭和心力衰竭以及控制各种并发症。稳定期治疗包括健康教育、呼吸肌锻炼、预防感染、增强机体免疫力以及对症处理。本病病程呈缓慢渐进加重过程,预后不良,近来由于治疗和监护措施的改进,病死率已降至 15% 以下。本章主要介绍肺心病急性加重期的药物治疗。

一、控制呼吸道感染

【相关药物】

抗菌药物及其使用方法和注意事项参见肺炎及慢性阻塞性肺疾病急性加重(AECOPD)药物治疗相关的章节。

【选择原则】

1. 选择抗生素应根据心肺功能的情况、感染的轻重、全身情况、既往用药史、痰细菌培养等患者因素加以考虑,同时结合药物抗菌谱、药代动力学特点及毒副作用综合选择。由于慢性肺心病患者大多长期反复使用抗生素,对很多抗生素耐药,因此,尽快明确病原学以及药敏试验十分必要,以指导合理选用抗生素。

2. 肺心病的急性发作常起源于病毒感染,随之继发细菌感染,后者为主要矛盾。在肺心病的呼吸道感染的病原菌中,革兰阴性杆菌及耐甲氧西林金黄色葡萄球菌(MRSA)感染多见,真菌亦较常见。院外感染多为革兰阳性球菌如肺炎链球菌、金黄色葡萄球菌等,院内感染多为革兰阴性杆菌如大肠杆菌、克雷伯杆菌、铜绿假单胞菌等。由于大部分患者入院时不能明确病原学诊断,因此,及时经验性抗感染治疗非常重要,经验性治疗应根据患者具体情况评估细菌谱的变化从而选择合适的抗生素。

3. 慢性肺心病患者绝大多数(90% 左右)是由于慢性阻塞性肺疾病(COPD)引起,慢性肺心病急性加重期患者抗生素使用指征及选用可参考2013 年我国 COPD 指南推荐的抗生素使用原则。针对慢阻肺急性加重(AECOPD)患者,目前推荐的抗菌药物治疗指征包括:①出现呼吸困难加重、痰量增加和脓性痰三项主要症状;②出现脓性痰以及呼吸困难加重或痰量增加;③病情危重需要呼吸机辅助通气。抗菌药物的推荐治疗疗程是 5 ~ 10 天,呼吸困难改善和脓痰减少提示治疗有效。

4. 初始抗菌药物选择建议 可参照"AECOPD诊治中国专家共识"进行初始抗生素选择。根据是否有铜绿假单胞菌感染危险因素将患者分为两组,A 组:无铜绿假单胞菌感染危险因素;B 组:有铜绿假单胞菌感染危险因素。以下 4 点提示铜绿假单胞菌感染危险因素,如出现以下 4 项中的 1 项,应考虑铜绿假单胞菌感染可能:①近期住院史;②经常(>4 次/年)或近期(近 3 个月内)有抗菌药物应用史;③病情严重(FEV$_1$% pred<30%);④应用口服糖皮质激素(近 2 周服用泼尼松>10mg/d)。另外,患有结构性肺疾病如支气管扩张症以及过去曾发生铜绿假单胞菌感染也提示可能铜绿假单胞菌感染。如患者无铜绿假单胞菌危险因素则有数种抗菌药物可供选择。选择主要依据急性加重的严重程度、当地耐药状况、费用和潜在的依从性。推荐使用阿莫西林/克拉维酸，也可选用左氧氟沙星或莫西沙星。对于有铜绿假单胞菌危险因素的患者，如能口服，则可选用环丙沙星或左氧氟沙星。需要静脉用药时，可选择环丙沙星或（和）抗铜绿假单胞菌的 β 内酰胺类，同时可加用氨基糖苷类抗菌药物。应根据患者病情严重程度和临床状况是否稳定选择使用口服或静脉用药。住院 3 天以上，如病情稳定可更改用药途径（静脉改为口服）。

5. 慢性肺心病患者由于多为高龄、身体状况差以及医疗因素等原因，病原菌较为复杂，因此，需根据患者具体情况及有无并发症等判断可能病原菌以选择适当抗菌药物：

（1）耐青霉素或耐药性肺炎链球菌易感因素：年龄<65 岁；在过去 3 个月内使用过 β 内酰胺类抗生素；酗酒者；使用糖皮质激素；免疫抑制者；存在多种并发症。

（2）肠道革兰阴性菌属易感因素：患有心肺疾病；在养老院、疗养院居住；存在多种并发症；最近使用过抗生素及糖皮质激素治疗。

（3）军团菌易感因素：吸烟；细胞免疫缺陷，如器官移植患者；肝、肾衰竭；糖尿病；恶性肿瘤。

6. 慢性肺心病患者由于长期使用抗生素及激素类药物，易继发真菌感染。如果已经较长时间使用抗菌药物和反复全身应用糖皮质激素治疗的患者,特别是近期内反复加重,呼吸道感染使用抗生素治疗无效,需考虑真菌感染的可能。

二、呼吸衰竭

【相关药物】

(一)支气管舒张剂

包括选择性 β_2 受体激动剂、抗胆碱能制剂、甲基黄嘌呤类药物,参见支气管哮喘药物治疗相关章节。

(二)局部和全身糖皮质激素

慢性肺心病患者由于肺功能差,糖皮质激素的给予往往通过雾化吸入和(或)全身包括静脉途径以及口服使用。相关药物介绍请参见支气管哮喘药物治疗相关章节。

(三)呼吸兴奋剂

1. 尼可刹米(nikethamide,可拉明,二乙烟酰胺,Coramine) 本品选择性地兴奋延髓呼吸中枢,也可作用于颈动脉体和主动脉体化学感受器反射性地兴奋呼吸中枢,增加呼吸频率和潮气量,排出二氧化碳。并有一定的苏醒作用。作用时间短,一次静脉注射作用维持 5~10 分钟。禁用于抽搐及惊厥患者。

2. 洛贝林(Lobeline,山梗菜碱,祛痰菜碱) 本品可刺激颈动脉体和主动脉体化学感受器而反射性兴奋呼吸中枢,作用迅速,持续时间短。大剂量可引起心动过速、传导阻滞、呼吸抑制,甚至惊厥。

3. 二甲氟林(dimefline,回苏林) 本品直接兴奋呼吸中枢,作用比尼可刹米强约100倍,起效快,有明显苏醒作用。

4. 多沙普仑(doxapram) 本品能选择性兴奋呼吸中枢。小量时通过颈动脉体化学感受器反射性兴奋呼吸中枢,大量时直接兴奋延髓呼吸中枢,使潮气量加大,而呼吸频率增快有限。大剂量兴奋脊髓及脑干,但对大脑皮质似无影响,在阻塞性肺疾病患者发生急性通气不全时,应用此药后,潮气量、血二氧化碳分压、氧饱和度均有改善。安全范围较大。

(四)祛痰药

参见支气管扩张药物治疗相关章节。

【选择原则】

1. 呼吸衰竭治疗的重点是保持呼吸道通畅,纠正缺氧和二氧化碳潴留。

2. 肺心病急性加重时,为解除支气管痉挛,改善通气,多静脉使用氨茶碱,如果患者有心功能不全,用量适当减少,轻症者可口服氨茶碱。急症时 β_2 受体激动剂常采用雾化吸入,合并吸入或静脉使用糖皮质激素可以提高疗效,而副作用无增加。抗胆碱能药物对 COPD 患者具有较强的扩张支气管作用,安全性较 β_2 受体激动剂高,可作为 COPD 患者合并肺心病患者首选药物。

3. 肺心病患者急性加重时,由于感染的因素以及基础疾病,气道阻塞明显加重,并且肺部及全身炎症反应明显,因此,可以考虑吸入或全身使用糖皮质激素,但要严格控制指征。在有效控制感染的情况下,短期(5 天)每天应用泼尼松 40mg,对缓解呼吸衰竭和心力衰竭都有一定的作用。可以静脉使用糖皮质激素,病情好转 2～3 天后停用,病情轻者可以考虑口服激素。

4. 通畅呼吸道,如果患者痰量较多而且浓稠不易咳出,需考虑使用祛痰剂、湿化气道或经纤支镜行痰液引流,非药物排痰治疗(如刺激咳嗽、叩击胸部、体位引流等方法) 也十分重要。

5. AECOPD 患者发生呼吸衰竭时一般不推荐使用呼吸兴奋剂。只有在无条件使用或不建议使用无创通气时,可使用呼吸兴奋剂。在气道通畅、以中枢抑制为主所致通气量不足的呼吸衰竭患者,可以考虑使用呼吸兴奋剂。对肺性脑病和吗啡引起的呼吸抑制呼吸兴奋剂效果较好,对吸入麻醉中毒和巴比妥类药物中毒效果则较差。

【注意事项】

(一)支气管舒张剂和糖皮质激素
参见支气管哮喘药物治疗相关章节。

(二)呼吸兴奋剂
1. 尼可刹米

注射剂:0.375g/支。

用法:先用 0.375～0.75g 静脉注射,继以 1.875～3.75g 加入 500ml 液体中,以 1～2ml/min

静脉滴注。

2. 洛贝林

注射剂：3mg/ml，10mg/ml。

用法：皮下、肌内或静脉注射，皮下或肌内注射每次 3~10mg，极量为 20mg/次；静脉注射每次 3mg，必要时 30 分钟后重复一次，极量为 20mg/d。

3. 二甲氟林

注射剂：8mg/2ml。

用法：肌内或静脉注射 8~16mg/次；静脉滴注 16~32mg/次，稀释于 0.9% 氯化钠注射液中。

4. 多沙普仑

注射剂：20mg/ml，100mg/5ml。

用法：静脉注射：0.5~1.0mg/（kg·次），如需重复给药，至少间隔 5 分钟，不宜超过 300mg/小时。静脉滴注：0.5~1.0mg/（kg·次），临用前加葡萄糖氯化钠注射液稀释，总量不超过 3g/d。

不良反应及注意点：

（1）有兴奋其他中枢作用，用量过大可引起不良反应。大剂量可引起血压升高、心悸、出汗、呕吐、震颤及肌僵直，应及时停药以防惊厥。

（2）使用前应减轻胸廓和气道的机械负荷，如分泌物的引流，解除支气管痉挛，消除肺间质水肿，以改善肺顺应性，否则兴奋剂效果较差。

（3）若使用后二氧化碳分压下降 10~20mmHg，氧分压无下降，提示可继续使用呼吸兴奋剂，若无反应或血气指标恶化，应停止使用。

（4）有抽搐、惊厥及癫痫病史患者禁用。

（三）祛痰药

请参见支气管扩张药物治疗相关章节。

【建议】

1. 抗生素需治疗 3 天后评价其疗效，必要时予以更换。

2. 在获得病原菌和药敏试验前，可依据患者的基础疾病、感染的严重程度、药物在体内的分布特点及其毒性等临床资料，尽早根据经验选用抗生素。待病原菌和药敏结果报告后再调整用药。

3. β_2 受体兴奋剂首选吸入法，也可口服及静脉给药，强调足量使用，增加药物的剂量和频度。年龄增大疗效反应差者，可适当增加其剂量。但应注意同时带来的副作用。

4. 呼吸衰竭重要的治疗措施包括氧疗和机械通气治疗。氧气作为一种特殊药物，有其适宜的浓度和疗程。氧疗的原则是既能纠正缺氧，又能防止因吸氧不当导致 CO_2 潴留。在较短时间内使 PaO_2 升至 60mmHg 以上，SaO_2 达到 90% 以上而不导致 CO_2 潴留的氧气浓度为最适吸入氧浓度。

5. 肺心病急性发作期患者，经控制呼吸道感染，改善呼吸道阻塞，纠正缺氧及 CO_2 潴留等措施后，病情仍无好转，考虑需要较长时间进行人工通气时，应建立人工气道。机械通气应把握好时机，早期使用无创机械通气（NIV）改善呼吸性酸中毒，提高 pH，降低危及生命的高 $PaCO_2$、呼吸频率,减轻气促,降低气管插管率、住院天数以及病死率。如果需要使用有创机械通气,最好在意识障碍和脑水肿初期进行。参照"AECOPD诊治专家共识",当患者出现以下情况之一需考虑NIV:①呼吸性酸中毒[动脉血pH≤7.35和(或)$PaCO_2$>45mmHg];②严重呼吸困难合并临床症状,提示呼吸肌疲劳;③呼吸功增加(例如应用辅助呼吸肌呼吸,出现胸腹矛盾呼吸,或者肋间隙肌群收缩)。而下列情况是使用无创呼吸机的相对禁忌:①呼吸停止或呼吸明显抑制;②心血管系统不稳定(低血压、心律失常、心肌梗死);③精神状态改变,不能合作;④易误吸者;⑤分泌物黏稠或量大;⑥近期面部或胃食管手术;⑦颅面部外伤;⑧固定的鼻咽部异常;⑨烧伤。对于有NIV禁忌或使用NIV失败的严重呼吸衰竭患者,一旦出现严重的呼吸形式、意识、血流动力学等改变,应及早插管改用有创通气。

三、纠正电解质紊乱

低钠血症

【相关药物】

1. 等张氯化钠溶液。
2. 高渗氯化钠溶液。

【选择原则】

1. 血清钠<130mmol/L为低钠血症,轻度为

120～129mmol/L,中度为110～119mmol/L,重度为<110mmol/L。主要为缺钠性低钠血症和稀释性低钠血症。

2. 对于症状明显(恶心、呕吐、神志状态变化及癫痫发作)的低钠血症患者需要紧急处理。首日补充缺乏量的2/3可迅速提高血清钠浓度,避免并发症,然后再逐渐补充剩余量,有助于细胞内外钠平衡的逐渐恢复。

【注意事项】

注射剂:0.9% NaCl 100ml、250ml、500ml,10% NaCl 10ml。

补氯化钠公式为:NaCl(g)=(140−实测血Na$^+$)×体重(kg)×0.2÷17.1。

高钠血症

【相关药物】

1. 呋塞米袢利尿剂。
2. 低张液体如5% GS、0.2% NaCl 和0.45% NaCl。

【选择原则】

1. 高钠血症是指血钠浓度>145mmol/L。
2. 首先处理原发病,去除病因。
3. 早期一旦发现高血钠,应立即停用一切含钠液体,改输注低渗液体。
4. 补水速度不宜过快,以免引起细胞水肿。

【注意事项】

1. 呋塞米

注射剂:20mg。

用法:静脉注射 20～40mg,之后依据情况追加。

2. 低张液体　如5% GS、0.2% NaCl 和0.45% NaCl。

通常补液途径是口服或胃肠营养管内输入,在危重患者救治时这种途径往往难以使用,应静脉补充。

3. 每日口服或胃管注入温开水 200ml/次,2～4 小时 1 次。

4. 对中度以上高血钠患者,计算缺水量公式:缺水量(L)=(实测血 Na^+ −142)×体重×0.5(女性0.4),再加上生理需要量50ml/h,按每小时降低血钠浓度 0.5mmol/L 缓慢补给。

低钾血症

【相关药物】

氯化钾制剂。

【选择原则】

1. 低钾血症的治疗首先明确并去除引起钾缺失的病因,而迅速、准确补充氯化钾为主要措施。

2. 血清钾<3.5mmol/L 为低钾血症,轻度为

3 ~ 3.5mmol/L, 中度为 2 ~ 3mmol/L, 重度为 <
2mmol/L。

3. 对于轻度低钾血症,如患者能耐受,建议
口服补钾,分次给予 40 ~ 80mmol/d(1.5g 氯化钾
含钾 20mmol);重度低钾血症患者或者出现威胁
生命症状的低钾血症建议静脉补钾。初始补钾速
度不宜超过 20mmol/h,并定期监测血钾防治高钾
血症的发生。对于威胁生命的低钾血症,在严密
监测(血钾水平、肌张力及持续性心电监护)基础
上可经中心静脉补钾,速度可达 40mmol/h。

4. 钾盐的选择主要根据伴随钾丢失的相应
阴离子种类而定。氯化钾临床最为常用且高效,
而枸橼酸钾、碳酸氢钾适用于伴随代谢性酸中毒
的患者。

【注意事项】

口服液:10% 氯化钾 100ml。

用法:10 ~ 20ml,口服,3 ~ 4 次/日。

注射剂:10% 氯化钾 10ml。

用法:加入液体中静脉滴注,浓度不超过 3g/
L,滴速一般不超过 20mmol/h。

片剂、缓释、控释、颗粒剂:0.5g。

用法:1.0g 口服,3 次/日。

补钾公式:氯化钾(g) = (4.5-实测血 K^+) ×
体重(kg)×0.4÷13.3。

不良反应及注意点:

(1) 静脉补钾时,尿量须在 30ml/h 以上,切

勿过快或过量,严禁静脉推注。

(2) 静滴氯化钾的稀释液以等渗盐水为宜。

(3) 酸中毒可导致血钾浓度降低,因此,在纠正低钾血症的时候还需要同时纠正酸中毒。

(4) 对于使用脱水剂和利尿剂的患者,应同时补钾,防止钾离子丢失过多。

(5) 葡萄糖合成糖原时需要钾参与,胰岛素使糖原合成增加,致血钾下降。

(6) 口服制剂对胃肠道有较强的刺激性,餐后服用可减少刺激性。

高钾血症

【相关药物】

1. 葡萄糖酸钙可直接对抗血钾过高的毒性作用。

2. 碳酸氢钠能对抗高钾对细胞膜的作用,使钾离子移入细胞内,纠正酸中毒以降低血清钾浓度。

3. 呋塞米通过利尿作用排出体内过多的钾。

4. 胰岛素在促进葡萄糖合成糖原时,促使钾向细胞内转移,同时使用葡萄糖可防止低血糖。

【选择原则】

1. 血清钾>5.5mmol/L 为高钾血症。

2. 立即停止补钾,积极采取保护心脏的急救措施。

3. 重症者,血清钾>6.5mmol/L,心电图显示高钾图形者,应考虑透析疗法。

【注意事项】

1. 葡萄糖酸钙

注射剂:10%,10ml。

用法:缓慢静注 10 ~ 20ml,可重复使用,或 30 ~ 40ml 加入液体内滴注。

2. 碳酸氢钠

注射剂:5%,100ml、250ml。

用法:静脉注射 60 ~ 100ml,之后可再注射碳酸氢钠 100 ~ 200ml。

3. 呋塞米

注射剂:20mg。

用法:静脉注射 20 ~ 40mg,之后依据情况追加。

4. 胰岛素

注射剂:400U/支

用法:25% ~ 50% 葡萄糖 100 ~ 200ml 加胰岛素(4g 糖加 1U 胰岛素)作静脉滴注。

【建议】

1. 对于低血钾同时伴有低血钠的患者,应在低血钾纠正后再予以补钠治疗,防止血钠上升,钾离子细胞内转移而加重低血钾表现。

2. 在治疗过程中每 2 ~ 4 小时监测电解质极为重要,以便及时调整治疗方案。

四、营养支持治疗

营养支持治疗是慢性肺心病的一项重要的治疗措施,请参阅慢性呼吸衰竭的营养治疗相关章节。

五、心力衰竭的药物治疗

【相关药物】

(一)利尿剂

1. 呋塞米(furosemide,呋喃苯胺酸,速尿)为高效利尿剂,作用于髓袢升支髓质和皮质部,抑制 Na^+、$2Cl^-$、K^+ 共同转运,降低 Na^+、Cl^- 的重吸收而发挥强大的利尿作用。

2. 布美他尼(bumetanide,利了) 为髓袢利尿药,其作用部位、作用机制、电解质丢失和作用特点与呋塞米相似。

3. 托拉塞米(torsemide) 其作用于髓袢升支粗段,干扰管腔细胞膜的 Na^+、K^+、$2Cl^-$ 同向转运体系,抑制 Cl^- 和 Na^+ 的重吸收,从而干扰尿的浓缩过程,达到利尿作用。

4. 氢氯噻嗪(hydrochlorothiazide,双氢克尿塞) 为中效利尿剂,主要抑制髓袢升支皮质部对 Na^+ 和 Cl^- 的再吸收,从而促进肾脏对氯化钠的排泄而产生利尿作用。口服 2 小时起作用,达峰时间为 4 小时,作用持续时间为 6~12 小时。

5. 螺内酯(spironolactone,安体舒通) 为低

效利尿剂,为醛固酮拮抗剂。抑制远曲小管和集合管皮质段对 Na^+ 的吸收,对 K^+ 有潴留作用,缓慢且持久。

6. 氨苯蝶啶(triamteren,三氨蝶啶) 为低效利尿剂,非醛固酮拮抗剂。抑制远曲小管和集合管皮质段对 Na^+ 的吸收,对 K^+ 有潴留作用。起效迅速。

(二)正性肌力药

对慢性肺心病右心衰竭患者,强心药物的疗效较其他原因导致的左心衰竭差,且由于缺氧、酸中毒、电解质紊乱特别是低血钾等因素使强心药物在使用时易发生心律失常及中毒,故仅对经抗感染、改善通气功能、纠正缺氧及电解质紊乱和使用利尿剂后右心衰竭仍未改善的患者可谨慎使用强心药物,并且药物剂量要适当减少。

1. 地高辛(digoxin) 为中效强心苷药物,排泄较快而蓄积性较小。口服主要经小肠上部吸收,吸收不完全,也不规则,口服吸收率约 75%,口服起效时间 0.5～2 小时,血浆浓度达峰时间 2～3 小时,获最大效应时间为 4～6 小时。地高辛消除半衰期平均为 36 小时。

2. 毛花苷丙(lanatoside C,西地兰) 为速效强心苷药物,静注 10 分钟起效,最大作用时间在 30 分钟至 2 小时,作用持续 1～2 天。

3. 多巴酚丁胺(dobutamine) 主要作用于 β_1 受体,对 β_2 及 α 受体作用相对较小。直接激动心脏 β_1 受体以增强心肌收缩和增加搏出量,使心排血量增加。降低外周血管阻力(后负荷减少),能降低心室充盈压,促进房室结传导,增加肾血流量及尿常量。增加冠状动脉血流及心肌耗氧量。口服无效,静脉注入 1~2 分钟内起效,如缓慢滴注可延长至 10 分钟,一般静注后 10 分钟作用达高峰,持续数分钟。

4. 氨力农(amrinone) 为磷酸二酯酶抑制剂,通过抑制磷酸二酯酶Ⅲ和增加 cAMP 的浓度,提高细胞内钙浓度而加强心肌收缩力,增加心排血量,并且有扩张血管的作用。对平均动脉压和心率无明显影响。静脉注射 2 分钟内起效,10 分钟作用达高峰,持续 60~90 分钟。

5. 米力农(milrinone) 为磷酸二酯酶抑制剂,作用机制与氨力农相同,但其作用较氨力农强 10~30 倍。耐受性较好。口服和静注均有效,静脉给药 5~15 分钟起生效,清除半衰期为 2~3 小时。

(三)血管扩张药

1. 酚妥拉明(phentolamine) 为 α 受体阻断剂,舒张血管,降低血压和肺动脉压。肌内注射 20 分钟血药浓度达峰值,持续 30~45 分钟;静脉注射 2 分钟血药浓度达峰值,作用持续 15~30 分钟。

2. 硝苯地平(nifedipine) 为二氢吡啶类钙拮抗剂,抑制血管平滑肌的收缩、扩张全身动脉和冠状动脉,可使肺动脉平均压及肺血管阻力下降。口服 15 分钟起效,1~2 小时作用达高峰,作用持续 4~8 小时;舌下给药 2~3 分钟起效,20 分钟达高峰。

3. 氨氯地平(amlodipine) 为二氢吡啶类钙拮抗剂,选择性抑制钙离子跨膜进入平滑肌细胞和心肌细胞,对平滑肌的作用大于心肌。降低血压,可对10%的肺动脉高压者有效。口服后吸收完全但缓慢,6～12小时达到峰浓度,持续用药后7～8天达到稳态血药浓度。

4. 依前列醇(prostacyclin,前列环素,PGI2) 其能抑制血小板聚集,对冠脉、全身血管和肺血管有强烈舒张作用。

5. 波生坦(bosentan,全可利) 为特异性内皮素受体阻滞剂,可降低肺和全身血管阻力,在不增加心率的情况下增加心脏输出量。改善肺动脉高压的能力不如依前列醇。

6. 贝前列素(beraprost) 其通过血小板和血管平滑肌的前列环素受体,激活腺苷酸环化酶、使细胞内cAMP浓度升高,抑制Ca^{2+}流入及血栓素A_2生成等,从而有抗血小板聚集和扩张血管、降低肺动脉压力的作用。

7. 西地那非(sildenafil,万艾可) 其通过抑制磷酸二酯酶5,从而增加cGMP的浓度,使内源性的NO的作用更加持久,cGMP通过激活蛋白激酶G,增加K^+通道开放,使细胞内Ca^{2+}浓度降低,使肺血管平滑肌舒张,降低肺动脉压。

(四)抗凝药物

慢性肺心病患者多有红细胞增多症、高黏滞血症,对于此类患者使用抗凝药物对改善右心功能、降低血液高凝状态、防止多发性肺栓塞以及减轻或消除肺水肿有显著疗效。在使用此类药物前以及使用过程中应监测出凝血功能。

1. 肝素(heparin) 可降低血液黏度及血小板聚集,同时还可缓解支气管痉挛,降低痰液黏度。从而有效降低慢性肺心病患者的血液高凝状态,防止多发性肺栓塞的形成,降低肺动脉高压。

2. 低分子量肝素钙注射液(fraxiparine,博璞青,速避凝,那屈肝素钙) 是一种新型的抗凝血酶Ⅲ依赖性抗血栓药,皮下注射后 3 小时达到血浆峰值,随后逐渐下降。作用时间明显长于普通肝素,体内 $t_{1/2}$ 约为普通肝素的 8 倍,凝血因子 Xa 活性的生物利用度是普通肝素的 3 倍。

3. 华法林(warfarin) 为双香豆素类中效抗凝剂。竞争性对抗维生素 K,抑制肝细胞中凝血因子的合成,降低凝血酶诱导的血小板聚集反应,具有抗凝和抗血小板聚集功能。口服吸收迅速而完全,能透过胎盘,母乳中极少。主要由肺、肝、脾和肾中储积。服药后 12～18 小时起效,36～48 小时达抗凝高峰,维持 3～6 天。

【选择原则】

1. 肺心病合并心力衰竭时,通过有效控制呼吸道感染,改善缺氧和高碳酸血症后,心力衰竭症状可明显改善。

2. 轻症患者,通过改善呼吸衰竭的措施后,可加用利尿剂以更快控制症状,一般以小量呋塞米及螺内酯交替使用为妥。

3. 在呼吸功能改善的基础上,肺心病急性加重期患者可以加用强心剂,由于慢性肺心病患者肝、肾功能差,因此用量宜小。

4. 肺心病患者应用血管扩张剂,理论上可以降低肺动脉压力,减轻右心室的后负荷。肺血管阻力降低后,可以增加肺血流量,改善肺功能,但临床实际疗效不理想。同时,如果由长期低氧导致的肺心病患者,可引起代偿性的红细胞增多,增加了血液黏稠度,并且肺部微血栓形成,反射性引起肺小动脉痉挛,加重右心功能不全,此时可考虑抗凝治疗。而特发性肺动脉高压导致的肺心病患者,使用靶向治疗药物能够提升患者活动耐量,延缓临床恶化。

【注意事项】

(一) 利尿剂

1. 呋塞米

片剂:20mg。

用法:1 次 20mg,1 日 1 ~ 3 次,必要时 6 ~ 8 小时后追加 20 ~ 40mg,极量 600mg/d。

注射剂:20mg/2ml。

用法:肌内注射或静脉滴注,1 次 20 ~ 40mg,1 日 1 次,必要时 2 小时追加剂量。

不良反应及注意点:

(1) 本药可通过胎盘屏障,孕妇尤其是妊娠前 3 个月应尽量避免应用。对妊娠高血压综合征无预防作用。

（2）可经乳汁分泌,哺乳期妇女应慎用。

2. 布美他尼

片剂:1mg。

用法:口服 0.5~2mg/d,必要时每隔 4~5 小时重复,最大剂量每日可达 10~20mg。

不良反应及注意点:

（1）多与水、电解质紊乱相关,尤其大剂量或长期应用时。

（2）可致血糖升高、尿糖阳性,过度脱水可使血尿酸及尿素氮水平暂时性升高。

3. 托拉塞米

片剂:5mg,10mg,20mg。

用法:初始剂量为 10mg,每日早晨一次,口服。后根据病情调整剂量,最大剂量一般不超过 200mg/d。

针剂:10mg/1ml,20mg/2ml,50mg/5ml。

用法:初始剂量为 5mg 或 10mg,每日一次,缓慢静注,也可稀释后静脉输注。

不良反应及注意点:①常见不良反应有头痛、眩晕、乏力、高血糖、高尿酸血症等,长期大量使用可能诱发水电解质失衡。②肾衰竭无尿患者,肝性脑病前期或者肝性脑病患者等。③如需长期用药建议尽早从静脉给药转为口服给药,静脉给药疗程限于一周。

4. 氢氯噻嗪

片剂:10mg,25mg,50mg。

用法：口服 25～100mg/d，分 1～3 次服用。

不良反应及注意点：

（1）大多不良反应与剂量和疗程有关：水、电解质紊乱、高糖血症、高尿酸血症等。

（2）慎用于无尿或严重肾功能减退、糖尿病、高尿酸血症或有痛风病史、严重肝功能损害者、高钙血症、低钠血症、红斑狼疮患者及有黄疸的婴儿。

（3）能通过胎盘屏障，哺乳期妇女不宜服用。

5. 螺内酯

片剂、胶囊剂：20mg

用法：口服 1 次 20～40mg，1 日 3 次。

不良反应及注意点：

（1）常见的不良反应有高钾血症、胃肠道反应。

（2）高钾血症患者禁用。

（3）下列情况慎用：无尿、肾功能不全、肝功能不全、低钠血症、酸中毒、乳房增大或月经失调者。

（4）本药起作用较慢，而维持时间较长，故首日剂量可增加至常规剂量的 2～3 倍，以后酌情调整剂量。

（5）本药可通过胎盘，但对胎儿的影响尚不清楚。

（6）与下列药物合用时，发生高钾血症的机会增加，如含钾药物、库存血、血管紧张素转换酶抑制剂、血管紧张素Ⅱ受体拮抗剂和环孢素A等。

6. 氨苯蝶啶(triamterene,三氨蝶啶)

片剂:50mg。

用法:1 次 50～100mg,1 日 3 次,餐后服用,最高剂量为300mg/d。

不良反应及注意点:

(1) 偶见嗜睡、皮疹、胃肠道反应。

(2) 严重肝、肾功能不全,高钾血症患者禁用。

(3) 服用后尿液常为淡蓝色。

(4) 可以抑制二氢叶酸还原酶,引起叶酸缺乏。

(二) 正性肌力药

1. 地高辛

片剂:0.25mg。

用法:0.125～0.5mg,每日 1 次,7 天可达稳态血药浓度;欲达到快速负荷量,可每6～8 小时给药 0.25mg,总剂量 0.75～1.25mg/d;维持量,每日 1 次 0.125～0.5mg。

注射剂:0.5mg/2ml。

用法:静脉注射 1 次用量为 0.25～0.5mg,用10%～25%葡萄糖注射液稀释,极量为1mg。

不良反应及注意点:

(1) 吸收后广泛分布于各组织,60%～90%以原形经肾排出,部分被代谢后随胆道排入肠道,形成肝-肠循环。

（2）常见的不良反应包括：心律失常（期前收缩、折返性心律失常和传导阻滞）；胃肠道症状（厌食、恶心和呕吐）；神经精神症状（视觉异常、定向力障碍、昏睡及精神错乱）。其中，期前收缩二联律、视觉异常、窦性心动过缓是地高辛中毒的先兆，每一项均可作为停药的指征。

（3）禁与钙注射剂合用。

（4）可通过胎盘，可排入乳汁。

（5）若地高辛血药浓度>2.0～2.5ng/ml，应警惕地高辛药物过量或毒性反应。过量及毒性反应的处理：轻度中毒者，停用本品及利尿治疗，如有低钾血症而肾功能尚好，可给予钾盐。发生心律失常者：①氯化钾静脉滴注，对消除异位心律往往有效；②苯妥英钠缓慢静注或口服；③利多卡因50～100mg加入葡萄糖注射液中静脉注射，必要时可重复；④对地高辛中毒所引起的心动过缓和房室传导阻滞等缓慢型心律失常，不宜补钾，可用阿托品治疗。

2. 毛花苷丙

片剂：0.5mg。

用法：口服1次0.5mg，1日4次。维持量1日1mg，分两次服。

注射剂：0.4mg/支。

用法：静脉注射，0.2～0.4mg，加入5%葡萄糖20ml中，静脉缓注。

不良反应及注意点：

（1）适用于情况紧急时使用。

（2）可有恶心、呕吐、食欲缺乏、头痛、心动过缓等。

3. 多巴酚丁胺

注射剂：20mg/支。

用法：20～40mg 稀释后，以每分钟 2.5～10μg/kg 给予。

不良反应及注意点：

（1）可有心悸、恶心、头痛、胸痛、气短等。在每分钟 15μg/kg 以下的剂量时，心率和外周血管阻力基本无变化。如出现收缩压增加，心率增快者，常与剂量有关，应减量或暂停用药。

（2）梗阻性肥厚型心肌病不宜使用，以免加重梗阻。

（3）心房颤动、高血压、低血容量、室性心律失常者需慎用。

（4）不得与碳酸氢钠等碱性药物混合使用。

4. 氨力农

注射剂：50mg/支。

用法：负荷量 0.5～1.0mg/kg，5～10 分钟缓慢静脉注射，继以 5～10μg/（kg·min）静脉滴注，单次剂量最大不超过 2.5mg/kg。每日最大量＜10mg/kg。疗程不超过 2 周。

不良反应及注意点：

（1）对伴有传导阻滞的患者较安全。

（2）严重低血压者禁用。

（3）可有胃肠反应、血小板减少（用药后 2～4 周）、室性心律失常、低血压及肝肾功能损害。

偶可见过敏反应,出现发热、皮疹,偶有胸痛、呕血、肌痛、精神症状、静脉炎及注射局部刺激。口服时不良反应较重,不宜口服。

(4) 与呋塞米混合立即产生沉淀。

(5) 须先用氨力农注射溶剂溶解,再以生理盐水稀释后使用,不能用含右旋糖酐或葡萄糖的溶液稀释。

5. 米力农(milrinone)

注射剂:5mg/支。

用法:静脉注射:负荷量 $25 \sim 75\mu g/kg$,$5 \sim 10$ 分钟缓慢静注,以后每分钟 $0.25 \sim 1.0\mu g/kg$ 维持。每日最大剂量不超过 $1.13mg/kg$。口服:一次 $2.5 \sim 7.5mg$,每日 4 次。

不良反应及注意点:

(1) 心血管效应与剂量有关,小剂量时主要表现为正性肌力作用,当剂量加大,逐渐达到稳态的最大正性肌力效应时,其扩张血管作用也可随剂量的增加而逐渐加强。

(2) 不良反应较氨力农少见。

(3) 不宜用于严重瓣膜狭窄病变及梗阻性肥厚型心肌病患者。低血压、心动过速、心肌梗死者慎用;肾功能不全者宜减量。

(4) 以生理盐水稀释后使用,不能用含右旋糖酐或葡萄糖的溶液稀释。

(5) 与呋塞米混合立即产生沉淀。

(三)血管扩张剂

1. 酚妥拉明

注射剂:5mg/ml,10mg/ml。

用法:10～20mg 加入 10% 葡萄糖液 250～500ml 中静脉滴注,速度 0.04～0.1mg/min,每日剂量不宜大于 40mg。

不良反应及注意点:

(1) 较常见的有直立性低血压、心动过速、心律失常,鼻塞、恶心、呕吐等不良反应。

(2) 严重动脉硬化、严重肾功能不全、胃炎或胃溃疡者禁用。

2. 硝苯地平

片剂、胶囊剂:5mg,10mg。

用法:口服 1 次 5～10mg,1 日 3 次。

控释片、缓释片:5mg

用法:1 次 5mg,1 日 1～2 次。

3. 氨氯地平

片剂:5mg。

用法:5mg,最大不超过 10mg,每日一次。

不良反应及注意点:

(1) 不影响血浆钙浓度。长期使用不引起心率或血浆儿茶酚胺显著改变,未发现心电图异常。

(2) 常见的不良反应是头痛和水肿。

(3) 非甾体类抗炎药尤其吲哚美辛可减弱本品的降压作用。

4. 依前列醇(prostacyclin,前列环素,PGI_2)

注射剂:500μg/支。

用法:静滴,每分钟 5ng/kg,临用时配制,连续滴注时间根据病情而定。

不良反应及注意点：

（1）必须经中心导管给药和留置导管。

（2）常见的不良反应有低血压、心率加速、胃痉挛、腹泻、血糖升高、血小板减少、嗜睡、胸痛、头痛等。

5. 波生坦（bosentan，全可利）

片剂：62.5mg，125mg。

用法：一天2次，每次62.5mg，持续4周，随后增加至维持剂量125mg，一天2次。

不良反应及注意点：

（1）中度和重度肝脏损害患者严禁使用，收缩压<85mmHg、肝脏轻度损害患者，须慎用。

（2）肾功能受损者不需作剂量调整。在停药前的3~7天应将剂量减至一半。

（3）据报道对胎儿具有潜在致畸性。

6. 贝前列素（beraprost）

片剂：20μg/片。

用法：每日量为120μg，分3次，饭后服。

不良反应及注意点：

（1）有出血倾向、过敏反应、头痛、恶心、腹泻、食欲缺乏、肝功能异常升高、颜面潮红、心悸等不良反应。

（2）妊娠或可能妊娠的妇女、出血的患者禁用。

7. 西地那非（sildenafil，万艾可）

片剂：每片100mg

用法：从 25~50mg，每日 3 次，服用 3~6个月。

不良反应及注意点：

（1）口服后吸收迅速，服用 1~2 小时后，心输出量明显增加，而肺动脉压、肺血管阻力和平均肺动脉压则明显降低。服用后 8 小时的肺动脉压和平均动脉压仍显著低于用药前的基线值。

（2）有头痛、潮红、消化不良、鼻塞及视觉异常等不良反应。

（3）使用西地那非时，任何硝酸酯类或提供 NO 类药物（如硝普钠）均属禁忌。

（4）在已有心血管危险因素存在时，用药后活动有发生非致命性/致命性心脏事件的危险。

（四）抗凝药物

1. 肝素

注射剂：1000U/2ml，5000U/2ml，1.25 万 U/2ml。

用法：深部皮下注射：首次 5000~10 000U，以后每 8 小时 8000~10 000U 或每 12 小时 15 000~20 000U；每 24 小时总量约 30 000~40 000U，一般均能达到满意的效果。静脉注射：首次 5000~10 000U，后按体重每 4 小时 100U/kg，用氯化钠注射液稀释后应用。

不良反应及注意点：

（1）毒性较低，主要不良反应是用药过多可致自发性出血，故每次注射前应测定凝血时间。如注射后引起严重出血，可静注硫酸鱼精蛋白进行急救。

（2）对肝素过敏、有自发出血倾向者、血液凝固迟缓者、溃疡病、创伤、产后出血者及严重肝功能不全者禁用。

（3）不宜与香豆素及其衍生物、非甾体消炎镇痛药、双嘧达莫、右旋糖酐等合用。

（4）与下列药物有配伍禁忌：阿米卡星、柔红霉素、红霉素、庆大霉素、氢化可的松、多黏菌素B、阿霉素、妥布霉素、万古霉素、头孢噻吩钠、氯喹、氯丙嗪、异丙嗪、麻醉性镇痛药。

2. 低分子肝素

注射剂：4100U/支，5000U/2ml，1.25万U/2ml。

用法：深部皮下注射。

不良反应及注意点：

（1）出血倾向低，但用药后仍有出血的危险，本品偶可发生过敏反应（如皮疹、荨麻疹）；罕见中度血小板减少症和注射部位轻度血肿和坏死。

（2）不能用于肌内注射，硬膜外麻醉方式者术前2～4小时慎用。

（3）慎用于有出血倾向及凝血机制障碍者、先兆流产、妊娠妇女、已口服足量抗凝药者。

（4）出现过量时，可静脉注射盐酸鱼精蛋白或硫酸鱼精蛋白中和：1mg盐酸鱼精蛋白中和1.66U低分子肝素，即0.6ml鱼精蛋白中和0.1ml（1000U）低分子肝素。鱼精蛋白1ml=10mg，鱼精蛋白不能完全中和低分子量肝素的抗Ｘa活性，可中和60%。

（5）治疗期间，注意定期检测血小板计数及抗Ｘa因子活性。

3. 华法林

片剂：2.5mg，3mg，5mg。

用法：口服第1～3天3～4mg，3天后可给维持量1日2.5～5mg（调整剂量使国际标准化比值INR值达2～3）。

不良反应及注意点：

（1）起效缓慢，治疗初3天由于血浆抗凝蛋白被抑制可以存在短暂高凝状态，如需立即产生抗凝作用，在开始应用时应同时应用肝素或低分子肝素，待本品充分发挥抗凝效果后再停用肝素或低分子肝素。

（2）过量易致各种出血，可发生在任何部位，特别是泌尿和消化道。

（3）偶见不良反应有恶心、呕吐、腹泻、瘙痒性皮疹，过敏反应及皮肤坏死。

（4）肝肾功能损害、严重高血压、凝血功能障碍伴有出血倾向、活动性溃疡、外伤、先兆流产、近期手术者禁用。

（5）妊娠期禁用。老年人或月经期应慎用。

（6）半衰期长，给药5～7日后疗效才可稳定，因此，维持量足够与否务必观察5～7天后方能定论。

（7）若发生轻度出血，或凝血酶原时间已显著延长至正常的2.5倍以上,应立即减量或停药。严重出血可静注维生素 K 10 ~20mg。

（8）易通过胎盘并致畸胎。妊娠期使用本品可致胎儿华法林综合征,发生率可达5% ~30%。

【建议】

1. 利尿剂的使用应慎重,一般选用中效或低效的利尿剂,如果利尿过猛,可引起血液浓缩,使痰液黏稠,加重气道阻塞。另外,长期使用利尿剂还可导致电解质紊乱,诱发难治性水肿和心律失常,因此,使用利尿剂应少量、间隙给药,短疗程,兼用排钾和保钾利尿剂,注意监测血钾,必要时补充钾盐,如水肿大部分消退后应及时停用利尿剂。

2. 由于肺心病患者长期处于低氧状态,对强心药物耐受性减低,治疗量和中毒量接近,因此,其剂量宜小,并选择快速制剂。

3. 慢性肺心病常反复急性发作,并且随着肺功能和心脏功能的损害而使病情逐渐加重,多数预后不良。在冬季时由于呼吸道感染常常出现呼吸衰竭和心力衰竭,病死率较高。因此,预防肺心病急性发作十分关键,措施包括戒烟,预防呼吸道感染,接种疫苗,注意营养,增强机体免疫力。

4. 抗凝药物疗效个体差异较大,治疗期间应严密观察病情,并依据凝血酶原时间 INR 值调整用量。

六、并发症的药物治疗

肺心病的并发症很多,常见者包括肺性脑病、呼吸衰竭、心力衰竭、休克、消化道出血、弥散性血管内出血、深静脉血栓和肺血栓以及全身衰竭等。相关的药物及其使用方法和注意事项参见本书有关章节。

【选择原则】

1. 肺性脑病　肺心病最主要的死因是由于呼吸衰竭发生显著的缺氧和 CO_2 潴留引起神志障碍、神经精神症状,除了肺心病的相关处理外,还可选用脱水剂、糖皮质激素、镇静剂等。

(1) 脱水剂:可减轻和消除脑水肿,降低颅内压,仅于脑水肿和脑疝时期短期少量使用。一般选用 20% 甘露醇或 25% 山梨醇,每次 0.5 ~ 1.0g/kg,快速静脉滴注,每日 1 ~ 2 次。

(2) 糖皮质激素:对肺性脑病患者,糖皮质激素能降低颅内压,减轻脑水肿,但在使用过程中要注意感染恶化和消化道出血的潜在风险。多采用甲泼尼龙 40mg,氨茶碱 0.25g 及尼可刹米 5 ~ 8 支(0.375g/支)加于 5% 葡萄糖液中静脉滴注,视病情轻重,每日 1 ~ 3 剂,待症状缓解可减量至停用。

(3) 镇静剂:能抑制咳嗽反射而致痰液引流不畅,抑制呼吸中枢,加重 CO_2 潴留。呼吸衰竭患者对镇静剂又很敏感,故应严格掌握应用指征。

如患者出现烦躁、抽搐及精神症状可适当选用对呼吸中枢影响较小、作用维持时间短的镇静剂，一般选用安定 5mg 肌注，或氟哌啶醇 5mg 肌内注射，应密切观察其抑制呼吸的副作用，并备有呼吸机作为后盾。对呼吸中枢有明显抑制的药物，如吗啡及巴比妥类药物应予禁用。

2. 酸碱失衡和电解质紊乱　慢性肺心病患者由于缺氧和 CO_2 潴留，以及一些药物如利尿剂、β_2 受体激动剂的使用，常常出现酸碱失衡和电解质紊乱。治疗首先应积极治疗原发病，改善肺、心、肾功能，在此基础上，酌情予对症处理。如果 pH<7.20，需适当补充碱性药物，常用碳酸氢钠，其静脉滴注有加重 CO_2 潴留的危险，宜与呼吸兴奋剂和氨茶碱并用。如果 pH 明显增高，可以使用酸性药物，如盐酸精氨酸、氯化钾。

3. 心律失常肺心病患者　心律失常多因感染、缺氧、高碳酸血症、电解质紊乱或洋地黄过量引起。通过纠正以上病因，心律失常大多消失，在纠正上述病因后仍有心律失常者，可考虑应用心律失常药物。出现室上性心律失常如频发性房性期前收缩、阵发性室上性心动过速、房颤，若未用过洋地黄类药物者，可选用毛花苷丙 0.2～0.4mg，溶于 50% 葡萄糖液中缓慢静脉注射，也可选用维拉帕米 5mg 缓慢静脉注射或口服 40～80mg，每日 3 次。出现室性异位节律如频发室性期前收缩或室性心动过速时，可用利多卡因 50～100mg 静脉注射，必要时 15 分钟后再静脉注射一次。应避免应用普萘洛尔等β肾上腺素受体阻滞剂，以免引起支气管痉挛。

4. 休克 并不多见，一旦发生，预后不良，发生原因有严重感染、上消化道出血导致的失血和严重心力衰竭或心律失常。相关处理见相关章节。

5. 消化道出血 其发生原因包括缺氧、高碳酸血症，肺性脑病，胃肠道淤血，药物如糖皮质激素。应积极预防出血的发生，改善基础疾病，慎用或禁用胃肠道刺激药物，可以预防性使用氢氧化铝凝胶，H_2 受体拮抗剂西咪替丁、雷尼替丁，或质子泵阻滞剂奥美拉唑等。

6. 弥散性血管内凝血（DIC） 主要的药物治疗包括抗黏附性药物如双嘧达莫、酚妥拉明等以及抗凝治疗。

【注意事项】

并发症的防治均应在肺心病常规治疗和病因治疗的基础上进行。及时预防和治疗并发症，对改善预后、降低病死率有重要意义。

【建议】

1. 肺心病的主要死因为肺性脑病、呼吸衰竭、心力衰竭、休克、消化道出血、弥散性血管内出血、全身衰竭等。因此，对于并发症应该以预防为主，早期发现，及时处理。

2. 肺心病并发症的出现多与感染没有得到

及时控制,以及缺氧和CO_2潴留没有得到及时有效纠正有关,因此,有效控制感染和纠正缺氧及CO_2潴留是肺心病患者治疗的关键。

七、缓解期的治疗

缓解期原则上采用综合治疗措施,目的是增强患者的免疫功能,去除急性发作的诱发因素,减少或避免急性加重期的发生,使肺、心功能得到部分或全部缓解。具体措施包括呼吸锻炼、长期家庭氧疗,及服用提高机体免疫力药物,中医中药治疗也是一个重要的环节。多数慢性肺心病患者有营养不良,故加强营养疗法对增强呼吸肌力,改善患者缺氧状态很有帮助。相关内容可参见 COPD缓解期和慢性呼吸衰竭药物治疗相关章节。

（唐永江　冯玉麟　张湘燕　叶贤伟）

参 考 文 献

1. 蔡柏蔷,李龙芸. 协和呼吸病学. 第 2 版. 北京:中国协和医科大学出版社,2010.

2. 刘又宁. 呼吸系统疾病治疗学. 北京:科学出版社,2005.

3. Emmanuel Weitzenblum. Chronic Cor Pulmonale. British Medical Journal,2003,89:225-230.

4. 陈新谦,金有豫,汤光. 新编药物学. 第 16 版. 北京:人民卫生出版社,2006.

5. 陈文彬,程德云. 临床药物治疗学. 第 4 版. 北京:人民卫生出版社,2012.

6. Stoller JK. Acute exacerbations of chronic obstructive pul-

monary disease. N Eng J Med,2002,346(13):988-994.

7. Global Strategy for the Diagnosis,Management and Prevention of COPD,Global Initiative for Chronic Obstructive Lung Disease(GOLD),2015. Available from:http://www.goldcopd. org/.

8. 中华医学会呼吸病学分会慢性阻塞性肺疾病学组. 慢性阻塞性肺疾病诊治指南(2013 年修订版). 中华结核和呼吸杂志,2013,36(4):255-264.

9. 陈灏珠,林果为,王吉耀. 实用内科学. 第 14 版. 北京:人民卫生出版社,2013.

10. Global Strategy for the Diagnosis,Management and Prevention of COPD,Global Initiative for Chronic Obstructive Lung Disease(GOLD)2014. Available from:http://www.goldcopd. org/.

第七章 支气管扩张症的药物治疗

支气管扩张症(简称支扩)是一种原发于支气管与细支气管的疾病。最早于19世纪初由Laennec报道,支扩至今仍沿用50年前的形态学概念:直径大于2mm的近端支气管由于管壁的肌肉和弹性组织破坏引起的异常扩张,随着病情的进一步发展,支气管形成永久性扩张。临床表现以咳嗽、咳(脓)痰和(或)咯血为主。患者多有童年麻疹、百日咳或支气管炎等病史。本病过去发生率较高,仅次于结核。近几年来,随着人民生活的改善,麻疹、百日咳疫苗的预防接种,以及抗生素在临床上的应用等,本病已经明显减少。支扩的重要发病因素是支气管、肺部感染和支气管阻塞。其病原菌大多数为流感嗜血杆菌、肺炎链球菌和卡他莫拉菌,铜绿假单胞菌也很常见。另外,吸入腐蚀性气体、感染曲菌均可损伤支气管壁黏膜并继发感染引起支扩。支扩也可能是先天发育不全及遗传因素引起,但临床上少见。还有约30%患者的病因未明,可能与机体免疫功能失调及α-抗胰蛋白酶下调有关。因此,防治麻疹、百日咳、支气管肺炎等急慢性呼吸道感染,增强机体的免疫功能,防止异物误吸,对预防支扩具有重要的意义。治疗支气管扩张症的常用药物包括抗感染药物、祛痰药物、支气管舒张药物和止血药物。

一、抗感染药物

支扩由于反复气道感染,多有经常使用抗生素史,因此耐药致病菌较多。对于急性感染发作者,应尽可能根据痰培养和药敏试验结果选择合理的抗生素治疗。如果痰培养出现致病菌的生长,可根据药物敏感实验选择相应的抗生素静脉给药进行治疗,对痰培养未发现致病菌的生长者,可考虑联合使用抗生素作为经验治疗。具体药物及其用法参见第十二章"肺炎的药物治疗"。

二、祛痰药物

该药能够减低分泌物的黏稠性,使之易于清除,同时还可增加呼吸道浆液的分泌,在黏膜层起到减少刺激的作用。多数祛痰药通过反射性刺激支气管黏膜,使分泌物增加。另有一些药物还可直接作用于支气管分泌细胞如杯状细胞、黏液细胞等,抑制黏液的分泌。

【相关药物】

(一)恶心性祛痰药和刺激性祛痰药

1. 氯化铵(ammonium chloride) 口服完全吸收,在体内几乎全部转化降解,仅 1% ~3% 随粪便排出。口服后刺激胃黏膜的迷走神经,反射性地引起呼吸道分泌物增加,使痰液稀释,易于咳出。该药适用于急性呼吸道炎症痰液黏稠不易咳出的病例。

2. 碘化钾(potassium iodide) 在肠道内完全吸收,在血液中以无机离子碘形式存在。由胃肠道吸收的碘大概有30%被甲状腺摄取,其余由肾脏排出,少量由乳汁和粪便中排出。碘可以通过胎盘到达胎儿体内,影响胎儿的甲状腺功能。口服后反射性地引起呼吸道腺体分泌,从而使痰液稀释,易于咳出。可用于慢性呼吸系统疾病痰少而黏稠的病例,不适用于急性炎症。

（二）黏痰溶解药

乙酰半胱氨酸(acetylcysteine,痰易净,易咳净,Mucomyst,Mucofilin)和N-乙酰半胱氨酸具有较强的黏痰溶解作用,其分子中的巯基可以使痰中黏蛋白的双硫键裂解,黏蛋白分解,黏痰液化,黏度降低,易于咳出。适用于大量痰液阻塞气道引起的呼吸困难,如急性和慢性支气管炎、支扩、肺结核、肺炎等疾病。

（三）黏液调节剂

1. 盐酸溴己新(bromhexine hydrochloride,溴己新,溴苄环己铵,必嗽平) 作用于支气管腺体,裂解痰中的黏多糖纤维,使痰液黏度降低,抑制黏液腺和杯状细胞中酸性糖蛋白的合成,除此之外还可刺激胆碱能受体,引起气道分泌增加,使痰液稀释。主要用于慢性支气管炎、哮喘、支扩等有痰不易咳出者。

2. 盐酸溴环己胺醇（ambroxol hydrochloride，氨溴醇，氨溴索，沐舒坦，兰勃素，Mucosolvan）增加呼吸道的分泌，促进肺泡表面活性物质的产生，加强纤毛的摆动，调节浆液性和黏液性黏液的分泌。主要适用于伴有痰液分泌不正常及排痰功能不良的急性或慢性呼吸道疾病，特别是 COPD 的祛痰治疗。在胸部手术前后期，可防治术后的并发症。本品还可用于胎儿呼吸窘迫综合征、肺囊性纤维化等，并对呼吸道细菌的清除有积极意义。

3. 羧甲司坦（carbocisteine，羧甲半胱氨酸，强利痰灵，S-Carboxymethylcysteine，S-CMC，MUCODYNE）　属于黏痰调节剂，使低黏度的唾液蛋白分泌增加，而高黏度的岩藻黏蛋白产生减少，使痰液的黏度降低，易咳出。用于慢性支气管炎、支气管哮喘等疾病引起的痰液黏稠。也可用于防止术后咳痰困难和肺炎并发症，对儿童非化脓性耳炎有预防耳聋的效果。

4. 愈创甘油醚（guaifenesin，愈创木酚甘油醚，Gyceryl，Guaicolate）　口服刺激胃黏膜，反射性地引起支气管黏液分泌增加，黏度降低，易于咳出。本品还有较弱的消毒防腐的作用，可减少痰液的恶臭味。大剂量应用可松弛支气管平滑肌。用于慢性支气管炎的多痰患者，多与其他的镇咳祛痰药物联合使用。

（四）其他药物

1. 糜蛋白酶（chymotrypsin）　能迅速分解蛋白质，使黏稠的痰液液化和稀释，便于咳出。用于黏稠痰、脓性痰的患者。适用于呼吸道炎症时祛痰的治疗。

2. 胰脱氧核糖核酸酶　使脓性痰中的脱氧核糖核酸迅速分解,对蛋白质也有分解作用,使痰液黏度下降,易于咳出。用于慢性支气管炎、支气管哮喘等疾病引起的痰液黏稠者。

（五）中药与中成药

包括甘草片、止咳糖浆、复方枇杷糖浆和罗汉果止咳露等。其作用机制和不良反应不明,可与其他祛痰镇咳的药物合用。

【选择原则】

1. 痰液稀薄或呈灰白色黏液状时可选用的药物　可选择氯化铵片、复方甘草片,还可用中药合剂,如急支糖浆、鲜竹沥等,成人每次 10ml,每日 3 次,小儿酌减。这类药物不良反应小。糖浆类药物因含糖量高,糖尿病患者忌用。

2. 痰液黏稠、不易咳出时可选用的药物　应选择黏痰溶解性祛痰药,如乙酰半胱氨酸、盐酸溴己新、沐舒坦等。除能够使痰液变稀外,还能促进纤毛运动和保护支气管黏膜。

3. 痰液为黄色或绿色时,提示有感染,还应该添加抗生素。

【注意事项】

1. 氯化铵

片剂:0.3g。

用法：成人：口服，每次 0.3~0.6g，每日 3 次；儿童：每日 30~60mg/kg，分 3 次口服。服药前用水稀释，或配入合剂服用。

不良反应及注意点：

（1）本药对胃黏膜有刺激作用，可引起胃痛、恶心、呕吐等不适，宜饭后服用。

（2）血氨过高、溃疡病及肝肾功能减退的患者禁用；过量或长期服用易导致高氯血症和低钾血症，代谢性酸中毒的患者禁用。

2. 碘化钾

片剂：10mg；合剂：每 100ml 中含碘化钾 5g，碳酸氢钠 2.5mg，氯仿适量。

用法：口服，合剂：每次 6ml，每日 3 次。

不良反应及注意点：

（1）能使结核病灶活动，因此禁用于结核患者。急性支气管炎、肺水肿、高钾血症、甲状腺功能亢进、肾功能受损者慎用，孕妇及哺乳妇女禁用。

（2）由腺体分泌的碘化钾，可引起流泪、流涕、唾液增加等刺激症状；可引起关节疼痛、嗜酸性粒细胞增多、淋巴结肿大等不良反应。偶有动脉周围炎和类白血病样嗜酸性粒细胞增多。

（3）对碘过敏者可有发热和皮肤红斑等。

3. 乙酰半胱氨酸

N-乙酰半胱氨酸（富露施）

泡腾片：600mg/片。

用法：泡腾片成人 600mg，每日 2 次。

颗粒剂:100mg/包;200mg/包。

用法:颗粒剂成人200mg,每日2次或3次。儿童100mg,每日2次或3次。

不良反应及注意点:

(1) 偶见恶心、呕吐、罕见皮疹和支气管痉挛等过敏反应。

(2) 温水冲服(≤40℃),开水冲服会影响疗效。另外,最好间隔几分钟后服用其他药物。

喷雾剂(粉):0.5g/ml;1.0g/ml。

用法:喷雾吸入:以10%溶液喷雾吸入,每次1~3ml,每日2~3次。气管滴入:急救时以5%溶液经气管插管或直接滴入气管内,每次1~2ml,每日2~6次。气管注入:急救时以5%溶液用注射器自气管的甲状软骨环甲膜处注入气管腔内,每次0.5~2ml(婴儿0.5ml,儿童1ml,成人2ml)。

雾化液(吸入用乙酰半胱氨酸溶液):0.3g/3ml。

用法:超声或喷射雾化吸入,每次3ml,每日1~2次。

不良反应及注意点:

(1) 支气管哮喘者慎用或禁用。

(2) 可引起呛咳、支气管痉挛、恶心、呕吐、胃炎等不良反应。

(3) 直接滴入呼吸道可产生大量的痰液,偶可引起支气管痉挛。

4. 盐酸溴己新

片剂:8mg;注射剂:4mg(2ml)。

用法:口服:成人:每次 8 ～ 16mg;儿童:每次 4 ～8mg,每日 3 次。肌内注射,每次 4 ～8mg,每日 2 次。也可雾化吸入给药。

不良反应及注意点:

(1) 胃黏膜有刺激性,可引起恶心、呕吐、胃部不适,胃溃疡患者慎用。

(2) 偶可见血清转氨酶升高。

(3) 脓性痰患者需要加用抗生素控制感染。

5. 盐酸溴环己胺醇

片剂:30mg;口服液:0.3g(100ml);缓释胶囊剂:75mg;注射剂:15mg(1ml)。

用法:饭后服用。成人:每次 30mg,每日 3 次。儿童:建议剂量为每日 1.2 ～1.6mg/kg;口服液:成人及 10 岁以上儿童:每次 10ml,每日 3 次;5 ～10 岁儿童:每次 5ml,每日 3 次;2 岁以下儿童:每次 2.5ml,每日 2 次。静脉使用。

不良反应及注意点:

(1) 主要为消化道反应,包括胃部不适,偶有恶心、呕吐。过敏反应少见,雾化吸入时,对有气道高反应的患者,可导致支气管痉挛。

(2) 妊娠前 3 个月不推荐使用。

6. 羧甲司坦

口服液:0.2g(10ml),0.5g(10ml);片剂:0.25g。

用法:口服,每次 0.5g,每日 3 次。儿童:每日 30mg/kg。

不良反应及注意点:

（1）不良反应少见,偶见轻度头晕、恶心、胃部不适、腹泻、胃肠道出血、皮疹等。

（2）消化道溃疡者慎用。

7. 愈创甘油醚

片剂:0.2g;糖浆剂:2%。

用法:口服:每次 0.1~0.2g,每日 3~4 次,或用2%的糖浆,每次 10~20ml,每日 3 次。儿童:每次 15mg/kg,6 小时 1 次。

不良反应及注意点:

（1）有时可见恶心,呕吐等胃肠道不适。

（2）由于本品能够刺激和扩张血管平滑肌,故禁用于肺出血、急性肠炎和肾炎的患者。

8. 糜蛋白酶

用法:肌内注射,每次 5mg,每日 1~2 次。雾化吸入:1mg 加入、适量的注射用水,溶解后吸入,每日 3~4 次。

不良反应及注意点:本品可产生过敏反应。严重肝脏疾患及凝血功能异常者忌用。

9. 胰脱氧核糖核酸酶

用法:雾化吸入,每次 5 万~10 万 U,溶于盐水中,每日 3~4 次。

不良反应及注意点:用药后可有咽后部疼痛,每次用药后应该立即漱口,长期应用可发生过敏反应。

【建议】

1. 应用祛痰药仅为对症治疗,还应该针对病因治疗。

2. 痰多者慎用强力镇咳药。在使用反射性引起呼吸道分泌增多、稀释性祛痰药者,注意有效的咳嗽以排除痰液,要注意患者的体位。手术后患者要注意止痛,对于痰不易咳出的患者必要时可用仪器吸出痰液。

3. 恶心性祛痰药对于急性呼吸道炎症较好,但胃肠道反应较大,剂量勿大。一般多用其复方制剂,如棕铵合剂等。

4. 对胃黏膜有刺激的药物,在应用时应防止药物浓度过高以免产生刺激。对消化系统疾病,特别是溃疡患者应该慎用。

三、支气管舒张药物

支扩患者存在可逆性的气流阻塞和气道高反应性,这类改变对痰液引流可产生一定的影响,因此可考虑使用支气管舒张剂治疗,不仅可缓解气急等症状,亦有利于痰液的排出,采用定量雾化效果显著。

【相关药物】

(一)β₂受体激动剂

使支气管平滑肌松弛,通过 cAMP 调节抑制介质释放,抑制微血管渗漏以及增加黏液的清除。短效制剂包括特布他林、沙丁胺醇(salbutamol)等,吸入后起效快,维持时间短,仅 4～6 小时。长效制剂包括沙美特罗(salmaterol)、丙卡特罗(procaterol）、班布特罗（bambuterol）、福莫特罗（formoterol）等，作用时间达 12~24 小时。β_2 受体激动剂可采用定量雾化吸入、干粉吸入、口服或静脉注射，目前多用吸入法。

1. 硫酸沙丁胺醇（salbutamol）　为选择性 β_2 肾上腺素受体激动剂。能选择性作用于支气管平滑肌 β_2 肾上腺素受体，而呈较强的舒张支气管的作用。吸入后，由支气管吸收，大部分被吞咽，代谢产物和少量原药主要随尿排出，少量随粪便排出。

2. 硫酸特布他林　可选择性兴奋 β_2 肾上腺素能受体，舒张支气管平滑肌。喷入口内，约 10% 从气道吸收，90% 咽下经肠壁和肝脏代谢；代谢物及原型药均从尿液排泄。

3. 沙美特罗（salmaterol）　为长效 β_2 受体激动剂，作用持续时间长，可产生 12 小时支气管扩张作用，有效控制夜间喘息。本品吸收缓慢，在肺中发挥作用，血药浓度较低。

4. 福莫特罗（formoterol）　为长效 β_2 受体激动剂，能抑制肥大细胞、嗜碱性粒细胞释放组胺和白三稀等炎症介质的作用，降低气道高反应性。

（二）磷酸二酯酶抑制剂

松弛支气管平滑肌并有轻度的抗炎作用。常用的药物有氨茶碱（aminodur）、二羟丙茶碱、多索茶碱等，长效制剂可控制夜间症状。

1. 氨茶碱（aminophylline，Aminodur）　本品对呼吸道平滑肌有直接松弛作用。其作用机制比较复杂,过去认为通过抑制磷酸二酯酶,使细胞内cAMP含量提高所致。但近年来实验认为茶碱的支气管扩张作用部分是由于内源性肾上腺素与去甲肾上腺素释放的结果。此外,氨茶碱是嘌呤受体阻滞剂,能对抗腺嘌呤等对呼吸道的收缩作用。氨茶碱能增强膈肌收缩力,尤其在膈肌收缩无力时作用更显著,因此有益于改善呼吸功能。本品大部分以代谢产物形式通过肾排出。

2. 多索茶碱　多索茶碱是甲基黄嘌呤的衍生物,可直接作用于支气管,松弛支气管平滑肌。通过抑制平滑肌细胞内的磷酸二酯酶等作用,松弛平滑肌,从而达到抑制哮喘的作用。

(三) 抗胆碱能药

降低迷走神经的兴奋性。常见的有异丙托溴铵(爱喘乐)以及长效制剂噻托溴铵等。与 β_2 受体激动剂联用时,支气管舒张作用增强并持久。

1. 异丙托溴铵(ipratropine)　对支气管平滑肌松弛作用强,选择性高,对呼吸道腺体和心血管的作用不明显。用药后痰量及黏度无明显改变。该品口服不吸收。

2. 噻托溴铵(tiotropium bromide)　是一个长效、特异性的抗胆碱能药物。通过与支气管平滑肌上的胆碱能受体结合,噻托溴铵可抑制副交感神经末端所释放的乙酰胆碱的胆碱能(支气管收缩)作用。此作用呈剂量依赖性,并可持续 24 小时以上。本品口服吸收差,吸入 5 分钟后达到最高的血药浓度。

（四）抗炎药

包括糖皮质激素如倍氯米松、布地奈德和非糖皮质激素如色苷酸钠。支扩患者不提倡常规使用糖皮质激素治疗，若病情严重并且其他平喘药物无效时，可雾化吸入治疗。

1. 倍氯米松（倍氯松，Beclomethasone） 为强效外用糖皮质激素。能抑制支气管炎症和水肿。孕妇及婴儿慎用。

2. 布地奈德（budesonide） 为具有高效局部抗炎作用的糖皮质激素。它能增强内皮细胞、平滑肌细胞和溶酶体膜的稳定性，抑制免疫反应和降低抗体合成，从而使组胺等过敏活性介质的释放减少和活性降低，并能减轻抗原抗体结合时激发的酶促过程，抑制支气管收缩物质的合成和释放而减轻平滑肌的收缩反应。急性、亚急性和长期毒性研究发现，布地奈德的全身作用，如体重下降、淋巴组织及肾上腺皮质萎缩，比其他糖皮质激素弱或者与其他糖皮质激素相当。经过 6 个不同的试验测试系统评价，布地奈德无致突变作用，亦无致癌作用。吸入给药后，约 10% ~ 15% 在肺部吸收，本品主要经肝首过代谢（约 90%），代谢物的糖皮质激素活性较低。布地奈德的代谢物以其原形或结合的形式经肾排泄。尿中检测不到原形布地奈德。

3. 色苷酸钠（sodium cromoglicate） 其作用机制是能稳定肥大细胞的细胞膜，阻止肥大细胞脱颗粒，从而抑制组胺、5-羟色胺、慢反应物质等过敏反应介质的释放,进而阻抑过敏反应介质对组织的不良作用。其抑制过敏反应介质释放的作用,可能是通过抑制细胞内环磷腺苷磷酸二酯酶,致使细胞内环磷腺苷(cAMP)的浓度增加,阻止钙离子转运入肥大细胞内,从而稳定肥大细胞膜,阻止过敏反应介质的释放。吸入本品后约有8% ~ 10%进入肺内,经支气管和肺泡吸收,50%通过肾脏排泄,50%通过胆汁。口服本品仅能吸收0.5%。

(五)其他药物

孟鲁司特、扎鲁司特(zafirlukast):能抑制白三烯诱发的支气管痉挛。

【注意事项】

支气管扩张剂和抗炎药物的注意事项参见第三章。

四、止血药物

该类药物能够加速血液凝固或降低毛细血管通透性,促进出血的停止,但是对凝血机制障碍所导致的出血无效。按其作用可分为:①作用于血管壁的药物,收缩血管;②合成凝血因子所需药物;③抗纤溶药物,可抑制纤溶酶活性;④促进凝血因子释放的药物,促进血管内皮释放血管性假血友病因子(VWF),改善血小板黏附、聚集功能等作用;⑤局部止血药,如血凝酶和明胶海绵等。

（一）缩血管药物

垂体后叶素（pituitrin, Hypophysine）　该药物由动物的脑垂体后叶提取的水溶液成分,含有催产素和加压素。能够直接作用于血管平滑肌,使毛细血管、小动脉和小静脉收缩。由于肺小动脉收缩,减少肺内血流量,有利于肺血管破裂处形成血栓而止血。除此之外,小剂量可增强子宫的节律性收缩,大剂量能引起强直性收缩,使子宫肌内的小血管压迫止血。本品除用于支气管扩张咯血外,还可用于产后出血、产后子宫复原不全、促进宫缩、引产,也可用于门静脉高压引起的上消化道出血以及尿崩症等。

（二）扩血管药物

1. **普鲁卡因**（procaine, 奴佛卡因）　抑制血管运动中枢,兴奋迷走神经,通过扩张肺血管,降低肺动脉压及肺楔嵌压;同时体循环血管阻力下降,回心血量减少,肺内血液分流到其他内脏和四肢循环中,起到"内放血"的作用。结果使肺动脉和支气管动脉的压力同时下降,达到止血目的。

2. **酚妥拉明**（phontolamine, Regitine）　通过扩张肺血管,降低肺动脉压,同时体循环血管阻力下降,回心血流量减少,肺内血流重新分布到四肢及内脏循环中,导致肺动脉和支气管动脉压力降低,达到止血的目的。对于使用垂体后叶素禁忌的高血压、冠心病、动脉硬化、心力衰竭、肺源性心脏病、妊娠等患者尤为适用。

（三）纠正凝血障碍药物

1. 酚磺乙胺（etamsylate，Dicynone）　能增加血液中血小板的数量，增强其聚集黏附性，促使血小板释放凝血活性物质，促进凝血时间而止血。同时还可以降低毛细血管的通透性，增强毛细血管的抵抗力，减少渗出。用于预防和治疗外科手术出血过多。对脑、肺、肝、消化道、泌尿道出血、眼底出血和皮肤出血等。

2. 氨甲苯酸（aminomethylbenzoic acid，PAM-BA）　具有抗纤维蛋白溶解作用，作用机制与氨基己酸相同，但其作用较强。适用于纤维蛋白溶解过程亢进所导致的出血，如肺、肝、消化道、甲状腺等手术的异常出血，肺结核咯血或痰中带血、血尿、前列腺肥大出血等，尤其对慢性渗血的效果显著，但对癌性出血和创伤性出血无作用。

3. 氨基己酸（aminocaproic acid，EACA，6-氨基己酸）　本品是抗纤维蛋白溶解药。纤维蛋白原通过其分子结构中的赖氨酸结合部位特异性地与纤维蛋白结合，然后在激活物作用下变为纤溶酶，该酶能裂解纤维蛋白中精氨酸和赖氨酸肽链，形成纤维蛋白降解产物，使血凝块溶解。本品的化学结构与赖氨酸相似，能定性阻抑纤溶酶原与纤维蛋白结合，防止其激活，从而抑制纤维蛋白溶解，高浓度（100mg/L）则直接抑制纤溶酶活力，达到止血效果。用于纤溶性出血，如脑、肺、子宫、前列腺、肾上腺、甲状腺等外伤或手术出血。术中早期用药或术前用药，可减少手术中渗血，并减少输血量。也可用于肺出血、肝硬化和消化道出血。

4. 血凝酶(hemocoagulase,立止血,立芷雪,蛇凝血素酶,巴曲亭,巴曲酶)　该药是从巴西矛头蛇的毒液中分离、精制所得的一种血凝酶制成的制剂。它是一种单链蛋白,其凝血酶样作用能促进出血部位的血小板聚集,同时释放一系列的凝血因子,使纤维蛋白原降解为纤维蛋白单体,进而交联聚合成难溶性的纤维蛋白,引起出血部位的血栓的形成。本品可防止和治疗各种原因引起的出血。

5. 肾上腺色腙　为肾上腺素的氧化衍生物,无拟肾上腺素作用,因此不影响血压和心率,但能增强毛细血管对损伤的抵抗力,稳定血管及其周围组织中的酸性黏多糖,降低毛细血管的通透性,增强受损毛细血管端的回缩作用,使血块不易从管壁脱落,从而缩短止血时间,但不影响凝血过程。

6. 蛇毒血凝酶　本品是从长白山白眉蝮蛇蛇毒中提取的一种白眉蛇毒凝血酶,其中含有类凝血酶和类凝血激酶,两种类酶为相似的酶作用物,在 Ca^{2+} 存在下,能活化因子 V、Ⅶ和Ⅷ,并刺激血小板的凝集;类凝血激酶在血小板因子Ⅲ存在下,可促使凝血酶原变成凝血酶,也可活化因子 V,并影响因子 X。动物试验结果显示,本品小剂量时表现为促凝作用,大剂量时表现为抗凝作用。

(四) 局部用药

局部止血治疗:0.1%肾上腺素或去甲肾上腺素 0.3~0.5ml,凝血酶 500~1000U,血凝酶 1~

2U 稀释后局部喷洒或明确出血部位后用生理盐水局部灌洗。

【选择原则】

1. 出血性疾病的治疗首先要明确病因,防治基础疾病如控制感染,治疗肝胆疾病,抑制变态反应等。

2. 任何一种药物都不可能制止大血管损伤性出血,因此要不失时机的选用外科治疗。

3. 在联合用药时,要考虑到药物之间的协同和拮抗作用,要结合药物的作用机制来选择药物。

【注意事项】

1. 垂体后叶素

注射液:5U(1ml);10U(1ml)。

用法:一般应用:肌内注射,每次 5～10U。在大咯血时,可用 5～10U。加入 5%～25% 葡萄糖液 40～50ml 稀释后缓慢静脉注射,5～20 分钟注射完,必要时 10～30U 加入 10% 葡萄糖液 500ml 缓慢静滴维持。

不良反应及注意点:

(1) 高血压、冠心病、动脉硬化、心力衰竭、肺源性心脏病、孕妇原则上禁用。如非用不可宜从小剂量开始,严密监护下使用。有过敏反应史的患者禁用。

(2) 用药后可出现面色苍白、出汗、心悸、胸闷、腹痛、过敏性休克等,应立即停药。

（3）该药能够被消化液破坏，不宜口服。

2. 普鲁卡因

针剂：每支 0.25% 10ml，0.5% 10ml，2% 2ml；粉针剂：每支 150mg。

用法：常用剂量为 300～500mg+5% 葡萄糖液 500ml 静滴，每日 1 次。

不良反应及注意点：

（1）用前常规皮试，抗胆碱酯酶药能增强本品毒性，忌联合应用。本品水解产物二乙氨基乙醇，能增强洋地黄作用，导致毒性反应，慎用。

（2）本品可有高敏反应和过敏反应，个别患者可出现高铁血红蛋白症。一旦血药浓度骤然升高，可引起一系列中枢神经系统和心血管系统的毒性症状，如惊厥和心率减慢及血压下降。

（3）对本品过敏者禁用，孕妇及哺乳期妇女用药尚不明确。

3. 酚妥拉明

注射液：每支 5mg（1ml）；10mg（1ml）；片剂：每片 25mg。

用法：10～20mg+5% 葡萄糖液 250～500ml 静滴，每日 1 次，连用 7 天。

不良反应及注意点：

（1）有皮肤潮红、直立性低血压、腹痛、腹泻、恶心等不良反应。偶可发生严重的心血管功能紊乱。

（2）低血压、严重的动脉硬化、冠心病、肾功能减退、溃疡病患者忌用。

（3）忌与铁剂配伍。不宜与其他血管扩张剂、多巴胺、多巴酚丁胺合用。确需使用时,应在严密监护下使用。

4. 酚磺乙胺

注射液:0.25g（2ml）;0.5g（5ml）;1.0g（5ml）。

用法:

小量出血:成人口服:每次0.5~1.0g,每日3次。儿童:每次10mg/kg,每日3次。肌内注射或静脉注射,也可0.25~0.75g加入5%的葡萄糖液或生理盐水250~500ml,每日2~3次。

咯血:小量咯血可口服每次0.5~1.0g,每日3次;或肌内注射,每次0.5g,每日2~3次,中等量以上的咯血可静脉注射或静脉滴注,酚磺乙胺0.25g+25%葡萄糖液40ml静脉注射,每日1~2次,或酚磺乙胺0.75g+5%葡萄糖液500ml静滴,每日1次。

不良反应及注意点:

（1）本品的毒性低,静脉注射时偶可发生休克。

（2）可与其他类型止血药如维生素K、氨甲苯酸合用。

5. 氨甲苯酸

注射液:0.05g（5ml）,0.1g（10ml）;片剂:0.125g;0.25g。

用法:静脉注射,每次0.1~0.3g,用5%葡萄糖液或0.9%生理盐水10~20ml稀释后缓慢注射,每日最大用量不超过 0.6g,儿童每次 0.1g。口服:0.25～0.5g,每日 3 次,每日最大用量不超过 2g。

不良反应及注意点:

(1) 该药毒性较低,不易形成血栓,但用量过大时可促进血栓形成,对有血栓形成倾向或有血栓栓塞病史的患者禁用或慎用。

(2) 一般不单独用于 DIC 所继发的出血。

(3) 可导致继发性肾盂和输尿管凝血,血友病患者发生血尿时或肾功能不全时慎用。

6. 氨基己酸

注射液:1g(10ml);片剂:0.5g。

用法:初量可取 4～6g(20% 溶液)溶于 100ml 生理盐水或 5%～10% 葡萄糖溶液中,于 15～30 分钟滴完。持续剂量为每小时 1g,可口服也可注射。维持 12～24 小时或更久,依病情而定。口服:成人,每次 2g,小儿 0.16g/kg,每日 3～4 次,可服用 7～10 天或更久。

不良反应及注意点:

(1) 常见的不良反应为恶心、呕吐和腹泻,其次为眩晕、瘙痒、头晕、耳鸣、全身不适、鼻塞、皮疹、红斑、不泄精等。当每日剂量超过 16g 时,尤易发生。

(2) 本品不能阻止小动脉出血。

(3) 本品从尿排泄快,必须持续给药,同时能抑制尿激酶的纤溶作用,可形成血凝块,阻塞尿路。因此,泌尿科术后有血尿的患者应慎用。

（4）易发生血栓和心、肝、肾功能损害，有血栓形成倾向或有栓塞性血管病史者禁用或慎用。尿道手术后出血的患者慎用；有血栓形成倾向或过去有血管栓塞者忌用；肾功能不全者慎用。

7. 血凝酶

注射用的立止血冻干粉（Reptilase）：每支1000U。

用法：小量咯血时，肌内注射或皮下注射每次1000～2000U，每日2次；中等量以上的咯血可1000～2000U直接由莫菲管注入，每6～12小时1次。

不良反应及注意点：

（1）有血栓或栓塞性血管病者禁用。妊娠初3个月的孕妇慎用。DIC导致的出血时，禁用本品。

（2）有呼吸困难和局部疼痛的不良反应。

（3）本品在完整的血管内无促进血小板聚集的作用，如果血液中缺乏凝血因子时，本品的作用可被减弱，宜补充后再使用。

（4）在原发性纤溶系统亢进的情况下，宜与抗纤溶酶药物合用。

8. 肾上腺色腙

片剂：2.5mg/片；注射液：2ml：10mg。

用法：2.5～5.0mg/次，一日3次；肌内注射：5～10mg/次，一日2～3次，严重出血用10～20mg/次，每2～4小时一次。

不良反应以及注意事项：

（1）本品毒性低，可产生水杨酸样反应，如恶心、呕吐、头晕、耳鸣、视力减退等。对癫痫患者可引起异常脑电活动。注射部位有痛感。

（2）适用于因毛细血管损伤及通透性增加所致的出血，如鼻出血、视网膜出血、咯血、胃肠出血、血尿、痔疮及子宫出血等。也用于血小板减少性紫癜，但止血效果不十分理想。

（3）对水杨酸过敏者禁用。有癫痫史及精神病史的患者慎用。

9. 蛇毒血凝酶

粉针剂：0.5kU/支。

用法：静注、肌注、或皮下注射，也可局部用药。一般出血：成人 1～2U；儿童 0.3～0.5U。紧急出血：立即静注 0.25～0.5U，同时肌内注射1U。各类外科手术：术前一天晚肌注 1U，术前 1小时肌注 1U，术前 15 分钟静注 1U，术后 3 天，每天肌注 1U；咯血：每 12 小时皮下注射 1U，必要时，开始时再加静注 1U，最好是加入 10ml 的0.9%氯化钠液中，混合注射；异常出血：剂量加倍，间隔 6 小时肌注 1U，至出血完全停止。

不良反应以及注意事项：

（1）不良反应发生率较低，偶见过敏样反应。可按一般抗过敏处理方法，给予抗组胺药或（和）糖皮质激素及对症治疗。

（2）使用期间应注意观察患者的出、凝血时间。有血栓病史者禁用,对本品或同类药品过敏者禁用。

（3）动脉、大静脉受损的出血,必须及时行外科手术处理。弥散性血管内凝血（DIC）及血液病导致的出血不是白眉蛇毒血凝酶的适应证。

（4）血中缺乏血小板或某些凝血因子(如:凝血酶原等)时白眉蛇毒血凝酶没有代偿作用,宜在补充血小板或缺乏的凝血因子或输注新鲜血液的基础上应用。

（5）在原发性纤溶系统亢进(如:内分泌腺、癌症手术等)的情况下,白眉蛇毒血凝酶宜与抗血纤溶酶的药物联合应用。

【建议】

1. 注意血管收缩性止血药的不良反应,垂体后叶素的极量不超过20U。

2. 酚磺乙胺与其他止血药如维生素 K 合用时,可增强疗效。但不可与氨基己酸混合注射,以免中毒。

3. 凝血酶应该避免与酸性、碱性或金属盐类药物合用,以免药物凝血活力下降,溶液状态的本品会很快失活,故临床使用前应新配制。

（万鹏　钟小宁）

参 考 文 献

1. Laennec RTH. A treatise on the disease of the chest. For-

bes J. trans. New York：Library of the New York Academy of Medicine，Hafner Publishing，1962.

2. Reid LM. Reduction in bronchial subdivision in bronchiectasis. Thorax，1950，5（3）：233-247.

3. 朱元珏，陈文彬. 呼吸病学. 北京：人民卫生出版社，2003.

4. 梁茂植. 呼吸病合理用药. 北京：人民卫生出版社，2004.

5. Barker AF，Couch L，Fiel SB，et al. Tobramycin solution for inhalation reduces sputum Pseudomonas aeruginosa density in bronchiectasis. Am J Respir Crit Care Med，2000，162（2）：481-485.

6. Lin HC，C heng HF，Wang CH，et al. Inhaled gentamicin reduces airway neutrophil activity and mucus hypersecretion in bronchiectasis. Am J Respir Crit Care Med，1997，155（6）：2024-2029.

7. 陈灏珠. 实用内科学. 第 12 版. 北京：人民卫生出版社，2005.

8. 姚婉贞，王国扬. 慢性阻塞性肺疾病的气道毒蕈碱 M 受体变化与抗胆碱治疗的研究. 中华结核和呼吸杂志，2005，28（7）：484-485.

9. Tashkin D，Kesten S. et al. Long-term treatment benefits with tiotropium in COPD patients with and without short-term bronchodilator responses. Chest，2003，123：1441-1449.

10. Casaburi R，Mahler DA，Jones PW，et al. A long-term evaluation of once-daily inhaled tiotropium in chronic obstructive pulmonary disease. Eur Respir，2002，19：217-224.

11. 许文兵,朱元珏. 白三烯受体拮抗剂扎鲁司特治疗轻、中度哮喘疗效和安全性. 中华结核和呼吸杂志,2000,23(3):164-165.

12. Smith AM,Botha RF,Koornhof HJ,et al. Emergence of a pneumococal clone with cephalosporin resistance and penicillin susceptibility. Antimicrob Agents Chemother,2001,45:2648-2650.

13. Smith AM,Feldman C,Massidda O,et al. Altered PBP2A and its role in the development of penicillin,cefotaxime,and ceftriaxone PBPs/MurM in high-level penicillin-resistant S. pneumoniae resistance in a clinical isolate of Streptococcus pneumoniae. Antimicrob Agents Chemother,2005,49:2002-2007.

14. Kips JC,O'Connor J,Inman MD,et al. A long-term study of the antiinflammatory effect of lowdose budesonide plus formoterol versus highdose budesonide in asthma. Am J Respir Crit Care Med,2000,161:996-1001.

15. Sharon CA Chen,Tania C Sorrell. Antifungal agents. Medical Journal of Australia,2007,187(7):404.

16. Kauffman CA. New antifungal agents. Semin Respir Crit Care Med,2004,25:233-239.

17. Ebru UZ,Nuket Bavbek,Faruk Hilmi Turgut,et al. Cefuroxime-induced lupus. Journal of the National Medical Association Washington,2007,99(9):1066.

18. Pasteur MC,Helliwell SM,Houghton SJ,et al. An investigation into causative factors in bronchiectasis. Am J Respir Crit Care Med,2000,162:1277-1284.

19. Cuvelier A, Muir JF, Hellot MF, et al. Distribution of α1antitrypsin alleles in patients with bronchiectasis.

Chest,2000,117:415-419.

20. Pasteur MC,Helliwell SM,Houghton SJ,et al. An investigation into causative factors in patients with bronchiectasis. Am J Respir Crit Care Med,2000,162:1277-1284.

21. Barker AF. Bronchiectasis. N Engl Med,2002,346:1383-1393.

7

第八章 急性呼吸窘迫综合征的药物治疗

急性呼吸窘迫综合征(ARDS)是一种常见的危重病,病死率极高,严重威胁重症患者的生命并影响其生存质量。ARDS 指机体遭受心源性以外的各种肺内外致病因素(如严重感染、创伤、休克等)打击所致的急性、进行性缺氧性呼吸衰竭,是全身炎症反应综合征(SIRS)在肺部的表现。根据最新柏林标准,ARDS 依据氧合指数的不同而分为轻度、中度和重度。临床表现为顽固性低氧血症、呼吸窘迫,胸部 X 线显示双肺弥漫性浸润影,后期多并发多器官功能障碍综合征(MODS)。临床上对 ARDS 的治疗除积极治疗原发病外,仍以机械通气为主要治疗手段,而药物治疗仅为辅助治疗,包括糖皮质激素、肺泡表面活性物质、血管扩张剂等。目前仅有肺保护通气策略即小潮气量(4~7ml/kg)联合低气道平台压(不超过 30~35cmH_2O)降低 ARDS 死亡率的临床试验的证据,而药物治疗的疗效争议较大,许多药物仍处于临床试验中,所以需要特别说明的是 ARDS 的药物治疗没有"选择原则",而仅仅是建议。基于既往的研究,本章节中仍会提及急性肺损伤(ALI)这一术语。

【相关药物】

（一）糖皮质激素（简称激素）

1. 甲泼尼龙（methylprednisolone，甲强龙）为人工合成糖皮质激素，抗炎作用强，对钠潴留作用微弱。

2. 氢化可的松（hydrocortisone，可的索，皮质醇）　为一种天然糖皮质激素，现已人工合成。

（二）肺泡表面活性物质

注射用牛肺表面活性剂（calf pulmonary surfactant for injection，珂立苏）　是从健康新生小牛肺中分离提取的肺表面活性物质。主要组分包括磷脂、胆固醇、甘油三酯、游离脂肪酸和少量肺表面活性物质蛋白（SP-B 和 SP-C），其中总磷脂不少于 80%，卵磷脂不少于 55%，蛋白含量为 1%~2%。

（三）血管扩张剂

1. 一氧化氮（nitric oxide，NO）　为一种血管内皮衍生性舒张因子，广泛参与生理调节的重要内源性递质。

2. 前列腺素 E_1（prostaglandin E_1，PGE_1，前列地尔，凯威捷，凯时）　为一种花生四烯酸的衍生物。PGE_1 不仅是血管活性物质，还具有免疫调节作用，可抑制巨噬细胞和中性粒细胞的活性，发挥抗炎作用。

3. PGI_2（prostaglandin I_2，依前列醇，前列环

素,前列腺素 I_2)为体内广泛存在的强效血管舒张剂,主要由分布在内皮细胞微粒体内的花生四烯酸产生并释放出来,具有高度生物活性。

(四) N-乙酰半胱氨酸

N-乙酰半胱氨酸(N-acetylcysteine,商品名富露施)为左旋半胱氨酸的天然衍生物,分子内含有活跃的巯基,具有很强的抗氧化作用和黏痰溶解作用。

(五) 蛋白酶抑制剂

乌司他丁(ulinastain)　为健康成年男性新鲜尿液中分离提取的一种糖蛋白,由 143 个氨基酸组成,是一种广谱蛋白酶抑制剂。

(六) 大环内酯抗生素

主要包括红霉素(erythromycin)、克拉霉素(clarithromycin)、阿奇红霉素(azithromycin)等。

(七) 他汀类药物

他汀类药物(statins)是羟甲基戊二酰辅酶 A (HMG-CoA)还原酶抑制剂,主要具调脂抗炎效应,药物有阿托伐他汀钙片,瑞舒伐他汀及瑞伐他丁等。

【注意事项】

(一) 糖皮质激素

1. 甲泼尼龙

片剂:2mg/片;4mg/片。

用法:口服:开始每日 16~24mg,分 2 次,维持量 4~8mg。

针剂:20mg/支;40mg/支。

用法:(大剂量冲击)每日 30mg/kg,分 4 次给药(静滴或静注),连续 2～4 天。中小剂量[≤5mg/(kg·d)],(建议)每日 2mg/kg,分次给药(静滴或静注),连续 14 天,以后逐渐减量。

2. 氢化可的松

片剂:20mg/片。

用法:每日剂量 20～30mg,清晨服 2/3,午餐后服 1/3。有应激情况时,应适当加量,可增至每日 80mg,分次服用。

针剂:10mg/支;25mg/支;50mg/支;100mg/支。

用法:每次 100～200mg,与 0.9%氯化钠注射液或 5%葡萄糖注射液 500ml 混合均匀后静脉滴注,一般 3～5 天。

不良反应及注意点:

(1)本类药物在应用时,必须严格掌握适应证,防止滥用,避免发生不良反应和并发症。

(2)糖皮质激素在应用生理剂量替代治疗时无明显不良反应,不良反应多发生在应用药理剂量时,与疗程、剂量、用药种类、用法及给药途径等密切相关。大剂量或长期应用本类药物,可引起肥胖、痤疮、体重增加、下肢水肿、紫纹、易出血倾向、创口愈合不良、月经紊乱、肱骨或股骨头缺血性坏死、骨质疏松及骨折、肌无力、肌萎缩、低血钾综合征、胃肠道刺激(恶心、呕吐)、胰腺炎、消化性溃疡或穿孔、青光眼、白内障、良性颅内压升高综合征、糖耐量减退和糖尿病加重以及儿童生长抑制等。另外可出现精神症状,如欣快感、激动、谵妄、不安、定向力障碍,也可表现为抑制。

(3)并发感染为肾上腺皮质激素的主要不良反应,以真菌、结核菌、葡萄球菌、变形杆菌、铜绿假单胞菌和各种疱疹病毒为主。而感染本身为ARDS的主要病因,另外ARDS患者需要长期机械通气以及许多有创检测(如中心静脉导管等),本身易并发感染,所以应用大剂量激素时应该必须同时予以有效的抗生素治疗,密切观察病情变化,在短期用药后应迅速减量、停药。

(4)ARDS患者,尤其是合并重症感染者,往往存在肾上腺皮质功能不足倾向,所以长期使用时,停药时应该逐渐减量,不宜骤停,以免复发或加重肾上腺皮质功能不足。

(5)应用激素后往往引起血糖升高,而ALI/ARDS患者常合并高血糖(应激或重症感染),高血糖本身是导致死亡的独立危险因素,所以应注意检测血糖,采取强化胰岛素治疗。

(6)孕妇应慎用或禁用,妊娠期间特别是妊娠早期使用可能影响胎儿发育,有可能导致多发性畸形。小儿如长期使用肾上腺皮质激素,也需十分慎重。

(二)注射用牛肺表面活性剂

针剂:70mg/支。

用法:目前肺表面活性剂主要用于新生儿ARDS,在成人ARDS中经验不多,仍然处在临床试验阶段,对其疗效以及具体用法、剂量等争议不一。本品仅可用于气管内给药。首次给药范围可在 40 ~ 100mg/kg。如能早期及时用药,多数病例70mg/kg 即可取得良好效果;病情较重,胸片病变明显,动脉血氧分压较低,或有并发症的病例,偏大剂量可有更好效果。总剂量分 4 次,按平卧、右侧卧、左侧卧、半卧位顺序注入。每次注入时间约为 10 ~ 15 秒,注入速度不要太快,以免药液呛出或堵塞气道,每次给药间隔加压给氧(频率 40 ~ 60 次/分)1 ~ 2 分钟(注意气量勿过大以免发生气胸),注药全过程约 15 分钟。给药操作应由 2 名医务人员合作完成,注药过程中应密切监测患儿呼吸循环情况,肺部听诊可有一过性少量水泡音,不必做特殊处理。给药后 4 小时内尽可能不要吸痰。给药次数:多数通常只应用 1 次即可,如患儿呼吸情况无明显好转,必要时在第一次用药后 12 ~ 24 小时(至少 6 小时)可应用第 2 次,重复给药最多应用 3 次,剂量与首次给药相同。

不良反应及注意点:

(1)临床上给药过程中由于一过性气道阻塞可有短暂的血氧下降和心率、血压波动,发生不良反应时应暂停给药,给以相应处理,病情稳定后再继续给药。

(2)给药后肺顺应性可在短时间内好转,应及时调低呼吸机通气压力,以免发生肺通气过度或气胸;吸入氧浓度也要根据血氧变化相应调整。在临床试验中用药 3 天后做血液生化检查,结果显示本品对肝、肾功能无重要影响。

（3）表面活性物质减少只是 ARDS 的一个因素，因此补充肺表面活性剂并不能解决 ARDS 患者的所有问题。据统计，应用肺表面活性剂治疗的 ARDS 患儿 50% ~75% 有即刻持久反应，10% ~20% 有暂时效果，另外 15% ~25% 对治疗无反应。特别是极低体重儿，肺成熟度除肺表面活性物质外尚有肺血管和肺结缔组织等方面问题，窒息患儿常仅有暂时效果。此外，给药开始的时间、剂量、呼吸机的调节，产前母亲是否应用激素都会影响治疗效果。给药后病情改善不明显时要考虑呼吸窘迫的其他原因，如气胸、动脉导管重新开放等。

（4）肺表面活性剂适用于新生儿 ARDS，在成人 ARDS 中目前一般不推荐使用。

（三）血管扩张剂

1. 一氧化氮（NO）气体

用法：目前没有统一固定的用法，一般以增加氧合为目标（动脉血氧分压增加 20%），其浓度以 ppm（百万分之一）表示，从低浓度开始逐渐增加浓度（一般从 1.25ppm 或 2.5ppm 开始），浓度一般不超过 80ppm，每次吸入 10~30 分钟，疗程不定（短则 17 小时，长则 28 天）。

不良反应及注意点：

（1）NO 本身无毒性，但与氧生成有毒的 NO_2 可导致肺损伤。

（2）吸入一氧化氮与血红蛋白结合生成亚

硝基血红蛋白,迅速氧化成高铁血红蛋白,高铁血红蛋白的浓度过高造成氧离曲线左移,从而导致组织缺氧。

（3）吸入一氧化氮后支气管肺泡灌洗液中肺表面活性物质减少,活性下降。

（4）部分患者吸入 NO 治疗一段时间后终止吸入会产生反跳现象。

（5）一氧化氮吸入气体装置存在以下问题:①吸入一氧化氮进行治疗时不同的患者和不同的疾病需要不同的浓度,而且应随患者的呼吸状态而改变。目前此类装置这种功能很不完善,需要通过监测系统来调节一氧化氮吸入浓度,费时、费力,而且容易引起 NO/NO_2 中毒。②监测系统只能监测 NO/NO_2 的浓度而未设计信号反馈系统进行自动调节,所以很难提供高准确度的一氧化氮治疗气体,几乎所有系统都未能根据治疗效果调节一氧化氮的供给量,难以保证患者实际所需的一氧化氮供给量。③与呼吸机周期的同步性差,多数一氧化氮供气系统由于控制器的灵敏度较低,产生一氧化氮吸入系统与呼吸机同步工作时的时滞误差,而且在联机工作时操作极不方便。

（6）尽管给予大剂量的吸入 NO（500～1000ppm）是致命的,动物研究发现吸入 400ppm 以下的 NO 持续 6 个月,肺毒性很低。

2. PGE_1

粉针剂,20μg/支。

用法:静脉输注:开始每秒注射 0.1μg/kg,

5～10 秒后可提高到 0.15～0.2μg/(kg·s),再过 5 秒后增至 0.2μg/(kg·s)。

不良反应及注意点:

(1) 有头痛、食欲减退、腹泻、低血压、心动过速;针刺部位局部肿胀、疼痛、发红及发热等。

(2) 妊娠及哺乳期禁用。

(3) 药液必须新鲜配制。

3. PGI_2

针剂:500μg/支。

用法:一般静脉滴注给药,滴注每分钟 2～16ng/kg,一般不超过每分钟 30ng/kg。雾化吸入,每分钟 10～20ng/kg。

不良反应及注意点:

(1) 静脉滴注速度超过每分钟 10ng/kg 时,可出现头痛,腹部不适,高血糖等。

(2) 超过每分钟 20ng/kg 时,可出现血压下降,心率减慢,甚至晕厥。有出血倾向者禁用。

(3) 与吸入型 NO 不同,PGI_2 的浓度和吸收剂量都不容易准确测量,并且到达肺泡腔的 PGI_2 雾化分数与所用的雾化器密切相关。所以在计算 PGI_2 用药剂量时除了要考虑肺泡腔外的无效剂量,还要注意所用雾化器的参数。

(四) N-乙酰半胱氨酸

泡腾片:600mg/片。

用法:泡腾片成人 600mg,每日 1 次。急性病症的疗程为 5～10 天,慢性病症的患者可根据具体情况服用数月。

颗粒剂:100mg/包;200mg/包。

用法:颗粒剂成人200mg,每日2次或3次。儿童100mg,每日2次或3次。急性病症的疗程为5~10天,慢性病症的患者可根据具体情况服用数月。

不良反应及注意点:

(1) 偶见恶心、呕吐、罕见皮疹和支气管痉挛等过敏反应。

(2) 温水冲服(≤40℃),开水冲服会影响疗效。另外,最好间隔几分钟后服用其他药物。

(五) 蛋白酶抑制剂——乌司他丁

粉针剂:2.5万U/支;5万U/支;10万U/支。

用法:每次10万U溶于500ml 5%葡萄糖注射液或0.9%生理盐水注射液中静脉滴注,每次静滴1~2小时,每日1~3次,或每次10万U溶于2ml 0.9%生理盐水注射液中,每日缓慢静脉推注1~3次。并可根据年龄、症状适当增减。

不良反应及注意点:

(1) 不良反应包括:①血液系统:偶见白细胞减少或嗜酸性粒细胞增多;②消化系统:偶见恶心、呕吐、腹泻,偶有AST、ALT上升;③注射部位:偶见血管痛、发红、瘙痒感、皮疹等;④偶见过敏,出现过敏症状应立即停药,并适当处理。

(2) 有药物过敏史、对食品过敏者或过敏体质患者慎用。

(3) 本品用于急性循环衰竭时,应注意不能代替一般的抗休克疗法(输液、吸氧、外科处理、抗生素等），休克症状改善后即终止给药。

（4）本品溶解后应迅速使用。

（5）对孕妇和可能妊娠妇女应根据病情判断需要慎用。哺乳期妇女如必须使用应避免哺乳。

（6）儿童用药的安全性尚未确定；高龄患者应适当减量。

（六）大环内酯抗生素——阿奇霉素

针剂：0.5g/支；片剂：0.5g/片。

用法：成人用量为每次 0.5g，每天一次。

不良反应及注意点：

（1）肝功能不全者慎用。

（2）用药期间如果发生过敏反应（如血管神经性水肿、皮肤反应、Stevens-Johnson 综合征及毒性表皮坏死等），应立即停药并采取适当治疗措施。

（3）治疗期间，若患者出现腹泻症状，应考虑是否有假膜性肠炎发生，如果诊断确定，应采取相应治疗措施，包括维持水、电解质平衡，补充蛋白质等。

（4）针剂每次滴注时间不少于 60 分钟，滴注液浓度不得高于 2.0mg/ml。

（5）针剂溶媒含有乙醇，乙醇过敏者慎用。

（七）他汀类药物

1. 阿托伐他汀钙

片剂：10mg/片。

用法：成人用量为每次 10mg，每日一次。

2. 瑞舒伐他汀

片剂:10mg/片,20mg/片,40mg/片。

用法:成人用量为每次 10~40mg,每日一次。

不良反应及注意点:①严重不良反应有横纹肌溶解与肝脏酶谱异常。②其他不良反应有:腹痛、无力、头痛、便秘、腹泻、消化不良、腹胀、恶心、肌酸磷酸激酶升高、肌痛。

【建议】

(一) 激素

激素在 ALI/ARDS 的使用难点在于时机以及剂量问题。使用激素的时机主要集中于以下几种情况:①对于高危人群的预防使用,目前的研究已证实,对高危人群早期预防使用激素不能够预防 ALI/ARDS 的发生。②早期大剂量短程治疗,尽管在 ARDS 早期阶段存在强烈的炎症活化,但是早期应用大量激素也不能纠正失控的炎症反应以及改善预后。③难治性 ARDS 的后期治疗:有研究观察中等剂量激素治疗 ARDS 预后,发现在 ARDS 发生 7 天以上使用中等剂量激素虽然能够改善 28 天的氧合、提高肺顺应性、减少感染以及感染性休克的发生等,但是增加了 60 天及 180 天的病死率。提示激素能够改善早期的心肺功能,但却会增加晚期的病死率。④考虑到早期大剂量激素治疗的失败,人们又在探索早期给予小剂量激素能否改善预后,研究发现对感染性休克合并 ARDS 患者,早期应用小剂量激素能够提高感染性休克合并 ARDS 中肾上腺皮质功能激发试验无反应者的预后,但是对于肾上腺皮质功能激发试验有反应者以及感染性休克不合并 ARDS 者无益,提示补充外源性激素不仅有抗炎作用,而且起到激素补充(替代)作用。

总之,目前国内外指南均不常规推荐应用糖皮质激素来预防和治疗 ARDS。

（二）肺泡表面活性物质

1. 本品仅可用于气管内给药。

2. 本品的应用要在有新生儿呼吸急救经验的医师指导下进行,并严格遵守有关新生儿急救规范的操作规程。本品的应用只有在完善的新生儿综合治疗和有经验的呼吸急救工作基础上才能成功,特别是呼吸机的应用。

3. 为使本品的混悬液均匀,加水后需振荡较长时间(10 分钟左右),但勿用强力,避免产生过多泡沫,有少量泡沫属正常现象。注意勿将混悬液中的小颗粒注入气管,可用 4 号细针头吸取药液。

4. 给药前要拍胸片证实气管插管的位置适中,勿插入过深,以防药液只流入一侧,同时要保持气道插管的通畅,必要时予以吸引。

5. 准备用本品治疗的 ARDS 患儿,给药前应用呼吸机的参数宜偏低,注意压力勿过高,因表面活性物质缺乏的肺,很容易因肺强制扩张而损伤。给药后呼吸机的调节视病情而定,大致呼吸频率在 40~60 次/分,吸气时间 0.5 秒左右。

6. 给药后肺顺应性很快好转（几分钟到 1 小时），应及时检查血气，调整呼吸机参数（压力、氧浓度），以免通气过度或血氧过高。

因此，尽管早期补充肺泡表面活性物质有助于改善氧合，但不能将其作为 ARDS 的常规治疗手段，有必要进一步研究，明确其对 ARDS 预后的影响。

（三）血管扩张剂——NO

1. NO 一般通过呼吸机管道给药，也可以通过面罩以及鼻导管。

2. 限制 NO 和高浓度的氧混合吸入可以减少 NO_2 的形成。应用过程中需准确持续地监测 NO 及 NO_2 浓度，并监测高铁血红蛋白浓度以防高铁血红蛋白症。Griess 反应可以用来监测吸入混合气体中 NO，浓度可以精确到 ppm（parts per million，百万分之一），如果使用更精密的化学发光法监测可以精确到 ppb（parts per billion，十亿分之一）。

3. 目前临床上尚没有可靠的影像或生理参数来预计 ARDS 中吸入 NO 的反应，且随着临床过程的变化，对 NO 的反应也随之改变。有试验研究了 NO 的剂量关系（0~100ppm），发现 10ppm 吸入 NO 氧合改善最佳，而大剂量 NO 吸入导致氧合恶化。这些观察说明对于接受 NO 治疗的患者应该至少每隔 2 天给予 NO 浓度滴定以使其达到治疗的目标。

4. 临床上要推广一氧化氮吸入治疗，改进一氧化氮吸入系统，使一氧化氮吸入系统操作更加简单,患者及家属容易接受,且向智能化方向发展才会有前途。

5. 临床上吸入 NO 可使 ARDS 患者氧合改善,但是效果也往往在开始吸入的 24～48 小时内,且不能降低 ARDS 的病死率。因此,吸入 NO 不宜作为 ARDS 的常规治疗,仅在一般治疗无效的严重低氧血症时可考虑使用。如果使用不当,可能会导致肾功能损害。

(四) 大环内酯类抗生素

1. 本品可用于静脉或口服(鼻饲)给药。

2. 使用期限一般不应超过 5 天。

3. 大环内酯类应用于 ARDS 患者主要系利用其免疫调理作用。

4. 相关研究表明大环内酯类抗生素在早期 24 小时内使用可以减少 ARDS 患者脱机时间,但并不能改善患者最终死亡率。

(五) 他汀类药物

1. 本品可用于口服(鼻饲)给药。

2. 他汀类药物除了具调脂效应外,还具有抗炎、改善肺泡上皮细胞及肺血管内皮细胞功能及降低肺泡毛细血管膜通透性等多向性效应。研究表明他汀类药物改善患者氧和、呼吸力学,并改善其他器官功能,但不降低病死率。

(六) 其他药物

除此之外,营养添加剂和抗菌药物也可能是未来药物治疗 ARDS 的新希望。在对机械通气 ALI 患者每日两次肠内补充 ω-3 脂肪酸、γ-亚麻酸及抗氧化剂的研究中发现补充组非机械通气日、ICU住院日及非脏器衰竭日等指标均略低于对照组,而60天校正病死率无改善。与之类似,另一项ALI患者补充鱼油的Ⅱ期随机对照的临床研究也同样得出阴性结论,且研究也不支持进一步的试验。而其他的药物如蛋白酶抑制剂、重组人活性蛋白C、大剂量氨溴索、环氧化酶抑制剂、己酮可可碱(pentoxifylline)及其衍生物利索茶碱、酮康唑、鱼油等,仅仅停留在理论以及临床试验中,指南均未常规推荐使用。

（张根生　沈华浩）

参 考 文 献

1. Ranieri VM, Rubenfeld GD, Thompson BT, et al. Acute respiratory distress syndrome: the Berlin Definition. JAMA, 2012, 307: 2526-2533.

2. 陈新谦, 金有豫, 汤光, 等. 新编药物学. 第16版. 北京: 人民卫生出版社, 2007.

3. 中华医学会重症医学分会. 急性肺损伤/急性呼吸窘迫综合征诊断和治疗指南(2006). 中国危重病急救医学, 2006, 18: 706-710.

4. 沈华浩, 张根生. 从炎症本质看急性肺损伤/急性呼吸窘迫综合征. 中华急诊医学杂志, 2006, 15: 965-966.

5. 孙芳, 陈美云. 急性肺损伤/急性呼吸窘迫综合征药物治疗进展. 国际呼吸杂志, 2006, 26: 813-816.

6. Adhikari N, Burns KE, Meade MO. Pharmacologic treatments for acute respiratory distress syndrome and acute lung injury: systematic review and meta analysis. Treat Re-

spir Med,2004,3:307-328.

7. Agarwal R,Nath A,Aggarwal AN,et al. Do glucocorticoids decrease mortality in acute respiratory distress syndrome? A meta-analysis. Respirology,2007,12:585-590.

8. Meduri GU,Golden E,Freire AX,et al. Methylprednisolone infusion in early severe ARDS: results of a randomized controlled trial. Chest,2007,131:954-963.

9. Hudson LD,Hough CL. Therapy for late-phase acute respiratory distress syndrome. Clin Chest Med, 2006, 27: 671-677.

10. Fernandes ABS,Zin WA,Rocco PRM. Corticosteroids in acute respiratory distress syndrome. Br J Med Biolog Res, 2005,38:147-159.

11. Steinberg KP,Hudson LD,Goodman RB,et al. Efficacy and safety of corticosteroids for persistent acute respiratory distress syndrome. N Engl J Med, 2006, 354: 1671-1684.

12. Kesecioglu J,Haitsma J. J. Surfactant therapy in adults with acute lung injury/acute respiratory distress syndrome. Cur Opin Crit Care,2006,12:55-60.

13. Spragg RG,Lewis JF,Walmrath HD,et al. Effect of recombinant surfactant protein C-based surfactant on the acute respiratory distress syndrome. N Engl J Med,2004, 351:884-892.

14. Griffiths MJD,Evans TW. Inhaled Nitric Oxide Therapy in Adults. N Engl J Med,2005,353:2683-2695.

15. Adhikari NK,Burns KE,Friedrich JO,et al. Effect of nitric oxide on oxygenation and mortality in acute lung injury:systematic review and meta-analysis. BMJ,2007,334: 779-886.

8

16. Angus DC, Clermont G, Linde-Zwirble WT, et al. Health-care costs and long-term outcomes after acute respiratory distress syndrome：A phase Ⅲ trial of inhaled nitric oxide. Crit Care Med, 2006, 34：2883-2890.

17. Vincent JL, Brase R, Santman F, et al. A multi-centre, double-blind, placebo-controlled study of liposomal prostaglandin E1(TLC C-53)in patients with acute respiratory distress syndrome. Intensive Care Med, 2001, 27：1578-1583.

18. Camamo JM, McCoy RH, Erstad BL. Retrospective evaluation of inhaled prostaglandins in patients with acute respiratory distress syndrome. Pharmacotherapy, 2005, 25：184-190.

19. Sadegh Soltan-Sharifi M, Mojtahedzadeh M, Najafi A, et al. Improvement by N-acetylcysteine of acute respiratory distress syndrome through increasing intracellular glutathione, and extracellular thiol molecules and anti-oxidant power：evidence for underlying toxicological mechanisms. Hum Exp Toxicol, 2007, 26：697-703.

20. 刘茗, 王选锭. N-乙酰半胱氨酸对急性肺损伤的防治作用研究进展. 国际呼吸杂志, 2007, 27：434-436.

21. Ito K, Mizutani A, Kira S, et al. Effect of Ulinastatin, a human urinary trypsin inhibitor, on the oleic acid-induced acute lung injury in rats via the inhibition of activated leukocytes. Injury, 2005, 36：387-394.

22. Kawai S, Sakayori S, Watanabe H, et al. Usefulness of a protease inhibitor(urinastatin)in ARDS with infectious diseases. Nihon Kyobu Shikkan Gakkai Zasshi, 1990, 28：843-851.

23. 车丽燕, 李永春. 乌司他丁治疗急性肺损伤的研究进

8

展. 实用药物与临床,2006,9:322-324.

24. Meng H,Sun Y,Lu J,et al. Exogenous surfactantmay improve oxygenation but not mortality in adult patients with acute lung injury/acute respiratory distress syndrome:a meta-analysis of 9 clinical trials. J Cardiothorac Vasc Anesth,2012,26:849-856.

25. Stapleton RD,Martin TR,Weiss NS,et al. A phase II randomized placebo-controlled trial of omega-3 fatty acids for the treatment of acute lung injury. Crit Care Med,2011, 39:1655-1662.

26. Alkey AJ,Wiener RS. Macrolide antibiotics and survival in patients with acute lung injury. Chest,2012,141:1153-1159.

8

第九章　肺间质性疾病的药物治疗

第一节　特发性肺纤维化

特发性肺纤维化(IPF)是一种病因不明,慢性、进行性、高度致死性肺间质疾病,病理改变为普通型间质性肺炎(UIP),除肺移植外,目前尚无国际公认的预防方法或有确切疗效的治疗方法。该病在全球范围的患病率达到14～43例/100 000人。由于进展快、预后差,该疾病的致残率和致死率极高。患者平均预期寿命为诊断后的3～5年,或自症状出现后的4～6年。以往IPF与其他间质性肺炎一样,被认为是一种肺部炎性疾病。但随着对其发病机制研究的深入,抗炎的治疗效果被逐一否定,因此治疗策略已转向对特发性肺纤维化的病理生理各个具体环节进行干预。近年来,随着对介导本病的纤维化过程中复杂网络的认识不断加深,对本病特殊的病理生理改变亦进行了深入的研究,为寻找本病的新的治疗途径提供了理论基础。

【相关药物】

1. 吡非尼酮 作为目前国内唯一经 SFDA 批准上市的治疗 IPF 的有效药物,目前已经在日本、印度、欧洲和美国获批上市。其作用机制尚不完全清楚。

目前关于吡非尼酮的药物临床试验最早发表于 1999 年。此后经过日本、欧盟和美国的多中心药物临床试验验证,中国于 2008 年也完成了这一药物的临床试验,均得到类似的结果。吡非尼酮能降低 FVC 的下降速度,延长疾病进展时间,并延长 6 分钟步行距离。

2. 尼达尼布(nintedanib) 尼达尼布是勃林格殷格翰公司针对 IPF 开发的小分子酪氨酸激酶抑制剂(TKI)。该药针对已被证实在肺纤维化病理机制中具有潜在影响的生长因子受体发挥作用,其中最为重要的就是血小板源性生长因子受体(PDGFR)、成纤维细胞生长因子受体(FGFR)和血管内皮生长因子受体(VEGFR)。通过阻断这些参与纤维化进程的信号转导通路,尼达尼布被认为有望能通过减少肺功能下降速度从而减缓 IPF 疾病进展。

已有的两项全球性Ⅲ期临床试验针对尼达尼布治疗 IPF 的疗效和安全性进行了评估,上述研究所获得的结果已于 2014 年 5 月在全球性学术大会美国胸科学会(ATS)年会上公布,并在《新英格兰医学杂志》上发表。这些研究表明,尼达尼布能够减缓肺功能下降的趋势,减少急性加重次数,并使患者能维持较好的生活质量。该药已于2014年10月和2015年1月被美国FDA和欧盟EMA批准上市。

3. 其他用于治疗IPF的药物　之前曾经被认为可以用于IPF的几类药物,在经过全球多中心的临床试验验证后,都逐渐退出了历史舞台。药物包括干扰素γ、N-乙酰半胱胺酸(NAC)、糖皮质激素;细胞毒药物包括硫唑嘌呤、环磷酰胺、泼尼松、NAC三者联合治疗;磷酸二酯酶抑制剂包括西地那非,内皮素受体拮抗剂波生坦;肿瘤坏死因子拮抗剂(益赛普)等,都在不同的药物临床试验中被证实无效。

目前关于抗CC趋化因子配体2和抗IL-13抗体治疗IPF的研究正在进行中。

【选择原则】

1. 从有限的文献资料得知,使用吡非尼酮的患者,基线期% VC≥70且6MWT过程中SpO_2<90%的IPF患者获益最多。最近的一组材料显示:吡非尼酮对于病情进展的患者(FVC年下降率>10%)较稳定期(FVC年下降率≤10%)更有效,约20%的IPF患者对吡非尼酮反应不好。对于有效的患者来说,吡非尼酮可减慢FVC下降速度,延长无疾病进展时间,并能减轻咳嗽和气短症状。

2. 目前哪些IPF患者能从使用尼达尼布治

疗得到更大的获益尚无相关资料。

3. 泼尼松、硫唑嘌呤和 NAC 三者联合治疗 IPF 的临床试验证实上述治疗反而增加患者的死亡风险和严重不良事件的发生率,已经不再建议 IPF 患者使用上述治疗。

4. IPF 急性加重时可以使用大剂量糖皮质激素或冲击剂量的糖皮质激素治疗,但是其用法并无指南可以参考,需要结合患者感染的可能性,根据全身情况来酌情使用。

【注意事项】

1. 吡非尼酮

胶囊:100mg/粒(国内剂型和剂量),国外为 200mg/片。

用法:口服胶囊,初始剂量为 100 ~ 200mg/次,每天 3 次;如果无明显不良反应,则加量至 200 ~ 400mg/次,每天 3 次,最大量可用至 600mg/次,每天 3 次,长期维持。

不良反应及注意点:

(1)最常见的不良反应为胃肠道不适,包括恶心、呕吐,食欲缺乏、腹泻、消化不良等。此外光过敏、皮疹、皮肤瘙痒也较为常见。另外,还有眩晕、乏力、失眠、困倦、焦虑等的报道。肝肾功能异常罕见。

(2)为避免光过敏发生,应避免阳光直射,夏天应该涂抹防晒霜或使用遮阳伞。

(3)胃肠道症状的严重程度往往与剂量相

关,药物减量或停用后可以减轻至消失。与食物同时服用有助于减轻药物反应。

2. 尼达尼布

胶囊:100mg/粒或150mg/粒。

用法:口服胶囊,剂量为 100 ~ 150mg/次,每 12 小时一次,建议餐中服用。

不良反应和注意点:

(1) 常见的副作用为胃肠道反应,包括腹泻、恶心、呕吐和上腹痛等。其余报道的不良事件包括咳嗽、呼吸困难、肺纤维化进展、心脏事件、感染和死亡等,在药物组均不高于甚至少于安慰剂组,提示药物并未造成除消化道症状之外的严重影响。10% ~ 28% 的患者出现肝酶异常。有大约不到 5% 的患者因为严重腹泻需要停药。

(2) 有报道服用尼达尼布时动脉栓塞及出血的风险增加,但国际多中心研究并未发现此风险增高。

(3) 尼达尼布的药物副作用呈剂量依赖性,单次剂量 250mg 时的不良反应明显增加。

目前尼达尼布的上市时间尚短,其副作用还有待长期的观察和临床实践。

【建议】

1. 药物治疗效果不佳时可以考虑肺移植。

2. 对于终末期的 IPF 患者,上述药物的治疗作用有限,建议在肺纤维化的中早期开始治疗,可能获得更大的益处。

第二节 非特异性间质性肺炎

最早非特异性间质性肺炎（NSIP）是美国病理学家 Katzenstein 于 1994 年对一组不能归类的慢性间质性肺炎进行总结时提出的概念，以定义那些组织学上缺少诊断任何其他一种间质性肺炎（UIP、DIP、BOOP、LIP、GIP、AIP/DAD）特征的间质性肺疾病。2013 年 ATS 和 ERS 共同更新了间质性肺炎的分类。目前将特发性间质性肺炎分为3 大类，即主要的特发性间质性肺炎（包括前文所述的 IPF、特发性 NSIP、呼吸性细支气管炎合并间质性肺炎、脱屑性间质性肺炎以及急性间质性肺炎）和罕见的特发性间质性肺炎〔包括特发性淋巴细胞性间质性肺炎（LIP）和特发性胸膜肺弹力纤维增生症（PPFE）〕，以及未分类的特发性间质性肺炎。

NSIP 的原因不明，对糖皮质激素的反应和预后较好，中位数存活时间为 13.5 年。多于中年发病，主要症状为渐进性加重的呼吸困难，伴咳嗽和发热，呈亚急性或隐匿起病。

【相关药物】

1. **糖皮质激素** 包括泼尼松、泼尼松龙、甲泼尼龙及地塞米松等。糖皮质激素是目前治疗NSIP 的主要药物，肺部浸润影可在治疗数周后吸收消散。

2. 细胞毒药物　可以使用环磷酰胺、硫唑嘌呤等。

【选择原则】

糖皮质激素为首选,强调治疗个体化。对于没有糖皮质激素禁忌证的患者,应尽早使用,对于HRCT 有大量磨玻璃影以及病理中富细胞型的NSIP 患者,糖皮质激素反应好;对于以网格及蜂窝病变为主或纤维化型的患者糖皮质激素反应可能较差,可以考虑早期联合使用细胞毒药物。

【注意事项】

1. 糖皮质激素

片剂:泼尼松,5mg/片。

用法:常用口服泼尼松,每日 40～60mg 或1mg/kg,根据治疗反应减量,一般 1～3 个月后减至每日 20～40mg,4～6 个月后减至维持量 10mg/d,总疗程 1 年。

不良反应及注意点:

(1) 不良反应包括食欲增加、向心性肥胖、体重增加、血糖升高及脂代谢异常、骨质疏松、水钠潴留、血压升高、精神异常、胃黏膜损伤、感染播散等。

(2) 不稳定的精神异常者不建议使用糖皮质激素。

2. 环磷酰胺

片剂:50mg/片;针剂:100mg/支。

用法:剂量为每日 2mg/kg,最大量 150mg/d。通常以 25 ~ 50mg 为起始剂量,每 1 ~ 2 周增加 25mg,直至每日 100mg 左右。如果没有严重并发症或副作用,治疗时间不应短于 6 个月。治疗6 ~ 12 个月后,如果病情改善或稳定,则继续联合治疗。如果病情加重,应该停药或改变治疗方案。治疗满 18 个月后,是否继续治疗需根据临床反应和患者的耐受性而作决定。

不良反应及注意点:

(1) 不良反应包括胃肠道反应,肝、肾功能损害,骨髓抑制导致白细胞、血小板甚至红细胞下降,严重者可以导致粒细胞缺乏。机会性感染。性腺抑制。

(2) 环磷酰胺本身有导致肺损伤的可能,使用时应密切监测。

(3) 肾功能严重损害的患者慎用。妊娠期和哺乳期女性禁用。

3. 硫唑嘌呤

片剂:50mg/片。

用法:服用剂量为每日 2 ~ 3mg/kg,最大量 150mg/d。通常以 25 ~ 50mg 为起始剂量,每 1 ~ 2 周增加 25mg,直至每日最大剂量。治疗的疗程参考环磷酰胺。

不良反应及注意点:胃肠道反应,肝、肾功能损害,骨髓抑制导致白细胞、血小板甚至红细胞下降,严重者可以导致粒细胞缺乏,机会性感染。

【建议】

大多数 NSIP 患者对糖皮质激素反应良好,绝大部分患者症状能改善甚至完全缓解,对糖皮质激素反应不佳的患者使用细胞毒药物后仍可能有良好的反应。严重病例可以考虑肺移植。

第三节　急性间质性肺炎

1986 年,Katzenstein 和 Myers 提出了"急性间质性肺炎(AIP)"这一独立的名词。Olson 等进一步证实了这一疾病的存在,并认为 AIP 即此前所谓的 Hamman Rich syndrome。2000 年,ATS/ERS 明确指出 AIP 与 IPF 是完全不同的疾病。它是指病因不明、起病突然、病理为弥散性肺泡损伤(DAD)的急性肺部疾病。其诊断标准为:60 天内的急性下呼吸道疾病;影像学为弥散的双肺浸润;肺活检显示为机化性或增殖性的弥散性肺泡损害;缺乏病因,诸如:感染、SIRS、中毒、结缔组织病或既往的肺间质病;既往胸片正常。疾病起病突然,进展迅速,迅速出现呼吸功能衰竭,多需机械通气维持,存活时间短,大部分在 1～2 个月内死亡,死亡率为 78%。发病年龄 7～83 岁,平均 49 岁。大多数患者既往体健;绝大多数在起病初期有类似上呼吸道感染的症状。实验室检查不具有特异性。

【相关药物】

1. **糖皮质激素**　一般认为 AIP 是一种具有潜在逆转可能的急性肺泡损伤性疾病,在疾病早期及时治疗可能康复而不遗留肺部阴影或仅有少许索条影。一般使用大剂量糖皮质激素,对于病情凶险的患者可以采用冲击治疗,也可以采用联合治疗。但死亡率仍在 50% 左右。

2. **细胞毒药物**　可用于病情凶险或疾病在好转后出现反复的患者。

【选择原则】

1. **糖皮质激素**　由于本病病程凶险,一经诊断应立即使用糖皮质激素。

2. **环磷酰胺和长春新碱**　对于糖皮质激素反应不佳的患者尽早使用细胞毒药物。

【注意事项】

1. **糖皮质激素**　一般采用静脉甲泼尼龙治疗。针剂:500mg/支。

用法:每日 500 ~ 1000mg,连续 3 ~ 5 天;第 4 天开始根据疗效决定皮质激素用量,一般为每日 1mg/kg 泼尼松或等量药物,逐渐减量。疗程须根据患者情况决定。

不良反应及注意点:大剂量糖皮质激素冲击治疗可能造成血压升高、电解质紊乱、精神症状、血液黏稠度增高等不良反应,其余不良反应如前NSIP治疗所述。

2. 环磷酰胺

针剂:200mg/支。

用法:常与甲泼尼龙联用,环磷酰胺为1～1.5g静脉点滴,每周一次,必要时第二周可以重复使用。如果病情改善或稳定,则减量并继续联合治疗。如果病情加重,应该停药或改变治疗方案。

不良反应及注意点:用于本病时由于所用剂量大,容易出现骨髓抑制及肝肾功能损害,应密切检测。

3. 长春新碱

针剂:1mg/支。

用法:常与甲泼尼龙250mg/d和环磷酰胺合用(具体见上),单剂给药。

不良反应及注意点:剂量限制性毒性主要表现为神经系统毒性,主要引起外周神经症状,如手指、神经毒性等,与累积量有关,也可见足趾麻木、腱反射迟钝或消失以及外周神经炎。腹痛、便秘,麻痹性肠梗阻偶见。运动神经、感觉神经和脑神经也可受到破环,并产生相应症状。神经毒性常发生于40岁以上者,儿童的耐受性好于成人,恶性淋巴瘤患者出现神经毒性的倾向高于其他肿瘤患者。骨髓抑制和消化道反应。局部组织刺激作用,药液不能外漏,否则可引起局部坏死。可见脱发。偶见血压的改变。应防止药液溅入眼内,一旦发生应立即用大量生理盐水冲洗,以后应用地塞米松眼膏保护。输液时避光。肝功能异常时减量使用。

【建议】

患者的死亡率高,应尽早治疗,支持治疗非常重要。

第四节 脱屑型间质性肺炎

脱屑型间质性肺炎(DIP)在病理学上表现为肺泡腔内大量的包含细颗粒样浅棕色色素的巨噬细胞。常见于吸烟者,主要症状为渐进性加重的呼吸困难,伴干咳。部分患者戒烟后可以不经治疗自发缓解。

【相关药物】

1. 糖皮质激素 包括泼尼松、泼尼松龙、甲泼尼龙及地塞米松等。糖皮质激素是目前治疗 DIP 的主要药物。糖皮质激素治疗后 DIP 的预后尚佳。

2. 细胞毒药物 可以使用环磷酰胺、硫唑嘌呤等。

【选择原则】

1. 糖皮质激素 为首选药物,61% 的患者对之有反应。

2. 细胞毒药物 可以使用硫唑嘌呤和环磷酰胺。

【注意事项】

1. 糖皮质激素

片剂:泼尼松,5mg/片。

用法:常用口服泼尼松,每日 40~60mg,6~8 周后缓慢减量,每 10~14 日减 5mg。至每日 20mg 时至少维持 2 个月,以保持症状稳定。然后缓慢减量至停用。总疗程应在 1 年以上。如果症状严重,也可以使用甲泼尼龙冲击治疗,每日 500~1000mg,连用 3 天,然后口服治疗。

不良反应及注意点:参见 NSIP 治疗所述。

2. 硫唑嘌呤和环磷酰胺 尚无硫唑嘌呤和环磷酰胺用法的规范,可以参考其他类型 IIP 的治疗。

不良反应及注意点:同 NSIP 治疗所述。

【建议】

部分 DIP 患者在戒烟后病情能自行缓解,因此对于所有 DIP 患者均应戒烟。对于缓解不理想的患者可以使用糖皮质激素。

第五节 呼吸性细支气管炎
伴间质性肺炎

脱屑型间质性肺炎(DIP)和呼吸性细支气

管炎伴间质性肺炎(RB-ILD)是 2 个独立的疾病,但由于两者均与吸烟相关,且在病理学上均可出现包含细颗粒样浅棕色色素的巨噬细胞,因此常被同时讨论。一般认为吸烟是本病的触发因素,损伤的部位决定了患者的病理类型为 DIP 或 RB-ILD。主要症状为渐进性加重的呼吸困难,伴干咳。

【相关药物】

糖皮质激素　常用泼尼松等。糖皮质激素是目前治疗 RB-ILD 主要药物。但是由于本病例数太少,难以验证其治疗效果。

【选择原则】

对于戒烟后病情无改善或出现一定程度加重的患者,可以使用糖皮质激素。

【注意事项】

糖皮质激素

片剂:泼尼松,5mg/片。

用法:口服泼尼松, 每日 30 ~ 40mg, 疗程 4 周。

不良反应及注意点:同 NSIP 的治疗所述。

【建议】

部分 RB-ILD 患者在戒烟后病情能自行缓解,因此对于所有 RB-ILD 患者均应戒烟。对于缓解不理想的患者可以使用糖皮质激素。

第六节　隐源性机化性肺炎

隐源性机化性肺炎(COP)是一组原因不明的少见疾病。临床上男女发病率基本相等,年龄在50~60岁之间。亚急性起病,表现为发热、刺激性咳嗽,乏力,食欲减低和体重下降。咯血、咳痰,胸痛,关节痛,夜间盗汗不常见。气短的症状较轻。上述临床症状在数周内进展。体检时可发现散在的湿性啰音。主要的影像学表现为多发性片状肺泡渗出,分布在周边部及双肺,肺部阴影直径可在数厘米或累及整个肺叶,病变可呈磨玻璃样或大片实变影,伴有支气管充气征。其他少见表现有双肺弥漫性结节影伴有双肺间质性改变。局限性实变需病理与肺癌鉴别。肺功能通常有轻至中度限制性通气功能障碍。吸烟患者可有气流阻塞。CO弥散率降低。休息或运动后可出现轻度低氧血症。病理学特征表现为肺泡腔内肉芽组织增生,并可见成纤维细胞和肌成纤维细胞和松散的结缔组织,细支气管管腔内也可见肉芽组织增生。预后较IPF好。

【相关药物】

1. 糖皮质激素　包括泼尼松、泼尼松龙、甲泼尼龙及地塞米松等。糖皮质激素是目前治疗COP的主要药物,激素治疗48小时后出现临床症状的改善,肺部浸润影在治疗数周后吸收消散。糖皮质激素治疗后,COP 的预后较好。

2. 细胞毒药物　对糖皮质激素反应不好或者复发的患者可以使用环磷酰胺等。

【选择原则】

少数患者可出现重症进展性 COP,类似于急性间质性肺炎或机化性 ARDS。有些患者甚至需要机械通气。影像学以间质改变为主的 COP,BALF 中淋巴细胞数不多者,病理上除了机化性肺炎还有肺实质重构者,预后差。

细胞毒药物(环磷酰胺及硫唑嘌呤)有时也用于 COP 的治疗。环磷酰胺常用于重症患者、用激素治疗数日后症状不改善者或激素足疗程治疗无效者。

【注意事项】

1. 糖皮质激素　剂型参见 NSIP 和 AIP。

糖皮质激素起始剂量 0.75mg/(kg·d),2 ~ 4 周后减量。激素减量或停药后可出现复发。复发对总预后影响不大。总疗程应在 6 ~ 12 个月,复发患者治疗时间相对延长。对于发病急且出现呼吸衰竭的患者推荐使用静脉甲泼尼龙,剂量 80 ~ 160mg/d,在病情缓解之后改用口服泼尼松。

2. 细胞毒药物　环磷酰胺及硫唑嘌呤的剂型及用法参见 NSIP。

【建议】

一经诊断建议尽早治疗,因部分患者起病急,可以迅速进展为呼吸衰竭,而患者对糖皮质激素反应往往良好且迅速,早期治疗可能避免机械通气。

第七节　淋巴细胞性间质性肺炎

淋巴细胞性间质性肺炎(LIP)是间质性肺炎中的一种,病理特征为弥漫性淋巴细胞间质浸润,是淋巴增殖性疾病的一种,常继发于结缔组织病、病毒感染等,可以进展成为淋巴瘤。特发性的LIP罕见,因此目前在 ATS/ERS 新分类中被归入罕见的特发性间质性肺炎中。免疫组化研究表明,LIP 为多克隆的反应性淋巴增生性疾病,不同于淋巴瘤的单克隆增生。特发性 LIP 的病因不明,对糖皮质激素的反应和预后较好,中位数存活时间为 13.5 年。多于成年发病,女性常见,主要症状为呼吸困难、咳嗽和胸痛。

【相关药物】

1. 糖皮质激素　包括泼尼松、泼尼松龙、甲泼尼龙及地塞米松等。常用糖皮质激素与细胞毒药物联合治疗。

2. 细胞毒药物　可以使用环磷酰胺、硫唑嘌呤等,用药原则可参考 NSIP。

【选择原则】

常用糖皮质激素与细胞毒药物联合治疗。此病的病程个体差异很大，某些患者治疗反应极好，可完全持续缓解，一些患者在进展为肺纤维化和肺心病前病情可相对稳定数月或数年，而另一些患者却可在数月内死于肺部病变进展。大部分患者预后较好，小部分患者发展为蜂窝肺。

【注意事项】

因为本病少见，治疗方法尚无定论。用法及剂量参见 NSIP，尚无明确证据表明其确切疗效。

【建议】

大多数 LIP 患者对糖皮质激素反应良好，症状能改善甚至完全缓解。

第八节　特发性胸膜肺弹力
纤维增生症

特发性胸膜肺弹力纤维增生症（PPFE）是一种罕见的新型特发性间质性肺炎，2004 年由 Frankel 等首次提出，目前国际上的文献报道也非常少，因此其病因、发病机制和治疗方案都没有达成共识。

本病的影像学特点为病灶以肺尖、上肺为主，多双侧对称分布，肺尖或上肺脏层胸膜增厚，少数病例有局灶钙化,胸膜下肺组织可见网格、蜂窝影。本病预后差,大部分患者在诊断后病情呈进行性进展,治疗可以采用小剂量糖皮质激素,部分合用免疫抑制剂,但其疗效并不肯定。

第九节　结　节　病

结节病是一种病因不明、以非干酪样坏死性上皮细胞肉芽肿为病理特征的、影响肺和全身淋巴系统的全身性肉芽肿疾病。通常表现为肺门淋巴结肿大,肺部浸润以及眼部病变和皮肤病变。临床表现多样,从无明显症状到少数病例进行性进展、晚期呈现多器官受累和功能衰竭。出现多发肺外损伤者,常常进展为肺脏和其他器官的纤维化。

目前结节病尚无治愈手段,治疗仅能改变肉芽肿的过程及其临床结果。结节病的治疗药物作用机制并不明确。大部分药物的靶点为肿瘤坏死因子(TNF)-α,它能在肉芽肿反应的发生和维持中起重要作用。目前在学术界仍然存在治疗是否能改变结节病的结局的争论。目前也没有何时开始治疗以及如何治疗结节病的治疗指南。大约20%和70%的患者需要系统性治疗。结节病的患者是一经诊断立即开始治疗还是在随访过程中治疗取决于以下3方面因素:重要脏器是否出现功能损害或是有不可逆的损伤,死亡的风险以及严重的症状。治疗的主要适应证为心脏、神经系统或肾脏受累;对局部治疗没有反应的眼部结节病和系统性低钙血症。

【相关药物】

1. 糖皮质激素　包括泼尼松、泼尼松龙、甲泼尼龙及地塞米松等。糖皮质激素是结节病的一线治疗药物。

2. 甲氨蝶呤(MTX)　是一种细胞毒药物。MTX能抑制结节病活化的巨噬细胞释放TNF-α和氧自由基。经其治疗后,患者支气管肺泡灌洗液中的淋巴细胞总数,CD4$^+$/CD8$^+$值减少,且不再自动释放白细胞介素-2等细胞因子。

3. 硫唑嘌呤　也是一种细胞毒药物,主要抑制T淋巴细胞的增生和活化。

4. 环磷酰胺　是一种细胞毒药物,可以抑制体液及细胞免疫功能,特别是对B细胞(体液免疫)作用明显。

5. 氯喹和羟基氯喹　最初为抗疟药,能抑制巨噬细胞和淋巴细胞的抗原递呈,且与TNF-α、白细胞介素-6的产生有关。

6. 环孢霉素A　也是一种细胞毒药物,其治疗结节病的机制尚不清楚。

7. 雷公藤多苷　有免疫抑制及抗炎作用。

8. 来氟米特　是一种细胞毒药物。

9. 麦考酚酸酯　为细胞毒药物,最早用于肾移植术后抗排异。比起其他细胞毒药物,其骨髓抑制的副作用相对小。

10. 新型的生物制剂 已证实某些新型生物制剂对结节病疗效良好,目前用于临床的主要有以下三种:①己酮可可碱,为免疫调节剂;②沙利度胺,为免疫调节剂;③肿瘤坏死因子拮抗剂,为生物制剂。

【选择原则】

1. 糖皮质激素 包括泼尼松、泼尼松龙、甲泼尼龙、地塞米松、布地奈德等。糖皮质激素是结节病的主要治疗药物。对于症状不明显或 I 期结节病患者应先观察而不治疗,因为部分患者无须治疗即可自愈。但一般而言,出现严重的眼部、神经系统受累、心脏结节病、恶性高钙血症、有症状或进展的 2 期结节病以及 3 期以上的结节病应该予以治疗,以保护重要脏器。对于呼吸道症状如咳嗽、气道高反应性明显的患者,可以使用吸入糖皮质激素疗法。但目前尚无足够证据证明单用吸入糖皮质激素可以治疗结节病,必要时可以考虑采用口服与吸入相结合的办法。

2. 甲氨蝶呤 是目前最多的用于结节病的细胞毒药物,对于神经系统受累的患者较糖皮质激素有更好的疗效,但起效较慢。

3. 硫唑嘌呤 对慢性结节病患者的疗效与糖皮质激素相当,但不良反应明显减少。与糖皮质激素联用,可减少各自的剂量。

4. 环磷酰胺 用于复发及对糖皮质激素耐受的患者。起效相对快。可用于心脏结节病和中

9

枢神经系统结节病。

5. 氯喹和羟基氯喹　对皮肤和黏膜结节病有较好的疗效,近来发现对神经系统结节病也有较好的疗效。

6. 环孢霉素 A　用于治疗慢性或重症结节病的二线药物,可作为糖皮质激素的替代药物。

7. 雷公藤多苷　起效较慢。

8. 来氟米特　目前用于结节病的资料不充分,仅用于糖皮质激素依赖性结节病,或是不能耐受甲氨蝶呤等细胞毒药物的患者,也可以与甲氨蝶呤合用。据报道对肺的副作用相对小。

9. 麦考酚酸酯　可用于糖皮质激素依赖性结节病,较其他细胞毒药物较少出现骨髓抑制。

10. 己酮可可碱　可用于糖皮质激素依赖性结节病。胃肠道毒性常常限制其应用。

11. 沙利度胺　对肺结节病无效,但是对皮肤结节病有效。起效快,可在 1 个月左右出现效果。

12. 肿瘤坏死因子拮抗剂　适用于慢性复发性结节病,特别是出现狼疮样冻疮皮疹、眼部和中枢神经系统受累的患者。对肺结节病有效。起效快,2 周即可显效。一旦出现英夫利昔抗体,药物就会失效。

【注意事项】

1. 糖皮质激素　一般采用泼尼松口服。

片剂:泼尼松 5mg/片;针剂:甲泼尼龙 40mg/

支;吸入剂:布地奈德,100μg/吸,200 吸/支。

用法:常规使用片剂,初始剂量为每日 0.5mg/kg 或 20～40mg/d,一般不超过 40mg/d,连续 4 周;逐渐减量,在最初的 3 个月内,宜使用 15mg/d 以上的剂量,3 个月以后以 5～10mg/d 的剂量维持 9 个月,然后在 6 个月内撤完,总疗程约 1～1.5 年。如果 4～6 周病情无改善,则病理基础可能为纤维化,应考虑停用糖皮质激素。吸入糖皮质激素一般与口服合用,第 1 个月:泼尼松 20～30mg/d,同时加用布地奈德 600～800μg/d;第 2 个月:泼尼松 15～20mg/d 日,同时加用布地奈德 400～600μg/d;第 3～6 个月:泼尼松 15mg/d,同时加用布地奈德 400～600μg/d;维持治疗 1 年以上:泼尼松 5～10mg/d,同时加用布地奈德 400～600μg/d。

不良反应及注意点:口服及静脉者同 NSIP 治疗所述。吸入布地奈德可能造成口咽部不适、支气管痉挛以及口腔念珠菌感染等,应用后漱口。

所有细胞毒类药物均避免用于妊娠及哺乳期女性。后文不再赘述。

2. 甲氨蝶呤

片剂:2.5mg/片;针剂:5mg/支。

用法:10～15mg/周,口服或静脉使用均可。一般第 1 周 5～7.5mg,第 2 周 7.5～10mg,以后按目标剂量长期维持。联用 6 个月以上后根据患者情况决定是否继续使用。

不良反应及注意点:为结节病的二线治疗药

物。可以出现骨髓抑制、肝肾功能损害,甚至肝硬化,但常为一过性,停药常可恢复。可以导致肺纤维化,因此呼吸衰竭的患者应该避免使用。应至少每4周复查血常规及肝、肾功能。如有肝肾功能严重异常者不建议使用,妊娠及哺乳期妇女禁用。

3. 环磷酰胺

片剂:50mg/片。

用法:服用剂量为每日2mg/kg,最大量150mg/d。如果静脉使用,可以每月给药一次,每次500~1200mg。口服患者通常以25~50mg为起始剂量,每1~2周增加25mg,直至每日最大剂量。如果没有严重并发症或不良反应,联合治疗时间不应短于6个月。治疗6~12个月后,如果病情改善或稳定,则继续联合治疗。如果病情加重,应该停药或改变治疗方案。治疗满18个月后,是否继续治疗需根据临床反应和患者的耐受性而作决定。

不良反应及注意点:同NSIP治疗所述。

4. 硫唑嘌呤

片剂:50mg/片。

用法:服用剂量为每日2~3mg/kg,最大量150mg/d。通常以25~50mg为起始剂量,每1~2周增加25mg,直至每日100~150mg/d。治疗的疗程参考环磷酰胺。

不良反应及注意点:同NSIP所述。

5. 环孢霉素A

胶囊:10mg/粒,25mg/粒,50mg/粒。

用法:50～200mg/d[5～10mg/(kg·d)],分别于服药后1周和2周末,测血 CsA 浓度,使之维持在100～150ng/ml,适当调整剂量。具体疗程须根据患者的疗效及耐受性决定,尚无统一标准。

不良反应及注意点:①肾毒性:肾小球血栓、肾小管受阻、蛋白尿、管型尿。②肝毒性:低蛋白血症、高胆红素血症、血清转氨酶升高。③神经系统:运动性脊髓综合征,小脑样综合征及精神紊乱、震颤、感觉异常等。④胃肠道:厌食、恶心、呕吐。⑤用于骨髓移植虽无禁忌证,但有不良反应。⑥有高血压、多毛症。

6. 羟基氯喹

片剂:200mg/片。

用法:200～400mg/d,口服,至少6个月。

不良反应及注意点:口服常有恶心、呕吐等,偶有头痛、头晕、瘙痒、皮疹、剥脱性皮炎、脱发、耳鸣、烦躁等;大剂量可有肝功能异常、视力模糊、复视、视野缩小等;可引起白细胞减少、心肌损害、窦房结抑制、心律失常等,严重者可引起阿斯综合征,可使心跳停搏、血压骤降而导致死亡。故目前临床上多不主张氯喹肌注或静推,以免发生事故,禁与心肌抑制制药如奎宁、奎尼丁等并用。可引起中毒性肝炎,严重肝病患者可用氨酚奎琳。心动过缓、传导阻滞患者忌用。起效较慢,可在用药6个月后方显效。

7. 雷公藤多苷

片剂:10mg/片。

用法:20mg/次,每日 3 次。疗程尚无定论。

不良反应及注意点:胃肠道不适,白细胞减少,血小板减少,面部色素沉着。长期服药可发生月经失调和精子数量减少。

8. 麦考酚酸酯

片剂:250mg/片。

用法:500 ~ 2000mg/d,分 2 次服用。疗程不详。

不良反应及注意点:可有呕吐、腹泻等胃肠道症状,白细胞减少症,败血症,尿频以及某些类型的感染的发生率增加。偶见血尿酸升高、高血钾、肌痛或嗜睡等。孕妇禁用(是因为对胎儿致畸的作用资料不足)。应避免与硫唑嘌呤合用。

免疫调节剂主要包括己酮可可碱、沙利度胺和肿瘤坏死因子拮抗剂。

9. 己酮可可碱

片剂:400mg/片。

用法:400 ~ 2000mg/d,分 3 次服用。疗程不详。

不良反应及注意点:可有头痛、头晕、腹胀、腹泻、恶心、呕吐、过敏等症状,严重者应停药,一些人可能出现震颤、失眠等现象。急性心肌梗死、严重冠状动脉硬化、脑出血和视网膜出血患者、对本品过敏者禁用。孕妇禁用。低血压、血压不稳或肾功能严重失调者慎用。建议饭后服用。

10. 沙利度胺

片剂:400mg/片。

用法：400～2000mg/d，分 3 次服用。疗程不详。

不良反应及注意点：由于有非常强的致畸作用，因此任何拒绝使用工具避孕的男性和没有避孕措施的育龄女性及妊娠及哺乳期女性禁用，献血者禁用。需要每月监测妊娠情况。其他副作用包括：嗜睡、便秘、神经病变、静脉血栓、不能解释的气短和心动过缓。每 6～12 周进行一次心电图检查。

11. 肿瘤坏死因子拮抗剂（英夫利昔）

注射剂：英夫利昔 100mg/支。

用法：3～5mg/kg 静脉注射，第 0 周、2 周、6 周使用，此后每 4～8 周使用一次。

不良反应及注意点：孕妇及哺乳期女性禁用（资料有限）。心功能Ⅲ～Ⅳ级，结核或其他感染的患者禁用。生物制剂有过敏的可能。此外增加严重感染，特别是结核的发生，因此在治疗前需要系统性评估结核的可能性。此外还增加了肿瘤的风险。

【建议】

1. 药物治疗效果不佳时可以考虑肺移植。

2. 对单药效果不好或大剂量糖皮质激素疗效欠佳者可以考虑多药联合治疗方案。

（田欣伦　徐作军）

参 考 文 献

1. Raghu G, Collard HR, Egan JJ, et al. An Official ATS/ ERS/JRS/ALAT Statement: Idiopathic Pulmonary Fibrosis: Evidencebased Guidelines for Diagnosis and Management. Am J Respir Crit Care Med, 2011, 183: 788-824.

2. Raghu G, Weycker D, Edelsberg J, et al. Incidence and prevalence of idiopathic pulmonary fibrosis. Am J Respir Crit Care Med, 2006, 174: 810-816.

3. King TE Jr, Albera C, Bradford WZ, et al. Effect of interferon gamma-1b on survival in patients with idiopathic pulmonary fibrosis (INSPIRE): a multicentre, randomised, placebo-controlled trial. Lancet, 2009, 374: 222-228.

4. King TE Jr, Brown KK, Raghu G, et al. BUILD-3: a randomized, controlled trial of bosentan in idiopathic pulmonary fibrosis. Am J Respir Crit Care Med, 2011, 184: 92-99.

5. Raghu G, Brown KK, Costabel U, et al. Treatment of idiopathic pulmonary fibrosis with etanercept: an exploratory, placebo-controlled trial. Am J Respir Crit Care Med, 2008, 178: 948-955.

6. Zisman DA, Schwarz M, Anstrom KJ, et al. Idiopathic Pulmonary Fibrosis Clinical Research Network. A controlled trial of sildenafil in advanced idiopathic pulmonary fibrosis. N Engl J Med, 2010, 363: 620-628.

7. Demedts M, Behr J, Buhl R, et al. IFIGENIA Study Group. High-dose acetylcysteine in idiopathic pulmonary fibrosis. N Engl J Med, 2005, 353: 2229-2242.

8. Richeldi L., du Bois R M, Raghu G, et al. Efficacy and safety of nintedanib in idiopathic pulmonary fibrosis. New

9

N Engl J Med,2014,370:2071-2082.

9. Grutters J C,van den Bosch JMM. Corticosteroid treatment in sarcoidosis. Eur Respir,2006,J28:627-636.

10. Azuma A,Taguchi Y,Ogura T,et al. Pirfenidone Clinical Study Group in Japan. Exploratory analysis of a phase Ⅲ trial of pirfenidone identifies a subpopulation of patients with idiopathic pulmonary fibrosis as benefiting from treatment. Respir Res,2011,12:143.

11. Antoniou KM,Nicholson AG,Dimadi M,et al. Long-term clinical effects of interferon gamma-1b and colchicine in idiopathic pulmonary fibrosis. Eur Respir, 2006, J 28: 496-504.

12. Valeyre D,Prasse A,Nunes H,et al. Sarcoidosis. Lancet. ,2013,S0140-6736(13)60680-60687.

13. Nathan SD. Therapeutic Intervention,Assessing the role of the international consensus guidelines,2005,Chest128: 533S-539S.

14. Demedts M,Behr J,Buhl R,et al. High dose acetylcysteine in idiopathic pulmonary fibrosis. N Engl J Med, 2005,353:2229-2242.

15. Nanki N,Fujita J,Yamaji Y,et al. Nonspecific interstitial pneumonia/fibrosis completely recovered by adding cyclophosphamide to corticosteroids. Intern Med,2002,41: 867-870.

16. 蔡柏蔷,李龙芸. 协和呼吸病学. 北京:中国协和医科大学出版社,2005.

17. 朱元珏,陈文彬. 呼吸病学. 北京:人民卫生出版社, 2003.

18. Kubo H,Nakayama K,Yanai M,et al. Anticoagulant therapy for idiopathic pulmonary fibrosis. Chest,2005,128:

9

1475-1482.

19. Homma S, Sakamoto S, Kawabata M, et al. Cyclosporin treatment in steroid-resistant and acutely exacerbated interstitial pneumonia. Intern Med,2005,44:1144-1150.

20. Kondoh Y, Taniguchi H, Yokoi T, et al. Cyclophosphamide and low-dose prednisolone in idiopathic pulmonary fibrosis and fibrosing nonspecific interstitial pneumonia. Eur Respir,2005,J25:528-533.

21. 黄慧,李珊,曹剑,等. 特发性胸膜肺弹力纤维增生症一例. 中华结核和呼吸杂志,2014,37:617-618.

22. Travis WD, Costabel U, Hansell DM, et al. An official American Thoracic Society/European Respiratory Society statement:update of the international multidisciplinary classification of the idiopathic interstitial pneumonias. Am J Respir Crit Care Med,2013,188:733-748.

9

第十章 肺动脉高压的药物治疗

肺动脉高压(pulmonary hypertension,PH)是一组由异源性疾病和不同发病机制引起的以肺血管阻力持续增加为特征的临床病理生理综合征,临床表现为右心室后负荷增加,严重者可发生右心衰竭而死亡,是最严重的具有潜在破坏力的慢性肺循环疾病,已成为当今重要的国际性医疗卫生问题。

肺动脉高压的诊断标准为:在海平面静息状态下心导管测定平均肺动脉压(MPAP)≥25mmHg,或运动状态下 MPAP≥30mmHg[美国国立卫生研究院(NIH)标准],或肺动脉收缩压(SPAP)≥40mmHg(相当于多普勒超声检查三尖瓣血液反流速度>3.0m/s)(WHO 的标准,表10-1)。此外诊断动脉型肺动脉高压(pulmonary artery hypertension,PAH)除了上述肺动脉高压的标准之外,尚需包括肺动脉楔压或左心室舒张终末压或 PLA≤15mmHg和肺血管阻力>3R 单位。根据 MPAP 的高低,肺动脉高压严重程度可分为轻度(26～40mmHg),中度(41～70mmHg),重度(>70mmHg)。PH 程度也可根据超声心动图估测肺动脉收缩压(PASP),纽约

第十章 肺动脉高压的药物治疗

心脏协会(NYHA)分级分为轻度(NYHA Ⅰ级,41～55mmHg),中度(NYHA Ⅱ级,>55mmHg),重度(NYHA Ⅲ级,肺动脉压力升高伴中度右室功能障碍,SvO_2<60%)和极重度(NYHA Ⅳ级,重度右室功能障碍,SvO_2<50%)。

表 10-1 肺动脉高压的临床分类(WHO 2003 年)

1. 动脉型肺动脉高压(pulmonary arterial hypertension)
1.1 特发性肺动脉高压(idiopathic pulmonary arterial hypertension,IPAH)
1.2 家族性肺动脉高压(familial pulmonary arterial hypertension,FPAH)
1.3 危险因素或相关疾病相关肺动脉高压(APAH)
    结缔组织疾病
    先天性体-肺循环分流性疾病
    门静脉高压
    HIV 感染
    药物和毒物
    其他:甲状腺疾病、糖原贮积病、Gaucher 病、遗传性出血性毛细血管扩张症(HHT)、血红蛋白病、骨髓增生异常综合征、脾切除后
1.4 肺静脉或毛细血管病变
    肺静脉闭塞病(pulmonary veno occlusive disease,PVOD)
    肺毛细血管瘤样增生症(pulmonary capillary hemangiomatosis,PCH)
1.5 新生儿持续性肺动脉高压
2. 左心疾病相关肺动脉高压
2.1 主要累及左房或左室的心脏疾病
2.2 二尖瓣或主动脉瓣疾病
3. 呼吸系统疾病和(或)低氧血症相关肺动脉高压
3.1 慢性阻塞性肺疾病

3.2 间质性肺疾病

3.3 睡眠呼吸障碍

3.4 肺泡低通气综合征

3.5 慢性高原病

3.6 新生儿肺病

3.7 肺泡毛细血管发育不良

4. 慢性血栓形成和(或)栓塞性疾病相关肺动脉高压

4.1 肺动脉近端血栓栓塞

4.2 肺动脉远端血栓栓塞

4.3 远端肺动脉梗阻

    非血栓性肺栓塞(肿瘤、寄生虫、异物)

    原位血栓形成

5. 其他原因肺动脉高压

5.1 结节病

5.2 肺朗格汉斯细胞组织细胞增生症

5.3 肺淋巴管血管肌瘤病

5.4 肺血管受压(淋巴结肿大、肿瘤、纤维素性纵隔炎)

10

一、肺动脉高压治疗策略

治疗的主要目的是缓解患者的症状,增加活动耐力,预防疾病进展,延缓患者生存期。由于肺动脉高压的病理机制包括肺血管收缩、肺血管重构和原位血栓形成。因此治疗策略应当针对不同的病理生理环节。

(一)根据 PH 的不同临床类型制订个体化治疗方案

1. 动脉型肺动脉高压　　目前有三类针对发

病机制的新型药物。①前列环素（PGI_2）及类似物；②内皮素受体拮抗剂（ERA）；③5 型磷酸二酯酶抑制剂（PDE5I）。这些药物能减轻肺小动脉和肺前毛细血管的重构及功能异常，降低 PVR。应用于肺静脉闭塞病（pulmonary veno-occlusive disease，PVOD）和肺毛细血管瘤样增生症（pulmonary capillary hemangiomatosis，PCH）时，可能导致肺水肿，甚至致命，故禁忌使用。此外，对本型 PAH 的基础或相关疾病进行病因治疗，如治疗 CTD、先天性体-肺分流等。

2. **左心疾病相关性 PH**　其 PH 多属轻、中度，纠正肺静脉淤血后，PH 多可恢复正常。治疗以强心、利尿减轻心脏前后负荷联合手术纠正瓣膜病变。

3. **呼吸系统疾病和（或）低氧相关性 PH**　以病因治疗为主，对低氧血症患者，要求每日吸氧 14～15 小时，浓度 25%～35%。值得注意的是 CCB、ERA、PGI_2 等扩血管药可能加重本型肺 V/Q 比例失调影响氧合，故不推荐常规使用。

4. **慢性血栓形成和（或）栓塞性疾病相关性 PH**　需要终身进行有效抗凝治疗。对位于肺动脉主干或主要分支和手术可及的肺段动脉慢性血栓栓塞性肺动脉高压（CTEPH），可行肺动脉血栓内膜剥脱术。对于周围肺动脉 CTEPH，可使用 PGI_2 及类似物、ERA 和 PDE5 I 药物，无效者行球囊扩张或肺移植术。除了周围肺动脉 CTEPH 外，

PGI_2 及类似物、ERA 和 PDE5 I 还可用于肺动脉血栓内膜剥脱术前高危患者过渡治疗和术后仍持续 PH 者。

5. 积极治疗基础疾病/相关疾病 ①结缔组织病(如 SLE)相关性 PAH：应用糖皮质激素和免疫抑制剂；②先天性体-肺分流性疾病 PAH：早期发现，及时手术纠正，以防止 Eisenmenger 综合征发生；③阻塞性睡眠呼吸暂停低通气综合征：持续正压通气治疗，及时纠正低氧血症和贫血；④红细胞增多症：当 HCT>65% 时可放血治疗；⑤避孕或终止妊娠；⑥谨慎使用 ACEI 和 β 受体阻滞剂，因其可能引起低血压和右心衰竭等严重副作用；⑦及时处理右心衰竭等临床情况。

(二) 寻找和干预基础病因、并发症和存在的(或潜在的)危险因素，改善生活方式

1. 避免在低氧或 1500m 以上的高空活动。

2. 控制活动量(以不出现症状为宜)，避免在餐后、气温过高或过低的情况下进行活动，避免重体力劳动(特别是进展性 PH 或有严重呼吸困难和晕厥患者)。

3. 预防和治疗呼吸道感染和并发症，推荐流感疫苗和肺炎球菌疫苗应用。

(三) 根据肺动脉高压功能分级合理使用药物

肺动脉高压功能分级(functional class，FC)见表 10-2。

表 10-2 肺动脉高压功能分级 (WHO)

1 级：日常活动不受限。一般体力活动不会引起呼吸困
　　难、疲乏、胸痛或晕厥

2 级：日常活动轻度受限。休息时无不适，但一般体力
　　活动会导致呼吸困难、疲乏、胸痛或头晕加重

3 级：体力活动明显受限。休息时无不适，但轻微活动
　　即可加重呼吸困难、疲乏、胸痛或头晕

4 级：不能进行任何体力活动，即使在休息时也会出现
　　右心衰竭的征象

1. **正确使用 CCB** ①CCB 仅对 5% ~10% 的急性肺血管扩张试验阳性患者 (以 IPAH 和抑制食欲药物引起 PH 者多见) 有效，血管扩张试验阳性的患者仅约半数对 CCB 长期敏感，故应在 3 ~6 个月后重复进行急性肺血管扩张试验，对 CCB 持续有效 (经数月治疗，患者 FC 功能 Ⅰ级或 Ⅱ级，血流动力学正常或接近正常) 者可继续服用。②经 CCB 应用，FC 未达标者，应给予 ERA、PGI_2 或 PDE5 I，使其 FC 改善为 Ⅱ级和 6MWD 至少 380m；如患者 FC 仍为 Ⅲ级甚至出现恶化，应改用其他治疗或联合用药。

2. **规范应用新型治疗 PAH 药物** CCB 无效或不适用者，选择下列一线药物：①FC 为 Ⅰ级患者，定期 (3 ~6 个月) 评估，有症状者可考虑治疗。②FC 为 Ⅱ级者，推荐应用西地那非，但需慎重权衡利弊。③FC 为 Ⅲ级者，ERA、PGI_2 或 PDE5 I 均可选用；病情进展者宜吸入伊洛前列素；有肝炎史或肝功能异常者可用西地那非，合并眼病或反复

鼻出血者可选波生坦。④FC 为Ⅳ级者,可选上述任一种新型药物,但强烈推荐持续静滴依前列醇,尤其是病情不稳定者。

3. **联合用药** 一线治疗无效甚至恶化者,可予两种不同作用机制药物同时或序贯使用。联合治疗是指同时应用 2 类或者 2 类以上不同种类药物的治疗策略,这一策略已经在原发性高血压和心衰的治疗中得到广泛应用。对 PAH 这是一种有吸引力的选择,因为已明确发现三条独立的通路都和该疾病有关,它们分别是:前列环素通路、内皮素通路、NO 通路。应用联合治疗的方式可以是序贯采用,也可将其作为起始治疗。

序贯的联合治疗是指在单药治疗反应不佳或病情恶化,在此基础上依次加用第 2 种和第 3 种药物,这也是 RCT 和实际临床中最广泛使用的策略。

起始时即采用联合治疗的主要原因首先是因为 PAH 的死亡率和很多恶性疾病相似,也因为对于很多恶性疾病和危重症(比如心衰、恶性高血压)采用的就是高强度的联合治疗,而非分步治疗。

方案选择:①波生坦+西地那非;②西地那非+依前列醇;③西地那非+吸入伊洛前列素;④波生坦+曲前列环素;⑤波生坦+吸入伊洛前列素。

(四)其他治疗

1. **抗凝** 预防血管内原位血栓形成。①在无抗凝禁忌情况下,推荐 IPAH 和食欲抑制剂相关的 PAH 进行抗凝治疗,建议强度:B。②其他类型的 PAH 也可应用抗凝治疗,但要充分衡量其风险和收益,预防出血发生。建议强度:E/C。③结缔组织病相关性和门脉高压相关性 PAH 胃肠道出血风险较高,抗凝治疗时应反复权衡利弊,宜个体化治疗。不论是哪种类型肺动脉高压患者,是否采用抗凝治疗不取决于其心功能分级情况。可口服华法林,推荐 INR 目标值控制在 1.5～2.5。建议强度:E/B。

2. 利尿剂　合并右心功能不全者给予利尿剂,以改善右心功能,但应谨防水电解质紊乱,尤其血钾,并监测出入量。建议强度:E/B。

3. 地高辛　①对 PAH 所致右心功能不全者,短期应用地高辛可轻度增加其心排血量,降低循环中去甲肾上腺素的水平,建议强度:C。②可用于 PAH 合并房颤或房扑而致心室率增快者。建议强度:E/B。

4. 多巴胺　PH 终末期右心衰竭较严重时加用,可改善临床症状。建议强度:C。用法和用量:同左心衰,3～10μg/(kg·min)静脉泵入。

二、特殊人群的治疗

(一)儿童肺动脉高压

成人 PH 的治疗方案不一定适用于儿童。专家认为出现右心衰的 PH 患儿应予抗凝治疗,根据血管反应试验结果决定是否应用钙离子拮抗剂。建议强度:E/B。非随机对照的小规模研究支持波生坦和西地那非用于儿童 PH 患者,但结论尚需进一步的数据支持。建议强度:I。

(二)肺动脉高压合并妊娠

PAH 患者妊娠与高死亡率相关,但是近期一项报道指出 PAH 患者在 PAH 控制良好的情况下的妊娠结局有所好转,尤其是那些 CCB 长期有效的患者。在 3 年的观察期内,13 个参与中心共报道了 26 例妊娠患者。3 例(12%)死亡,1 例(4%)出现了右心衰竭以致需要紧急心肺联合移植。共有 8 例流产,其中,2 例自然流产,6 例人工流产。16 次妊娠(62%)成功(无并发症的正常妊娠)。在修改 PAH 患者需要避孕的意见之前,这一报道提出的结论有待更大规模的研究来证实。

三、相关治疗药物

抗凝药物

【相关药物】

1. 华法林　对于肺动脉高压患者,要坚持长期使用华法林抗凝治疗,而没有疗程的限制。

2. 肝素及低分子肝素　使用普通肝素或低分子肝素是否对肺动脉高压患者有益尚未进行验证。但使用肝素应该能够提供与华法林同样的抗栓作用,而且肝素除具有抗凝功效外,尚可抑制平滑肌细胞的增殖,对抑制肺动脉高压的发展产生有益的作用。但是,当肝素与内皮细胞生长因子结合时具有对内皮增殖的协同作用,而内皮细胞增殖是肺动脉高压形成的一个重要的作用机制。目前对长期使用肝素在肺动脉高压患者中的作用尚无研究证明。

【选择原则】

华法林是最广泛使用的抗凝药物,除有特殊的禁忌证外,适用于所有肺动脉高压患者。

【注意事项】

华法林

用法:首剂 3~5mg 口服,维持量 1.5~3.0mg/d。可根据凝血酶原时间(PT)或国际标准化比值(international normalized ratio,INR)调整药物剂量,目前推荐华法林治疗的目标为将 INR 提高到正常对照值的 2.0~2.5 倍,如果存在抗磷脂抗体,则 INR 应达到 3.0。

不良反应与注意点:

(1)华法林等抗凝剂口服 5 天后效果最明显,在最初使用的 3~5 天内有促凝血可能,因此应与肝素或低分子肝素 LMWH 同时给药并与肝素合用 4~5 天,调节剂量使 INR 达 2.0~3.0(抗磷脂综合征 INR 2.5~3.5),或 PT 比值(PTR)延长至 1.5 到 2.5 倍时,在 INR 连续两天达到口服抗凝强度后,停用肝素。

(2)在口服华法林后第三天体内华法林的浓度才可达到峰值,开始测定 INR,INR 在达到治疗水平二周内每周测 2~3 次,待 INR 情况稳定后每周监测一次,长期治疗可每 4 周测 1 次,并根据 INR 的数值调整华法林剂量。当患者发生华法林过量时,如果仅表现为轻度出血伴 INR 延长,只需停用华法林,2 天后凝血功能即可恢复。如果出血量较多,可应用维生素 K 口服或静脉注射,能在 24 小时内终止抗凝作用。应用大剂量维生素 K 后可产生华法林抵抗,若需要继续抗凝可采用静脉给予肝素。紧急情况下用新鲜冰冻血浆或浓缩凝血因子补充维生素 K 依赖性的凝血因子,可起到迅速终止华法林出血的作用。

（3）抗凝治疗最主要的副作用是出血,可表现为皮肤紫癜、瘀斑、咯血、血尿或胃肠道、阴道出血等,出血的发生与抗凝强度有较为密切的关系。而当患者存在局灶病变（如消化性溃疡）、因操作引起创伤、既往有胃出血、高血压、脑血管病、严重心脏病、肾病、肝肾功能不全、血小板减少症、维生素 K 缺乏等病史时,或并用阿司匹林时更易发生出血。在使用抗凝治疗前应该详细询问患者的病史,谨慎使用抗凝药物。

（4）如果患者存在蛋白 C 或蛋白 S 缺乏或抗磷脂抗体综合征,使用华法林时可能会出现皮肤坏死,但较为少见,多发生在治疗的第一周,皮肤开始出现斑丘疹、血管性紫癜,随后迅速发生溃疡和坏死。

（5）抗凝治疗对门脉高压性肺动脉高压的患者应慎重。

10

【建议】

对于肺动脉高压患者，要坚持长期使用华法林抗凝治疗，而没有疗程的限制。在使用抗凝治疗的过程中要注意凝血功能监测。尤其是患者存在心功能不全或肾功能不全时，会使华法林的代谢率降低，从而造成华法林在体内蓄积，使得患者的凝血时间延长，易造成出血的危险，需要缩短凝血功能监测的时间。

利尿剂

【选择原则】

1. 个体化原则　根据基础病选择适当种类和剂量的利尿剂，使用剂量和频率可根据患者的疗效和副作用随时调整，并密切监测血电解质情况。避免用量过大产生过度利尿，引起脱水和电解质紊乱、严重低血压、恶性室性心律失常、心脏骤停等。

2. 间断给药，提高疗效　持续利尿会引起体内电解质不足，通过肾小管的电解质浓度降低，利尿效果下降。因此，轻中度心衰服用利尿剂一般是一周服 3~4 天，停药 3~4 天，让体内电解质有恢复过程；重度心衰患者也应争取间断服药。

3. 加大或联合用药，增强疗效　可将作用部位不同的利尿剂联合使用增强疗效，如呋塞米与双氢克尿噻，呋塞米与螺内酯或氨苯蝶啶；呋塞米与血管紧张素转换酶抑制剂（后者可增加肾灌注,使利尿剂运转至作用部位)。对重度心衰利尿效果不佳者可加大呋塞米剂量至每天 250 ~ 4000mg,同时注意纠正低钾,也可同时用多巴胺 $2 ~ 5\mu g/(kg \cdot min)$ 静点,增加肾血流,提高肾小球滤过率,提高疗效。

【注意事项】

在下列情况慎用利尿剂:有效血容量不足、糖尿病、高尿酸血症或痛风、血电解质紊乱、严重肾功能不全、严重肝病、老年患者等。在肺动脉高压的治疗中,患者往往同时服用多种药物,有些药物可能与利尿剂发生相互影响,使用中应注意。

不良反应及注意点:

(1)减弱利尿剂疗效的药物:吲哚美辛(可抑制前列腺素的合成)等类固醇类消炎药、阿司匹林(拮抗螺内酯的作用)、镇静催眠药(刺激抗利尿激素的释放)、丙磺舒(减少肾小管排泌利尿剂)、肝素(抑制肾上腺合成醛固酮)等都可减弱利尿剂的利水、利钠作用,从而使利尿作用或降压作用降低。

(2)增强利尿剂副作用的药物:ACEI 与利尿剂合用常可引起显著低血压、氮质血症,故两者合用时应从小剂量开始,逐渐加量;肾上腺皮质激素具有排钾潴钠作用,与排钾利尿剂合用时,容易导致血钾过低,及时补充钾盐非常重要。

(3)利尿剂可增加其他药物副作用:利尿剂

10

引起低血钾可增强心肌对强心苷的敏感性和毒副作用;潴钾利尿剂与氯化钾、ACEI 合用可引起高血钾;乙酰唑胺和噻嗪类利尿剂合用可使尿液偏碱,促进肾小管对奎尼丁的重吸收,增加血奎尼丁水平,并减弱华法林的抗凝作用;依他尼酸可增强华法林的抗凝作用;袢利尿剂可增加氨基糖苷类抗生素对中耳的毒性反应;利尿剂可能减弱降糖药的作用,还可能对抗抗尿酸血症药物的作用,诱发痛风等。

【建议】

利尿剂的疗效指标:

1. 水肿程度　是判断利尿效果最常用而简便的方法。

2. 体重　定期测定体重,可根据体重的消长来判断水钠潴留的情况及利尿效果。

3. 尿量　动态观察 24 小时尿量及尿比重变化,可对心功能及利尿效果做出可靠判断。

4. 呼吸情况　肺淤血患者肺活量降低,刺激呼吸中枢使呼吸频率变快;使用利尿剂使肺淤血减轻后,呼吸频率也会随之变慢。故对心衰肺淤血的患者呼吸频率的变化也可作为判断疗效的一个指标。

5. 肝脏大小及压痛　右心衰的患者,往往存在肝脏淤血性肿大,同时有压痛;用利尿剂后可减轻肝淤血,使肿大的肝脏回缩,压痛消失,因此,肝淤血程度也可反映利尿效果。

强心剂

【选择原则】

洋地黄主要用于治疗收缩功能不全所致充血性心衰、心脏扩大伴奔马律，心功能Ⅲ～Ⅳ级及伴有快速型房颤者比较适宜，洋地黄对急慢性心衰均有效。对右心功能衰竭，不适合用 ACEI。

【注意事项】

洋地黄的毒副作用主要有胃肠道反应如恶心、呕吐等；神经系统症状如头痛、无力、定向障碍等；以及心律失常如室性期前收缩二联律、三联律或多形性室性期前收缩，房速伴房室传导阻滞，非阵发性交界性心动过速，双向性心动过速等，也可使心衰加重。

不良反应及注意点

以下情况不宜使用或禁用：

（1）单纯左室舒张功能不全所致充血性心衰。

（2）单纯二尖瓣狭窄伴窦性心律并发急性肺水肿。

（3）无充血性心衰的肥厚型心肌病及左至右分流的先天性心脏病。

（4）急性心肌梗死发病 24～48 小时内出现的急性左心衰。

【建议】

洋地黄的中毒量与治疗量接近，安全范围较

10

窄,在一些易感患者,即使使用常规剂量,也可能引起中毒。易感因素主要有:

1. 高龄　老年人骨骼肌萎缩,分布容积减小,同时肾功能减退。

2. 肾功能不全　地高辛主要由肾脏排泄,肾功能不全者容易发生中毒,地高辛清除半衰期也延长。

3. 电解质紊乱、酸中毒　低钾、低镁、高钙、酸中毒都可加重洋地黄中毒。

4. 低氧血症　慢性肺心病患者由于缺氧容易发生酸中毒,引发洋地黄中毒。

5. 甲状腺功能减退　甲状腺功能减退者洋地黄清除半衰期延长,容易发生中毒。

6. 严重心肌病　各种原因导致的严重心肌病变,心肌细胞对洋地黄敏感性明显提高,常规剂量也容易中毒。以上情况洋地黄负荷量和维持量都应减少。

血管扩张药物

目前临床应用的血管扩张剂有:钙通道阻滞剂、前列环素及其结构类似物、内皮素受体拮抗剂和 5 型磷酸二酯酶抑制剂。

【相关药物】

1. 钙通道阻滞剂

2. 5 型磷酸二酯酶抑制剂

3. 前列环素类似物

4. 内皮素受体拮抗剂

5. 一氧化氮(NO)制剂

【选择原则】

1. 钙通道阻滞剂 特发性肺动脉高压患者,如无右心功能衰竭,急性血管扩张试验阳性(mPAP下降至少 10mmHg,绝对值不超过 40mmHg,CO 增加或不变),应考虑 CCB 治疗。建议强度:A。对急性血管反应试验阳性的其他肺动脉高压也可试用钙通道阻滞剂。建议强度:C。推荐:长效硝苯地平、地尔硫䓬和氨氯地平。建议强度:E/A 应避免选择有明显负性肌力作用的药物如维拉帕米。基础心率较慢的患者选择硝苯地平,心率较快的患者选择地尔硫䓬。

不到 10% 的 PAH 患者对 CCB 治疗有效,如果盲目用药非但没有任何治疗效果,还可引起严重不良反应。对于 PAH 患者在决定是否应用 CCB 之前,均应行右心导管检查,检测肺血管的反应性,称急性血管扩张试验。血管反应性检查仍然是特发性 PAH 患者必需的检查,目的是筛查可能对长期 CCB 治疗有反应的患者。吸入 NO 是急性反应监测的可选药,根据既往经验,静脉应用依前列醇或腺苷也是可能的选择(但是有系统性血管扩张的风险)。近期,吸入的伊洛前列素(iloprost)也被用来区分哪些患者可以接受长期的 CCB 治疗。方法见右心导管检查章节的有关内容。有关急性血管反应试验的判定标准为:应用血管扩张剂后肺动脉平均压 PAMP 较基础值下降

>10mmHg，PAMP 绝对值<40mmHg，心输出量增加或不变，即为急性血管反应试验阳性，表示肺血管对药物治疗反应良好。只有急性血管反应试验阳性的 PAH 患者才适合 CCB 治疗，对于尚未进行急性肺血管扩张试验的患者，绝不能单凭经验用药，以免加重患者病情或出现严重不良反应。对正在服用且疗效不佳的患者应逐渐减量至停用。

2. 5 型磷酸二酯酶抑制剂　WHO/NYHA Ⅱ级或Ⅲ级 PH 患者的一线治疗。建议强度 A。

3. 前列环素类似物　WHO/NYHA Ⅲ级或Ⅳ级 PH 患者的一线治疗。

4. 内皮素受体拮抗剂　WHO/NYHA Ⅲ级或Ⅳ级 PH 患者的一线治疗。

5. NO

（1）特发性肺动脉高压（IPAH）：吸入 NO 治疗对重度 PAH 患者的肺移植起桥梁作用。

（2）艾森曼格综合征和充血性心脏疾病：30% 患者有肺血管扩张作用。

（3）新生儿持续肺动脉高压：吸入 NO 可直接作用于未成熟的肺部血管，帮助其利用氧，即吸入 NO 治疗可改善整体系统氧合和预防疾病恶化。

（4）吸入 NO 治疗在手术后的应用：术后应用 NO 吸入治疗可降低肺血管阻力（PVR）和（或）改善氧合，包括充血性心脏病儿童患者、肺内膜剥脱术、心脏移植和肺脏移植手术。

（5）其他类型 PH

1）治疗结缔组织病相关肺血管疾病：吸入 NO 的短期血管扩张反应与前列环素相似。

2）慢性阻塞性肺疾病相关 PAH（COPD-PAH）：与单独吸入氧气相比，吸入 NO 的联合治疗更有效地降低 PVR 和增加心脏输出量，不增加 NO 和氧气反应产生的毒性反应。

3）高原性肺水肿相关 PAH：吸入 NO 可使肺动脉高压程度减轻，改善通气/血流比值和动脉氧合状态。

【注意事项】

1. 钙通道阻滞剂　CCB 应用的禁忌证包括低血压、严重左心功能不全、病态窦房结综合征、二度或三度房室传导阻滞等。

不良反应及注意点：PAH 患者应用地尔硫草最大可达 900mg/d，硝苯地平达 240mg/d，但对于不同患者而言，个体差异可能非常大。这种大剂量应用 CCB 需非常谨慎，一般从小剂量开始，如硝苯地平起始剂量可为 10mg，每天 3 次；地尔硫草起始为 30～60mg，每天 3 次。如无低血压、心动过缓等严重不良反应，逐渐加量，可每 2～4 周加量一次，加量过程中应密切监测患者心率、血压及心功能情况，逐渐摸索患者能够耐受的合适剂量。同时应尽量选用短效制剂，避免应用缓释或控释制剂，以免出现严重不良反应时因药物半衰期长而难以及时纠正。

2. 5 型磷酸二酯酶抑制剂　常见的副作用有腹泻、皮疹、头痛、潮红、消化不良、鼻塞及视觉异常等。视觉异常为轻度和一过性的，主要表现为视物色淡、光感增强或视物模糊。实验性肺损伤动物模型用西地那非治疗后，尽管由于通气-血流比值失调使气体交换能力下降，但 PAP 持续降低。这一点提示对合并严重肺脏疾病的 PAH 患者应用该药治疗时需要慎重。

不良反应及注意点：

（1）西地那非与硝酸酯类合用时对血压的影响：两者同时给药时可引起血压的下降，因此在任何情况下联合给予西地那非和硝酸酯类药物均属禁忌。

（2）华法林（40mg）与西地那非无相互作用。

（3）西地那非（50mg）不增加阿司匹林（150mg）所致的出血时间延长。

3. 前列环素类似物　该药不适用于低氧性肺动脉高压，也不适用于左心疾病引起的肺动脉高压。对于体循环压力较低的患者（收缩压＜85mmHg），不应开始用本药治疗。治疗期间应注意监测以避免血压的进一步降低。

不良反应及注意点：

（1）咀嚼时下颌关节痛，头痛，腹泻，恶心，面色潮红，肌肉骨骼疼痛，皮肤出血性疱疹。这些副作用是轻微的，呈剂量依赖性，往往在药物慎重减量时减轻或消失。过量使用可引起严重副作用。

（2）对前列环素或任何赋形剂过敏者禁用。

（3）出血危险性增加的疾病（如活动性消化性溃疡、外伤、颅内出血或者其他出血），由于本药对血小板的作用可能会使出血的危险性增加。

（4）对于急性肺部感染、慢性阻塞性肺疾病，以及严重哮喘的患者应作密切监测。

（5）肝功能异常患者，肾衰需要血液透析的患者，伊洛前列环素的清除均降低，因此应考虑减低剂量。

4. 内皮素受体拮抗剂　动物试验证实波生坦具有致畸作用，因此妊娠期禁用波生坦；波生坦治疗前必须除外妊娠；治疗期间应采取可靠方法避孕，每个月进行妊娠测试，停用后至少 3 个月内不能妊娠。由于波生坦既是 CYP450 同工酶的底物，又是其诱导剂，同时服用通过 CYP450 酶代谢的药物可影响波生坦的浓度和疗效。应用格列苯脲和环胞霉素 A 时，禁忌联合应用波生坦。酮康唑、伊曲康唑或利托那韦唑可升高波生坦血药浓度，必须更频繁监测肝功能；波生坦可降低辛伐他汀、氯沙坦、地高辛血浆浓度，必须监测胆固醇或地高辛血药浓度水平，并调整剂量。波生坦 125mg 或 250mg 一日 2 次剂量对华法林活性没有明显影响，两者联合应用不需要调整华法林和类似口服抗凝剂的首次剂量，但应严密监测 INR。

不良反应及注意点：

（1）波生坦的副作用主要表现为肝脏损害，

肝脏转氨酶(如丙氨酸转氨酶和天冬氨酸转氨酶)的升高具有剂量和时间依赖性,是可逆的。肝脏酶学变化出现在波生坦治疗后 16 周内。多数无症状,少数表现为腹痛、发热、疲劳或流感样症状,患者在停药或降低剂量后几天至 9 周内肝功能即恢复正常,尚未发现有严重或持久的肝功能损害。

(2) 治疗前和治疗后每周检测肝脏转氨酶水平。中度和重度肝功能不全以及转氨酶基线水平升高大于 3 倍正常值高限的患者禁忌应用波生坦。

(3) 如果应用波生坦后肝脏转氨酶水平升高,必须改变治疗方案。转氨酶水平升高在 3～5 倍正常值高限而无临床症状患者,降低波生坦用量至 62.5mg 一日 2 次;在 5～8 倍正常值高限而无临床症状患者,降低波生坦用量至 62.5mg 一日一次,逐渐停掉或继续减量;如果肝脏转氨酶水平升高的同时出现肝脏损害的临床症状或胆红素升高大于 2 倍正常值上限,治疗必须立即停止。

(4) 波生坦的其他副作用:包括血红蛋白和血细胞容积出现剂量依赖性下降(占 10%)等,建议使用波生坦治疗 1 个月和 3 个月后检测血红蛋白浓度,以后每隔 3 个月检查 1 次。

5. NO 不良反应及注意点

(1) 气体储存系统:通常以纯氮气为底气,将高浓度(纯度>99.0%)NO 气体稀释至 800～

1000ppm,储存在特制抗氧化钢瓶内,钢瓶应放置在阴凉干燥的室温环境。

（2）气体稀释系统:NO 氧化与 NO 浓度、氧浓度、NO 和氧的接触时间及温度等呈正相关,其中 NO 浓度的影响最大（与其平方成正比）。NO 的临床治疗浓度通常不超过 80ppm,因此,使用前需将储存在钢瓶内的高浓度 NO 气体稀释约 10 倍,高浓度 NO 气体的稀释对预防 NO 氧化、减少毒副作用有重要意义。

（3）气体输送系统:呼吸机后引入 NO 是指 NO 气体通过 T 形管直接引入呼吸环路的吸气支,该方法简便易行。呼吸机前引入 NO 是指将 NO 气体经呼吸机空气或氧气入口引入。NO 气体稀释后可经呼吸机低压或高压气入口引入呼吸机。

（4）吸收装置:在呼吸环路吸气支的近患者端加入碱石灰就可以消除。

（5）氮氧化物浓度监测系统:目前常用的氮氧化物浓度监测仪有化学发光仪和电化学仪,需在呼吸环路内负压连续采样。

（6）停用 NO 治疗几小时后可观察到急性的、潜在致命性的 PVR 升高。

（7）当 NO_2 浓度大于 2ppm 时,可与肺组织的水分子结合形成亚硝酸和硝酸,引起肺水肿和肺组织损伤。

【建议】

1. 钙通道阻滞剂

（1）急性血管反应试验阳性并不代表患者应用 CCB 治疗一定有效，治疗过程中尤其是在增加药物剂量的过程中，必须密切监测患者血流动力学状况和不良反应情况，应避免在门诊调整药物剂量。

（2）CCB 治疗肺动脉高压与其在体循环高血压中的应用具有很大差别，一方面，肺动脉高压与体循环高血压两种疾病本身的特点不同，治疗剂量也有很大差异，因此，治疗过程中的不良反应也有很大差别，不能因为 CCB 在高血压治疗中的不良反应少而忽视了用药监测。心动过缓、血压下降以及心功能恶化是最常见的不良反应，用药过程中必须密切监测患者心率、血压及心功能情况。其他不良反应如下肢水肿、头痛、面部潮红等也较常见，有时加用强心药物和（或）利尿剂常可减轻这些不良反应，提高患者的耐受性。

（3）经 CCB 治疗一年，如患者肺动脉高压功能分级达到并维持Ⅰ级或Ⅱ级，血流动力学接近正常情况，可认为 CCB 长期治疗有效。患者服用 CCB 后，何时再次行右心导管检查并无统一要求，但 6 分钟步行距离、肺动脉高压功能分级等临床指标至少应每 3 ~ 6 个月进行一次评价。

2. 5 型磷酸二酯酶抑制剂　通过抑制 PDE-5 这一环磷酸鸟苷降解酶，经由 NO/cGMP 通路引起血管扩张。由于肺部血管表达较高的 PED-5，PED-5 抑制剂在 PAH 中的临床作用也得到了较多研究。另外，PDE-5 抑制剂也有抗增殖作用。所有三种 6MWD 和临床用于治疗 ED 的 PDE-5 抑制剂即西地那非、他达拉非、伐地那非均可引起显著的肺血管扩张，最大扩张效果分别出现在 60 分钟后、75~90 分钟后以及 40~45 分钟后。

（1）西地那非：是一种口服有活性、强效、选择性的 PDE-5 抑制剂。共有 5 项在 PAH 患者进行的临床研究证明了西地那非对于改善活动耐量、症状和（或）血流动力学指标有良好效果。PACES 研究提示在依前列醇基础上加用西地那非 12 周后可延长再次恶化的时间。值得注意的是，该研究中共发生 7 例死亡，都来自安慰剂组。批准的治疗剂量是 20mg 每日三次。大多数副作用都较轻微，主要和血管扩张有关（头痛、潮红、鼻出血）。西地那非的静脉制剂也得到了 FDA 和 EMA 的批准，用作有长期服用该药计划但暂时不能口服药物时的桥接治疗。西地那非已被批准用于治疗 PAH。

（2）他达拉非：是一种每日给药 1 次的 PDE-5 选择性抑制剂。一项 RCT（PHIRST）入组了 406 例 PAH 患者（53% 采用了波生坦背景治疗），分别加用了他达拉非 2.5mg、10mg、20mg、40mg 每日一次后在活动耐量、症状、血流动力学方面有良好效果。最高剂量组临床恶化时间也有改善。副作用特点与西地那非相似，他达拉非已被批准用于治疗 PAH。

10

（3）伐地那非：是一种每日给药 2 次的 PDE-5 抑制剂。一项 RCT（EVALUATION）入组了 66 例从未治疗的 PAH 患者，加用 5mg 每日 2 次的伐地那非后，在改善活动耐量、症状、血流动力学指标上有良好效果。副作用和西地那非相似。伐地那非尚未被批准用于治疗 PAH。

3. 前列环素类似物　前列环素主要是由内皮细胞产生的，可以引起血管床所有血管的显著扩张，它也有抑制血小板聚集的作用，同时具备细胞保护和抗增殖活性。通过测定前列环素合成酶表达水平和尿中前列环素代谢物水平，已经证明在 PAH 患者中前列环素代谢通路存在调节异常。稳定的前列环素类似物的合成使得前列环素在 PAH 患者中得到了越来越广泛的应用。

（1）贝前列环素（Beraprost）：是第一种化学稳定、口服有活性的前列环素类似物。一项先后在欧洲和美国进行的 RCT 研究（ALPHABET）表明这一化合物改善活动耐量，但不幸的是疗效最多仅持续 3～6 周。RCT 未提示血流动力学方面的改善。最常见的副作用是头痛、潮红、下颌疼痛和腹泻。贝前列腺素已经在日本和韩国上市。

（2）伊前列醇（epoprostenol）：伊前列醇（合成前列环素）半衰期较短（3～5 分钟），室温下仅可稳定 8 小时。使用时需要冷藏，通过永久皮下置管和输液泵来实现连续输注的目的。目前已完成 3 项研究该药连续静脉输注时治疗 PAH 疗效的非盲 RCT 研究。入组患者包括特发性 PAH、硬皮病类结缔组织病相关的 PAH。伊前列醇可以改善上述两类患者的临床症状、活动耐量、血流动力学指标，也是目前唯一被随机临床研究证明可以降低特发性 PAH 死亡率的药物。已有荟萃研究综述了 3 项伊前列醇 RCT 研究的总死亡率，应用 Mantel-Haenszel 方法显示相对风险（RR）降低了 70%（$z = 2.35$，$P = 0.019$，异质性 $P = 0.182$），应用 Peto fixed-effect 方法显示相对风险（RR）降低了 68%（$z = 2.52$，$P = 0.012$，异质性 $P = 0.153$）。输注系统相关的副作用主要包括输液泵故障、局部感染、导管堵塞以及脓毒症。该药物的热稳定剂型已在美国、加拿大、日本以及欧洲大部分地区得到批准，该剂型配制后需使用 8～12 小时以上时无须加用冰袋制冷。

（3）伊洛前列素（Iloprost）：伊洛前列素是一种化学性质稳定的前列环素类似物，有静脉、口服、吸入等多种使用方式。一项 RCT 研究（AIR）对比了 PAH 和 CETPH 患者中每日规律吸入伊洛前列素和吸入安慰剂的疗效差别，吸入方式为每天 6～9 次，每吸 2.5～5μg，平均每天 30μg。该研究显示伊洛前列素可改善患者的症状、肺血管阻力（PVR）和临床事件。另外两项针对已接受波生坦治疗患者加用吸入伊洛前列素的 RCT（STEP 和 COMBI）研究则出现了矛盾的结果。总体来说，吸入伊洛前列素耐受较好，最常见的

10

副作用是潮热和下颌疼痛。一项小规模非对照的 PAH 和 CTEPH 病例研究提示持续静脉泵入伊洛前列素效果和伊前列醇相当。吸入伊洛前列素已被批准用于治疗 PAH。静脉剂型在新西兰已被批准用于治疗 PAH。

（4）曲前列环素(treprostinil)：该药是伊前列醇的三环联苯胺类似物,化学性质稳定,常温即可应用。这一特点使得该药可通过静脉、皮下、口服等多种途径给药。皮下给药可通过皮下管道和微量泵来实现。一项应用曲前列环素的 RCT 表明该药可改善活动耐量、血流动力学以及症状。输液位置的疼痛是最常见的副作用,有 8% 的患者因此停用,另外部分患者因药物剂量受到了限制。另一项 RCT(TRUST)研究了静脉应用曲前列环素的 PAH 患者,但是该研究仅入组并随机化了计划 126 例患者中的 45 例(36%)时即因安全考虑而暂停。另一项 RCT(TRIUMPH 研究)入组了背景治疗应用波生坦或西地那非的 PAH 患者,加用曲前列环素吸入,结果表明该药最大剂量时患者 6 分钟步行试验距离增加了 20m, NT-proBNP 和生活质量也有改善。

已有 2 项 RCT(FREEDOM C1 和 C2)研究了口服曲前列环素对背景治疗为波生坦和(或)西地那非的 PAH 患者的疗效。结果均提示 6MWD 这一终点未获得统计学差异。另外一项针对初治 PAH 的 RCT 表明最大剂量时 6MWD 增加了 26m。

皮下应用曲前列环素已经被批准用于治疗 PAH。静脉制剂在美国和欧洲被批准用于不能耐受皮下给药的 PAH 患者。吸入制剂在美国得到了批准。口服制剂尚未获得批准。

（5）前列环素 IP-受体激动剂——Selexipag：该药是一种口服的选择性前列环素 IP 受体激动剂。虽然该药和它的代谢物类和内源性前列环素有相似的作用模式，但两者在化学和药理学上有明显的差别。在一项针对 PAH 患者[服用稳定的 ERA 和（或）PDE5 I]的先期 RCT 研究中，17 周后 Slexipag 降低了 PVR。另一项事件驱动的 3 期 RCT 研究（GRIPHON）正在进行之中。Slexipag 尚未被批准用于治疗 PAH。

4. 内皮素受体拮抗剂（ERA）

（1）波生坦：为首个研发的 ERA 药物，口服，为双受体拮抗剂。共有 5 项 RCT（Study-351，BREATHE-1/-2/-5，EARLY）研究了该药在 PAH（特发性 PAH、结缔组织病相关 PAH 以及艾森曼格综合征）患者中的应用。结果表明该药可改善患者活动耐量、心功能级别、血流动力学、心脏超声或多普勒指标，以及临床恶化时间。约 10% 的受试者出现肝转氨酶升高，呈剂量相关，停药或减量后可恢复。鉴于上述原因，服用该药的患者需每月监测肝功能。波生坦已被批准用于治疗 PAH。

（2）Macitentan：为修饰波生坦结构后有效性

和安全性增强的双重 ERA,特点是受体结合更持久,组织穿透性加强。在 SERAPHIN 研究中,742 例 PAH 患者应用 3mg 或 10mg 该药或安慰剂治疗,平均观察 100 周。首要终点是治疗开始到发生包括死亡、房间隔造口术、肺移植、开始静脉或皮下前列腺素类似物治疗或者 PAH 临床加重等在内的复合终点的时间。Macitentan 显著降低了 PAH 患者上述复合终点的发病率和死亡率,也增加了活动耐量。从未治疗和已应用基础治疗的 PAH 人群均有获益。研究未发现该药物的肝毒性,服用 10mg 剂量组中有 4.3% 的患者出现血红蛋白降至 8g/dl 以下。该药已获得 FDA 批准用于治疗 PAH,也获得了 EMA 肯定的意见。

(3) 安倍生坦(安立生坦):一种非磺胺,丙酸类的受体 A 选择性拮抗剂,已经有一项试点研究和 2 项大规模 RCT(ARIES-1/-2)证明该药可有效改善特发性 PAH、结缔组织病相关 PAH 以及 HIV 相关 PAH 患者的症状、活动耐量、血流动力学以及临床恶化时间。该药被批准用于 WHO-FC Ⅱ级、Ⅲ级患者。肝功能异常发生率为 0.8% ~ 3%。应用其他 ERA 期间出现肝损伤的患者应用该药并不一定也出现肝损伤,在美国无须每月监测肝功能。出现外周水肿的概率有所增加。安倍生坦已被批准用于治疗 PAH。

5. NO 吸入 NO 治疗可应用于许多临床情况,肺动脉高压和低氧血症是其主要适应证。

NO 合成和 NO-sGC-cGMP 通路信号转导的异常参与了 PAH 的病理过程。可溶鸟苷酸环化酶激动剂:西地那非、他达拉非、和伐地那非等 PDE-5 抑制剂可增强 NO-cGMP 通路,减缓 cGMP 降解,sGC 激动剂可以增加 cGMP 的产生,因而在内源性 NO 时也可能有效。在多种动物模型中进行的临床前研究已经表明了 sGC 激动剂抗增殖和抗重构的特性。

riociguat:该药有双重作用模式,既和内源性 NO 协同作用,也可以在不依赖 NO 条件下直接激动 sGC。一项 RCT(PATIENT)入组了 443 例 PAH 患者(44% 的患者有 ERA 的背景治疗,6% 的患者有前列腺素的背景治疗),这些患者应用 riociguat 最高剂量 2.5mg 每日 3 次后在活动耐量、血流动力学、WHO 功能级别以及临床恶化时间方面获得了积极的结果。这些患者的背景药物治疗也显示了对活动耐量的改善。安慰剂组和 riociguat 2.5mg 组最常见的副作用都是晕厥(分别为 4% 和 1%)。由于 PATENT-plus 研究揭盲后提示的低血压和其他相关副作用风险,Riociguat 和 PDE-5 抑制剂联合应用是禁忌。FDA 已批准 riociguat 用于治疗 PAH 和慢性血栓栓塞性肺动脉高压(CETPH)患者,目前也正在接受 EMA 针对上述两种适应证的审查。

6. 酪氨酸激酶抑制剂

伊马替尼:是一种针对 BCR-ABL 酪氨酸激酶的抗增生靶向药物,用于治疗 CML 患者。另外,伊马替尼对 PDGF 和 c-KIT 的抑制作用提示它对 PAH 患者可能有效。2 项针对 PAH 患者在基础治疗上(至少两种 2 治疗 PAH 的药物)加用伊马替尼的 RCT 中,该药显示了对活动耐量、血流动力学(数据可能受治疗组退出率的影响),但在临床恶化时间上没有显示出良好效果。另外,PAH 患者在联合应用抗凝剂和伊马替尼的过程中,出现硬膜下血肿的概率增加。目前伊马替尼没有治疗 PAH 的适应证。

注:肺动脉高压治疗药物推荐等级:

建议强度:A 强;B 中等;C 弱;D 建议不采用;I 无法提出建议(结论不确定)。

E/A:仅根据专家意见,推荐力度强。

E/B:仅根据专家意见,推荐力度中等。

E/C:仅根据专家意见,推荐力度弱。

E/D:仅根据专家意见,建议不采用。

(施举红 陆慰萱)

参 考 文 献

1. Badesch DB, Abman SH, Ahearn GS, et al. Medical therapy for pulmonary arterial hypertension: ACCP evidence based clinical practice guidelines. Chest, 2004, 126(1 Suppl): 35s-62s.

2. Galiè N, Ghofrani HA, Torbicki A, et al. Sildenafil citrate therapy for pulmonary arterial hypertension. N Engl J Med, 2005, 353: 2148-2157.

3. Hoeper MM, Faulenbach C, Golpon H, et al. Combination therapy with bosentan and sildenafil in idiopathic pulmonary arterial hypertension. Eur Respir J,2004,24:1007-1010.

4. Wharton J, Strange JW, Moller GM, et al. Antiproliferative effects of phosphodiesterase type 5 inhibition in human pulmonary artery cells. Am J Respir Crit Care Med,2005, 172:105-113.

5. Kramer H, Luke A, Bidani A, et al. Obesity and prevalent and incident CKD:the Hypertension Detection and Follow Up Program. Am J Kidney Dis,2005,46:587-594.

6. Hoeper M, Rubin L. Update in pulmonary hypertension 2005. Am J Respir Crit Care Med,2006,173:499-505.

7. Rimensberger P, Spahr Schopfer I, Berner M, et al. Inhaled nitric oxide versus aerosolized iloprost in secondary pulmonary hypertension in children with congenital heart disease vasodilator capacity and cellular mechanisms. Circulation, 2001,103:544-548.

8. Sitbon O, Gressin V, Speich R, et al. Bosetan for the treatment of human immunodeficiency virus associated pulmonary arterial hypertension. Am J Respir Crit Care Med, 2004,170:1212-1217.

9. Barst RJ, Langleben D, Badesch D, et al. Treatment of pulmonary arterial hypertension with the selective endothelin A receptor antagonist sitaxsentan. J Am Coll Cardiol,2006,47: 2049-2056.

10. Channick RN, Simonnean G, Sitbon O, et al. Effects of the dual endothelin receptor antagonist bosentan in patients with pulmonary hypertension:a randomized placebo controlled study. Lancet,2001,358:1119-1123.

10

11. Channick Rn, Yung GL. Long term use of inhaled nitric oxide for pulmonary hypertension. Respir Care, 1999, 44: 212-219.

12. Galiè N, Corris PA, Frost A, et al. Updated treatment algorithm of pulmonary arterial hypertension. J Am Coll Cardiol, 2013, 62(25 Suppl):60-72.

10

第十一章 肺血栓栓塞症的药物治疗

肺血栓栓塞症(PTE)为来自静脉系统或右心的血栓阻塞肺动脉或其分支所致疾病,以肺循环和呼吸功能障碍为其主要临床和病理生理特征。据欧美国家的初步流行病学资料显示,其发病率高,病死率亦高,临床上漏诊与误诊情况严重。而在我国肺血栓栓塞症绝非少见病,而且近年来其发病例数有增加的趋势。

最新资料表明,经治疗的急性肺栓塞的患者比不治者病死率低 5~6 倍。所以在明确肺栓塞的诊断后,是否对患者进行积极的治疗是影响患者预后的关键所在。

肺栓塞治疗的目的是使患者渡过危急期,缓解栓塞引起的心肺功能紊乱及防止再发,尽可能地恢复和维持足够的循环血量和组织供氧。具体而言,对于大块肺栓塞或急性肺心病患者的治疗包括及时吸氧、缓解肺血管痉挛、抗休克、抗心律失常、溶栓、抗凝及外科手术等治疗。而对于慢性栓塞性肺动脉高压和慢性肺心病患者,治疗主要包括阻断栓子的来源,防止再栓塞,可行肺动脉血栓内膜切除术以降低肺动脉压和改善心功能等方面。

　　其中溶栓、抗凝治疗涉及多种药物,而这些药物本身的特性和相互作用又极大地影响到治疗的效果。

【相关药物】

(一)溶栓药物

　　1. 链激酶(streptokinase,SK)　为间接纤溶酶原激活药,能促进体内纤维蛋白溶解系统的活力,使纤溶酶原转变为活性的纤溶酶,引起血栓内部崩解和血栓表面溶解。本药与血浆纤溶酶原先结合为链激酶-纤溶酶原复合物,其后复合物本身及复合物中的纤溶酶原再转变为纤溶酶,两者都具有纤溶活性。

　　2. 尿激酶(urokinase,UK)　其本身不与纤维蛋白结合,而是直接作用于血块表面的纤溶酶原,产生纤溶酶,从而使纤维蛋白凝块、凝血因子Ⅰ、Ⅴ、Ⅷ降解,并分解与凝血有关的纤维蛋白堆积物。此外,内皮细胞和单核细胞表面存在尿激酶受体,可增加尿激酶的催化活性。本品对新形成的血栓起效快、效果好。本品还能提高血管 ADP 酶活性,抑制 ADP 诱导的血小板聚集,预防血栓形成。

　　3. 重组组织型纤溶酶原激活剂(alteplase rt-PA、阿替普酶)　本药为血栓溶解药,主要成分是糖蛋白,含 526 个氨基酸。可通过赖氨酸残基与纤维蛋白结合,并激活与纤维蛋白结合的纤溶酶原,使之转变为纤溶酶,这一作用较其激活循环中的纤溶酶原更强。因本药选择性地激活血栓部位的纤溶酶原,故不产生应用链激酶时常见的出血并发症。此外,体外研究表明,本药可抑制血小板活性。静脉给药治疗急性心肌梗死时,可使阻塞的冠状动脉再通。

（二）抗凝药物

1. 肝素钠(heparin sodium)　普通肝素是含有多种氨基葡聚糖苷的混合物,可影响凝血过程的多个环节。其中包括:①抑制凝血酶原激酶的形成;②干扰凝血酶的作用;③阻止凝血酶对因子Ⅷ和Ⅴ的正常激活;④阻止血小板的聚集和破坏。

2. 低分子肝素(low molecular weight heparin, LMWH)　本品在凝血的各个阶段发挥作用,具有更显著和持久的抗血栓效应及相对标准肝素较弱的抗凝血效应。临床研究还发现本品比标准肝素更少引发出血反应。目前上市的商品低分子量肝素制剂种类繁多,由于各商品制剂的制备不同,使各种商品的平均分子量、抗Ⅹa∶抗Ⅱa比值不同,造成其临床效果、适应证及安全性存在差异。

3. 华法林(warfarin)　为间接作用的香豆素类口服抗凝药,通过抑制维生素K在肝脏细胞内合成凝血因子Ⅱ、Ⅶ、Ⅸ、Ⅹ,从而发挥抗凝作用。本药的作用是抑制羧基化酶,对已经合成的上述因子并无直接对抗作用,必须等待这些因子在体内相对耗竭后,才能发挥抗凝效应,所以本药起效缓慢,且仅在体内有效,停药后药效持续时间较长

(直到维生素 K 依赖性因子逐渐恢复到一定浓度后,抗凝作用才消失)。

【选择原则】

1. **溶栓药物**　溶栓给药方案的选择多数采用大剂量、高浓度、较短时间内静脉输入。未证实局部肺动脉内给药比周围静脉内给药更优越。不论选用阿替普酶(rt-PA)、尿激酶(UK)或者是链激酶(SK),都能取得良好的血流动力学效果,尽管 rt-PA 可能在溶解血栓和降低肺动脉高压、改善肺循环血流动力学的速度上较 UK 和 SK 更快,但就安全性和有效性两个最重要的方面来评价,三者是无差别的。

2. **抗凝药物**　低分子肝素与普通肝素两者的抗凝疗效并无显著差异。但静脉应用肝素钠比低分子肝素钠能更快地发挥抗凝作用,故对于急性大面积肺血栓栓塞症,希望尽快扭转病情者,或用于起始负荷剂量时,应首选肝素钠。由于肝素钠在肝脏中被肝素钠酶所代谢,低分子肝素在肾脏被代谢,所以对于严重肾衰竭患者肝素钠优于低分子肝素钠。

低分子肝素钠抗凝血因子 Xa 的活性强,由其引起的血小板减少和出血并发症少,无须实验室监测,对于急性非大面积肺栓塞患者,低分子肝素钠的使用方法和安全性优于肝素钠。

在肝素/低分子肝素开始应用后的第 1~3 天可加用口服抗凝剂华法林。

【注意事项】

(一)溶栓药物

以下用法参照"急性肺栓塞尿激酶溶栓、栓复欣抗凝多中心临床试验"规定的国内溶栓方案。

1. 链激酶

针剂:10 万 U/支、25 万 U/支、50 万 U/支。

用法:负荷量 25 万 U,静脉注射 30 分钟,随后以 10 万 U/h 持续静脉滴注 24 小时。由于链激酶具有抗原性,故用药前需肌肉注射苯海拉明或地塞米松,以防止过敏反应。

2. 尿激酶

针剂:10 万 U/支、20 万 U/支、50 万 U/支。

用法:2 万 U/kg,2 小时静脉滴注,或者 4400U/kg 10 分钟静脉注射,随后 2200U/(kg·h),12 小时持续静脉滴注。

3. 阿替普酶

针剂:20mg/支、50mg/支。

用法:50 ~ 100mg,2 小时静脉滴注。

目前国内有 100 多家医院参加的国家十五攻关项目"PTE 规范性诊断和治疗的研究"正在对国内的溶栓方案进行验证。

不良反应及注意点:

(1) 本类药物在使用时,必须严格掌握适应证,注意禁忌证,避免不良反应的发生。

(2) 溶栓药物临床最常见的不良反应是出血倾向,与溶栓治疗相关的出血类型有:胃肠道、

11

泌尿生殖道、腹膜后或颅内出血,浅层的或表面的出血主要出现在侵入性操作的部位(如静脉切口、注射给药部位、动脉穿刺部位、近期进行过外科手术的部位)。

(3) 由于链激酶具有抗原性,可能出现变态反应:如果是轻度过敏反应无须中断治疗,重度过敏反应需立即停药,必要时可给予抗组胺药或激素处理。而尿激酶和阿替普酶过敏反应发生率相应较低。在发生肺栓塞前 2~3 个月内有链球菌感染者,链激酶药效可能受影响,宜改用尿激酶,后者无抗原性。

(4) 溶栓药物用于急性心肌梗死溶栓治疗时可出现再灌注心律失常,偶见缓慢心律失常、加速性室性自搏性心率、室性期前收缩或室颤等。

(5) 肺栓塞的溶解常伴随血流动力学变化,要注意采取维持血压的措施。

(6) 溶栓治疗可加速血栓溶解,促进血流迅速重建,理论上说是一种较抗凝更可取的治疗措施,但由于溶栓治疗的大出血发生率较肝素抗凝治疗为高,故溶栓治疗不作为深静脉血栓患者的常规治疗。

(7) 溶栓治疗后,因最初触发血栓的内皮暴露,未完全溶解的血栓残骸可再致血栓形成,溶栓药促发血小板活化,链激酶促进凝血因子 FVa 活化及导管促使血管痉挛、血管受损加重等因素,已溶栓部位可再出现血栓。

(8) 此类药物与其他影响凝血功能的药(包

括香豆素类、肝素)合用,可显著增加出血的危险性。

(二) 抗凝药物

1. 肝素钠

针剂:1000U/支、5000U/支、12 500U/支。

肝素的推荐用法:予 2000 ~ 5000U 或按 80U/kg 静脉注射,继之以 18U/(kg·h) 持续静脉滴注。在开始治疗后的最初 24 小时内每 4 ~ 6 小时测定 APTT,根据 APTT 调整剂量,尽快使 APTT 达到并维持于正常值的 1.5 ~ 2.5 倍。达稳定治疗水平后,改每天上午测定 1 次 APTT。使用肝素抗凝务求达有效水平。若抗凝不充分将严重影响疗效并可导致血栓复发率的显著增高,可根据 APTT 调整肝素剂量(表 11-1)。

表 11-1　根据 APTT 监测结果调节肝素剂量

APTT	初始剂量及调整剂量	APTT 测定间隔时间(h)
治疗前基础 APTT	初始剂量:80U/kg 静推,然后 18U/kg/h 静滴	4 ~ 6
APTT<35s(<1.2 倍正常值)	予 80U/kg 静推,然后增加静滴剂量 4U/kg/h	4 ~ 6
APTT < 35s ~ 45s (1.2 ~ 1.5 倍正常值)	予 40U/kg 静推,然后增加静滴剂量 2U/(kg·h)	4 ~ 6

续表

APTT	初始剂量及 调整剂量	APTT 测定间 隔时间(h)
APTT < 46s ~ 70s (1.5 ~ 2.3 倍正常 值)	无须调整剂量	4 ~ 6
APTT < 71s ~ 90s (2.3 ~ 3.0 倍正常 值)	减少静滴剂量 2U/ (kg·h)	4 ~ 6
APTT>90s(>3 倍正 常值)	停药1h,然后减少剂 量 3U/(kg·h)后恢 复静滴	

2. 低分子肝素

针剂:速碧林(那屈肝素钙):0.4ml:4100IU(抗 Xa 因子活性 WHO 单位);0.6ml:6150IU。克赛(依诺肝素钠):0.4ml(40mg);0.6ml(60mg)。达肝素钠(法安明):0.2ml,0.3ml。亭扎肝素钠(国内未上市)。

用法:低分子肝素(LMWH)的推荐用法一般是根据体重给药。不同低分子肝素的剂量不同,用法为每日 1 ~ 2 次,皮下注射。

各种低分子肝素的具体用法:

那屈肝素钙:0.1ml/10kg 皮下注射,12 小时1 次。

依诺肝素钠:1mg(100IU)/kg 皮下注射,12小时 1 次,或 1.5mg/kg 皮下注射每日 1 次。

达肝素钠:200IU/kg 皮下注射,每日 1 次。

单次剂量不超过 18 000IU。

亭扎肝素钠：175IU/kg 皮下注射，每日 1 次。

3. 华法林

片剂：2.5mg/片、3mg/片、5mg/片。

用法：初始剂量为 2.5～5.0mg/d。

由于华法林需要数天才能发挥全部作用，因此与肝素/低分子肝素需至少重叠应用 4～5 天，当连续 2 天测定的国际标准化比值（INR）达到 2.5（2.0～3.0）时，或 PT 延长至 1.5～2.5 倍时，即可停止使用肝素/低分子肝素，单独口服华法林治疗。应根据 INR 或 PT 调节华法林的剂量。在达到治疗水平前，应每日测定 INR，其后 2 周每周监测 2～3 次，以后根据 INR 的稳定情况每周监测 1 次或更少。若行长期治疗，约每 4 周测定 INR 并调整华法林剂量 1 次。

不良反应及注意点：

（1）抗凝治疗的初期使用肝素，以后用华法林维持。因肝素的作用迅速，而华法林的起效时间相对较长，且其缺少对神经体液因素的抑制作用。所以肝素在肺栓塞的治疗中有重要作用。而低分子肝素与普通肝素比较，半衰期长，出血倾向低，在临床得到广泛使用。

（2）一般认为抗血小板药物的抗凝作用尚不能满足肺血栓栓塞的抗凝要求。临床疑诊肺血栓栓塞时，即可安排使用肝素或低分子肝素进行有效的抗凝治疗。

（3）应用肝素前应测定基础 APTT、PT 及血

11

常规(含血小板计数,血红蛋白);注意是否存在抗凝的禁忌证,如活动性出血、凝血功能障碍、血小板减少,未予控制的严重高血压等。对于确诊的肺血栓栓塞病例,大部分禁忌证属相对禁忌证。

(4)由于在静脉血栓栓塞治疗中低分子肝素用量较少,在无禁忌证情况下绝大多数患者使用很安全,不需监测血浆抗 Xa 因子浓度,但在非常情况下如重度肥胖者、孕妇、出血高风险者、药物抗凝强度不易监测者和肾功能不全者,特别是肌酐清除率低于 30ml/min 或用量增加时,出血危险性增加时应监测血浆抗 Xa 因子活性,而 APTT、凝血酶原时间(PT)与低分子肝素的剂量、临床疗效以及出血情况之间无明显相关关系,因此不能作为检测指标。

(5)此类药物最常见的副作用为注射后引起出血,大多为剂量过大引起的自发性出血。肝素引起的出血可用静注硫酸鱼精蛋白进行急救(1mg 硫酸鱼精蛋白可中和 150U 肝素)。

(6)抗凝药物还可能出现血小板减少症、过敏反应、骨质疏松、代谢紊乱、局部反应等副作用。据最新研究报道约3%的患者在使用肝素 5 天后会出现肝素引起的血小板减少症(HIT),治疗较为棘手,一旦出现应立即停药,并使用直接凝血酶抑制剂水蛭素。为了预防其发生,对高危人群应加强血小板计数的监测。

(7)华法林还可能出现一些罕见的并发症,如香豆素引起的坏死(<0.1%)以及紫趾综合征

（非常罕见）等,若出现这些并发症,应该立即停用华法林。

（8）由于华法林为细胞色素 P450 酶的底物,使用时应注意与同一酶系药物合用时的药物相互作用,必要时可以对华法林使用剂量做出相应调整。

【建议】

（一）溶栓治疗

1. 溶栓治疗的优势在于可迅速溶解部分或全部血栓,恢复肺组织再灌注,减小肺动脉阻力,降低肺动脉压,改善右室功能,减少严重 PTE 患者的病死率和复发率。

2. 急性肺栓塞溶栓治疗的适应证

（1）大块肺栓塞(超过两个肺叶血管)。

（2）肺栓塞伴有血流动力学改变者如并发休克和体动脉低灌注[即低血压、乳酸中毒和（或)心排血量下降]者。

（3）原有心肺疾病的次大块肺栓塞引起循环衰竭者。

（4）有症状的肺栓塞。

3. 由于肺组织有双重血运供给,又可直接从肺泡内摄取氧气,所以血氧供丰富,肺梗死发生率仅 10% ,即使发生也相对比较轻。肺栓塞治疗的目的是溶解血栓、疏通血管,而不完全是保护肺组织。因此给药时间窗为发病 14 天内,症状 2 周以上溶栓也有一定疗效。

4. 急性 PTE 溶栓疗效受多种因素影响

（1）溶栓越早疗效越好。

（2）如在静脉内已形成多时甚至已部分机化的血栓和炎性血栓，溶栓效果不佳；对于新鲜的血小板血栓、混合性血栓或凝血血栓，效果较好。

（3）一侧肺动脉完全堵塞，溶栓效果可能较差，因为药物不易进入患侧肺动脉内；而外周肺动脉堵塞，效果较好。

（4）血浆心肌钙蛋白 I 异常增高者，疗效可能差。

5. 可以根据以下几个主要指标来评价溶栓治疗是否有效

（1）症状减轻，特别是呼吸困难好转。

（2）呼吸频率和心率减慢，血压升高，脉压增宽。

（3）PaO_2 上升。

（4）超声心动图和(或)心电图显示右心室扩张的表现减轻，肺动脉压下降。

（5）核素肺灌注显像，螺旋 CT 肺动脉造影和下肢深静脉等检查原血栓明显溶解。为避免再栓塞，溶栓后应继以序贯抗凝治疗。

（二）抗凝治疗

1. 抗凝治疗的目的是预防在肺动脉已形成血栓的周围形成二次血栓；抑制由血栓所致的神经体液因素的分泌从而阻止静脉血栓的进展。

抗凝作为肺血栓栓塞症和深静脉血栓的基本治疗方法，可以有效地防止血栓再形成和复发,同时激发机体自身纤溶机制,溶解已形成的血栓。美国胸科医师学会(ACCP)2004年抗栓和溶栓治疗指南指出:一旦高度怀疑PTE,在等待诊断性检查结果的同时,即开始抗凝治疗。对于诊断明确的非大面积PTE,急性期使用皮下注射低分子肝素(LMWH)或静脉注射肝素(UFH)治疗(证据级别1A);不推荐使用全身性溶栓药物治疗PTE(证据级别1A)。非大块肺栓塞患者建议长期抗凝治疗,以预防血栓延展和(或)VTE高复发(20%~50%)。

2. 急性肺血栓栓塞症的初始治疗主要使用肝素钠或低分子肝素钠联合华法林,长期治疗主要使用华法林,而疗程的长短主要取决于患者的危险因素是否可以消除、系首次发作还是复发、伴发疾病等。

(1) 对于首次发作且危险因素明确并可以消除的患者(手术、骨折、妊娠等)的疗程为3个月。

(2) 对于肿瘤合并肺血栓栓塞症与深静脉血栓形成患者,推荐在最初3~6个月中应用低分子肝素钠治疗,随后无限期抗凝或直至肿瘤消除后抗凝治疗至少维持3~6个月。

(3) 对于没有明确危险因素的首次发作的特发性肺血栓栓塞症与深静脉血栓形成患者,抗凝疗程至少6~12个月,或无限期治疗,并定期进行风险效益评估以决定是否继续治疗。

(4) 对于发生2次或2次以上肺血栓栓塞症

的患者,建议无限期治疗,并定期进行风险效益评估以决定是否继续治疗。对于危险因素不可消除者、合并肺源性心脏病者疗程需要延长,甚至需终身抗凝治疗。

【新型抗凝药物】

传统药物局限性大,充分抗凝而不发生出血的治疗窗窄,个体剂量差异大,需定期检测。新型抗凝药物不良反应更少,使用更方便,以固定剂量给药,无须监测。此外,用药后血药浓度达峰时间在 1~4 小时内,无须与其他药物重叠治疗。多个大型随机对照试验肯定了新型抗凝药物在 VTE、DVT 和 PE 患者中治疗的有效性和安全性,与传统抗凝治疗相比表现出了非劣性。但新型抗凝药物也具有潜在的缺陷,例如过量使用时无有效拮抗剂,以及在血流动力学不稳定的患者中缺乏足够的研究,因此该类药物尚需更多的观察与研究。根据作用靶点主要分为:

(1) Xa 因子抑制剂:Xa 抑制剂为单靶点药物,直接作用于 Xa 因子,竞争性地抑制游离和结合 Xa 因子。目前已上市药物均为口服剂型,包括利伐沙班(rivaroxaban)、阿哌沙班(apixaban)和依度沙班(edoxaban),三者均被 FDA 批准用于预防和治疗深静脉血栓(DVT)和肺血栓栓塞症(PE),其中利伐沙班(拜瑞妥)、阿哌沙班(艾乐妥)在国内已上市,但仅用于髋关节或膝关节置换术的血栓预防,尚未批准用于 PE。

利伐沙班（XARELTO），治疗初始剂量为15mg/次，每天2次，治疗21天后改为20mg/次，每天1次；预防剂量为10mg/次，每天1次。

阿哌沙班（ELIQUIS），治疗初始剂量为10mg/次，每天2次，治疗7天后改为2.5mg/次，每天2次；预防剂量为2.5mg/次，每天2次。

依度沙班（SAVAYSA），治疗剂量为60mg/次，每天1次。

（2）戊糖类似物：戊糖类似物与抗凝血酶结合的亲和力比普通肝素或低分子肝素的原生戊糖与抗凝血酶结合的亲和力高，且引起抗凝血酶的构象变化，使抗凝血酶灭活凝血因子Ⅹa的能力显著增强。磺达肝癸（（fondaparinux）是一种合成的高度硫酸化戊糖，含有一个源自肝素的最小抗凝血酶（antithrombin，AT）结合区域的序列。FDA批准磺达肝癸可代替低分子肝素，与华法林合用于VTE和PE治疗，至少使用5天，直到INR值达标。国内上市磺达肝癸（安卓）用于髋关节或膝关节置换术的血栓预防。

磺达肝癸（ARIXTRA）皮下给药50mg（<50kg），7.5mg（50～100kg），10mg（>100kg）

（3）直接抗凝血酶抑制剂：与肝素相比，直接凝血酶抑制剂（不依赖AT）抑制血凝块结合的凝血酶，原因在于其与凝血酶结合的位点未被纤维蛋白所掩盖。直接凝血酶抑制剂还能克服标准肝素治疗的一些其他局限性，不与PF4结合，不引起HIT。上市药物包括比伐卢定（bivalirudin）、阿

11

加曲班(argatroban)、达比加群酯(dabigatran)和西美加群(ximelagatran),其中 FDA 批准比伐卢定和阿加曲班用于 PCI 术后抗凝或肝素相关血小板减少症(HIT),尚未批准用于 PE。希美加群于 2005 年在德国首次上市,适用于关节置换术中的深静脉血栓(VTE)预防,但因肝毒性及增加急性冠脉综合征风险等问题在美国撤市。目前该类药物仅达比加群酯被 FDA 批准用于 VTE 和 PE。

国内上市药物包括达比加群酯(泰毕全)和阿加曲班(诺保思泰),其中达比加群酯(泰毕全)用于预防心节律异常(心房颤动)患者中风和血栓的发生,阿加曲班(诺保思泰)用于发病 48 小时内的缺血性脑梗死,两者均尚未批准用于 PE。

达比加群酯(PRADAXA)为口服胶囊制剂,对肌酐清除率>30ml/min 的患者 150mg/次,每天 2 次,肌酐清除率 15~30ml/min 的患者 75mg/次,每天 2 次

其他凝血途径因子如以因子Ⅶa/组织因子复合物为靶标的药物抑制凝血反应的启动,包括组织途径因子抑制物(TFPI)、线虫抗凝蛋白(NAPc2)。

新型抗凝药物使用注意事项:①无须监测 PT 和 APTT,但使用之前应评估凝血功能;②根据患者肌酐清除率调整用药剂量;③该类药物 CYP3A4 和 P-糖蛋白抑制剂或诱导剂有药物相互作用。

（易群　严郁　王茂筠）

第十一章　肺血栓栓塞症的药物治疗

参 考 文 献

1. 中华医学会呼吸病学分会.肺血栓栓塞症的诊断与治疗指南（草案）.中华结核和呼吸杂志,2001,24（5）:259.

2. Hirsh J,Guyatt G,Albers G,et al. The Seventh ACCP Conference on Antithrombotic and Thrombolytic Therapy:evidence based guidelines. Chest,2004,126:1725-1735.

3. Hull Rd, Raskob GE, Brant RF, et al. Low molecular weight heparin vs heparin in the treatment of patients with pulmonary embolism:American Canadian Thrombosis Study Group. Arch Intern Med,2000,160:229-236.

4. British Thoracic Society guidelines for management of suspected acute pulmonary embolism. Thorax,2003,58:1-14.

5. Schulman S,Kakkar AK,Goldhaber SZ,et al. Treatment of acute venous thromboembolism with dabigatran or warfarin and pooled analysis. Circulation. 2014,129（7）:764.

6. EINSTEIN Investigators, Bauersachs R, Berkowitz SD, et al. Oral rivaroxaban for symptomatic venous thromboembolism. N Engl J Med. 2010,363（26）:2499.

7. EINSTEIN-PE Investigators, Büller HR, Prins MH, et al. Oral rivaroxaban for the treatment of symptomatic pulmonary embolism. N Engl J Med. 2012,366（14）:1287.

8. Agnelli G,Buller HR,Cohen A,et al. Oral apixaban for the treatment of acute venous thromboembolism. N Engl J Med,2013,369（9）:799.

9. Hokusai-VTE Investigators,Büller HR,Décousus H,et al. Edoxaban versus warfarin for the treatment of symptomatic venous thromboembolism. N Engl J Med. 2013, 369（15）:1406.

11

10. Schulman S, Kearon C, Kakkar AK, Mismetti P, et al. Dabigatran versus warfarin in the treatment of acute venous thromboembolism. N Engl J Med, 2009, 361 (24):2342.

11. Garcia DA, Baglin TP, Weitz JI, et al. Parenteral anticoagulants: Antithrombotic Therapy and Prevention of Thrombosis, 9th ed: American College of Chest Physicians Evidence-Based Clinical Practice Guidelines. Chest, 2012, 141(2 Suppl):e24S-43S.

12. Cheng JW, Vu H. Dabigatran etexilate: an oral direct thrombin inhibitor for the management of thromboembolic disorders. Clin Ther. 2012, 34(4):766-787.

11

第十二章　肺炎的药物治疗

肺炎是指感染性肺实质(含肺泡壁即广义上的肺间质)炎症,近代以来将肺炎分为社区获得性肺炎(community acquired pneumonia,CAP)和医院获得性肺炎(hospital acquired pneumonia,HAP)。CAP 是指在医院外罹患的,包括具有明确潜伏期的病原体感染而在入院后平均潜伏期内发病的肺炎,是威胁人群健康的常见感染性疾病之一。其致病原的组成和耐药特征随地域和时间等不断变迁,近期完成的我国较大样本的 CAP 流行病学调查表明肺炎链球菌仍是我国 CAP 的最常见的病原体,其中耐青霉素肺炎链球菌所占比例不高。而非典型病原体感染(包括肺炎衣原体、肺炎支原体、嗜肺军团菌)比例较高,且多与细菌混合感染。医院获得性肺炎亦称医院内肺炎(nosocomial pneumonia,NP),是指患者入院时不存在、也不处于感染潜伏期,而于入院 48 小时后在医院(包括老年护理院、康复院)内发生的肺炎。呼吸机相关肺炎(ventilator associated pneumoniae,VAP)是机械通气患者常见且较特殊的医院内获得性肺炎,发病率及病死率较高。2005 年美国胸科协会(American thoracic society,ATS)指南中关于 VAP

的定义为:经气管插管或切开进行机械通气 48 ~ 72 小时后发生的医院获得性肺炎。HAP 是目前医院获得性感染中最常见的种类,在美国占第二位,发病率为 5 ~ 10 例/1000 住院患者,而在机械通气的患者中发病率增加 6 ~ 20 倍,占所有 ICU 内医院获得性感染的 25%,占使用抗生素治疗患者总数的 50% 以上。死亡率高达 33% ~ 50%,而且由于多重耐药(MDR)菌感染的比例很高,使抗生素治疗变得更为困难。

【相关药物】

(一)抗感染药物

社区获得性和医院获得性肺炎治疗的核心均为抗感染治疗,现将相关药物介绍如下。

1. 青霉素类(penicillins)　通过干扰细菌细胞壁(肽聚糖)的合成使细胞溶解从而产生抗菌作用。属繁殖期杀菌剂,时间依赖型抗生素,其疗效主要取决于血药浓度超过 MIC 的时间,对革兰阴性菌没有明显的抗生素后效应(PAE)。

(1) 青霉素 G(benzylpenicillin):青霉素 G 为青霉素类药物,主要作用于对青霉素敏感(不产青霉素酶)的革兰阳性菌所致的感染。对厌氧菌非常敏感,但对 β-内酰胺酶阳性的脆弱拟杆菌耐药;对流感嗜血杆菌和革兰阴性杆菌基本没有活性。大部分葡萄球菌及卡他莫拉菌对之耐药。

(2) 阿莫西林(amoxicillin,阿莫仙,Amoxy):阿莫西林为广谱青霉素类药物,属氨基青霉素类。

12

对革兰阳性菌作用与青霉素相仿,对链球菌、厌氧菌、奈瑟菌具有强大的活性。但对青霉素耐药的肺炎链球菌没有作用。对部分 β-内酰胺酶阴性的革兰阴性杆菌(流感嗜血杆菌、大肠埃希菌、奇异变形杆菌)亦具抗菌活性。但无抗假单胞菌活性。

(3) 氨苄西林(ampicillin):氨苄西林亦为广谱青霉素类药物,和阿莫西林同属氨基青霉素类。主要作用于对青霉素敏感(不产青霉素酶)的革兰阳性菌所致的感染。对金黄色葡萄球菌、链球菌和大肠杆菌作用与阿莫西林相似,对流感嗜血杆菌及厌氧菌作用稍强于阿莫西林。但杀菌作用、峰浓度和生物利用度均低于后者。

(4) 哌拉西林(piperacillin,氧哌嗪青霉素):哌拉西林亦为广谱青霉素类药物,属酰脲类青霉素。对革兰阴性杆菌的抗菌谱较青霉素广,抗菌作用也增强。对铜绿假单胞菌具有良好抗菌作用。对肺炎克雷伯菌的作用优于其他青霉素类药。但对产酶菌没有作用。

2. 头孢菌素类(cephalosporins)　头孢菌素类同样通过干扰细菌细胞壁的合成而产生抗菌作用。亦为时间依赖型抗生素,其疗效主要取决于血药浓度超过 MIC 的时间,对革兰阴性菌没有明显的抗生素后效应。

(1) 头孢拉定(cefradine):头孢拉定为第一代头孢菌素,对青霉素酶稳定,但仍为许多革兰阴性菌产生的 β-内酰胺酶所水解。对革兰阳性菌包括对青霉素敏感的和耐药的金黄色葡萄球菌（耐甲氧西林的金黄色葡萄球菌除外）的抗菌作用强于第二代和第三代头孢菌素，对革兰阴性菌作用不及后两者。

（2）头孢唑林（cefazolin）：头孢唑林亦为第一代头孢菌素，抗菌谱与头孢拉定相仿，但对革兰阴性菌作用为第一代头孢菌素中最强的。

（3）头孢呋辛（cefuroxime sodium，西力欣，优乐新）：头孢呋辛为第二代头孢菌素，对革兰阳性球菌活性较第一代头孢菌素差，但强于第三代头孢菌素。对流感杆菌有效。对肠球菌和铜绿假单胞菌完全耐药。生物利用度低。

（4）头孢丙烯（cefprozil，施复捷）：头孢丙烯亦为第二代头孢菌素，对金黄色葡萄球菌（包括产β-内酰胺酶株）、肺炎链球菌（包括 PISP）有较好的抗菌活性，对流感嗜血杆菌、卡他莫拉菌具很强抗菌活性。对铜绿假单胞菌、阴沟肠杆菌、沙雷菌、枸橼酸杆菌、MRSA、肠球菌等无效。

（5）头孢克洛（cefaclor，希刻劳）：头孢克洛为第二代头孢菌素，作用与头孢丙烯相仿，但对PISP 无效。

（6）头孢替安（cefotiam，泛司博林）：属于第二代头孢菌素，本品对革兰阳性菌的作用与头孢唑啉相似，对革兰阴性杆菌如大肠杆菌、肺炎杆菌、摩根杆菌、伤寒杆菌、志贺菌属、流感杆菌和奈瑟菌属有良好抗菌活性，但对其他肠杆菌科细菌、不动杆菌属和铜绿假单胞菌敏感性差或耐药；对除脆弱类杆菌外的多数厌氧菌有较好抗菌作用。

（7）头孢噻肟（cefotaxime，头孢氨噻肟，凯福隆）：属于第三代头孢菌素，对革兰阴性菌作用较强，尤其对肠杆菌科细菌有极强抗菌活性，但铜绿假单胞菌、阴沟杆菌、脆弱拟杆菌等对本品不敏感，对 MRSA、肠球菌、军团菌、衣原体、支原体等无效。对多种 β-内酰胺酶稳定。

（8）头孢曲松（ceftriaxone Sodium，罗氏芬，菌必治）：头孢曲松为第三代头孢菌素，对革兰阴性杆菌产生的广谱 β-内酰胺酶高度稳定，对肠杆菌属杆菌、肺炎链球菌和流感嗜血杆菌有效，对铜绿假单胞菌作用较弱，对 MRSA、肠球菌、军团菌、衣原体、支原体等无效。半衰期长，经肝胆排泄。

（9）头孢他啶（ceftazidime，复达欣）：头孢他啶为第三代头孢菌素，对肠杆菌属杆菌及铜绿假单胞菌作用较强，对厌氧菌有不同程度的抗菌作用。对 MRSA、肠球菌、军团菌、衣原体、支原体等无效。

（10）头孢哌酮（cefoperazone Sodium，先锋必）：头孢哌酮为第三代头孢菌素，对肠杆菌属杆菌及铜绿假单胞菌作用与头孢他啶相似，对厌氧菌有不同程度的抗菌作用。对 MRSA、肠球菌、脆弱拟杆菌、军团菌、衣原体、支原体等无效。不耐酶，主要经肝胆排泄。

（11）头孢地尼（cefdinir，全泽复）：头孢地尼为广谱的第三代口服头孢菌素，不仅对肠杆菌科革兰阴性菌有效，对肺炎链球菌包括部分青霉素

12

中度耐药的肺炎链球菌具有甚强的抗菌活性。

（12）头孢克肟（cefixime，世福素）：头孢克肟亦为广谱的第三代口服头孢菌素，对肺炎链球菌、流感杆菌、大肠埃希菌、克雷伯菌属均有良好抗菌作用，但对金黄色葡萄球菌抗菌作用差，对铜绿假单胞菌、肠球菌、脆弱拟杆菌等无效。

（13）头孢地秦（cefodizime，莫迪）：属于第三代头孢菌素，对革兰阳性和革兰阴性需氧菌具有广谱抗菌活性，尤其对肠杆菌科细菌等革兰阴性杆菌有强大抗菌活性。本品是首次用于临床的同时兼有生物反应（免疫）调节作用的抗生素，可刺激吞噬细胞杀菌功能，促进粒细胞及单核细胞趋化作用及 CD4$^+$ 细胞数增多，CD4$^+$/CD8$^+$ 比例增高，体内抗菌活性强于体外抗菌活性。

（14）头孢咪唑（cefpimizole）：属于第三代头孢菌素，抗菌活性稍逊于头孢噻肟或头孢他啶，对铜绿假单胞菌与头孢哌酮和哌拉西林相仿，较头孢他啶弱 2~8 倍；对革兰阳性菌、流感杆菌、肠杆菌科细菌的抗菌活性略逊于头孢噻肟。体外抗菌活性与其他第三代头孢菌素相比并无优越性。

（15）头孢特仑匹酯（cefteram pivoxil）：头孢特仑匹酯亦为广谱的第三代口服头孢菌素，对肺炎链球菌、流感杆菌、大肠埃希菌、克雷伯菌属均有良好抗菌作用，对假单胞菌属、不动杆菌属作用较差，对肠球菌、李斯特菌、拟杆菌等无作用。

（16）头孢托仑酯（cefditoren pivoxil）：头孢托仑酯为广谱的第三代口服头孢菌素，对肺炎链球菌、流感杆菌、大肠埃希菌、克雷伯菌属均有良好抗菌作用,对金黄色葡萄球菌(除甲氧西林耐药的金黄色葡萄球菌,MRSA)和厌氧菌有效,对MRSA、多数的肠球菌、铜绿假单胞菌等无效。

(17)头孢吡肟(cefepime,马斯平):头孢吡肟为第四代头孢菌素,与 β-内酰胺酶的亲和力更低,对某些染色体介导的 β-内酰胺酶较第三代稳定,对细菌细胞膜的穿透力更强,对某些第三代头孢菌素耐药的肠杆菌科细菌仍敏感,对铜绿假单胞菌作用与头孢他啶相似,对葡萄球菌的抗菌活性较头孢拉定强 8～64 倍。对厌氧菌有一定程度的效果。对多数肠球菌、MRSA、嗜麦芽假单胞菌、脆弱类杆菌、艰难梭菌无抗菌活性。

3. β-内酰胺类/β-内酰胺酶抑制剂(beta lac-tamase inhibitors)

(1)氨苄西林/舒巴坦(ampicillin/sulbactam,舒氨新):对产 β-内酰胺酶的流感嗜血杆菌、卡他莫拉菌、大肠埃希菌等肠杆菌科细菌和甲氧西林敏感的金黄色葡萄球菌(MSSA)有效。对铜绿假单胞菌、肠杆菌属、沙雷菌属等无效。

(2)阿莫西林/克拉维酸(amoxicillin/potassium clavulanate,安美汀):对肺炎链球菌、金黄色葡萄球菌(除外 MRSA)、流感杆菌、卡他莫拉菌、脆弱类杆菌及某些产 β-内酰胺酶的肠杆菌属细菌有效,对高度耐药的肠杆菌属、铜绿假单胞菌及 MRSA 无抗菌活性。

(3)哌拉西林/他唑巴坦(piperacillin/tazobactam,特治星,联邦他唑仙)：抗菌谱广,对产 β-内酰胺酶的大肠埃希菌、肺炎克雷伯菌等肠杆菌科细菌、铜绿假单胞菌和厌氧菌有明显效果。对肠球菌和金黄色葡萄球菌亦有一定效果。

（4）头孢哌酮/舒巴坦（cefoperazone/Sulbactam,舒普深)：抗菌谱与哌拉西林/他唑巴坦相仿。

（5）替卡西林/克拉维酸（ticarcillin/clavulanate,特美汀)：对产酶或不产酶的葡萄球菌、流感嗜血杆菌、卡他莫拉菌、大肠埃希菌、克雷伯杆菌、脆弱拟杆菌、肺炎链球菌均有一定抗菌活性。

4. 其他 β-内酰胺类抗生素

（1）头孢西丁（cefoxitin,美福仙)：属头霉菌素类抗生素,抗菌作用与第二代头孢菌素相似,对革兰阳性和阴性菌皆有良好的抗菌作用,但对铜绿假单胞菌、肠球菌属、阴沟杆菌、不动杆菌及 MRSA 等无效。特点是对厌氧菌均有较强抗菌活性,适用于需氧菌和厌氧菌的混合感染。

（2）头孢美唑（cefmetazole,先锋美他醇)：属头霉菌素类抗生素,抗菌谱与头孢西丁类似而体外抗菌活性略强,可用于社会获得性感染和混合感染的经验治疗。

（3）头孢米诺（cefminox,美士灵)：属头霉菌素类抗生素,本品在活体内比体外抗菌活力更强,对多种 β-内酰胺酶稳定,对革兰阳性和革兰阴性菌有广谱抗菌作用,尤其是链球菌、大肠杆菌、肺炎克雷伯杆菌、变形杆菌、流感嗜血杆菌和类杆菌等。

（4）氨曲南（aztreonam，君刻单）：为第一个应用于临床的单环 β-内酰胺类抗生素，抗菌谱窄，对金黄色葡萄球菌、肺炎球菌、链球菌、粪肠球菌和厌氧菌全部耐药，对大多数革兰阴性需氧菌高度敏感，对铜绿假单胞菌的作用与头孢哌酮和哌拉西林相仿，逊于头孢他啶 2～4 倍。由于本品不干扰肠内正常菌群，可明显减少二重感染的发生。对多种 β-内酰胺酶稳定，无诱导细菌产生 β-内酰胺酶的作用，不会增加细菌的耐药性，尤其适合院内感染的治疗。

（5）拉氧头孢（latamoxef，噻吗啉）：是第一个引入临床的氧头孢烯类抗生素，本品具有第三代头孢菌素的抗菌谱广的特点，对革兰阴性菌的活性强，能耐受 β-内酰胺酶，但是对脆弱类杆菌疗效很好，对金黄色葡萄球菌的活性低于头孢噻肟，对链球菌和肺炎球菌作用明显比青霉素差，对肠杆菌科、不动杆菌属与头孢噻肟相仿，对铜绿假单胞菌作用弱，对肠球菌属耐药。

5. 碳青霉烯类　为新型 β-内酰胺类抗生素，对 β-内酰胺酶稳定。通过与青霉素结合蛋白高度亲和，从而抑制细菌细胞壁合成而发挥杀菌作用。亦为时间依赖型抗生素，其疗效主要取决于血药浓度超过 MIC 的时间，对革兰阴性菌抗生素后效应较短，但对铜绿假单胞菌例外。

（1）亚胺培南-西司他汀钠（imipenem sodium cilastatin，泰能），广谱抗菌药，对绝大多数革兰阳性球菌（除外 MRSA），革兰阴性杆菌（尤其产

12

ESBL 菌株和铜绿假单胞菌）及多数厌氧菌具强大抗菌活性，对多数 β-内酰胺酶高度稳定，但嗜麦芽窄食单胞菌和洋葱假单胞菌对其耐药。

（2）美罗培南（meropenem，美平）：为一种新型广谱碳青霉烯类抗生素，抗菌谱广，抗菌活力极强，对革兰阴性菌和阳性菌、需氧菌和厌氧菌都有良好的作用。本品对肠杆菌科细菌的抗菌活性较亚胺培南强 2～32 倍，对流感杆菌的抗菌活性较亚胺培南强 4～32 倍，对铜绿假单胞菌的抗菌活性较亚胺培南强 2～4 倍，对厌氧菌的作用与亚胺培南相仿；对 MRSA、屎肠球菌和嗜麦芽窄食单胞菌耐药。对军团菌、沙眼衣原体、肺炎支原体无效。对肾的脱氢肽酶-1 稳定，不需酶抑制剂，耐受性好、肾毒性低。

（3）帕尼培南-倍他米隆（panipenem-beta-mipron，克倍宁）：对金黄色葡萄球菌抗菌活性优于亚胺培南，对多数革兰阴性杆菌的作用比亚胺培南强或相仿，抗假单胞菌略逊于亚胺培南，但中枢神经系统不良反应小。对军团菌、沙眼衣原体、肺炎支原体无效。

（4）厄他培南（ertapenem，怡万之，Invanz）：属广谱碳青霉烯类抗生素，其抗菌谱广，抗菌活力强，对革兰阴性菌和阳性菌、需氧菌和厌氧菌都有良好的作用。对 MRSA 和假单胞菌耐药，主要用于轻、中症的感染的首选治疗，不适用于重症和院内感染。

6. 大环内酯类（macrolides）　作用于细菌

50s 核糖体亚单位,通过阻断转肽作用和 mRNA 位移而抑制细菌蛋白质合成。为时间依赖型抗生素,其疗效主要取决于血药浓度超过 MIC 的时间,对革兰阴性菌抗生素后效应较短。

(1) 红霉素(erythromycin):对肺炎链球菌等革兰阳性球菌、流感杆菌、军团菌、鸟分枝杆菌、支原体和衣原体有效。

(2) 阿奇霉素(azithromycin):为新一代的大环内酯类抗生素,抗菌谱与红霉素相似,但对流感嗜血杆菌、卡他莫拉菌活性增强。但对葡萄球菌属、链球菌属等革兰阳性球菌的抗菌作用比红霉素略差。对肺炎支原体的作用是大环内酯类中最强的。对厌氧菌有一定作用。半衰期长。与其他大环内酯类抗生素不同的是它具有抗生素后白细胞活性增强效应(PALE),从而产生较长的抗生素后效应。

(3) 克拉霉素(clarithromycin):新一代的大环内酯类抗生素,对军团菌、支原体和衣原体的作用为红霉素的数倍。有良好的抗生素后效应。

(4) 泰利霉素(telithromycine):为更新一代的大环内酯类抗生素——酮内酯,作用于核糖体的两个靶位,对肺炎链球菌(包括 PNSP)均有显著的抗菌活性,且不易产生交叉耐药。

7. 氟喹诺酮类(quinolones) 拮抗细菌的 DNA 旋转酶,从而阻断细菌 DNA 的复制而产生快速杀菌作用。为浓度依赖型抗生素,其疗效主要取决于 24 小时 AUC/MIC、峰浓度/MIC。24 小

12

时 AUC/MIC ≥ 125 或峰浓度/MIC ≥ 8 ~ 10 者疗效好。

（1）环丙沙星（ciprofloxacin，悉复欢，西普乐）：对于流感嗜血杆菌、卡他莫拉菌、衣原体、嗜肺军团菌和需氧革兰阴性杆菌（包括铜绿假单胞菌和肠杆菌）作用较大。对于金黄色葡萄球菌有一定作用。对于肺炎链球菌活性较低，对于厌氧菌活性很差。单药治疗易引起耐药。

（2）左氧氟沙星（levofloxacin，可乐必妥，来立信）：对革兰阴性杆菌包括肠杆菌科细菌、流感嗜血杆菌、铜绿假单胞菌和不动杆菌有较好的抗菌作用。对葡萄球菌、链球菌和厌氧菌的抗菌作用是环丙沙星的数倍。对支原体、衣原体和军团菌亦有较强的杀灭作用。

（3）莫西沙星（moxifloxacin，拜复乐）：属于第四代喹诺酮药物，具有双重的作用靶位，可确保有效杀菌，当左氧氟沙星对产生第一步突变的菌株（par C 突变）无效时，莫西沙星仍能有效杀灭突变后的菌株。抗菌谱广、抗菌活力显著增强，对革兰阳性菌作用大大增强，对革兰阴性菌与第三代相同或稍差；对厌氧菌、抗酸杆菌和非典型病原体（军团菌、支原体和衣原体）均具良好抗菌活性。但对铜绿假单胞菌作用较弱。对结核菌作用强，尤其耐药结核菌株，与利福平相当。

（4）盐酸洛美沙星（Lomefloxacin Hydrochloride）：为喹诺酮类中的广谱抗菌剂。对革兰阴性菌、革兰阳性菌及部分厌氧菌均显示强力的杀菌活性。对耐甲氧西林的金黄色葡萄球菌、耐氨苄西林的流感杆菌及吡哌酸的大肠杆菌和对其他药物耐药的细菌,本药抗菌效力优良。动物感染模型体内抗菌效力试验表明,本品优于诺氟沙星、依诺沙星。体内分布广,组织穿透性好,在皮肤、痰液、扁桃体、前列腺、胆囊、泪液、唾液和齿龈等组织药物浓度均达到或高于血药浓度,主要通过肾脏以原药形式从尿中排泄,在 48 小时内约 70% ~ 80% 从尿中排出。

8. 四环素类(tetracyclines)　为快速抑菌剂,作用机制与氨基糖苷类相似,药物经细胞外膜的亲水孔弥散和通过细胞内膜上能量依赖性转移系统进入细胞内,与核糖体 30s 亚单位在 A 位上特异性结合,阻止氨基酰 tRNA 联结,从而抑制肽链延长和蛋白质的合成。药物还可引起细菌细胞膜通透性改变,使胞内的核苷酸和其他重要成分外漏,迅速抑制 DNA 的复制。为时间依赖型抗生素,其疗效主要取决于血药浓度超过 MIC 的时间,对革兰阴性菌抗生素后效应较短。

(1) 多西环素(doxycycline,强力霉素):对金黄色葡萄球菌、肺炎链球菌、大肠杆菌、立克次体、支原体和衣原体、厌氧菌有一定作用。但肠球菌耐药。无明显的肾毒性,是治疗肾功能不全感染患者较安全的一种四环素类药物。

(2) 米诺环素(minocycline,美满霉素):为半合成四环素类广谱抗生素,在该类药物中抗菌作用最强。对革兰阳性菌包括耐四环素的金黄

12

色葡萄球菌、链球菌等和革兰阴性菌中的淋病奈瑟菌均有较强的作用,对革兰阴性杆菌的作用一般较弱,对沙眼衣原体和溶脲支原体亦有较好的抑制作用。

9. 氨基糖苷类(aminoglycosides)　主要作用于细菌体内的核糖体,抑制细菌蛋白质的合成,并破坏细菌细胞膜的完整性。为浓度依赖型抗生素,其疗效主要取决于 24 小时 AUC/MIC、峰浓度/MIC。

(1) 庆大霉素(gentamycin):对铜绿假单胞菌、变形杆菌、大肠杆菌、克雷伯菌属、肠杆菌属、沙雷菌属、金黄色葡萄球菌(不包括耐甲氧西林菌株)有较强的抗菌活性,对链球菌(包括化脓性链球菌、肺炎链球菌)、厌氧菌、结核杆菌等无效。

(2) 妥布霉素(tobramycin):对铜绿假单胞菌的作用比庆大霉素强 2～5 倍,对肠杆菌属、变形杆菌的抗菌活性比庆大霉素强 2～4 倍。对其他革兰阴性菌的抗菌活性低于庆大霉素。具有较长的抗生素后效应。在革兰阳性菌中对葡萄球菌有一定活性,但对多数 D 组链球菌及其他革兰阳性菌无效,对厌氧菌无效。

(3) 阿米卡星(amikacin,丁胺卡那霉素):属半合成的氨基糖苷类,对大部分氨基糖苷类所产生的钝化酶稳定,耐药率较庆大霉素低,适用于治疗革兰阴性菌中卡那霉素、庆大霉素或妥布霉素耐药菌株所致感染。对铜绿假单胞菌具有高效,而且与其他抗生素无交叉耐药性,抗菌作用比卡那霉素强。对金黄色葡萄球菌具抗菌作用。对链球菌作用较弱。对肠球菌、革兰阴性球菌及厌氧菌多耐药。对结核和非典型分枝杆菌有抗菌作用。

（4）奈替米星（netilmicin）：抗菌作用与庆大霉素基本相似，对肠杆菌科细菌如大肠埃希菌、肺炎克雷伯菌有良好抗菌作用。对葡萄球菌的作用优于其他氨基糖苷类。对肺炎链球菌、肠球菌抗菌作用较弱。

（5）依替米星（etimicin）：本品系半合成水溶性抗生素，主要抑制敏感菌正常的蛋白质合成。本品抗菌谱广，对多种病原菌有较好抗菌作用，其中对大肠埃希杆菌、克雷伯肺炎杆菌、肠杆菌属、沙雷菌属、流感嗜血杆菌及葡萄球菌属等有较高的抗菌活性，对部分假单胞杆菌、不动杆菌属等具有一定抗菌活性，对产生青霉素酶的部分葡萄球菌和部分低水平甲氧西林耐药的葡萄球菌（MRSA）亦有一定抗菌活性。健康成人每日给药 2 次，间隔 12 小时，连续给药 7 天，血中也无明显的蓄积作用。

10. 糖肽类　作用于细菌细胞壁，与黏肽的侧链形成复合物，从而抑制细胞壁的蛋白合成，同时对胞浆中 RNA 的合成也具抑制作用。为时间依赖型抗生素。

（1）万古霉素（vancomycin，稳可信，来可信）：对各种革兰阳性菌具有强大抗菌作用，对厌氧链球菌、难辨梭状芽孢杆菌有一定抗菌作用，对多数革兰阴性菌、分枝杆菌属、衣原体属等无效。

（2）去甲万古霉素（demethylvancomycin，万迅）：抗菌谱与万古霉素相似，对大多数金黄色葡萄球菌的作用强于万古霉素，对表皮葡萄球菌的作用与万古霉素相似，对肠球菌杀菌作用强于替考拉宁。

（3）替考拉宁（teicoplanin，他格适）：新型糖肽类抗生素，抗菌谱与万古霉素相似，对厌氧及需氧革兰阳性菌均有抗菌活性。对大多数金黄色葡萄球菌的作用强于万古霉素，对表皮葡萄球菌的作用与万古霉素相似，对肠球菌杀菌作用弱于去甲万古霉素，由于较少出现耐药株，故对青霉素类及头孢菌素类、大环内酯类、四环素类、氯霉素类、氨基糖苷类、利福平等耐药的革兰阳性菌仍有抗菌作用。

11. 硝基咪唑类抗菌药　硝基咪唑类包括一组对原虫及厌氧菌具有良好作用的化学合成类药物，如甲硝唑（metronidazole）、替硝唑（tinidazole）、尼莫唑（nimorazole）、奥硝唑（ornidazole）、卡硝唑（carnidazole）、罗硝唑（ronidazole）、沙曲硝唑（satranidazole）、地美硝唑（dimetridazole）等，本类药物抗菌谱广，不易产生耐药性，但对需氧菌无效。国内临床已应用的为甲硝唑和替硝唑。

（1）甲硝唑（metronidazole，灭滴灵）：对革兰阳性和阴性厌氧菌有良好抗菌作用，而对放线菌属、乳酸杆菌属、短棒杆菌多耐药，对所有需氧菌均耐药。

（2）替硝唑（tinidazole）：对原虫及厌氧菌有较高活性，对厌氧球菌、脆弱类杆菌、梭杆菌属的作用较甲硝唑强，对梭状芽孢杆菌属的抗菌活性则稍逊于甲硝唑；真杆菌、产气荚膜杆菌以及阴道滴虫的最低抑菌浓度与甲硝唑相仿，而其杀滴虫浓度则较低。

（3）奥硝唑（ornidazole）：为第三代硝基咪唑类衍生物，其发挥抗微生物作用的确切作用尚不清楚，可能是通过其分子中的硝基，在无氧环境中还原成氨基或通过自由基的形成，与细胞成分相互作用，从而导致微生物的死亡。用于治疗由脆弱拟杆菌、狄氏拟杆菌、卵圆拟杆菌、多形拟杆菌、普通拟杆菌、梭状芽胞杆菌、真杆菌、消化球菌和消化链球菌、幽门螺杆菌、黑色素拟杆菌、梭杆菌、CO_2 噬织维菌、牙龈类杆菌等敏感厌氧菌所引起的多种感染性疾病。奥硝唑广泛分布于人体组织和体液中，包括脑脊髓液，在肝中代谢，在尿中主要以轭合物和代谢物排泄，少量在粪便中排泄。

12. 甘氨酰环素类抗菌药

替加环素（tigecycline，泰阁）：通过与核糖体 30s 亚单位结合，阻止氨酰化 tRNA 分子进入核糖体 A 位而抑制细菌蛋白质合成。从而阻止肽链因合并氨基酸残基而延长。替加环素含有一个甘氨酰氨基，取代于米诺环素的 9 位。此取代形式未见于任何天然或半合成四环素类化合物，从而赋予替加环素独特的微生物学特性。它不受四环素类两大耐药机制（核糖体保护和外排机制）的影响。尚未发现替加环素与其他抗生素存在交叉耐药。它不受 β-内酰胺酶(包括超广谱 β-内酰胺酶)、靶位修饰、大环内酯类外排泵或酶靶位改变等耐药机制的影响,具有广谱抗菌作用,但替加环素为抑菌剂。可用于需氧及兼性需氧革兰阳性菌[如粪肠球菌(仅限万古霉素敏感菌株),金黄色葡萄球菌(甲氧西林敏感及耐药菌株),无乳链球菌,咽峡炎链球菌族,化脓性链球菌],需氧及兼性需氧革兰阴性菌(弗劳地枸橼酸杆菌,阴沟肠杆菌,大肠埃希菌,产酸克雷伯菌,肺炎克雷伯菌)及厌氧菌(脆弱拟杆菌,多形拟杆菌,单形拟杆菌,普通拟杆菌,产气荚膜梭菌,微小消化链球菌)引起的感染。

13. 其他抗菌药物

(1) 夫西地酸(fusidic acid):本品为杀菌剂,作用于细菌细胞的核糖体,阻断蛋白合成而致细菌死亡。对革兰阳性菌如金黄色葡萄球菌、表皮葡萄球菌有高度抗菌作用,对 MRSA 亦有良好抗菌活性,但对腐生葡萄球菌、链球菌属、肺炎球菌、肠球菌属较不敏感。革兰阳性杆菌如白喉杆菌、破伤风杆菌、炭疽杆菌及产气荚膜杆菌也对本品敏感,革兰阴性菌中仅对淋球菌、脑膜炎球菌、难辨梭菌、脆弱类杆菌敏感,其余均耐药。

(2) 利奈唑胺(linezolid,斯沃):本品为唑烷酮类的合成抗生素,与细菌 50s 亚基上核糖体 RNA 的 23s 位点结合,阻止 70s 始动复合物的合成,从而阻止细菌的转录、翻译过程,抑制细菌的蛋白质合成。因为利奈唑胺通过与其他抗菌药物不同的作用机制,所以利奈唑胺与其他类别的抗菌药物间不具有交叉耐药性。体外试验和临床使用结果均表明,本品对需氧的和兼性的革兰阳性致病菌,包括屎肠球菌(仅指耐万古霉素的菌株)、金黄色葡萄球菌(包括耐甲氧西林的菌株)、无乳链球菌、肺炎链球菌(包括对多药耐药的菌株 MDRSP)和化脓性链球菌。利奈唑胺的体外抗菌谱还包括一些革兰阴性菌和厌氧菌。

(3) 利福平(rifampin):对结核杆菌有高度抗菌活性,对繁殖期结核杆菌有杀灭作用,但本品单独应用治疗肺结核极易产生耐药性;对各种麻风杆菌有强大抗菌活性;对革兰阳性菌及阴性菌均有强大抗菌作用,对军团菌属有良好抗菌活性,比红霉素强 200 倍;对衣原体均有抑制作用,优于四环素和红霉素;对立克次体亦有一定作用。

(4) 磷霉素(fosfomycin):抑制细菌细胞壁的早期合成,其分子结构与磷酸烯醇丙酮酸相似,可竞争同一转移酶,使细菌细胞壁的合成受到阻抑而导致细菌死亡。抗菌谱广,对葡萄球菌属、大肠杆菌、沙雷菌属和志贺菌属等均有较高抗菌活性,对绿脓杆菌、变形杆菌属、产气杆菌、肺炎杆菌、链球菌和部分厌氧菌也有一定抗菌作用,但均较青霉素类和头孢菌素类为差。细菌对磷霉素和其他抗生素间不产生交叉耐药性。静脉给药时剂量需较大,且常需与其他抗生素如 β-内酰胺类或氨基糖苷类合用。

12

（二）血管活性药物

当重症肺炎出现感染中毒性休克时，可考虑应用以下药物：

1. 多巴胺（dopamine）　该药是交感神经递质的生物合成前体，也是中枢神经递质之一。可以激动交感神经系统的肾上腺素受体和位于肾、肠系膜、冠状动脉、脑动脉的多巴胺受体而发挥作用。它是感染性休克治疗的一线血管活性药物，兼具多巴胺能与肾上腺素能 α 和 β 受体的兴奋效应，在不同的剂量下表现出不同的受体效应。小剂量 [<5μg/(kg·min)] 多巴胺主要作用于多巴胺受体（DA），具有轻度的血管扩张作用，使肾血流量及肾小球滤过率增加，尿量及钠排泄量增加。但近年来国际多中心研究提示，小剂量多巴胺并未显示出肾脏保护作用。中等剂量以 β_1 受体兴奋为主，可以增加心肌收缩力及心率，但也使心肌的做功与氧耗增加。大剂量多巴胺则以 α_1 受体兴奋为主，出现显著的周围血管收缩、肾血管收缩、肾血流量及尿量减少。

2. 去甲肾上腺素（Norepinephrine）　是去甲肾上腺素能神经末梢释放的主要递质，为非选择性肾上腺素受体激动药，具有兴奋 α 和 β 受体的双重效应。其兴奋 α 受体的作用较强，通过提升平均动脉压（MAP）而改善组织灌注；对 β 受体的兴奋作用为中度，可以升高心率和增加心脏做功，但由于其增加静脉回流充盈和对右心压力感受器的作用，可以部分抵消心率和心肌收缩力的增加，从而相对减少心肌氧耗。亦被认为是治疗感染中毒性休克的一线血管活性药物。其常用剂量为 $0.03 \sim 1.5\mu g/(kg \cdot min)$。但剂量超过 $1.0\mu g/(kg \cdot min)$，可由于对 β 受体的兴奋加强而增加心肌做功与氧耗。近年来的一线研究还报道：对于容量复苏效果不理想的感染性休克患者，去甲肾上腺素与多巴酚丁胺合用，可以改善组织灌注与氧输送，增加冠状动脉和肾脏的血流以及肌酐清除率、降低血乳酸水平，而不加重器官的缺血。

3. 血管加压素（vasopressin）　对感染中毒性休克患者，血管加压素通过强力收缩扩张的血管，提高外周血管阻力而改善血流分布，起到提升血压、增加尿量的作用；也有人推测其作用可能与抑制交感神经冲动及增益压力反射有关。血管加压素还可以与儿茶酚胺类药物协同作用。由于大剂量血管加压素具有极强的收缩血管作用，使得包括冠状动脉在内的内脏血管强力收缩，甚至加重内脏器官缺血，故目前多主张在去甲肾上腺素等儿茶酚胺类药物无效时才考虑应用，且以小剂量给予（$0.01 \sim 0.04U/min$），无须根据血压调整剂量。临床上现有的药物目前主要是精氨酸加压素（arginine vasopressin）以及特利加压素（terlipressin）。

4. 多巴酚丁胺（dobutamine）　属儿茶酚胺类，为选择性心脏 β 受体激动剂。能直接激动心脏 $β_1$ 受体以增强心肌收缩和心搏出量，使心排出量增加。其 $β_1$ 受体正性肌力作用可以使心脏指

12

数增加 25%～50%，同时也相应使得心率升高 10%～20%；而 β_2 受体的作用可以降低肺动脉楔压，有利于改善右心射血，提高心输出量。总体而言，多巴酚丁胺既可以增加氧输送，同时也增加（特别是心肌的）氧消耗，因此在感染性休克治疗中一般用于经过充分液体复苏后心脏功能仍未改善的患者；对于合并低血压者，宜联合应用血管收缩药物。其常用剂量为 $2～20\mu g/(kg \cdot min)$。

5. 肾上腺素（epinephrine）　为 α、β 受体激动剂，是肾上腺髓质产生的主要激素。由于具有强烈的 α 和 β 受体的双重兴奋效应，特别是其较强的 β 受体兴奋效应在增加心脏做功、增加氧输送的同时也显著增加着氧消耗，其促进组织代谢的产热效应也使得组织乳酸的生成增多，血乳酸水平升高。因此目前不推荐作为感染中毒性休克的一线治疗药物，仅在其他治疗手段无效时才考虑应用。

（三）糖皮质激素

近年来对糖皮质激素在重症肺炎和感染性休克中的地位一直有所争议。虽然糖皮质激素具有很强的抗炎作用，能通过降低毛细血管的通透性等作用减轻渗出、水肿，抑制全身炎症反应及炎症因子生成，减轻炎症所致肺损伤，但近年的研究显示，大剂量、短疗程糖皮质激素冲击治疗并不能改善感染性休克的预后；而严重感染和感染性休克患者往往存在相对肾上腺皮质功能不足，血清游离皮质醇正常或升高，机体对促肾上腺皮质激素释放激素(ACTH)反应改变,并失去对血管活性药物的敏感性。感染性休克时,当机体对血管活性药物反应不佳时,即可考虑应用小剂量糖皮质激素。一般糖皮质激素宜选择氢化可的松,每日补充量不超过 300mg,分为 3~4 次给予,持续输注。超过 300mg 以上的氢化可的松并未显示出更好的疗效。

(四)乌司他丁(ulinastatin,天普洛安)

本药为人尿中提取精制的糖蛋白,具有抑制胰蛋白酶等各种胰酶的作用,还可稳定溶酶体膜,抑制溶酶体酶的释放,抑制心肌抑制因子的产生,改善休克时的循环状态。对各种休克(包括感染性休克)均有明显疗效。

【选择原则】

(一)社区获得性肺炎抗生素选择原则

1. 由于病原学诊断水平的限制,CAP 的最初治疗往往是抗生素的经验治疗。一旦拟诊,应尽早开始经验性治疗(≤4 小时)。

2. 应根据患者的年龄、病情严重程度、是否存在基础疾病及本地区的病原体流行病学分布和抗生素耐药率等综合因素决定初始的经验性抗菌治疗方案。其中,正确判断患者病情的严重程度对指导治疗并减少不必要的医疗费用至关重要。可采用 CURB-65 对患者进行严重程度评分。

3. 我国中华医学会呼吸病学分会 2006 年制定的 CAP 指南建议,对于青壮年、既往无基础疾病者,病原体以肺炎链球菌、肺炎支原体、流感嗜血杆菌、肺炎衣原体等为主,可选用的药物有青霉素类(青霉素 G 或阿莫西林);多西环素;大环内酯类(红霉素、阿奇霉素或克拉霉素);头孢拉定;第二代头孢菌素(头孢呋辛、头孢丙烯、头孢克洛);氟喹诺酮类(左氧氟沙星或莫西沙星)。对青霉素中介的肺炎链球菌需加大青霉素的剂量,如青霉素 G240 万 U 静脉滴注,每 4~6 小时 1 次,仍可有效,但青霉素 G 对流感嗜血杆菌、需氧革兰阴性杆菌和卡他莫拉菌基本没有作用,因此青霉素 G 仅适用于高度怀疑肺炎链球菌感染且肺炎链球菌感染耐药率低的社区患者,且因其属于时间依赖型抗生素,半衰期短,须多次给药,因此不适宜门诊治疗,在 CAP 治疗中的地位明显下降,仅在偏远地区仍可作为一种选择。我国肺炎链球菌对大环内酯类耐药率高,且多呈高水平耐药,因此在怀疑肺炎链球菌感染时不宜单独使用大环内酯类。

4. 对于老年人或有基础疾病者,病原体以肺炎链球菌、流感嗜血杆菌、需氧革兰阴性杆菌、金黄色葡萄球菌和卡他莫拉菌常见,可选用第二代头孢菌素(头孢呋辛、头孢丙烯、头孢克洛)单用或联合大环内酯类(红霉素、阿奇霉素或克拉霉素);β-内酰胺类/β-内酰胺酶抑制剂(氨苄西林/舒巴坦、阿莫西林/克拉维酸)单用或联合大环内酯类(红霉素、阿奇霉素或克拉霉素);氟喹诺酮类(左氧氟沙星或莫西沙星)。

5. 对需收入普通病房的入院者,病原体除以上(见上文"4"内容)外,还包括混合感染(合并厌氧菌)、肺炎支原体和衣原体等非典型病原体,治疗可选用静脉注射第二代头孢菌素(头孢呋辛)单用或联合静脉注射大环内酯类;静脉注射 β-内酰胺类/β-内酰胺酶抑制剂(氨苄西林/舒巴坦、阿莫西林/克拉维酸)单用或联合静脉注射大环内酯类;静脉注射氟喹诺酮类(左氧氟沙星或莫西沙星);头孢曲松或头孢噻肟单用或联合静脉注射大环内酯类。

6. 对入住 ICU 的无铜绿假单胞菌感染危险因素的患者,病原体包括肺炎链球菌、需氧革兰阴性杆菌、嗜肺军团菌、肺炎支原体、流感嗜血杆菌和金黄色葡萄球菌等,治疗可选用头孢曲松或头孢噻肟单用或联合静脉注射大环内酯类;静脉注射氟喹诺酮类(左氧氟沙星或莫西沙星)联合氨基糖苷类;静脉注射 β-内酰胺类/β-内酰胺酶抑制剂(氨苄西林/舒巴坦、阿莫西林/克拉维酸)联合静脉注射大环内酯类;厄他培南联合静脉注射大环内酯类。

7. 对入住 ICU 的有铜绿假单胞菌感染危险因素的患者,病原体还包括铜绿假单胞菌,治疗应选用具有抗假单胞菌活性的 β-内酰胺类抗生素(如头孢他啶、头孢吡肟、哌拉西林/他唑巴坦、头孢哌酮/舒巴坦、亚胺培南、美罗培南等)联合静脉注射大环内酯类,必要时还可同时联用氨基糖苷类;具有抗假单胞菌活性 β-内酰胺类抗生素联合静脉注射氟喹诺酮类;静脉注射环丙沙星或左氧氟沙星联用氨基糖苷类。

8. 对于既往健康的轻症且胃肠道功能正常的患者应尽量推荐用生物利用度良好的口服抗感染药物。

9. 对疑有吸入因素时应优先选择氨苄西林/舒巴坦、阿莫西林/克拉维酸等有抗厌氧菌作用的药物,或联合应用甲硝唑、克林霉素等,也可选用莫西沙星等对厌氧菌有效的氟喹诺酮类。

10. 对于重症肺炎,应收入 ICU 治疗,早期应采用广谱强效的抗菌药物治疗,待病情稳定后根据病原学结果进行针对性治疗,或降阶梯治疗。

11. 目前推荐对于普通的细菌性肺炎,如肺炎链球菌肺炎,用药至患者热退后 72 小时即可;金黄色葡萄球菌、铜绿假单胞菌、克雷伯菌属或厌氧菌感染,疗程≥2 周。对于非典型病原体感染,如肺炎支原体和衣原体,疗程 10～14 天;军团菌感染,疗程 10～21 天。目前国外尚有主张对轻中度 CAP 患者采用短程治疗方案:细菌性肺炎 7～10 天;非典型病原体 10～14 天,但目前我国尚缺乏对此的大样本临床随机对照研究。2014 年英国 NICE 指南中建议为了减少抗菌药物的滥用和耐药,可根据肺炎严重程度选用抗生素种类和治疗持续时间。轻度 CAP 治疗疗程建议缩短至 5 天;中度或重度 CAP,考虑 7～10 天的抗菌药物治疗疗程。

12. 抗感染治疗中药物的使用应遵循药物

PK/PD 特点,给予正确的给药途径和间隔;同时药物选择还须参考药物的经济学评价。

13. 应充分认识易感染某些特定病原体的危险因素,并在治疗中给予充分考虑。如酗酒者,易感染肺炎链球菌(包括耐药株)、厌氧菌、肠道革兰阴性杆菌、军团菌属;慢性阻塞性肺病/吸烟者,易感染肺炎链球菌、流感嗜血杆菌、卡他莫拉菌;居住在养老院者,易感染肺炎链球菌、肠道革兰阴性杆菌、流感嗜血杆菌、金黄色葡萄球菌、厌氧菌、肺炎衣原体;流感患者,易继发金黄色葡萄球菌、肺炎链球菌、流感嗜血杆菌感染;接触鸟类者,易感染鹦鹉热衣原体、新型隐球菌;疑有吸入因素,易感染厌氧菌;结构性肺病(支气管扩张、肺囊肿、弥漫性泛细支气管炎)多为铜绿假单胞菌、洋葱伯克霍尔德菌、金黄色葡萄球菌感染;近期应用抗生素者,多为耐药肺炎链球菌、肠道革兰阴性杆菌、铜绿假单胞菌感染。

14. 应逐步实现经验性治疗与靶向治疗的统一,而靶向治疗的核心就是个体化治疗,其基础是病原学诊断。因此要求在抗生素治疗前应尽快采集病原学检测标本。目前主张对所有住院患者均需常规进行血培养和呼吸道标本的病原学检查;而门诊治疗的轻中症感染者由于治疗方案大多有效,不必常规进行病原体检测,仅在治疗无效时才考虑进行。完成标本采集后应立即开始抗生素治疗,要求覆盖前几位常见病原菌。在治疗 48～72 小时后,应对病原学检测结果的临床意义和经验

12

性治疗的临床反应进行一次新的评估。若病原学检测结果特异性较高,初始经验性治疗有效,则减少联合用药,改为有针对性的、相对窄谱的抗生素继续治疗,即降阶梯治疗。若病原学检测结果特异性不高或阴性,而初始治疗有效,亦可继续治疗。若病原学检测结果特异性不高或阴性,或所分离到的病原体虽然特异性不高,但属于未被覆盖者,且临床治疗反应不佳,则需要对诊断重新评价,或采用侵袭性诊断技术以获取特异性病原学诊断,从而调整用药方案。症状显著改善后,胃肠外给药者可改用口服给药(转换治疗),并根据两种途径是否达到相似的血药浓度而分为序贯治疗(达相似的血药浓度,如多西环素和喹诺酮类)和降级治疗(口服浓度低于静脉给药,但临床同样有良好疗效。如 β-内酰胺类和大环内酯类)。

(二)医院获得性肺炎抗生素选择原则

1. 初始经验性抗生素的选择

(1) 对没有 MDR 菌危险因素、早发性的 HAP、通气机相关肺炎(VAP)和健康护理相关肺炎(HCAP)的患者,常见病原体为肺炎链球菌、流感嗜血杆菌、甲氧西林敏感的金黄色葡萄球菌和对抗生素敏感的肠杆菌科细菌(如大肠埃希菌、肺炎克雷伯菌、变形杆菌、沙雷菌等),初始经验性抗生素可选择头孢曲松,或左氧氟沙星、莫西沙星,或环丙沙星,或氨苄西林/舒巴坦,或厄他培南。

(2) 对迟发性、有 MDR 菌危险因素的 HAP、VAP 和 HCAP,由于常见病原体为铜绿假单胞菌、

产超广谱 β-内酰胺酶(ESBL)的肺炎克雷伯菌、不动杆菌属等细菌,初始经验性抗生素应选用抗假单胞菌头孢菌素(头孢吡肟,头孢他啶)、碳青霉烯类(亚胺培南,美罗培南),或 β-内酰胺类/β-内酰胺酶抑制剂(哌拉西林-他唑巴坦),加用一种抗假单胞菌喹诺酮类(环丙沙星或左氧氟沙星),或氨基糖苷类(阿米卡星,庆大霉素,或妥布霉素);如怀疑甲氧西林耐药的金黄色葡萄球菌(MRSA)可加用利奈唑胺或万古霉素;如疑为嗜肺军团菌,可加用大环内酯类,或氟喹诺酮类。

(3) 大量的循证医学证据表明,不适当的初始经验性治疗可以增加抗生素耐药性、HAP 死亡率和医疗费用,延长住院时间。而且,即使以后根据细菌培养结果调整抗生素治疗也不能降低初始不适当抗生素治疗相关的高死亡率。

(4) 对 MDR 病原菌,初始必须接受联合治疗,以保证广谱覆盖和减少不适当初始经验性抗生素治疗可能性。

(5) 如果患者新近曾使用过一种抗生素治疗,经验性治疗时应避免使用同一种抗生素,否则易产生对同类抗生素的耐药性。

(6) 所有治疗都必须根据当地抗生素的耐药情况来选择药物,建立自己的"最佳经验治疗方案",才能真正做到适当治疗。

2. 初始抗生素的使用剂量和疗程　为了达到充分治疗 HAP 的目的,不仅需要使用正确的抗生素,而且需要使用合理的剂量、疗程和正确的给药途径。严重 HAP 或 VAP 患者必须使用充足剂量的抗生素以保证最大的疗效。

（1）美国胸科学会（ATS）推荐,对于肾功能正常的成年患者来说,常用抗生素的剂量如下:头孢吡肟和头孢他啶的充分治疗剂量是 2g,每 8 小时 1 次;而美罗培南的治疗剂量（1g,每 8 小时 1 次）通常要略大于亚胺培南（0.5g,每 6 小时 1 次,或 1g,每 8 小时 1 次）;哌拉西林-他唑巴坦的剂量不仅每次用药至少要 4.5g,而且每日用药次数为 4 次;在氨基糖苷类药物中,阿米卡星的每日剂量为 20mg/kg;而喹诺酮类中环丙沙星为 400mg,每 8 小时 1 次,左氧氟沙星为 750mg,每日 1 次。

（2）如果患者接受了适当的初始抗生素方案,应努力将抗生素的疗程从传统的 14~21 天缩短为 7~8 天,以避免导致新的细菌寄植,尤其是铜绿假单胞菌和肠杆菌科细菌。

（3）如果患者采用的联合治疗方案中包括了氨基糖苷类,只要患者有反应,可以在 5~7 天后停用氨基糖苷类。

（4）如果致病菌是铜绿假单胞菌或不动杆菌属,应特别谨慎,因为短程治疗的复发率更高。

3. 特殊病原体感染的抗生素治疗方案

（1）铜绿假单胞菌:推荐联合治疗,主要是使用 β-内酰胺类联合氨基糖苷类,可替代后者的是氟喹诺酮类,主要为环丙沙星或左氧氟沙星。

（2）不动杆菌属:最有效的药物是碳青霉烯类、舒巴坦、多黏菌素 E 和多黏菌素 B、替加环素。

（3）产 ESBLs 肠杆菌科细菌：避免使用第三代头孢菌素单药治疗，尤其肠杆菌属细菌应避免使用第三代头孢菌素，最有效的药物是碳青霉烯类。

（4）产碳青霉烯酶的肺炎克雷伯菌和肠杆菌科细菌感染：临床常选用黏菌素、替加环素及磷霉素进行治疗。

（5）MRSA：应选用万古霉素或利奈唑胺治疗。使用万古霉素无须常规进行血药浓度监测。只有在大剂量且长程治疗时、当与其他有耳肾毒性的药物合用时、当用于某些特殊患者（如肾功能不全、老年及新生儿等）时，才建议进行万古霉素血药浓度监测。建议的稳态谷浓度是 10～15mg/L。对于 MRSA 严重感染患者，血药谷浓度应维持在 15～20g/L。由于万古霉素经肾小球滤过，可经肌酐清除率调整肾功能异常患者的万古霉素用量。在肾功能不全的患者，或正在接受其他肾毒性药物，也可以优先考虑利奈唑胺。

4. 对治疗反应的评价

（1）对 HAP 进行初始抗生素治疗后，应密切观察患者对治疗的反应，一旦获得血或呼吸道分泌物培养结果，或患者对治疗无反应，就应该对经验性抗生素治疗进行调整。

（2）如果没有发现 MDR 病原菌（例如铜绿假单胞菌或不动杆菌属），或分离到的病原菌至少对一种比初始方案中使用的药物不太广谱的抗生素敏感，就应该采用降阶梯治疗。降阶梯治疗是

12

危重感染患者的最佳治疗策略,对减少多重耐药菌感染至关重要。

(3) 病情恶化或无改善可能有以下原因:如将非感染疾病误诊为 HAP;或一开始感染的就是耐药菌,或为其他病原体如结核杆菌、真菌或呼吸道病毒;或出现了并发症。

【注意事项】

1. 青霉素 G

粉针剂:钠盐,240mg(40 万 U),480mg(80 万 U)。

用法:静滴 200 万 U,每日 4~6 次,连续 7~10 天。

不良反应及注意点:

(1) 易产生变态反应,表现为过敏性休克、溶血性贫血、血清病型反应、药疹、药物热(尤其氨苄西林和甲氧西林)、接触性皮炎、间质性肺炎、哮喘发作等。因此使用前必须做皮试。使用中一旦发生过敏性休克,应立即注射肾上腺素抢救。偶可出现嗜酸性粒细胞增多症和肺部浸润,及由过敏性血管炎引起的颅内压增高。

(2) 全身大剂量应用可引起腱反射增强、肌肉痉挛、抽搐、昏迷等神经系统反应(青霉素脑病),尤其易出现在老年人和肾功能减退患者。

(3) 大剂量应用时注意电解质平衡。

(4) 治疗期间可出现二重感染。

(5) 有青霉素过敏者一般不宜进行皮试,而应改用其他药物。

（6）对该药或其他青霉素类药物过敏者禁用。

（7）有哮喘、湿疹、花粉症、荨麻疹等过敏性疾病者,肾功能严重损害者及老年人慎用。

2. 阿莫西林

胶囊剂:0.25g,0.5g。

用法:口服 0.5 ~ 1g,每 6 ~ 8 小时 1 次,每日剂量不宜超过 4g。

不良反应及注意点:

（1）与青霉素 G 相似:腹泻、恶心、呕吐等胃肠道反应较为多见,次为皮疹,易发生于传染性单核细胞增多症患者。偶有出现兴奋、焦虑、失眠、头晕以及行为异常等中枢神经系统症状的报道。

（2）对该药或其他青霉素类药物过敏者禁用。

（3）传染性单核细胞增多症、巨细胞病毒感染、淋巴细胞白血病、淋巴瘤等患者禁用。

（4）有哮喘、湿疹、花粉症、荨麻疹等过敏性疾病者,肾功能严重损害者,老年人,孕妇及哺乳期妇女慎用。

（5）使用前必须做皮试。

3. 氨苄西林

粉针剂:0.5g/瓶,1g/瓶。

用法:静脉滴注 1 ~ 3g/次,每 6 小时 1 次。

不良反应及注意点:

（1）皮疹是最常见的不良反应,多发生于用

12

药后5天,呈荨麻疹或斑丘疹。

（2）偶见用药后粒细胞和血小板减少。

（3）偶可致间质性肺炎。

（4）偶见肝功能异常。

（5）大剂量静脉给药可发生抽搐等神经系统毒性症状。

（6）对该药或其他青霉素类药物过敏者禁用。

（7）传染性单核细胞增多症、巨细胞病毒感染、淋巴细胞白血病、淋巴瘤等患者禁用。

（8）有哮喘、湿疹、花粉症、荨麻疹等过敏性疾病者,肾功能严重损害者,老年人,孕妇及哺乳期妇女慎用。

（9）使用前必须做皮试。

4. 替卡西林

胶囊剂:0.25g,0.5g。

用法:口服0.5~1g,每6~8小时一次,每日剂量不宜超过4g。

不良反应及注意点:

（1）与青霉素G相似:腹泻、恶心、呕吐等胃肠道反应较为多见,次为皮疹,易发生于传染性单核细胞增多症患者。偶有出现兴奋、焦虑、失眠、头晕以及行为异常等中枢神经系统症状的报道。

（2）对该药或其他青霉素类药物过敏者禁用。

（3）传染性单核细胞增多症、巨细胞病毒感染、淋巴细胞白血病、淋巴瘤等患者禁用。

（4）有哮喘、湿疹、花粉症、荨麻疹等过敏性疾病者，肾功能严重损害者，老年人，孕妇及哺乳期妇女慎用。

（5）使用前必须做皮试。

5. 哌拉西林

粉针剂:0.5g/瓶,1g/瓶。

用法:静脉滴注 3～4g/次,每 6 小时 1 次。

不良反应及注意点:

（1）过敏反应:皮疹、荨麻疹、皮肤瘙痒等,偶见药物热、过敏性休克。皮疹发生率低于氨苄西林。

（2）胃肠道反应:腹泻、恶心、呕吐,罕见假膜性肠炎。

（3）肝毒性:少数患者出现肝功能异常、胆汁淤积性黄疸。

（4）肾毒性:少数患者出现肾功能异常,偶见间质性肾炎。

（5）血液系统:少数患者用药后可出现白细胞减少、凝血功能障碍。

（6）中枢神经系统:可出现头痛、头晕和疲倦等,有尿毒症的患者大剂量用药后可出现青霉素脑病(肌肉阵挛、抽搐、昏迷等)。

（7）局部症状:肌内或静脉给药时可出现注射部位疼痛、硬结,严重者可致血栓性静脉炎。

（8）长期用药可出现念珠菌二重感染。

（9）与非甾体抗炎止痛药以及其他水杨酸制剂同用可发生血小板功能的累加抑制作用,增加出血的危险性。

（10）与肝素等抗凝药同用可能增加凝血机制障碍和出血危险。

（11）对该药或其他青霉素类药物过敏者禁用。

（12）有过敏史、出血史、溃疡性结肠炎或假膜性肠炎者、严重肝肾功能不全者、孕妇、哺乳期妇女、12 岁以下儿童及老年人慎用。

6. 头孢替安

粉针剂:0.5g/支,1.0g/支。

用法:成人每日 1～2g,严重感染可用至 6g,分 2～4 次肌注、静注或静滴。

不良反应及注意点:

（1）主要皮疹、药物热、血清转氨酶升高等。

（2）严重肾功能不全者应适当减量。

（3）避免与强利尿剂合用。

7. 头孢拉定

胶囊剂:0.25g。

用法:口服 0.25～0.5g,每 6 小时 1 次,饭后服用。

粉针剂:1g/瓶,500mg/瓶。

用法:静脉滴注 0.5～1g,每 6 小时 1 次。

不良反应及注意点:

（1）胃肠道反应较为常见,药疹发生率为 1%～3%,少数患者可有血清尿素氮或转氨酶升高。对青霉素过敏者慎用。肾功能不全患者应酌情减量。

（2）对本药或其他头孢菌素类药物过敏者，有青霉素过敏性休克者禁用。

（3）孕妇、哺乳期妇女、肝肾功能不全者、胃肠道疾病，特别是假膜性肠炎患者慎用。

8. 头孢唑林

粉针剂：0.5g/瓶，1g/瓶。

用法：静脉滴注 0.5～1g/次，每 6～12 小时 1 次。

不良反应及注意点：不良反应及禁忌证等与头孢拉定相仿。

9. 头孢呋辛

片剂：250mg/片。

用法：500mg，2 次/天。

粉剂：750mg/瓶。

用法：静脉注射或滴注 1.5g，每日 3～4 次。肾功能不全者应根据肌酐清除率调整剂量：Ccr>30ml/min：1.5g，3 次/天；Ccr 10～30ml/min：750mg，3 次/天；Ccr<10ml/min：750mg，1 次/天；透析患者，应在每次透析结束时加用 750mg。

不良反应及注意点：

（1）皮疹最为多见，可达 5%。

（2）约 5% 患者有血清转氨酶升高，偶有嗜酸性粒细胞增多、血红蛋白降低或 Coombs 试验阳性。

（3）罕见静脉炎。

（4）对本药或其他头孢菌素类药物过敏者，有青霉素过敏性休克者禁用。

（5）孕妇、哺乳期妇女、肝肾功能不全者、胃肠道疾病,特别是假膜性肠炎患者慎用。

10. 头孢丙烯

片剂:250mg/片。

用法:500mg,2 次/天。肾功能不全者应根据肌酐清除率调整剂量:Ccr 30 ~ 120ml/min,按原量;Ccr 0 ~ 29ml/min,按 50% 常用剂量及常规时间间隔服药。肝功能受损者无须调整剂量。

不良反应及注意点:

（1）主要为胃肠道反应,如腹泻、恶心、呕吐和腹痛。

（2）过敏反应,常见为皮疹、荨麻疹、药物热。

（3）血清病样反应:皮肤反应和关节痛。

（4）中枢神经系统:表现为眩晕、活动增多、头痛、精神紧张、失眠。偶见神志混乱和嗜睡。

（5）少数患者用药后,偶出现肝功能、肾功能损害,偶见白细胞减少、嗜酸性粒细胞增多、血红蛋白降低。

（6）对本药及其他头孢菌素类抗生素过敏者禁用。

（7）孕妇、哺乳期妇女、肾功能不全者、胃肠道疾病,特别是溃疡性结肠炎、局限性肠炎或假膜性肠炎患者慎用。

（8）与呋塞米、布美他尼、依他尼酸、万古霉素、多黏菌素、氨基糖苷类同用可增加肾毒性。

11. 头孢克洛

分散片:125mg/片;胶囊剂:0.25g/片。

用法:0.25g,3 次/天,宜空腹口服。

缓释片:0.375g/片。

用法:0.375g,3 次/天。

不良反应及注意点:

(1) 多见胃肠道反应:软便、腹泻、胃部不适、恶心、呕吐、嗳气等。

(2) 血清病样反应较其他抗生素多见,典型症状包括皮肤反应和关节痛。

(3) 过敏反应:皮疹、荨麻疹、嗜酸性粒细胞增多、外阴部瘙痒。

(4) 其他:血清氨基转移酶、尿素氮及肌酐轻度升高、蛋白尿、管型尿。

(5) 对本药及其他头孢菌素类抗生素过敏者禁用。

(6) 对青霉素类药物过敏者、孕妇、哺乳期妇女、严重肾功能不全者、胃肠道疾病,特别是假膜性肠炎患者慎用。

(7) 与呋塞米、布美他尼、依他尼酸、万古霉素、多黏菌素、氨基糖苷类同用可增加肾毒性。

(8) 头孢克洛宜空腹给药。

12. 头孢曲松

粉剂:250mg/瓶,500mg/瓶,1g/瓶。

用法:静脉滴注 1～2g,每日 1 次。肾功能不全患者,如其肝功能无受损则无须减少用量;肝功能受损患者,如肾功能完好亦无须减少剂量。无须在透析后另加剂量。老年人一般不需调整剂量。

不良反应及注意点：

（1）胃肠道不适：稀便或腹泻、恶心、呕吐、胃炎和舌炎。

（2）血清学改变：嗜酸性粒细胞增多，粒细胞减少，溶血性贫血，血小板异常。

（3）皮肤反应：皮疹，过敏性皮炎，瘙痒，荨麻疹，水肿，多行性红斑。

（4）血清转氨酶或碱性磷酸酶升高，头痛和眩晕，症状性头孢曲松钙盐之胆囊沉积较少见。

（5）极少情况下，静脉用药后发生静脉炎。

（6）对头孢菌素类抗生素过敏者、有青霉素过敏性休克史者禁用。

（7）对青霉素类药物过敏者、孕妇、哺乳期妇女、严重肝功能不全者、胆道梗阻者、胃肠道疾病，特别是结肠炎患者、高度过敏性体质者慎用。

（8）本药可影响乙醇代谢，使血中乙醛浓度上升，出现双硫仑样反应，表现为面部潮红、头痛、眩晕、腹痛、胃痛、恶心、呕吐、气促、心率加快、血压降低、嗜睡、幻觉。因此用药期间及停药后一周内应避免饮酒。

（9）与呋塞米等强利尿剂、氨基糖苷类同用可增加肾毒性。

13. 头孢噻肟

粉剂：1g/瓶。

用法：静脉滴注2~6g，分2~3次给药。肾功能不全者应根据肌酐清除率调整剂量。Ccr 50~

80ml/min:2g,每 6 ~ 8 小时 1 次;Ccr 30 ~ 50ml/min:2g,每 8 小时 1 次;Ccr 10 ~ 30ml/min:2g,每 12 小时 1 次;Ccr<10ml/min:2g,每 24 小时 1 次。血液透析者每日 0.5 ~ 2g,透析后应追加 1 次剂量。

不良反应及注意点:

(1) 多见皮疹、荨麻疹、红斑、药物热等过敏反应。

(2) 多见腹泻、恶心、呕吐、食欲减退等胃肠道反应。

(3) 偶见一过性肝肾功能异常。

(4) 长期用药偶见念珠菌病、维生素 K、维生素 B 族缺乏等。

(5) 极少出现过敏性休克、头痛、呼吸困难等。

(6) 有青霉素过敏史的患者,使用时应做皮试。

(7) 对本药及其他头孢菌素类抗生素过敏者禁用。

(8) 对青霉素类药物过敏者、孕妇、哺乳期妇女、严重肝肾功能不全者、胃肠道疾病,特别是溃疡性结肠炎、局限性肠炎或假膜性肠炎患者、高度过敏性体质者慎用。

(9) 静脉用药时宜作快速静脉滴注或缓慢静脉推注。

(10) 与呋塞米等强利尿剂、氨基糖苷类同用可增加肾毒性。

12

14. 头孢地秦

粉针剂:0.5g/支、1.0g/支、2g/支。

用法:每日 2 ~ 4g,分 1 ~ 2 次肌注、静注或静滴。

不良反应及注意点:

(1) 以恶心、呕吐、腹痛、腹泻等胃肠道反应常见。

(2) 皮疹、红斑、瘙痒、头晕和头痛次之。

(3) 局部有疼痛和静脉炎等反应。

(4) 偶见 ALT、AST、ALP 及胆红素升高。

(5) 对青霉素或其他 β-内酰胺类抗生素过敏的患者存在交叉过敏的可能。

(6) 肾功能减退者宜调整给药剂量,与氨基糖苷类抗生素同时使用时,必须监测肾功能。

15. 头孢他啶

粉剂:1g/瓶。

用法:静脉注射或滴注 1g,每 8 ~ 12 小时 1 次。肾功能不全者应根据肌酐清除率调整剂量。Ccr 31 ~ 50ml/min:1g,每 12 小时 1 次;Ccr 16 ~ 30ml/min:1g,每 24 小时 1 次;Ccr 6 ~ 15ml/min:0.5g,每 24 小时 1 次;Ccr<5ml/min:0.5g,每 48 小时 1 次。老年人用量为正常量的 1/2 ~ 2/3,血液透析者建议用 1g 负荷量,透析后应追加 1g。

不良反应及注意点:

(1) 过敏反应:以皮疹、荨麻疹、红斑、药物热、支气管痉挛和血清病等过敏反应多见,过敏性休克少见。

（2）胃肠道：可出现恶心、呕吐、食欲减退、腹痛、腹泻、胀气、味觉障碍等症状，偶见假膜性肠炎。

（3）中枢神经系统：可出现头痛、眩晕、感觉异常等症状，少见癫痫发作。

（4）长期用药可引起菌群失调，引起二重感染。偶见念珠菌病。

（5）静脉给药时，如剂量过大或速度过快可产生血管灼热感、血管疼痛，甚至血栓性静脉炎。

（6）对头孢菌素类抗生素过敏者、有青霉素过敏性休克史者禁用。

（7）对青霉素类药物过敏者、孕妇、哺乳期妇女、严重肝肾功能不全者、胃肠道疾病，特别是溃疡性结肠炎、局限性肠炎或假膜性肠炎患者、高度过敏性体质者慎用。

（8）本药可影响乙醇代谢，使血中乙醛浓度上升，出现双硫仑样反应，表现为面部潮红、头痛、眩晕、腹痛、胃痛、恶心、呕吐、气促、心率加快、血压降低、嗜睡、幻觉。因此用药期间及停药后一周内应避免饮酒。

16. 头孢哌酮

粉剂：1g/瓶。

用法：静脉滴注 1～2g，每 12 小时 1 次。如肝功能正常，一般肾功能不全者不需调整剂量。对有肝脏疾病和（或）胆道梗阻者，每日总剂量不宜超过 4g；但同时有肝肾功能不全者，每日剂量不宜超过 1～2g。血液透析患者透析后按常规剂量给药。

不良反应及注意点：

（1）过敏反应：以皮疹、瘙痒、荨麻疹、斑丘疹、红斑、药物热较为多见，过敏性休克罕见。

（2）胃肠道：多见恶心、呕吐、食欲减退、腹痛、腹泻、便秘等症状，偶见假膜性肠炎。

（3）肝脏：少数患者用药后可出现碱性磷酸酶、血清丙氨酸氨基转移酶、血清天门冬氨酸氨基转移酶暂时性升高。

（4）肾脏：少数患者用药后可出现血尿素氮及肌酐暂时性升高。

（5）血液系统：长期用药可能会导致可逆性中性粒细胞减少、短暂性嗜酸性粒细胞增多。长期大量用药，可出现凝血功能障碍（血小板减少、凝血酶原时间延长、凝血酶原活性降低等），偶有致出血的报道。

（6）长期用药可引起菌群失调，引起二重感染。

（7）静脉给药时，可能引起注射部位硬结、疼痛；如浓度过大或速度过快可产生血管灼热感、血管疼痛，甚至血栓性静脉炎。

（8）长期用药可能引起维生素K、维生素B族缺乏等。

（9）对头孢菌素类抗生素过敏者、有青霉素过敏性休克史者禁用。

（10）对青霉素类药物过敏者、孕妇、哺乳期妇女、严重肝肾功能不全者、胆道梗阻者、胃肠道疾病,特别是溃疡性结肠炎出血患者、高度过敏性体质者慎用。

（11）本药可影响乙醇代谢,出现双硫仑样反应,因此用药期间及停药后一周内应避免饮酒。

（12）本药含四氮唑硫甲基侧链,若长时间、大剂量用药时应适当加服维生素 K、维生素 B 族等,以防凝血功能障碍。

（13）与呋塞米等强利尿剂、氨基糖苷类同用可增加肾毒性。

（14）与抗凝药或溶栓药同用可干扰维生素 K 代谢,导致低凝血酶原血症;与非甾体抗炎止痛药以及其他水杨酸制剂、血小板聚集抑制剂同用可发生血小板功能的累加抑制作用,增加出血的危险性。

17. 头孢地尼

胶囊剂:50mg/粒;100mg/粒;300mg/粒。

用法:300mg,每 12 小时 1 次。Ccr < 30ml/min:每日用药量应减为 300mg。进行慢性血液透析患者,推荐用药量为每次 300mg,隔日 1 次。每次血液透析中应服用 300mg,结束后仍维持300mg。

不良反应及注意点:

（1）用药后较常见的不良反应有:恶心、呕吐、腹泻、皮疹、荨麻疹、头痛等。

（2）用药后较少见的不良反应有:腹痛、腹胀、食欲减退、阴道念珠菌病。

（3）实验室检查偶见中性粒细胞减少、嗜酸性粒细胞增多;血清丙氨酸氨基转移酶、天门冬氨酸氨基转移酶、碱性磷酸酶、血尿素氮增高等。

（4）对本药及头孢菌素类抗生素过敏者禁用。

（5）对青霉素类药物过敏者、严重肾功能不全者、溃疡性结肠炎或假膜性肠炎患者、高度过敏性体质者、出血性疾病者、口服吸收差的患者慎用。

18. 头孢克肟

片剂:0.2g/片,0.4g/片。

用法:0.2g,每日2次。肾功能不全者应根据肌酐清除率调整剂量。

不良反应及注意点:

（1）最常见的不良反应为消化不良、腹泻、腹痛、恶心、腹胀等。

（2）少见皮疹、荨麻疹、药物热、瘙痒等过敏反应,偶见过敏性休克。

（3）用药后可出现粒细胞减少、嗜酸性粒细胞增多,偶见血小板减少及溶血性贫血。

（4）偶见肝功能损害,偶见一过性肾功能改变,偶有头痛、眩晕等中枢神经系统症状。

（5）长期用药可致菌群失调,发生二重感染。

（6）与呋塞米等强利尿剂、氨基糖苷类同用可增加肾毒性。

（7）对本药及头孢菌素类抗生素过敏者禁用。

（8）对青霉素类药物过敏者、孕妇、哺乳期妇女、肾功能不全者、假膜性肠炎患者、高度过敏性体质者慎用。

19. 头孢特仑匹酯

片剂：50mg/片，100mg/片。

用法：100～200mg，每日 3 次。

不良反应及注意点：

（1）胃肠道反应：较多见恶心、呕吐、食欲减退、腹泻等，偶见假膜性肠炎。

（2）过敏反应：较多见皮疹、瘙痒、药物热等，极少见过敏性休克。

（3）其他：长期用药后可导致耐药菌大量繁殖，引起菌群失调，还可能引起维生素 K 和维生素 B 缺乏。

（4）与呋塞米等强利尿剂、氨基糖苷类同用可增加肾毒性。

（5）对本药及头孢菌素类抗生素过敏者禁用。

（6）孕妇、哺乳期妇女、肝肾功能不全者、高度过敏性体质者慎用。

20. 头孢托仑酯

片剂：100mg/片，200mg/片。

用法：200mg，每日 2 次。

不良反应及注意点：

（1）过敏反应：皮疹、瘙痒、荨麻疹、发热等较多见。

（2）胃肠道反应：较多见恶心、呕吐、食欲减退、腹泻等,罕见假膜性肠炎。

（3）血液系统:用药后可出现粒细胞减少、嗜酸性粒细胞增多,大剂量用药可出现低凝血酶原血症。

（4）偶见肝功能损害,偶见肾功能改变。

（5）长期用药可降低血清中卡尼汀浓度。

（6）对本药及头孢菌素类抗生素过敏者;先天性卡尼汀缺陷患者或存在可能导致卡尼汀缺陷的代谢障碍者;对酪蛋白过敏者禁用。

（7）对青霉素类药物过敏者、孕妇、哺乳期妇女、肾功能不全者、假膜性肠炎患者、高度过敏性体质者慎用。

（8）宜餐时或餐后服用,以利吸收。不宜与抗酸药同服,不宜长期服用。

21. 头孢匹胺

粉针剂:每支含头孢匹胺钠 1.0g,苯甲酸钠（安定剂）75mg。

用法:每日 1~2g,分 2~3 次静注或静滴;严重感染时,可增至每日 4~6g。

不良反应及注意点:

（1）不良反应主要为皮疹、荨麻疹、瘙痒、发热等过敏反应。偶见转氨酶升高,二重感染及维生素 K 和维生素 B 族缺乏症状。

（2）静注时不得将其先溶于注射用水中（因不等渗）。

（3）对头孢菌素和青霉素有过敏史者慎用。

（4）进食不良或全身情况不佳的患者慎用

（可出现维生素 K 缺乏症状）。

（5）用药期间和用药一周以内不宜饮酒，否则可出现颜面潮红、恶心、心动过速、多汗、头痛等症状。

22. 头孢咪唑

针剂:0.5g/支,1.0g/支。

用法:成人每日 1～2g,重症每日 4g,分 2～3次静注或静滴。

不良反应及注意点:

（1）不良反应可见嗜酸性粒细胞增高、粒细胞减少、血小板减少、红细胞减少等,以及肝肾功能损害、胃肠道反应,偶见头疼。

（2）对青霉素或头孢烯类有过敏史者慎用。

23. 头孢米诺

粉针剂:0.5g/支,1g/支。

用法:每日 1～2g,重症每日 4g,分 2～4 次静注或静滴。

不良反应及注意点:

（1）偶有皮疹、瘙痒、发热、恶心、呕吐、食欲缺乏、腹泻、血象及肝肾功能异常。

（2）休克、假膜性肠炎、维生素 B 族与维生素 K 族缺乏症罕见。

（3）对头孢菌素类过敏者与全身情况较差者慎用。

（4）避免与强利尿剂合用。

24. 头孢吡肟

粉剂:1g/瓶。

用法:静脉滴注 1~2g,每 12 小时 1 次。肾功能不全者应根据肌酐清除率调整剂量。Ccr > 50ml/min,无须调整剂量;Ccr 11~30ml/min:推荐剂量为 2g/d;Ccr ≤ 10ml/min:推荐剂量为 1g/d。每次血透后应再次用药,剂量与透析前相同。

不良反应及注意点:

(1) 过敏反应:皮疹、瘙痒、发热。

(2) 消化系统:恶心、呕吐、口腔念珠菌病。

(3) 局部反应:静脉滴注后脉管炎或血栓性脉管炎,注射部位的疼痛和炎症。

(4) 神经系统:感觉异常和头痛。

(5) 罕见的不良反应:过敏性反应,支气管痉挛,低血压,血管扩张,胃痛,阴道炎,大肠炎,假膜性肠炎,机会性感染,口腔溃疡,水肿,关节痛,眩晕,意识模糊,耳鸣,惊厥。

(6) 实验室检查异常:为轻度和一过性,包括嗜酸性粒细胞增多,转氨酶增高,氮质血症,肌酐升高,凝血酶原时间及部分凝血活酶时间延长,磷酸酶水平降低。粒细胞减少者罕见。

(7) 禁用于对 L-精氨酸及头孢菌素类药物过敏者。

(8) 孕妇、哺乳期妇女、肾功能不全者、胃肠道疾病,特别是溃疡性结肠炎、局限性肠炎或假膜性肠炎患者慎用。

25. 氨苄西林/舒巴坦

粉剂:750mg/瓶(其中含氨苄西林 500mg,舒巴坦 250mg)。

用法:静脉滴注 1.5～3g,每 6～12 小时 1 次,每日最大剂量不超过 12g(其中舒巴坦不超过 4g)。严重肾功能受损者(Ccr≤30ml/min),应减少给药次数。

不良反应及注意点:

(1) 免疫系统:过敏反应和过敏性休克。

(2) 神经系统:罕有报道发生惊厥。

(3) 胃肠道:恶心、呕吐、腹泻、小肠结肠炎和假膜性肠炎。

(4) 血液和淋巴系统:可出现贫血、溶血性贫血、血小板减少、嗜酸性粒细胞增多和白细胞减少。

(5) 实验室检查异常:一过性 ALT 和 AST 升高。

(6) 肝胆系统:胆红素血症,肝功能异常和黄疸。

(7) 皮肤和皮下组织:皮疹、瘙痒和其他皮肤反应,罕有报道发生 Stevens-Johnson 综合征、表皮坏死和多形性红斑。

(8) 肾脏和泌尿道:罕有报道发生间质性肾炎。

(9) 与氨基糖苷类抗生素混合后可使相互的作用灭活,如需合用时应分别在患者的不同部位注射,并至少间隔 1 小时。

(10) 禁用于对任何青霉素类抗生素有过敏反应史的患者。

26. 阿莫西林/克拉维酸

片剂:375mg/片(阿莫西林250mg,克拉维酸125mg);625mg/片(阿莫西林500mg,克拉维酸125mg)。

用法:375~625mg,3次/天。

粉剂:1.2g/瓶(阿莫西林1g,克拉维酸0.2g)。

用法:静脉注射或滴注1.2g,每日3~4次。肾功能不全者应根据肌酐清除率调整剂量。Ccr>30ml/min,不需减量;Ccr 10~30ml/min:每12小时250~500mg(按阿莫西林计算);Ccr<10ml/min:每24小时250~500mg(按阿莫西林计算)。血液透析患者,根据病情轻重,每24小时250~500mg(按阿莫西林计算),在透析过程中及结束时各加用一次剂量。

不良反应及注意点:

(1) 腹泻、恶心、呕吐、消化不良等胃肠道症状较多见。其发生率高于单独使用阿莫西林。

(2) 皮疹、荨麻疹等过敏反应症状也较多见,偶见药物热、哮喘、过敏性休克。本药皮疹发生率低于单独使用阿莫西林。

(3) 偶见血清氨基转移酶升高、嗜酸性粒细胞增多、白细胞减少。偶可引起肝炎和阻塞性黄疸。

(4) 长期用药后可出现由念珠菌或耐药菌引起的二重感染。

(5) 静脉给药,可引起注射部位出现静脉炎。

（6）对本药或其他青霉素类抗生素过敏者、传染性单核细胞增多症患者禁用。

（7）孕妇、哺乳期妇女、严重肝肾功能不全者、有哮喘、湿疹、花粉症、荨麻疹等过敏性疾病史者、假膜性肠炎患者慎用。

（8）本药口服时宜饭后服用，以减少胃肠道反应。

（9）给药前必须做皮试。

27. 哌拉西林/他唑巴坦

粉剂:4.5g/瓶(特治星,哌拉西林钠 4g、他唑巴坦钠 0.5g);1.125g/瓶(邦达,哌拉西林钠 1g、他唑巴坦钠 0.125g)。

用法:4.5g/次,每 6～8 小时 1 次;或 3.375g/次,每 6～8 小时 1 次。缓慢静脉注射(至少 3～5 分钟)或缓慢静脉滴注(20～30 分钟以上)。肾功能不全者应根据肌酐清除率调整剂量。Ccr＞40ml/min,无须调整剂量;Ccr 20～40ml/min:推荐剂量为 4.5g/次,每 8 小时 1 次;Ccr＜20ml/min:推荐剂量为 4.5g/次,每 12 小时 1 次;对于血液透析的患者,最大剂量是 9g/d,每次血透后追加 2.25g。肝功能受损的患者无须调整剂量。

不良反应及注意点:

（1）皮肤反应:皮疹、瘙痒、出汗、大疱性皮炎、多形性红斑、毒性表皮坏死溶解、Stevens-Johnson 综合征等。

（2）胃肠道:恶心、呕吐、腹泻、腹痛等。

（3）过敏反应,包括休克。

（4）中枢神经系统：震颤、惊厥、眩晕。

（5）精神病表现：精神错乱、幻觉、抑郁。

（6）实验室检查异常：血红蛋白和血细胞比容减少，血小板异常，嗜酸性粒细胞增多，白细胞减少，转氨酶增高，氮质血症，肌酐升高，凝血酶原时间及部分凝血活酶时间延长，电解质异常改变（血钠、钾和钙的升高和降低），高血糖等。其中白细胞减少症的发生与用药时间延长有关。

（7）对任一 β-内酰胺类药物，包括青霉素类和（或）头孢菌素类，或 β-内酰胺酶抑制剂有过敏史的患者禁用。

（8）孕妇、哺乳期妇女、严重肝肾功能不全者、有出血史者、溃疡性结肠炎、局限性肠炎或假膜性肠炎患者、高度过敏性体质者慎用。

（9）给药前必须做皮试，有青霉素过敏史者一般不宜进行皮试，应改用其他药物。

（10）静脉滴注时间不能少于 30 分钟，以免引起血栓性静脉炎。

28. 头孢哌酮/舒巴坦

粉剂：1g/瓶；1.5g/瓶。

用法：1.5~3g/次，每 12 小时 1 次；或 1~2g/次，每 12 小时 1 次。缓慢静脉注射（至少 3 分钟）或缓慢静脉滴注（15~60 分钟）。肾功能不全者应根据肌酐清除率调整剂量。Ccr 15~30ml/min：每日舒巴坦的最高剂量是 2g，分等量，每 12 小时 1 次；Ccr<15ml/min：每日舒巴坦的最高剂量是 1g，分等量，每 12 小时 1 次；血透后，应给予 1

剂剂量。对严重胆道梗阻、严重肝脏疾病或同时合并肝功能障碍和肾功能障碍的患者,应监测头孢哌酮的血药浓度,根据需要调整用药剂量。头孢哌酮的每日剂量不应超过 2g。

不良反应及注意点:

(1) 胃肠道反应:最常见。腹泻/稀便最多见,其次是恶心、呕吐。还可出现假膜性肠炎。

(2) 皮肤反应:表现为斑丘疹和荨麻疹、瘙痒、Stevens-Johnson 综合征等。

(3) 血液系统:与其他 β-内酰胺类药物一样,长期使用可发生可逆性中性粒细胞减少症。还可出现血红蛋白和血细胞比容减少,嗜酸性粒细胞增多和血小板及淋巴细胞减少症。

(4) 实验室检查异常:一过性 ALT 和 AST升高。

(5) 其他反应还包括发热、头痛、低血压、注射部位疼痛和寒战。

(6) 对青霉素类、舒巴坦、头孢哌酮及其他头孢菌素类抗生素过敏的患者禁用。

(7) 少数患者用药后出现维生素 K 缺乏,应监测上述这些患者以及接受抗凝血酶药治疗患者的凝血酶原时间,需要时应另外补充维生素 K。

(8) 使用该药时,应避免同时饮用含有酒精的饮料,否则可出现面部潮红、出汗、头痛及心动过速等。

(9) 对青霉素类药物过敏者、孕妇、哺乳期妇女、严重肝脏疾病者、严重胆道梗阻者、肾功能障碍同时存在肝功能不全者、维生素 K 缺乏、营养不良、吸收障碍者、年老体弱者慎用。

29. 替卡西林/克拉维酸

粉剂：1.6g/瓶（含替卡西林钠 1.5g/克拉维酸钾 0.1g）；3.2g/瓶。

用法：静脉滴注 1.6～3.2g，每 6～8 小时 1 次。肾功能不全者应根据肌酐清除率调整剂量。Ccr>30ml/min：每 8 小时 3.2g；Ccr 10～30ml/min：每 8 小时 1.6g；Ccr<10ml/min：每 16 小时 1.6g。

不良反应及注意点：

（1）过敏反应：表现为皮疹、大疱疹、荨麻疹、药物热等。偶见过敏性休克。

（2）胃肠道反应：表现为恶心、呕吐和腹泻，罕见假膜性肠炎。

（3）肝脏：少数患者用药后可出现肝功能异常，也可出现肝炎和胆汁淤积性黄疸。

（4）血液系统：肾功能损害者大剂量用药时，可出现白细胞减少、血小板减少、出血等。

（5）中枢神经系统：高浓度用药时偶可出现惊厥、抽搐、癫痫发作、短暂的精神失常等神经毒性症状。肾功能不全者尤易发生。

（6）局部反应：肌内注射或静脉给药时，可出现局部疼痛、红肿、硬结，严重者可致血栓性静脉炎。

（7）对本药任一成分过敏者，对其他 β-内酰胺类抗生素、β-内酰胺酶抑制剂过敏者禁用。

（8）孕妇、严重肝肾功能不全者、凝血功能异常者、高度过敏性体质者慎用。

（9）给药前必须做皮试，有青霉素过敏史者一般不宜进行皮试，而应改用其他药物。

30. 亚胺培南-西司他汀钠

粉剂：0.5g/瓶。

用法：每日 1~2g，分 3~4 次静脉滴注。当每次静脉滴注的剂量≤500mg 时，静脉滴注时间应≥20~30 分钟；如剂量>500mg，静脉滴注时间应≥40~60 分钟。肾功能不全者应根据肌酐清除率调整剂量。Ccr>70ml/min，可用正常剂量；Ccr 30~70ml/min，每 6~8 小时 0.5g；Ccr 20~30ml/min，每 8~12 小时 0.25~0.5g；Ccr<20ml/min，每 12 小时 0.25g。

不良反应及注意点：

（1）可以诱发惊厥，在肾衰竭和有基础中枢神经系统疾病的患者危险性更高。

（2）与其他 β-内酰胺类相比，恶心较为常见。

（3）亚胺培南是肠杆菌和铜绿假单胞菌所分泌的 β-内酰胺酶的强有力的诱导剂。其过度使用可以造成耐 β-内酰胺类抗生素的病原体增加，如嗜麦芽窄食单胞菌、奇异变形杆菌、铜绿假单胞菌、不动杆菌和 MRSA。

（4）不能与乳酸钠的输液配伍。

（5）对本药任何成分过敏者、对青霉素或头孢菌素类药有过敏性休克史者禁用。

12

（6）孕妇、哺乳期妇女、严重肝肾功能不全者、中枢神经系统疾病患者、过敏体质者、年老体弱者慎用。

（7）与环孢素同用可增加神经毒性作用；与茶碱同用可发生茶碱中毒（恶心、呕吐、心悸、癫痫发作），与更昔洛韦合用可引起癫痫发作。

（8）静脉给药时速度不宜过快。

31. 美罗培南

粉剂：0.5g/瓶。

用法：静脉滴注0.5～1g/次，每8小时1次。肾功能不全者应根据肌酐清除率调整剂量。Ccr 26～50ml/min，每12小时1g；Ccr 10～25ml/min，每12小时0.5g；Ccr<10ml/min，每24小时0.5g。透析患者在血液透析时建议增加剂量。

不良反应及注意点：

（1）常见不良反应为胃肠道反应和皮疹，中枢神经系统不良反应发生率低。

（2）对本药成分及其他碳青霉烯类抗生素有过敏史的患者、使用丙戊酸钠的患者禁用。

（3）对β-内酰胺类抗生素过敏者、严重肝肾功能不全者、支气管哮喘、皮疹、荨麻疹等过敏体质者、癫痫、潜在神经疾病患者、孕妇、哺乳期妇女慎用。

32. 帕尼培南-倍他米隆

粉剂：0.5g/瓶。

用法：0.5～1g，每12小时1次静脉滴注。滴注时间为30分钟以上，若单次剂量为1g，滴注时间应为 60 分钟以上。

不良反应及注意点:

(1) 本药可能会导致休克反应:不适感,口腔内感觉异常,喘鸣,眩晕,便意,耳鸣,发汗等。一旦发现异常应立即停药并作适当处理。

(2) 其他严重的不良反应包括皮肤黏膜眼综合征、中毒性表皮坏死症、急性肾衰竭、假膜性肠炎、粒细胞缺乏症、全血细胞减少症、溶血性贫血、间质性肺炎、PIE 综合征、血栓性静脉炎、痉挛和意识障碍。

(3) 其他不良反应有过敏症(皮疹、瘙痒、发热、荨麻疹);血液异常(贫血、嗜酸性粒细胞增多、嗜碱性粒细胞增多、白细胞减少症、粒细胞减少、血小板增多或减少);肝功能受损;肾功能受损;消化系统症状(腹泻、恶心、呕吐、食欲缺乏、菌群失调如口腔炎、念珠菌病);维生素 K 缺乏症(低凝血酶原血症,出血倾向);维生素 B 缺乏症(舌炎,口腔炎,食欲缺乏,神经炎等)。

(4) 本药禁止与丙戊酸钠合用。

(5) 既往对碳青烯类、青霉素类以及头孢菌素类抗生素有过敏史者慎用;家族中有支气管哮喘、皮疹、荨麻疹等过敏体质者慎用;严重肾功能损害者慎用。

33. 厄他培南

粉剂:1g/瓶。

用法:1g,每日 1 次,可采用肌内注射给药(最长使用 7 天)或静脉输注给药(最长使用 14 天)。

肾功能不全者应根据肌酐清除率调整剂量。Ccr>
30ml/min,无须调整剂量;Ccr≤30ml/min:推荐剂
量为 0.5g/次,每日 1 次;对接受血液透析的患者,
若在血透前 6 小时内按推荐剂量 500mg/d 给予本
药时,建议血透结束后补充输注 150mg;如果给予
本药至少 6 小时后才开始接受血透,则无须调整
剂量。

不良反应及注意点:

(1) 皮肤和皮下组织:红斑,瘙痒等。

(2) 胃肠道反应:常见腹泻,此外还有恶心、
呕吐、腹痛、口腔念珠菌病、便秘、反酸、口干、消化
不良和食欲缺乏等。

(3) 心血管系统:血栓性静脉炎,药物外渗,
低血压。

(4) 呼吸系统:呼吸困难。

(5) 神经系统:头痛,头晕,嗜睡,失眠,癫痫
发作,精神错乱,幻觉。

(6) 过敏反应。

(7) 其他:味觉倒错、无力、疲劳、水肿、发
热、疼痛、ALT、AST、碱性磷酸酶增高及血小板计
数降低等。

(8) 由于使用盐酸利多卡因作为稀释剂,所
以对酰胺类局麻药过敏的患者,伴有严重休克或
心脏传导阻滞的患者禁止肌内注射本品。

(9) 不得将本品与其他药物混合或与其他
药物一同输注。不得使用含有葡萄糖的稀释液。

(10) 既往对碳青霉烯类、青霉素类以及头

孢菌素类抗生素有过敏史者慎用。

34. 氨曲南

粉针剂:500mg/瓶,1g/瓶,2g/瓶。

用法:成人每次 1g,重症每次 2g,每 8 ~ 12 小时 1 次。

不良反应及注意点:

(1) 不良反应可见恶心、呕吐、腹泻等胃肠道反应,以及皮肤过敏反应。

(2) 少数患者可有血清转氨酶升高、嗜酸性粒细胞和血小板增多或中性粒细胞减少。

(3) 肌注可产生局部不适感,静脉给药偶见静脉炎。

(4) 过敏体质及对其他 β-内酰胺类抗生素过敏者慎用。

(5) 少数患者可引起肠球菌重复感染。

(6) 本品抗菌谱窄,与其他抗菌药物合用可扩大抗菌谱。

35. 拉氧头孢

粉针剂:0.5g/瓶,1g/瓶,2g/瓶。

用法:每日 1 ~ 2g,分 2 次,严重时每日 4g 或更多。肾功能减退严重者每 24 小时给药 1 次。

不良反应及注意点:

(1) 不良反应以皮疹最多见,过敏性休克亦有报道。

(2) 静脉注射可有发热感、胸闷、胸部不适甚至胸痛。

(3) 少见转氨酶升高。

12

（4）应用本品时因影响凝血机制而导致出血是常见和严重的不良反应,应用 4g/d 以上者更多见。为预防出血的发生,应同时给予维生素 K,凡用药超过 4g/d,疗程长于 3 天应注意出血反应的发生,并做出血时间及凝血酶原时间检查;若因此而出血者应立即停药并给予支持治疗(如输血、给予血小板浓缩液等)。

（5）本品与抗凝药物如肝素、香豆素等以及影响血小板聚集药物如阿司匹林、二氟尼柳等合用可增加出血倾向。

（6）用药期间同时饮酒可出现双硫仑样反应。

（7）避免与呋塞米等强效利尿剂同时应用,以免增加肾毒性。

（8）不可与甘露醇注射液配伍。

36. 红霉素

肠溶胶囊剂:0.125g/粒。

用法:0.25～0.5g,每日 3～4 次。严重肾功能损害者应适当减量。

针剂:0.25g/瓶。

用法:静脉滴注 0.5～1g,每 6～8 小时 1 次。

不良反应及注意点:

（1）主要为胃肠道不良反应:恶心、上腹部不适、腹泻和呕吐。

（2）静脉注射时易引起静脉炎。

（3）肝毒性较少见:胆汁淤积性肝炎。

（4）偶可出现药物热、皮疹、嗜酸性粒细胞增多等过敏反应,少数患者用药后偶有心律不齐、口腔或阴道念珠菌感染。

（5）大剂量给药或肝肾疾病患者、老年患者用药后可能引起耳毒性,主要表现为听力减退,停药后多可恢复正常。

（6）对本药及其他大环内酯类药物过敏者禁用。

（7）肝功能不全者、孕妇、哺乳期妇女慎用。

（8）红霉素宜空腹服用。不宜与酸性药物合用或加入酸性输液中使用。

37. 阿奇霉素

片剂:0.25g/粒。

用法:第 1 天 0.5g,以后 0.25g/d 连用 4 天。

粉剂:0.5g/瓶,0.25g/瓶。

用法:静脉滴注 0.5g/d,至少 2 天,以后可根据临床疗效决定是否改为口服,口服给药剂量仍为 0.5g/d。静脉滴注时间不能少于 60 分钟。

不良反应及注意点:

（1）最常见不良反应为胃肠道反应(腹痛、恶心、呕吐、腹泻)和皮疹。

（2）实验室检查异常:血清转氨酶和(或)碱性磷酸酶升高。

（3）静脉注射部位疼痛和局部炎症反应。

（4）肝功能不全、严重肾功能不全、孕妇、哺乳期妇女、肺囊性纤维化患者、年老体弱的患者应慎用。

（5）可出现室性心律失常,包括室性心动

过速以及 QT 间期延长的尖端扭转型室性心动过速。

（6）已知对阿奇霉素、红霉素或其他大环内酯类药物过敏的患者禁用。

（7）阿奇霉素与茶碱类、地高辛等药物合用时，应密切监测此类药物的血药浓度。

（8）阿奇霉素不可与含铝或含镁的制酸剂同时服用。

（9）注射用阿奇霉素不能静脉推注或肌内注射。

（10）与华法林等抗凝药合用可延长凝血时间，与麦角胺或二氢麦角胺合用可引起急性麦角中毒（严重的末梢血管痉挛和感觉迟钝）。

38. 克拉霉素

片剂:250mg/片。

用法:250～500mg,2 次/天。

不良反应及注意点:

（1）成人最常见的不良反应是胃肠道不适，如恶心、消化不良、腹痛、呕吐和腹泻。

（2）可引起肝功能异常，如肝酶升高，黄疸或无黄疸的肝细胞和（或）胆汁淤积性（药物性）肝炎，极少数有肝坏死。罕见胰腺炎和惊厥。

（3）极少病例引起血清肌酐浓度升高;亦有发生过敏反应的报道，轻者为荨麻疹，重者为过敏和 Stevens-Johnson 综合征或毒性表皮坏死。

（4）短暂中枢神经系统的不良反应:头昏、眩晕、焦虑、失眠、噩梦、耳鸣、意识模糊、定向力障

12

碍、幻觉和精神病。

（5）可逆转的失聪、味觉改变和味觉失调。

（6）有大环内酯类抗生素过敏史者、心脏病（如心律失常、心动过缓、QT 间期延长、缺血性心脏病、充血性心力衰竭）患者、水电解质紊乱者、正接受特非那定治疗者、孕妇、哺乳期妇女禁用。

（7）肝功能损害的患者和严重肾功能不全者应慎用。

（8）禁止与西沙比利、匹莫齐特和特非那定合用。

39. 泰利霉素

片剂：300mg/片。

用法：800mg，每日 1 次。

不良反应及注意点：不良反应较少，主要为腹泻、恶心、头晕和呕吐。

40. 环丙沙星

片剂：0.1g/片；0.2g/片；0.25g/片；胶囊剂：0.2g/粒；0.25g/粒。

用法：每日 1~1.5g，分 2~3 次口服。

注射液：50ml；0.1g；100ml；0.2g；200ml；0.25g。

用法：静脉滴注 0.2g，每 12 小时 1 次，滴注时间不少于 30 分钟。肾功能不全者应根据肌酐清除率调整剂量。Ccr>30ml/min，可用正常剂量；Ccr 5~29ml/min，每次 0.2g，每 18~24 小时 1 次。血透后可追加一次剂量。

不良反应及注意点：

（1）消化系统：较为常见，表现为腹部不适或疼痛、腹泻、恶心、呕吐等，少数患者可有血清氨基转移酶升高。

（2）精神神经系统：可有头昏、头痛、嗜睡、失眠等，偶可引起癫痫发作、烦躁不安、意识混乱、幻觉、震颤。

（3）过敏反应：可有皮疹、皮肤瘙痒，偶可发生渗出性多形性红斑及血管神经性水肿，个别患者可有光敏反应。

（4）泌尿生殖系统：少数患者可有血尿素氮增高，偶可出现间质性肾炎，大剂量可致结晶尿。

（5）其他：可有静脉炎、关节疼痛、白细胞降低。

（6）对喹诺酮类药物过敏者、孕妇及哺乳期妇女、18 岁以下患者禁用。

（7）肝肾功能减退者、老年人、有中枢神经系统疾病者及有抽搐或癫痫病史者慎用。

（8）口服宜餐后服用；尿 pH 在 7 以上时易出现结晶尿，除应避免同用碱化剂外，每日饮水量须充足。

（9）可增强华法林的抗凝作用，同用时宜严密监测凝血酶原时间；可使环孢素血药浓度增高，同用时宜严密监测环孢素血药浓度；可使茶碱类药肝脏清除明显减少，血药浓度升高，出现茶碱中毒症状（恶心、呕吐、震颤、不安、激动、抽搐、心悸），同用时应密切监测茶碱浓度。

（10）避免与含铝或镁离子的抗酸剂同用，

12

不能避免时应在服本药前 2 小时或后 6 小时服用。

41. 左氧氟沙星

片剂:0.1g/片,0.5g/片。

用法:0.5g,每日 1 次。

注射液:0.5g/瓶。

用法:静脉滴注 0.5g,每日 1 次。滴注时间至少 60 分钟。肾功能减退者应减量或慎用。Ccr>50ml/min,无须调整剂量;Ccr 20～50ml/min:首剂 0.5g,以后每 24 小时 0.25g;Ccr<20ml/min:首剂 0.5g,以后每 24 小时 0.125g。

不良反应及注意点:

(1) 胃肠道反应:恶心、呕吐、腹部不适、腹泻、食欲缺乏、腹痛、腹胀等。

(2) 神经系统:失眠、头晕、头痛。

(3) 皮疹、瘙痒、红斑及注射部位发红、发痒或静脉炎。

(4) 一过性肝功能异常:如血清氨基转移酶升高、血清总胆红素增加。

(5) 偶见血中尿素氮上升、倦怠、发热、心悸、味觉异常及注射后血管痛。

(6) 对喹诺酮类药物过敏者、孕妇及哺乳期妇女、18 岁以下患者禁用。

(7) 有中枢神经系统疾病及癫痫史患者慎用。

(8) 可引起少见的光毒性反应,在接受药物治疗时应避免过度阳光暴晒和人工紫外线。如出现光敏反应或皮肤损伤时应停止用药。

（9）不能与多价金属离子如镁、钙等溶液在同一输液管中使用。

（10）与茶碱类合用时,可能导致茶碱血药浓度增高,出现茶碱中毒症状,合用时应密切观察患者情况。与非甾体类抗炎药同时应用,有引发抽搐的可能。与口服降血糖药同时使用可能引起低血糖,因此用药过程中应注意监测血糖浓度,一旦发生低血糖应立即停用。

42.莫西沙星

片剂:400mg/片。

用法:400mg,每日 1 次。

注射液:400mg/瓶。

用法:静脉滴注 400mg,每日 1 次。肾功能受损的患者和慢性透析如血液透析和持续性不卧床腹膜透析的患者无须调整剂量。

不良反应及注意点:

（1）血液系统:白细胞减少、凝血酶原减少、嗜酸性粒细胞增多、贫血、血小板减少。

（2）心血管系统:心悸、高血压或低血压、心动过速、QT 间期延长、外周水肿。

（3）神经精神系统:可诱发癫痫,还可引起头痛、眩晕、失眠、神经质、嗜睡、焦虑、感觉异常、运动失调、语言障碍、多梦、惊厥、精神错乱、抑郁等。

（4）内分泌系统:可引起淀粉酶增加、高血糖、高血脂、高尿酸血症。

（5）泌尿生殖系统：可导致阴道念珠菌病、阴道炎，也可引起肾功能异常。

（6）消化系统：味觉异常、恶心、呕吐、消化不良、腹痛、腹泻、肝功能指标异常、口干、舌炎、口腔念珠菌病、食欲减退、腹胀、便秘、吞咽困难、黄疸等。

（7）呼吸系统：呼吸困难和哮喘。

（8）皮肤：皮疹、瘙痒、多汗、斑丘疹、紫癜、脓疱。

（9）骨骼肌肉系统：关节痛、肌肉痛、肌腱断裂。

（10）过敏反应：过敏性休克。

（11）已知对其他喹诺酮类药物高度过敏者禁用。

（12）对于已知或怀疑有可能导致癫痫发作或降低癫痫发作阈值的中枢神经系统疾病的患者，应慎用。

（13）严重肝功能受损的患者不推荐应用。

（14）因可使合并低钾血症的患者 QT 间期延长，故应避免用于 QT 间期延长的患者。患有低钾血症或接受Ⅰa类（如奎尼丁、普鲁卡因）或Ⅲ类（如胺碘酮、索托洛尔）抗心律失常药物治疗的患者应慎用。

（15）对喹诺酮类药物过敏者、孕妇及哺乳期妇女、18 岁以下患者禁用。

（16）慎与西沙比利、红霉素、抗精神病药物和三环类抗抑郁药合用。

12

43. 盐酸洛美沙星

注射剂:0.2g/瓶(100ml)。

用法:静脉滴注:一次 0.2g,一日 2 次,加入 5% 葡萄糖或 0.9% 生理盐水 250ml 中静滴,每瓶滴注时间 60 分钟左右。尿路感染每次 0.1g 每 12 小时 1 次,用法同上,疗程 7~14 天,或遵医嘱。

不良反应和注意点:

(1) 个别患者可出现中上腹部不适、食欲缺乏、恶心、口干、轻微头痛、头晕等症状,偶可出现皮疹、皮肤瘙痒等过敏反应和心悸、胸闷等,偶有丙氨酸氨基转移酶、天门冬氨酸氨基转移酶或尿素氮升高。

(2) 肾功能减退者或肝功能不全者慎用,若使用,应注意监测肝、肾功能。

(3) 孕妇、哺乳期妇女及 18 岁以下患者禁用。

44. 多西环素

片剂:0.05g/片;0.1g/片;胶囊剂:0.1g/片。

用法:首次 0.2g,以后每次 0.1g,每日 1~2 次,疗程 3~7 天。肾功能不全者无须调整剂量。

不良反应及注意点:

(1) 胃肠道反应:恶心、呕吐、腹部不适、腹泻、腹胀等,偶可出现食管炎和食管溃疡。

(2) 肝脏:大剂量用药可引起肝脏损害,通常表现为肝脂肪变性,偶见胰腺炎。

(3) 过敏反应。

(4) 血液系统:偶可引起溶血性贫血、血小板减少、中性粒细胞减少和嗜酸性粒细胞减少。

（5）中枢神经系统：偶可致良性颅内压增高，出现头痛、呕吐、视神经盘水肿，停药后可缓解。

（6）二重感染：长期用药可发生耐药菌过度繁殖，引起二重感染。

（7）其他：长期用药可使人体内正常菌群减少，导致维生素缺乏、真菌繁殖，出现口角炎、舌炎、舌苔变色等。

（8）对任何四环素类药物或本药中任一成分过敏者、8岁以下儿童禁用，原有肝病者慎用。

（9）骨骼：本药可沉积在牙和骨骼中，致牙齿产生不同程度的变色黄染、牙釉质发育不良及龋齿，并可致骨发育不良。

（10）与地高辛同用易导致地高辛中毒；与强利尿剂同用可增加肾毒性；与其他肝毒性药物（如抗肿瘤化疗药物）合用可加重肝损害；与抗凝血酶药合用时，能降低凝血酶原的活性。

45. 米诺环素

胶囊剂：50mg/粒，100mg/粒。

用法：首剂200mg，以后每隔12小时或24小时再口服100mg。

不良反应及注意点：

（1）胃肠道不良反应（恶心、呕吐和胃肠道不适）常见。

（2）光过敏现象。

（3）药物可沉积于牙齿和骨中，造成牙齿黄

12

染,并影响胎儿、新生儿和婴幼儿骨骼的正常发育。

(4) 对任何四环素类药物或本药中任一成分过敏者禁用。

(5) 肝肾功能不全、食管通过障碍者、老年人、口服吸收不良或不能进食者以及全身状态恶化患者慎用。

(6) 本药可致头晕、倦怠等,汽车驾驶员、从事危险性较大的机器操作及高空作业者应避免服用该药。

(7) 本药会干扰青霉素的杀菌活性,应避免与青霉素合用。

(8) 药物与强利尿剂(如呋塞米等)合用可加重肾损害。

(9) 药物与其他肝毒性药物(如抗肿瘤化疗药物)合用可加重肝损害。

46. 庆大霉素

注射液:1ml:20mg;1ml:40mg;1ml:80mg。

用法:肌内注射,每次 80mg,8 小时 1 次;静脉滴注剂量同肌内注射,30 ~ 60 分钟缓慢滴注。肾功能不全者应延长给药时间。

不良反应及注意点:

(1) 发生率较高的有听力减退、耳鸣或耳部饱满感、步履不稳、眩晕等耳毒性症状,以及血尿、蛋白尿、排尿次数明显减少、极度口渴等肾毒性症状。

(2) 发生率较低的有呼吸困难、嗜睡、极度软弱无力等神经肌肉阻滞症状。

（3）口服给药可引起恶心、呕吐、食欲减退等胃肠道症状。

（4）对本药或其他氨基糖苷类过敏者禁用。

（5）脱水患者、第8对颅神经损害患者、重症肌无力或帕金森病患者、肾功能损害患者、孕妇及哺乳期妇女、儿童及年老体弱者、接受肌肉松弛药治疗的患者应慎用。

（6）用药前后及用药时应监测听力、肾功能、药物血药浓度。

47. 妥布霉素

注射针：80mg/支。

用法：肌内注射，每次 1～1.7mg/kg，8 小时 1 次；静脉滴注剂量同肌内注射，疗程 7～14 天。

不良反应及注意点：

（1）耳毒性：主要影响耳蜗神经，首先使患者高频听力受损，以后听力减退逐渐发展至耳鸣或耳部饱满感、耳聋。

（2）肾毒性：主要损害近曲小管，可出现蛋白尿、管型尿，继而血尿、尿量减少或增多，继而发生氮质血症、肾功能减退、排钾增多。

（3）神经肌肉阻滞：本药具有类似箭毒阻滞乙酰胆碱和络合钙离子的作用，能引起心肌抑制、呼吸衰竭等，原有肌无力或已接受过肌肉松弛药治疗的患者更易发生。

（4）过敏反应：皮疹、荨麻疹、药物热。

（5）周围神经炎：少数患者可出现面部及四

12

肢麻木、针刺感或面部烧灼感。

（6）其他还有局部刺激，长期用药致耐药菌过度生长。

（7）禁忌证和慎用证同庆大霉素。

（8）与葡萄糖酐同用可增加肾毒性；与肌肉松弛药或具有此种作用的药物（如地西泮）同用可能使神经肌肉阻滞作用增强，导致肌肉软弱、呼吸抑制；与多黏菌素类药同用可增加肾毒性和神经肌肉阻滞作用；与卷曲霉素、顺铂、依他尼酸、呋塞米或万古霉素、去甲万古霉素同用可能增加耳毒性和肾毒性。

（9）用药时应补充充足的水分，以减少肾小管损害。

48. 阿米卡星

注射剂：0.1g/支。

用法：肌注或静脉缓慢滴注 15mg/（kg·d），每日 1 次。滴注时间不少于 1 小时。肾功能减退者应减少剂量。

不良反应及注意点：不良反应及注意点与妥布霉素相仿。

49. 奈替米星

注射剂：0.1g/支。

用法：肌注或静滴 4～6mg/（kg·d），每日 1 次。严重者可加至 7.5mg/（kg·d），每日 1 次。肾功能减退者应减少剂量。

不良反应及注意点：不良反应及注意点与妥布霉素相仿。

50. 依替米星

注射剂:50mg/支,100mg/支。

用法:成人用量:每日 2 次,每次 0. 1 ~ 0. 15g。
静脉滴注 1 小时,疗程 5 ~ 10 天,肾功能受损的患
者,应尽量不用。

不良反应及注意点:

(1) 本品的不良反应为耳、肾的不良反应,
发生率和严重程度与奈替米星相似。个别病例可
见尿素氮、丙氨酸氨基转移酶、门冬氨酸氨基转移
酶、碱性磷酸酶等肝肾功能指标轻度升高,但停药
后即恢复正常。

(2) 本品可能发生神经肌肉阻滞现象。因
此对接受麻醉剂、琥珀胆碱、筒箭毒碱或大量输入
枸橼酸抗凝剂的血液患者应特别注意,一旦出现
神经肌肉阻滞现象应停用本品,静脉内给予钙盐
进行治疗。

(3) 孕妇使用本品前必须充分权衡利弊。
哺乳期妇女在用药期间需暂时停止哺乳。

51. 万古霉素

粉剂:0.5g/瓶。

用法:静脉滴注每 6 小时 0.5g 或每 12 小时
1g。每次滴注时间至少为 60 分钟以上或应以不
高于 10mg/min 速度给药。

肾功能不全患者及老年人剂量必须调整。但
即使肾功能轻到中度不全的患者,其初次剂量亦
应不少于 15mg/kg 体重。Ccr 100ml/min:万古霉
素 1545mg/24h;Ccr 90ml/min:万古霉素 1390mg/

24h；Ccr 80ml/min：万古霉素 1235mg/24h；Ccr 70ml/min：万古霉素 1080mg/24h；Ccr 60ml/min：万古霉素 9255mg/24h；Ccr 50ml/min：万古霉素 770mg/24h；Ccr 40ml/min：万古霉素 620mg/24h；Ccr 30ml/min：万古霉素 465mg/24h；Ccr 20ml/min：万古霉素 310mg/24h；Ccr 10ml/min：万古霉素 155mg/24h。无尿患者，建议在 7～10 天内，仅给予1g 的剂量。

不良反应及注意点：

（1）快速静滴万古霉素时或之后，可能发生类过敏性反应，包括低血压、喘息、呼吸困难、荨麻疹或瘙痒。亦可能引起身体上部的潮红（红颈）或疼痛及胸部和背部的肌肉抽搐。其发生率高于去甲万古霉素和替考拉宁。

（2）肾毒性：较少见，主要损害肾小管。

（3）耳毒性：较少见。

（4）可引起静脉炎。

（5）对该药过敏者，严重肝肾功能不全者，孕妇及哺乳期妇女禁用。

（6）在治疗过程中应监测血药浓度，尤其是需延长疗程或有肾功能、听力减退和有耳聋病史者。血药浓度峰值不应超过 20～40μg/ml，谷浓度不应超过 10μg/ml，血药浓度高于 60μg/ml 为中毒浓度。

（7）本药与碱性溶液有配伍禁忌，遇重金属可发生沉淀。

（8）本药对组织有强烈刺激性，不宜肌注或静脉注射;为减少不良反应,每次静滴时间至少在1小时以上。

(9) 与阿司匹林或其他水杨酸盐合用或先后应用,可增加耳肾毒性;与环孢素合用或先后应用,可增加肾毒性;与依他尼酸、呋塞米等利尿药合用或先后应用,可增加耳肾毒性。

52. 去甲万古霉素

粉剂:0.4g/瓶。

用法:静脉滴注,每日 0.8～1.6g,分 2～3 次给药。肾功能减退者需减少维持剂量。可延长给药间期,每次剂量不变,或减少每次剂量,给药间期不变。

不良反应及注意点:基本同万古霉素。

53. 替考拉宁

粉针剂:200mg/支,400mg/支。

用法:静脉滴注或注射负荷量为每次 400mg,每 12 小时 1 次,共给药 3 次;维持量为每次400mg,每日 1 次。滴注时间不少于 30 分钟。肾功能受损患者,前 3 天按常规剂量给药,第 4 天开始根据血药浓度调整用量。Ccr 40～60ml/min,按常规剂量,隔日 1 次,或剂量减半,每日 1 次;Ccr<40ml/min,按起始剂量给药,每 3 天 1 次,或按常规剂量 1/3 给药,每日 1 次。

不良反应及注意点:

(1) 局部反应:红斑、局部疼痛、血栓性静脉炎。

(2) 变态反应:皮疹、瘙痒、发热、支气管痉

12

挛、过敏反应。

（3）胃肠道症状：恶心、呕吐、腹泻。

（4）血液系统：嗜酸性粒细胞增多、白细胞减少、中性粒细胞减少、血小板减少或增多。

（5）肝功能：血清氨基转移酶和碱性磷酸酶升高。

（6）肾功能：血清肌酐短暂升高。

（7）中枢神经系统：头晕、头痛。

（8）耳毒性：可出现轻度听力下降、耳鸣、前庭功能紊乱。

（9）对本药过敏者禁用；对万古霉素过敏者及肾功能受损者慎用。

（10）用药过程中应监测血常规，肝肾功能及血药浓度。

54. 甲硝唑

片剂：0.2g/片；注射液：0.5g/100ml。

用法：口服：每日 0.6～1.2g，分 3 次服用；静滴：首剂 15mg/kg，维持量 7.5mg/kg，每 8～12 小时 1 次。

不良反应及注意点：

（1）不良反应以消化道反应最常见，恶心、厌食、呕吐。

（2）最严重的副作用为惊厥发作和外周神经炎，一旦出现异常神经系统症状，须立即终止用药。

（3）少数有变态反应，如荨麻疹、红斑疹、面部潮红。

（4）严重肝病患者甲硝唑代谢缓慢,此类患者应用时应减量。

（5）有血液异常史患者须谨慎用药。

（6）服药期间和服药后 3 天避免酒精饮品。

55. 替硝唑

胶囊：0.25g/粒, 0.5g/粒；片剂：0.1g/片, 0.5g/片；针剂：0.2g/支（100ml）, 0.4g/支（200ml）。

用法：常规剂量：每次 400~800mg, 每日 2 次静滴；口服首次 2g, 以后每次 0.5~1g, 每日 2 次。

不良反应及注意点：

（1）不良反应少见而轻微,偶有恶心、呕吐、口腔金属味、食欲减退、腹泻、皮疹、头痛等。粒细胞减少和周围神经炎等不良反应少见。

（2）用药期间不应饮用含酒精的饮料,因可能干扰酒精的氧化过程,导致双硫仑样反应,患者出现腹部痉挛、恶心、呕吐、面部潮红等。

（3）有血液异常和中枢神经疾病的患者禁用。

56. 奥硝唑

注射液：250mg/瓶。

用法：静脉滴注,滴注时间为 60 分钟。术前术后预防用药：成人手术前 1~2 小时静滴 1g 奥硝唑,术后 12 小时静滴 500mg,术后 24 小时静滴 500mg。治疗厌氧菌引起的感染：成人起始剂量为 0.5~1g,然后每 12 小时静滴 0.5g,连用 3~6

天。如患者症状改善,建议改用口服制剂。治疗严重阿米巴病:成人起始剂量为 0.5~1g,然后每12 小时静滴 0.5g,连用 3~6 天。儿童剂量为每日 20~30mg/kg,每 12 小时静滴一次,滴注时间30 分钟。

不良反应及注意点:

(1) 不良反应较其他硝基咪唑类药物小。禁用于脑和脊髓发生病变的患者、癫痫及各种硬化症、造血功能低下、慢性酒精中毒患者。

(2) 肝损伤患者用药剂量不变,但用药间隔时间加倍。

(3) 妊娠早期和哺乳期妇女、儿童慎用。

57. 替加环素

注射粉剂:50mg/支。

用法:静脉滴注,首剂 100mg,然后每 12 小时50mg。每次滴注 30~60 分钟。治疗 CAP 的推荐疗程为 7~14 天。肾功能损伤或接受血液透析患者无须调整替加环素的剂量。轻至中度肝功能损伤(Child Pugh 分级 A 和 B 级)患者无须调整剂量。根据重度肝功能损伤患者(Child Pugh 分级 C 级)的药代动力学特征,替加环素的剂量应调整为100mg,然后每 12 小时 25mg 维持。

不良反应及注意点:

(1) 最常见不良反应为恶心、呕吐。

(2) 其他不常见的不良反应包括:食欲减退,黄疸,排便异常;血栓性静脉炎;肌酐水平升高,低钙血症,低血糖症;嗜睡;味觉倒错;部分凝血活酶时间(aPTT)延长,凝血酶原时间(PT)延长,嗜酸性粒细胞增多,国际标准化比值(INR)升高,血小板减少;瘙痒;阴道念珠菌病,阴道炎,白带过多等。

(3) 有研究发现替加环素治疗呼吸机相关性肺炎时死亡率增高。

(4) 已有与替加环素给药相关的急性胰腺炎包括致死性病例的报道。对怀疑出现胰腺炎的患者应考虑停止替加环素治疗。

(5) 在接受替加环素治疗的患者中有发生严重的肝功能障碍和肝衰竭的个案报道。

(6) 在牙齿发育期间(妊娠后半期、婴儿期以及 8 岁以下儿童期)使用本品可导致牙齿永久性变色(黄色-灰色-棕色)。妊娠妇女应用本品时可导致胎儿受到伤害。

(7) 四环素类抗生素过敏的患者应慎用替加环素。

58. 夫西地酸

片剂:0.25g/片;注射用粉针剂:每瓶相当于钠盐 500mg(夫西地酸二乙醇胺盐)。

用法:口服:每日 1.5g,分 3 次服用,重症感染加倍;本品的二乙醇衍生物供静滴:每日 1.5g,每 8 小时 1 次,每次滴注不少于 2~4 小时。肾功能不全者应用本品无须减量。

不良反应及注意点:

（1）毒性低微,口服可出现轻微消化道不适或腹泻。

（2）静脉给药可发生静脉痉挛或栓塞。

（3）偶有轻微皮疹。

（4）肝功能不全时,药物在体内可有积聚。

59. 利奈唑胺

注 射 液:0.2g/100ml, 0.6g/300ml；片 剂:0.6g/片。

用法:医院获得性肺炎:600mg 静注或口服,每 12 小时一次,疗程 10～14 天；万古霉素耐药的屎肠球菌感染及伴发的菌血症:600mg 静注或口服,每 12 小时一次,疗程 14～28 天。

不良反应及注意点:

（1）不良事件为轻至中度,最常见的不良事件为腹泻、头痛和恶心。

（2）有出现骨髓抑制的报道(包括贫血、白细胞减少、全血细胞减少和血小板减少症)。当剂量最高达到 600mg,每 12 小时一次,最长达 28 天时,利奈唑胺与血小板减少相关。

（3）有乳酸性酸中毒的报道。

（4）合用 5-羟色胺类药物,包括抗抑郁药,如:选择性 5-羟色胺再摄取抑制剂(SSRIs),有关于 5-羟色胺综合征的自发性报道。

（5）如患者出现视力损害的症状时,如:视敏度改变、色觉改变、视力模糊或视野缺损,应及时进行眼科检查。对于所有长期(≥3 个月)使用利奈唑胺的患者及有新发视觉症状的患者,不论其接受利奈唑胺治疗时间的长短,应当进行视觉功能监测。

(6) 静脉注射剂为单次使用的即用型输液袋,应在 30～120 分钟内静脉输注,不能将此静脉输液袋串联在其他静脉给药通路中。

(7) 为减少耐药细菌的产生,并确保本品和其他抗菌药物的疗效,利奈唑胺应用于已经证实或者高度怀疑由细菌引起的感染性疾病的治疗或预防。

60. 利福平

片剂:0.15g/片;胶囊:0.15g/粒。

用法:每日剂量为 10～20mg/kg,不超过1200mg,1 日量在 450mg 以下时,可以 1 次空腹口服(饭前 1 小时或饭后 2 小时),超过时宜 2 次分服。

不良反应及注意点:

(1) 消化道反应最为多见,服用后出现厌食、恶心、呕吐、上腹不适等。

(2) 最主要的不良反应是肝毒性,服用后数周血清转氨酶升高,在老年人、肝病、营养不良、酗酒者等人群中更易出现。

(3) 大剂量间歇疗法后偶可出现变态反应,即流感样症候群,表现为畏寒、寒战、高热、肌肉疼痛等。

(4) 服用本品后大小便、唾液、痰液、泪液等可呈橘红色。

（5）肝功能严重不全者、胆道阻塞者和妊娠3个月以内妇女禁用。

61. 磷霉素钠

注射剂:1g/瓶(100 万 U);4g/瓶。

用法:静脉滴注成人每日 4 ~ 12g,严重感染可加至 16g。分 2 ~ 3 次静滴。

不良反应及注意点:

（1）不良反应一般较轻,可引起胃肠道反应,包括恶心,呕吐,食欲缺乏,腹胀,腹泻,过敏性皮疹,转氨酶升高等。静脉用药可有血栓性静脉炎,心悸。肝、肾功能减退者不需调整剂量。

（2）磷霉素钠的含钠量约为 25%,以 1g 药物计,含钠约为 11mmol,对于心、肾功能不全、高血压等患者应慎用。

（3）孕妇慎用。与一些金属盐可生成不溶性沉淀,勿与钙、镁等盐相配伍。

62. 多巴胺

注射液:2ml:20mg。

用法:用于休克时,静脉滴注开始剂量为每分钟 5μg/kg,逐渐增至每分钟 5 ~ 10μg/kg,最大剂量为每分钟 20μg/kg。停药时需逐渐减量,防止低血压再度发生。

不良反应及注意点:

（1）不良反应较轻,常见的有胸痛、呼吸困难、心律失常（尤其是大剂量时）、心搏快而有力、全身软弱无力;少见的有心跳缓慢、头痛、恶心呕吐。

（2）长期大剂量或小剂量用于外周血管病患者,可出现手足疼痛或手足发冷,外周血管长期收缩可能导致局部组织坏死或坏疽。还可引起氮质血症、血压升高或降低。

（3）与利尿剂合用可增强利尿效果;三环类抗抑郁药可增强多巴胺的心血管作用,引起心律失常、心动过速、高血压;与全麻药合用,可使心肌对多巴胺异常敏感,致室性心律失常;与苯妥英钠同时静注可产生低血压与心动过缓。

（4）应用本药治疗前必须先纠正低血容量及酸中毒。

（5）在碱性液体中不稳定,不宜与碱性液体配伍。

（6）过量或静滴速度过快可出现呼吸急促、心动过速甚至心律失常、头痛和严重高血压,此时应减慢滴速或停药,必要时给予 α 受体阻滞剂。

12

63. 去甲肾上腺素

注射液:1ml:1mg（0.1%）;1ml:2mg（0.2%）;2ml:10mg（0.5%）。

用法:静脉滴注开始为每分钟 8 ~ 12μg,并调整滴速以使血压升至理想水平,维持量为每分钟 2 ~ 4μg。必要时可增加剂量,但每分钟不得超过 25μg。危重患者可将本药 1 ~ 2mg 稀释到 10 ~ 20ml,缓慢静注,同时根据血压调整剂量。

不良反应及注意点：

（1）心血管系统：血管强烈收缩可使器官血流减少，组织供血不足导致缺氧和酸中毒；持久或大量使用时，可使回心血量减少，外周血管阻力增高，心排血量减少，后果严重。

（2）泌尿系统：滴注时间过长或剂量过大时，可使肾脏血管剧烈收缩，产生无尿和肾实质损伤，以至急性肾衰竭。

（3）静脉滴注时可沿静脉路径皮肤变白、发绀或发红；个别患者因过敏而有皮疹、面部水肿；在缺氧、电解质紊乱、器质性心脏病患者中使用本药或过量时，可出现心律失常；还可引起焦虑不安、眩晕、头痛、苍白、心悸、失眠等。

（4）与全麻药合用，可使心肌对本药反应更敏感，容易发生室性心律失常，故不宜合用；与三环类抗抑郁药合用可增强本药的心血管作用，引起心律失常、心动过速、高血压或高热；与洋地黄类合用，易致心律失常，须进行严密心电监护；与麦角制剂或缩宫素合用，可促使两者对血管收缩作用加强，引起严重高血压，并使外周血管的血容量锐减。

（5）不宜与偏碱性药物配伍，以免失效；遇光变色，宜避光储存；不宜皮下或肌内注射；不宜用氯化钠注射液稀释；停药时应逐渐减量，骤然停药常致血压突然下降；过量给药时可出现严重头痛、血压升高、心率缓慢、呕吐甚至抽搐，此时应立

12

即停药,并适当补充液体及电解质,血压过高者给予肾上腺素 α 受体阻滞剂,如酚妥拉明 5～10mg 静脉注射。

64. 特利加压素

干粉剂:1mg/瓶。

用法:静脉注射每次 2mg,每 4～6 小时 1 次。

不良反应及注意点:

(1) 个别病例出现不常见的反应,如腹绞痛、头痛、短时间面色苍白、动脉血压升高。

(2) 孕妇及儿童禁用。

(3) 高血压、晚期动脉硬化、冠状动脉功能不全、心律失常、哮喘、肾功能不全者慎用。

65. 多巴酚丁胺

注射液:2ml:20mg;5ml:250mg。

用法:将本药 250mg 加入 5% 葡萄糖或 0.9% 氯化钠注射液中稀释后静滴,滴注速度为 2.5～10μg/(kg·min)。

不良反应及注意点:

(1) 对本药过敏者、梗阻性肥厚型心肌病患者禁用。

(2) 心房颤动、高血压、严重的机械性梗阻(如重度主动脉瓣狭窄)、室性心律失常、低血容量、心肌梗死、近期接受过 β 受体阻滞剂治疗的患者、妊娠、哺乳期妇女及儿童慎用。

(3) 心血管系统:可使窦性心律加快或血压升高,尤其是收缩压升高,诱发或加重室性异位搏动,但较多巴胺少。可加速心房颤动患者的心室率。少数患者用药后可致心悸、呼吸短促、胸痛。

(4) 神经系统:少数患者用药后可致头痛。

(5) 胃肠道:个别患者用药后可致恶心呕吐。

(6) 与全麻药合用,容易发生室性心律失常;与地高辛合用治疗心力衰竭有协同作用,但两药合用后易引起心律失常,合用时应酌情减量。

(7) 不能与碳酸氢钠等碱性配伍;药物的浓度不应超过 5mg/ml;房颤者如须用本药,应先给予洋地黄制剂;本药能增加糖尿病患者的胰岛素用量;本药不良反应与剂量有关,滴注速度过快或剂量过大,可增加心率及心肌氧耗量,且易诱发室性心律失常,引起猝死,但由于本药可在 10 分钟内完全清除,故减慢或停止用药后不良反应会很快消失。

66. 氢化可的松

注射液:2ml:10mg;3ml:25mg;10ml:50mg;20ml:100mg。

用法:每次 100～200mg 稀释于生理盐水或葡萄糖溶液中静脉缓慢滴注。

不良反应及注意点:

(1) 对肾上腺皮质激素类药物过敏、有严重的精神病史、癫痫、角膜溃疡、活动性胃溃疡、十二指肠溃疡、新近胃肠吻合术后、肾上腺皮质功能亢进、较严重的骨质疏松、严重糖尿病、严重高血压、青光眼患者禁用。

（2）心脏病或急性心力衰竭患者、糖尿病患者、憩室炎、情绪不稳定和有精神病倾向患者、肝功能不全、眼单纯疱疹、高脂血症、高血压、甲状腺功能减退症、重症肌无力、骨质疏松、胃炎或食管炎等、肾功能损害或结石、儿童、孕妇及哺乳期妇女慎用。

（3）大剂量或长期应用本类药物，可引起医源性库欣综合征。还可见血钾降低、广泛小动脉粥样硬化、下肢水肿、月经紊乱、创口愈合不良及精神症状（如欣快感、激动、不安、谵妄、定向力障碍等）。糖皮质激素还可并发和加重感染。其他不良反应还包括肌无力、肌萎缩、胃肠道刺激（恶心呕吐）、消化性溃疡或肠穿孔、胰腺炎、水钠潴留、水肿、青光眼、白内障、眼压增高。

（4）静脉迅速给予大剂量时可能发生全身性过敏反应，表现为面部、鼻黏膜及眼睑肿胀、荨麻疹、气短、胸闷、喘鸣等。

（5）与维生素 E 或维生素 K 合用，可增强本药的抗炎效应，减轻撤药后的反跳现象；与维生素 C 合用可防治本药引起的皮下出血反应；本药有可能使氨茶碱血药浓度升高；与非甾体类抗炎药合用，可增加抗炎作用，但可能加剧致溃疡作用；与强心苷合用可提高强心效应，但也增加洋地黄毒性及心律失常的发生，故两者合用时应适当补钾。本类药可增强对乙酰氨基酚的肝毒性;与两性霉素 B 和碳酸酐酶抑制剂等排钾利尿剂合用时可致严重低血钾,应注意血钾和心功能变化;与抗胆碱药(如阿托品)长期合用,可致眼压升高;三环类抗抑郁药可使本药引起的精神症状加重;可增强异丙肾上腺素的心脏毒性作用;与单胺氧化酶抑制剂合用,可能诱发高血压危象;与免疫抑制剂合用,可增加感染的危险性。

(6)虽然在感染时应用糖皮质激素可减轻感染中毒症状,减少渗出,但必须同时使用有效的抗生素治疗,密切观察病情变化,在短期用药后,即应迅速减量、停药。

67. 乌司他丁

冻干剂:2.5 万 U/瓶;5 万 U/瓶;10 万 U/瓶。

用法:静脉滴注或缓慢推注,每次 10 万 U,每日 1~3 次,静脉滴注每次持续 1~2 小时。

不良反应及注意点:

(1)对本药过敏者禁用;过敏体质者、孕妇及哺乳期妇女和儿童慎用。

(2)较常见的不良反应为粒细胞减少、腹泻、皮肤发红及瘙痒感、血管痛、丙氨酸氨基转移酶和天门冬氨酸氨基转移酶升高等。

【建议】

1. 抗感染治疗的一般原则

(1)在抗感染治疗的同时,应给予患者积极的支持治疗。包括充分的休息,足够的蛋白质、热量和维生素的摄入。

(2) 对于重症患者,密切监测呼吸、心率、血压和尿量。对缺氧患者,应给氧,清除呼吸道分泌物,保持气道通畅;对呼吸衰竭患者,可根据患者的神志情况、呼吸道分泌物情况及呼吸肌疲劳程度等,选择无创或有创呼吸支持治疗。

(3) 积极处理并发症如脓胸等。

(4) 对于感染性休克,应积极抢救,补充血容量,适当选用血管活性药物,纠正水电解质和酸碱平衡紊乱,必要时还可酌情应用糖皮质激素。

(5) 对于 60 岁以上的老年人,反复发生上呼吸道感染者,具有肺、心、肝或肾慢性基础疾病者,糖尿病者,癌症患者,镰状细胞性贫血患者,霍奇金病患者,免疫功能失常者,脾切除者,需要接受免疫抑制治疗者,以及长期居住在养老院或其他护理机构者,建议接种多价肺炎链球菌疫苗,以预防侵袭性肺炎链球菌感染。

(6) 初始治疗 72 小时症状无改善或恶化者,应积极寻找原因。常见的原因有几种:①药物未能覆盖致病菌或细菌耐药,此时应结合实验室检查结果重新调整抗感染药物,并重复病原学检查。②特殊病原体感染:如分枝杆菌、真菌、肺孢子菌、病毒感染等。应重新分析患者资料并重复病原学检查及一些特殊的检查,必要时可采用侵袭性检查。③出现并发症(如脓胸等)或存在影

12

响疗效的宿主因素(如免疫损害),应进一步检查并给予相应处理。④CAP 诊断是否有误,此时应重新审视诊断,明确病因。

2. HAP 的预防

(1) 对于已经存在 MDR 菌感染患者做好床边隔离,避免耐药菌的播散。

(2) 诊疗器械特别是呼吸治疗器械应严格消毒、灭菌,切实遵守无菌操作制度。洗手是减少和防止交叉感染的最简便和有效措施之一。

(3) 对于免疫力低下,如需要接受免疫抑制治疗、粒细胞减少、糖尿病、严重营养不良等患者,应该重点隔离,避免交叉感染,有条件时入住层流病房。

(4) 加强气道护理,适当活动,做好翻身叩背,促进排痰。对于气管插管和气管切开患者做好气道湿化,加强吸痰。

(5) 患者取半卧位(45°)以减少误吸的危险性。

(6) 如有可能应尽量避免使用气管插管和机械通气,如必须有创呼吸支持,则减少机械通气的时间、减少镇静剂的使用、使用经口的气管插管和经口的胃管能减少 HAP 的发生。

(7) 尽可能减少各种有创管道的留置,如深静脉置管、鼻胃管、导尿管、动脉测压管等,同时尽量缩短留置时间。

(8) 尽量避免或减少使用 H_2 受体阻滞剂和

抗酸剂,或以硫糖铝取代之。

（9）在胃肠功能允许情况下,尽量选择肠内营养,避免小肠纤毛丧失,导致肠道细菌移行,加重感染。

（徐轶　瞿介明　印洁　施毅）

参 考 文 献

1. 何礼贤.肺炎∥陈灏珠.实用内科学.第12版.北京:人民卫生出版社,2005,1660-1668.

2. 刘又宁,陈民钧,赵铁梅,等.中国城市成人社区获得性肺炎665例病原学多中心调查.中华结核和呼吸杂志,2006,29(1):3-8.

3. American Thoracic Society. Guideline for the Management of Adults with Hospital-acquired, Ventilator-associated, and Healthcare-associated Pneumonia. Am J Respir Crit Care Med,2005,171:388-416.

4. Chastre J,Fagon JY. Ventilator-associated pneumonia. Am J Respir Crit Care Med,2002,165:867-903.

5. Fagon JY,Chastre J,Hance AJ,et al. Nosocomial pneumonia:a multivariate analysis of risk and prognosis. Chest,1988,93:318-324.

6. Torres A, Aznar R, Gatell JM, et al. Incidence, risk, and prognosis factors of nosocomial pneumonia in mechanically ventilated patients. Am Rev Respir Dis,1990,142:523-528.

7. 梁慧芬.中国药品手册年刊.第10版.美迪医讯亚太有限公司,2006/2007.

8. 张象麟.药物临床信息参考.成都:四川科学技术出版社,2007.

12

9. Niederman MS, Mandell LA, Anzueto A, et al. Guidelines for the management of adults with community-acquired pneumonia：diagnosis, assessment of severity, antimicrobial therapy, and prevention. Am J Respir Crit Care Med, 2001, 163：1730-1754.

10. Infectious Diseases Society of America/American Thoracic Society Consensus Guidelines on the Management of Community-Acquired Pneumonia in Adults. Clinical Infectious Disease, 2007, 44：27-72.

11. 吴家琪, 瞿介明, 胡必杰, 等. 我国肺部感染的临床和研究现状与展望. 中华结核和呼吸杂志, 1999, 22 (8)：489.

12. 何礼贤. 应用药代动力学/药效学原理指导肺部感染的抗菌治疗. 医药导报, 2001, 20(1)：13-14.

13. 中华医学会重症医学分会. 成人严重感染与感染性休克血流动力学监测和支持指南 (2007 草案). 中国危重病急救医学, 2007(3)：129-133.

14. 中华医学会呼吸病学分会. 社区获得性肺炎诊断和治疗指南. 中华结核和呼吸杂志, 2006, 29：651-655.

15. Dunbar LM, Wunderink RG, Habib MP, et al. High-dose, short-course levofloxacin for community-acquired pneumonia：a new treatment paradigm. Clin Infect Dis, 2003, 37：752-760.

16. 何礼贤. 抗感染经验性治疗与靶向治疗的统一及其实践. 中华内科杂志, 2006, 45(3)：S179-181.

17. Höffken, G, Niederman, Michael S. Nosocomial Pneumonia：The Importance of a De-escalating Strategy for Antibiotic Treatment of Pneumonia in the ICU. Chest, 2002, 122(6)：2183-2196.

12

18. Rello J,Gallego M,Mariscal D,et al. The value of routine microbial investigation in ventilator-associated pneumonia. Am J Respir Crit Care Med,1997,156:196-200.

19. Celis R,Torres A,Gatell JM,et al. Nosocomial pneumonia:a multivariate analysis of risk and prognosis. Chest,1988,93: 318-324.

20. 宋琳,瞿介明. 肺炎链球菌对大环内酯类抗生素耐药的研究进展. 中国呼吸与危重监护杂志,2003,2(5): 265-267.

21. Fink M,Snydman D,Niederman M,et al. Severe Pneumonia Study Group. Treatment of severe pneumoniain hospitalized patients:results of a multicenter, randomized, double blind trial comparing intravenous ciprofloxacin with imipenem-cilastatin. Antimicrob Agents Chemother, 1994, 38: 547-557.

12

第十三章　肺真菌病的药物治疗

当人体长期暴露于真菌易生长的环境中,吸入大量真菌孢子,或当机体由于化疗、免疫抑制剂的应用等原因,使机体免疫功能受损,吸入到气道中的真菌孢子从定植很快会发展为致病菌,侵袭肺部并造成肺真菌病。临床上常见的致病真菌主要有念珠菌、新生隐球菌、曲霉菌、毛霉菌和肺孢子菌等。

近年来通过各种诊断方法的改进,以及一些新的抗真菌药物的问世,肺真菌病的诊治得到了很大的进展。

【相关药物】

1. 两性霉素 B　为多烯类抗真菌剂,抗真菌谱包括除土曲霉菌及放线菌属外的多数致病真菌。可用于确诊及临床诊断的曲霉菌、念珠菌、隐球菌、组织胞浆菌等引起的侵袭性真菌感染(IFI)的治疗以及 IFI 患者的经验治疗。本品几乎不被肠道吸收,静脉给药较为理想。血浆蛋白结合率高,可通过胎盘屏障,血浆半衰期为 24 小时,肾脏清除很慢。

两性霉素 B 脂质体抗真菌谱同上,采用脂质体技术制备,价格较昂贵,适用于无法耐受传统两性霉素 B 制剂和肾功能严重损害、不能使用传统两性霉素 B 制剂的患者。本品药代动力学特征为非线性动力学,易在肝脏及脾脏中浓集,肾脏中则较少蓄积,清除半衰期为 100 ~ 150 小时。

2. 伊曲康唑 为三唑类抗真菌剂,抗真菌谱包括曲霉菌属、念珠菌属、隐球菌属和组织胞浆菌等主要致病真菌,对镰刀霉活性较低,对毛霉菌感染无效。适用于曲霉菌属、念珠菌属、隐球菌属和组织胞浆菌等引起的确诊及临床诊断 IFI 的治疗,以及 IFI 患者的经验治疗,以及曲霉菌和念珠菌感染的预防治疗。采用 β 环糊精技术的注射剂和口服液比胶囊剂的生物利用度大幅提高。蛋白结合率为 99%。血浆半衰期为 20 ~ 30 小时。在肺、肝脏、肾脏、肌肉及骨骼等组织中的浓度则比血药浓度高 2 ~ 3 倍,脑脊液中含量很低,但脑组织中有药物蓄积。经肝 P450 酶系统代谢,代谢产物经胆汁和尿液排泄,其中羟基伊曲康唑具有和伊曲康唑同等的抗真菌活性,且其体内浓度可达伊曲康唑的 2 倍。

3. 氟康唑 为三唑类抗真菌剂,抗真菌谱包括念珠菌属(对光滑念珠菌为剂量依赖敏感,对克柔念珠菌无活性)、新生隐球菌,对曲霉菌感染无效。适用于:①非粒细胞减少患者的深部念珠菌病;②艾滋病患者的急性隐球菌性脑膜炎;③侵袭性念珠菌病的预防。对曲霉菌病无预防效果。本

13

品口服迅速吸收,进食对药物吸收无影响。蛋白结合率低。肾脏清除,血浆半衰期为 20～30 小时,血中药物可经透析清除。

4. **伏立康唑**　为三唑类抗真菌剂,抗真菌谱包括念珠菌属、新生隐球菌、曲霉菌属、镰刀霉属和荚膜组织胞浆菌等致病真菌,对接合菌无活性。适用于免疫抑制患者的严重真菌感染、急性侵袭性曲霉菌病、由氟康唑耐药的念珠菌引起的侵袭性感染、镰刀霉引起的感染等。本品在高危患者中呈非线性药代动力学,蛋白结合率为 58%,组织分布容积为 4.6L/kg。代谢受基因多态性调控,因而在亚洲人群中的群体药代动力学行为变异较大;经静脉给予 3mg/kg 的剂量后,清除半衰期为 6～9 小时。

5. **泊沙康唑**　为三唑类抗真菌剂,是伊曲康唑的衍生物,抗真菌谱对于念珠菌属、荚膜组织胞浆菌、塞多孢子菌、双极菌接合菌、镰刀菌、酵母菌,包括耐氟康唑的非白念珠菌株、新生隐球菌和曲霉菌都有强大的抑制活性;尤其是对比较罕见、但威胁生命的真菌疾病(接合菌病、镰刀菌病和球孢子菌病等)也有效。蛋白结合率为 98%～99%,泊沙康唑在组织中分布较广,包括中枢神经系统、肺部均有较高的浓度。在轻中度肾功能及肝功能不全的状况下无须调整泊沙康唑剂量。国内上市的是口服制剂,口服后生物利用度变异较大,主要受食物的影响,与脂溶性食物同服可明显提高药物的生物利用度。达峰时间为 3～5 小时,清除半衰期为 35 小时。

6. 卡泊芬净　为棘白菌素类抗真菌剂,抗真菌谱包括念珠菌属和曲霉菌属,对新生隐球菌和镰刀霉属、毛霉菌等无活性。适用于侵袭性念珠菌病、念珠菌血症及侵袭性曲霉菌病。本品血药浓度与剂量呈等比例增长,蛋白结合率>96%,组织分布以肝脏为高。经肝脏及肾脏排泄,脑脊液中几乎不能检出,清除半衰期为 40～50 小时。

7. 米卡芬净　为棘白菌素类抗真菌剂,抗真菌谱包括念珠菌属和曲霉菌属,适用于侵袭性念珠菌病、念珠菌血症和侵袭性曲霉菌病的治疗。对新生隐球菌、镰刀霉属、毛霉菌等无活性。组织分布以肺、肝、脾、肾为高,不能通过血脑屏障,经肝脏及肾脏代谢排泄。1 小时静脉输注 50mg/d,血浆浓度 4.95～4.97mg/L,稳态分布容积 0.228～0.239L/kg。消除半衰期为 14.9～15.2 小时。

8. 氟胞嘧啶　抗菌谱包括念珠菌属、新生隐球菌和部分暗色真菌。适用于念珠菌属、新生隐球菌和其他敏感菌所致的侵袭性真菌感染患者。本品口服吸收快速且接近完全,与静脉滴注后的血药浓度相同;药物吸收后,分布广泛,脑脊液中药物浓度为血药浓度的 60%～90%,蛋白结合率为 2.9%～4%。口服半衰期为 2.5～6 小时。

【选择原则】

肺真菌病的治疗分层为:预防治疗、经验治疗

（拟诊治疗）、临床诊断治疗和确诊后治疗。依据使用药物的多少，又可分为单药治疗和联合治疗。

1. 预防治疗　指在侵袭性肺真菌病的高危患者中，预先应用抗真菌药物以预防疾病的发生。当艾滋病患者外周血 $CD4^+$ <200/μl 或出现口咽部念珠菌病时，应用复方磺胺甲唑（SMZ/TMP）预防肺孢子菌肺炎。推荐方案：口服 SMZ/TMP 2 片（每片含 SMZ 400mg、TMP 80mg），1 次/天。疗程持续至外周血 $CD4^+$ >200/μl 后 3 个月。当外周血 $CD4^+$ <50/μl 时亦可用氟康唑或伊曲康唑口服预防隐球菌病。对异体或自体造血干细胞移植（HSCT）受者，推荐口服 SMZ/TMP 2 片，1 次/天，预防性用药。于移植前 2~3 周开始服药，至植入后 6 个月；若持续接受免疫抑制剂或为慢性移植物抗宿主病患者，预防用药应予继续。对实体器官移植受者，术后可用氟康唑 100mg/d，或伊曲康唑口服液 200mg/d 预防真菌感染，疗程视病情而定。适合进行预防治疗的其他患者群包括：接受高强度免疫抑制剂治疗的骨髓移植患者；急性淋巴细胞白血病诱导阶段粒细胞缺乏并同时接受大剂量糖皮质激素的患者；淋巴瘤接受利妥昔单抗或嘌呤类似物联合化疗出现粒细胞及淋巴细胞双重减少的患者；重症再生障碍性贫血（简称再障）患者等。预防性治疗的疗程长短不一，主要取决于宿主危险因素的改善，如造血干细胞移植后患者造血重建后、重症再障患者白细胞恢复 2.0×10^9/L 以上，可终止预防。预防治疗阶段比较适

13

合的药物是伊曲康唑和氟康唑,而具体选择应根据院内真菌、药敏及耐药的情况而定。

2. **经验治疗**　侵袭性肺真菌病的临床表现无特殊性,病原体的检出需要一定时间,难以早期确诊,而延误治疗常导致患者死亡,因此经验治疗显得尤为重要。经验治疗指在免疫缺陷、长期应用激素治疗后出现不明原因发热、广谱抗生素治疗 7 天无效者,或者起初有效但 3 ~ 7 天后再出现发热,在积极寻找病因的同时,可经验性应用抗真菌治疗。经验治疗时间为 7 天,若找到真菌感染的依据或治疗有效则继续使用,若 1 周内未找到真菌感染依据则停止用药。

经验治疗一般选择抗菌谱较广的抗真菌药物,如伊曲康唑、伏立康唑、卡泊芬净、米卡芬净及两性霉素 B。由于近年来血液恶性肿瘤及造血干细胞移植患者的侵袭性肺真菌病中,曲霉菌和非白念珠菌感染的发生率明显增高,而白念珠菌感染则有所下降,氟康唑已不适合作为经验性治疗药物,而应综合考虑药物价值/效能比及患者的具体情况选择药物。

推荐经验治疗药物:伊曲康唑、两性霉素 B、伏立康唑、卡泊芬净、米卡芬净。

3. **临床诊断治疗**　是指针对临床诊断侵袭性肺真菌病患者的治疗,这主要得益于真菌实验室诊断技术的完善和普及,尤其是高分辨 CT 及半乳甘露聚糖 1,3-β-D-葡聚糖(GM-G)试验的广泛应用,多数学者认为抢先治疗较经验性治疗更为合理、有

13

效,应大力提倡推广。其药物应依据推测的可能致病菌,综合药物价值/效能比及患者的具体情况选择。在临床诊断侵袭性肺真菌病的情况下,应足量、足疗程应用抗真菌治疗,以免疾病复发。

推荐临床诊断治疗药物:根据临床诊断的致病菌种,可选择伊曲康唑、两性霉素 B、氟康唑、伏立康唑、卡泊芬净、米卡芬净。

4. 确诊后治疗　指针对确诊侵袭性肺真菌病的患者进行的治疗。由于确诊后病原菌明确,可依据真菌种类、药物抗菌谱、价值/效能比及患者的具体情况选择用药。具体治疗可参考疾病各论。

5. 联合治疗　一般侵袭性肺真菌病多采用单药治疗,而近年来由于:①单药标准治疗失败或不能耐受;②多部位、多株耐药真菌感染的增多;③为扩大经验性治疗中抗真菌谱的覆盖范围并增强疗效,联合治疗方案的应用也逐渐增多。较为可能的方案有两性霉素 B 与 5-氟胞嘧啶或棘白菌素类的联合、唑类与棘白菌素类的联合,而对于两性霉素 B 与唑类的联合则存在异议。由于目前联合治疗多基于体外和动物试验,且缺乏药代动力学资料和强有力的临床资料,因此对于联合治疗尚存在许多争议,包括药物组合的不确定、疗程的不确定以及适应指征的不确定等。

目前对肺真菌病疗程尚无统一标准,一般应抗真菌感染至症状、体征消失;对于真菌血症患者,一般治疗 2～3 周;对于临床诊断/确诊肺真菌病患者(除外肺孢子菌)先静脉用药 2～3 周,以后序贯口服药物治疗。疗程 8 ~ 12 周,甚至需数月。

对不同致病真菌引起的侵袭性肺部感染,药物选择和治疗的要点为:

1. 支气管肺念珠菌病 白念珠菌感染通常选用氟康唑,参考病情严重程度确定剂量。亦可选择伊曲康唑、两性霉素 B(或含脂制剂)、卡泊芬净、米卡芬净、伏立康唑。目前非白念珠菌对氟康唑的耐药率有上升趋势,实验室在培养分离出念珠菌后应鉴定出菌种。各种念珠菌感染的推荐治疗用药参见表 13-1。

表 13-1 念珠菌感染的抗真菌药物选择

菌种	推荐药物
白念珠菌	氟康唑、伊曲康唑、两性霉素 B、卡泊芬净
光滑念珠菌	两性霉素 B、伏立康唑、卡泊芬净、伊曲康唑[*]、氟康唑[*]
近平滑念珠菌	氟康唑、伊曲康唑、两性霉素 B、伏立康唑、卡泊芬净
热带念珠菌	氟康唑、伊曲康唑、两性霉素 B、伏立康唑、卡泊芬净
克柔念珠菌	卡泊芬净、伏立康唑、伊曲康唑[*]、两性霉素 B
季也蒙念珠菌	氟康唑、伊曲康唑、伏立康唑、卡泊芬净
葡萄牙念珠菌	氟康唑、伊曲康唑、伏立康唑、卡泊芬净

注:[*]剂量依赖性敏感

治疗疗程视治疗反应而定,要求肺部病灶基本吸收方能停药。

2. 侵袭性肺曲霉病 侵袭性肺曲霉病的传统治疗为两性霉素 B(或含脂制剂)。但目前通常选用伊曲康唑、伏立康唑或卡泊芬净、米卡芬净治疗。必要时可联合 2 种不同类型的抗真菌药物治疗。伊曲康唑和伏立康唑静脉注射对曲霉菌感染具有和两性霉素 B 同等的疗效,可给予伊曲康唑静脉注射 200mg/d(第 1、2 天负荷剂量:200mg,2 次/天),治疗 2~3 周后序贯伊曲康唑口服液 200mg,2 次/天。伏立康唑负荷剂量静脉给予 6mg/kg,12 小时 1 次,连用 2 次。维持剂量:静脉给予 4mg/kg,每 12 小时 1 次,治疗 2~3 周后序贯口服伏立康唑 200mg,2 次/天。治疗疗程至少6~12 周。

3. 肺隐球菌病 播散型肺隐球菌病或病变虽然局限,但宿主存在免疫损害时,推荐先使用两性霉素 B 联合氟胞嘧啶或氟康唑治疗,病情稳定后再用氟康唑维持治疗,治疗疗程 6~12 个月。轻~中度患者可用口服氟康唑 400mg,1 次/天,治疗疗程为 6~12 个月。

4. 肺毛霉病 目前对肺毛霉病有效的治疗是两性霉素 B 联合氟胞嘧啶或泊沙康唑。控制和治疗基础疾病特别是糖尿病酸中毒和中性粒细胞减少对肺毛霉病的治疗十分重要。对于肺部局限性病变者,如能承受手术,可行外科手术治疗。

13

5. 肺孢子菌肺炎

（1）急性重症患者（呼吸空气时 $PaO_2 \leqslant$ 70mmHg）：SMZ/TMP［按 SMZ 75mg/（kg·d）+ TMP 15mg/（kg·d）］静脉滴注，分 2 次给药，每次滴注 6~8 小时，疗程 21 天。SMZ/TMP 给药前 15~30 分钟开始使用糖皮质激素，可口服泼尼松 40mg 2 次/天，连用 5 天，随后 40mg/d 连用 5 天，然后 20mg/d 连用 11 天，或等效剂量静脉激素制剂。另选方案为：泼尼松+克林霉素（600mg，每 8 小时静滴 1 次）+伯氨喹（含基质）30mg/d×21 天口服（注意伯氨喹溶血不良反应）；或喷他脒 4mg/（kg·d）静脉滴注×21 天。

（2）非急性轻中症患者（呼吸空气时 $PaO_2 >$ 70mmHg）：SMZ/TMP 2 片，每 8 小时口服 1 次，连用 21 天；或氨苯砜 100mg 每日 1 次顿服+TMP 15mg/kg 分 3 次口服，连用 21 天。另选方案为：克林霉素 300~450mg，每 6 小时口服 1 次+伯氨喹（含基质）15mg/d 口服，连用 21 天。

【注意事项】

1. 两性霉素 B

用法：静脉给药，每天 0.5~1.0mg/kg。

不良反应及注意点：传统两性霉素 B 制剂具有严重的肾脏毒性，需对患者进行严密的肾功能及血钾水平监测，在肾功能显著下降的情况下应予以减量，并应避免与其他肾毒性药物合用。另外，应注意两性霉素 B 在输液中的反应。

两性霉素 B 脂质体

注射粉剂:2mg×1 瓶,10mg×1 瓶。

用法:起始剂量为每日 1mg/kg,经验治疗的推荐剂量为每日 3mg/kg,确诊治疗为每日 3mg/kg 或 5mg/kg,静脉输注的时间不应少于 1 小时。

不良反应及注意点:该药肾毒性显著降低,输液反应也大大减少,但仍需监测肾功能。

2. 伊曲康唑

用法:①IFI 的确诊、临床诊断和经验治疗:第 1～2 天:200mg,静脉注射,2 次/天;第 3～14 天(具体疗程应根据患者临床情况,尤其是影像学改变做适当延长或者调整):200mg,静脉注射,1 次/天;输注时间不得少于 1 小时;之后序贯使用口服液,200mg,2 次/天,直至具有临床意义的中性粒细胞减少症消除。②IFI 的预防治疗:每日 5mg/kg,疗程一般为 2～4 周。

不良反应及注意点:长期治疗时应注意对肝功能的监护。应注意伊曲康唑与某些经肝 P450 酶系代谢的药物合用时发生的药物相互作用。

3. 氟康唑

胶囊:50mg×7 粒,150mg×1 粒;静脉注射液:50ml,100ml。

用法:①侵袭性念珠菌病:200～400mg/d,若氟康唑治疗 5 天后,患者仍不能退烧,或出现其他症状的缓解,则应换用伊曲康唑等其他药物。②念珠菌病的预防:50～400mg/d,疗程不宜超过 2～3 周。

不良反应及注意点：最常见的不良事件来自胃肠道，长期治疗者亦需监测肝功能，存在药物相互作用可能。

4. 卡泊芬净

冻干粉剂：50mg×1 支，70mg×1 支。

用法：侵袭性曲霉菌病：第 1 天 70mg，之后 50mg/d，输注时间不得少于 1 小时，疗程依患者病情而定。侵袭性念珠菌病和念珠菌血症：第 1 天 70mg，之后 50mg/d，输注时间不得少于 1 小时，疗程依患者病情而定。

不良反应及注意点：对严重肝功能受损的患者应避免用药。

5. 米卡芬净

注射粉剂：50mg×10ml/瓶。

用法：侵袭性念珠菌病 50～100mg/d，侵袭性曲霉病 75～150mg/d。对于严重和难治性患者，剂量可增加至 300mg/d。剂量为 75mg 或以下时输注时间不少于 30 分钟，75mg 以上时，输注时间不得少于 1 小时。疗程依患者病情而定。

不良反应及注意点：对严重肝功能受损的患者应避免用药。

6. 伏立康唑

薄膜衣片：50mg×10 片，200mg×10 片；注射粉剂 200mg×30ml/瓶。

用法：①负荷剂量：静脉给予 6mg/kg，12 小时 1 次，连用 2 次。输注速率不得超过每小时 3mg/kg，在 1～2 小时内输完，输液浓度不得超过 5g/L。

②维持剂量:静脉给予 4mg/kg,每 12 小时 1 次。

③治疗不耐受者:将维持剂量降至 3mg/kg,12 小时 1 次。

不良反应及注意点:中至重度肾功能损伤患者不得经静脉给药。患者在用药后发生短暂视觉障碍的比例可达到 40% 以上。伏立康唑亦可发生药物相互作用。

7. 氟胞嘧啶

用法:常规起始剂量为每天 50～150mg/kg,分 4 次口服,间隔 6 小时,肾功能受损患者应减量至每日 25mg/kg,之后调整剂量和给药间隔。

不良反应及注意点:临床较少单独应用,常与两性霉素 B 联合应用,两者有协同作用。最常见的不良反应是恶心、呕吐和腹泻,血药浓度过高(>100mg/L)可产生血小板和白细胞减少,同时两性霉素 B 的肾毒性会使 5-氟胞嘧啶的血药浓度升高,应注意监测。

8. 泊沙康唑

用法:预防侵袭性真菌感染 200mg(5ml),每天 3 次。治疗伊曲康唑或氟康唑无效的口咽部念珠菌病 400mg(10ml),每天 2 次。

不良反应及注意点:该药不良反应与其他唑类药物相似,最常见的治疗相关性严重不良反应有胆红素血症、转氨酶升高、肝细胞损害以及恶心和呕吐。该药物需与食物共服。

（周　新）

参 考 文 献

1. 中华内科杂志编委会. 侵袭性肺部真菌感染的诊断标准与治疗原则(草案). 中华内科杂志, 2006, 45: 697-700.

2. 中华医学会呼吸病学分会感染学组, 中华结核和呼吸杂志编委会. 肺真菌病诊断和治疗专家共识. 中华结核与呼吸杂志, 2007, 30: 821-834.

3. 周新. 国内外侵袭性真菌病诊治指南的解读与比较. 中华结核和呼吸杂志, 2009, 32: 962-964.

4. 施毅, 刘又宁, 张波, 等. 肺念珠菌病. 中国感染与化疗杂志, 2011, 11(2): 114-118.

5. 何礼贤. 支气管肺念珠菌病的诊断和治疗. 中华结核和呼吸杂志, 2009, 32(5)396-398.

6. Cooperative Group and the National Institute of Allergy and Infectious Disease Mycoses Study Group(EORTC/MSG) Consensus Group. Revised definitions of invasive fungal disease from the European Organization for Research and Treatment of Invasive Fungal Infections. Clin Infect Dis, 2008, 46: 1813-1821.

7. Walsh TJ, Anaissie EJ, Denning DW, et al. Treatment of aspergillosis: clinical practice guideline of the Infectious Diseases Society of America. Clin Infect Dis, 2008, 46: 327-360.

8. Pappas PG, Kauffman CA, Andes D, et al. Clinical practice guidelines for the management of candidiasis: 2009 update by the Infectious Diseases Society of America. Clin Infect Dis, 2009, 48: 503-535.

9. Perfect JR, Dismukes WE, Dromer F, et al. Clinical practice guidelines for the management of cryptococcal dis-

13

ease：2010 update by the Infectious Diseases Society of America. Clin Infect Dis,2010,50:291-332.

10. Brizendine KD,Baddley JW,Pappas PG,et al. pulmonary cryptococcosis. Semin Respir Crit Care Med 2011,32: 727-734.

11. Denning DW, Cadranel J, Beigelman-Aubry C, et al. Chronic pulmonary aspergillosis：rationale and clinical guidelines for diagnosis and management. Eur Respir J 2015,47:45-68.

13

第十四章　肺结核的药物治疗

肺结核（pulmonary tuberculosis）是结核杆菌引起的一种慢性肺部传染性疾病，是全球目前常见、多发的慢性传染病之一。致病菌为结核分枝杆菌。排菌肺结核患者是主要的传染源，传播途径是通过带菌飞沫被吸入呼吸道，附着于肺泡表面，在人体抵抗力降低时发病。常有低热、乏力等全身症状和咳嗽、咯血等呼吸系统表现。结核病是单一致病菌引起成年人死亡的主要原因，全世界约有 1/4 的可预防的死亡是由结核病引起的。

【相关药物】

目前国际上通用的抗结核药物有 10 余种，一般可分为五组。第一组是一线口服抗结核药物包括异烟肼、利福平、利福布汀、吡嗪酰胺、乙胺丁醇；第二组是注射用抗结核药品，共包括卡那霉素、丁胺卡那、卷曲霉素、链霉素；第三组是喹诺酮类药物，包括莫西沙星、左氧氟沙氧、氧氟沙星；第四组是口服二线抑菌药，包括对氨基水杨酸、乙硫异烟胺、丙硫异烟胺、环丝氨酸、特列齐酮；第五组是疗效不确切药品，包括氯法齐明、利奈唑胺、阿莫西林-克拉维酸钾、克拉霉素、氨硫脲、亚胺培南-西司他汀、高剂量异烟肼。

（一）抗结核常用药

1. 异烟肼（isoniazid，INH，雷米封，RIMIFON） 异烟肼可杀灭宿主细胞内、外结核杆菌，疗效较好，毒性相对较低。作用机制为抑制结核菌 DNA 合成，并阻碍细菌细胞壁合成。

2. 利福平（rifampicin，RFP） 利福平对结核杆菌和其他分枝杆菌（包括麻风杆菌等），在宿主细胞内、外均有明显的杀菌作用。其杀菌机制是抑制结核菌菌体的 RNA 聚合酶，阻碍其 mRNA 合成。

3. 利福喷丁（rifapentine，环戊哌利福霉素，RFT） 利福喷丁的抗菌谱、杀菌机制与 RFP 相同，其抗结核杆菌的作用比 RFP 强 2～10 倍。与 RFP 存在部分交叉耐药性。

4. 链霉素（streptomycin，SM） 链霉素为广谱氨基糖苷类抗生素，对细胞外的结核菌有杀灭作用，能干扰结核菌的酶活性，阻碍蛋白质合成。

5. 吡嗪酰胺（pyrazinamide，PZA） 吡嗪酰胺被摄入含结核菌的巨噬细胞内，被转化成吡嗪酸，对吞噬细胞内、酸性环境中的结核菌有独特的杀灭作用。

6. 乙胺丁醇（ethambutol，EMB） 乙胺丁醇对结核杆菌和其他分枝杆菌有较强的抑制作用。其作用机制为在改变脂质及细胞膜的代谢活力中，影响菌体 RNA 的合成。

7. 利福布汀（rifabutin，RFB） 新一代螺旋哌啶基利福霉素,对结核杆菌、麻风分枝杆菌、堪萨斯、海鱼、鸟分枝杆菌均具有较强的杀菌作用。体外试验发现有 12% ~ 40% 耐 RFP 株对 RFB 敏感。抗菌活性是利福平的 2 ~ 4 倍。具有抗菌谱广、抗菌作用强、毒性低及抗耐药菌、长效和不良反应低的优点。

8. 卡那霉素(kanamycin, KM)和丁胺卡那(amikacin, AK) 同为广谱氨基糖苷类抗生素,抗菌机制同链霉素。卡那霉素与丁胺卡那之间有交叉耐药,与链霉素为单向交叉耐药,即两者对耐链霉素菌株仍敏感。

9. 卷曲霉素(capreomycin, CPM) 从卷曲链霉素的培养基中分离得到,为多肽类化合物,抗菌机制同链霉素。与卡那霉素之间存在单向交叉耐药,对耐卡那霉素菌株仍敏感。

10. 氟喹诺酮类(FQ) 第三代 FQ 类药物中有不少具有较强的抗结核分枝杆菌活性。这类化合物抗菌机制独特,通过抑制结核分枝杆菌旋转酶而使其 DNA 复制受阻,导致 DNA 降解及细菌死亡。其代表药物包括莫西沙星、左氧氟沙星、环丙沙星。作用最强者为莫西沙星。

11. 丙硫异烟胺(prothionamide, TH-1321) 丙硫异烟胺系异烟酸衍生物,对结核杆菌有抑菌作用。抗菌活性仅为 INH 的十分之一。作用机制与 INH 类似。

12. 对氨基水杨酸钠(sodium paraaminosalicy-late, PAS) 为抑菌药,对结核菌的对氨基苯甲酸

14

合成起抑制作用,因而可抑制其生长。常与 INH
合用。

13. 阿莫西林-克拉维酸(amoxicillin/clavu-
lanate;Amx/Clv)　阿莫西林通过与细菌主要青
霉素结合蛋白(PBPS)结合,干扰细菌细胞壁的合
成起抗菌作用。克拉维酸的机制为与 β-内酰胺
酶结合,发挥竞争性抑制作用。通过克拉维酸分
子结构中的 β-内酰胺羧基部位,使 β-内酰胺酶乙
酰化,并且 β-内酰胺酶与克拉维酸形成的乙酰化
酶水解非常缓慢,不能很快释放出活性酶,从而保
护酶的作用底物 β-内酰胺类抗生素不被灭活。
本药的抗结核作用机制尚不明确。

14. 克拉霉素(clarithromycin;Clr)　抗菌机
制是与细胞内核蛋白体的 50s 亚基呈可逆性结
合,干扰细胞蛋白质合成。代表药物有罗红霉素、
克拉霉素和阿奇霉素。

15. 环丝氨酸(cycloserine;Cs)　主要通过抑
制细菌细胞壁黏肽的合成,从而使细胞壁缺损。
单用容易产生耐药性,与其他抗结核药无交叉
耐药。

16. 氯法齐明(clofazimine;Cfz)　作用机制为
干扰分枝杆菌的核酸代谢,抑制依赖 DNA 的 RNA
聚合酶,阻断 RNA 的合成,抑制细菌蛋白的合成
从而发挥抗菌作用。口服后组织中的药物浓度高
于血药浓度。

17. 利奈唑胺(linezolid,Lzd)　为噁唑酮类
抗菌药,与细菌核糖体 50s 亚基的 23srRNA 结合

抑制早期核蛋白体的合成。用于耐多药结核,但疗效不确切。

18. **亚胺培南-西司他汀钠**(imipenem/cilastatin sodium hydrate;Ipm/Cln)　有极强的广谱抗菌活性,与结核分枝杆菌中 PBPs 中的 94、82、52、35kDa 结合,使细胞壁缺失。可用于耐多药结核,但疗效不确切。

(二) 化学复合制剂

抗结核药物复合制剂的研制主要是为了提高患者的依从性和增加药物的杀菌效果。复合制剂有杀菌剂与抑菌剂、杀菌剂与增效剂等多种形式,一般是两种复合,也有三药复合的情况。部分复合制剂的药效仅仅是单药累加效应,目的是提高患者的依从性;另一部分则不仅提高了依从性,也起到了增进药物疗效的作用。在众多复合剂中,力排肺疾(Dipasic,帕司烟肼 pasiniazid)是最成功的一个品种,它以特殊方法将 INH 与 PAS 分子化学结合。动物实验结果显示,力排肺疾较同剂量 INH 的效果高 5 倍,亦明显高于以物理方式混合的 INH 加 PAS,而且毒性低、耐受性良好、容易服用、耐药发生率低。力排肺疾的临床应用有两大趋势,一是用于耐药结核病,二是用于轻型儿童结核病。用于耐药结核病的理论依据是:自从短程化疗问世以来,临床上已很少使用 PAS,可望结核杆菌对 PAS 有较好的敏感性;再就是两药分子化学结合而产生的增效结果。力排肺疾服用方便,毒副反应少,更适合于儿童结核病患者。

14

对氨基水杨酸-异烟肼(isoniazid aminosalicylate tables,PAS-INH):为对氨基水杨酸和异烟肼的化学合成药物,在体内异烟肼抑制结核分枝杆菌的合成、破坏细胞壁使细菌死亡;对氨基水杨酸竞争性抑制叶酸的合成从而抑制分枝杆菌的生长;对氨基水杨酸可延缓异烟肼乙酰化,提高异烟肼的血药浓度和组织药物浓度,降低其毒性,延缓耐药性的产生,从而增强异烟肼的疗效。

(三)固定复合制剂

1. 异烟肼+利福平。

2. 异烟肼+利福平+吡嗪酰胺。

3. 异烟肼+利福平+吡嗪酰胺+乙胺丁醇。

卫非特(Rifater,HRZ)和卫非宁(Rifinah,HR)即是此种复合制剂。

(四)抗结核新药

1. TMC-207 又名贝塔喹啉,为二芳基喹啉类药物,是目前研究发现最有前途的新药之一,作用于结核分枝杆菌的 ATP 合成酶的质子泵,抑制 ATP 合成酶产生能量。因此该药对敏感菌和耐药菌均有杀菌作用,并能有效杀灭生长菌和休眠菌。

2. OPC-67683 为硝基咪唑类药物,主要通过抑制结核分枝杆菌细胞壁霉菌酸的合成来发挥抗结核作用,与目前的一线抗结核药之间无交叉耐药,联合应用有协同效应,因此需要缩短用药周期。

3. PA-824 为硝基咪唑类药物,可抑制 MTB 蛋白的合成也可抑制细胞壁霉菌酸的合成,对快速繁殖期和慢速增殖期的结核分枝杆菌均有作用,与 OPC-67683 之间存在交叉耐药。

4. SQ-109 为二胺类药物,是从 1,2-乙二胺药效基团的乙胺丁醇类似物中筛选的具有抗菌作用的新药,在体内外均有抗菌活性。

其他在动物实验阶段的新药有:PUN-100480、AZD-5847、硫利达嗪。

【选择原则】

1. 要依据病情,尤其痰结核菌检查结果选择药物治疗方案。痰菌阳性者治疗方案中,尤其强化期应包括细胞内、外菌均有杀菌活性的全价杀菌药 INH、RFP 和灭菌活性的 PZA、RFP,为防止耐药的产生,还可联合加用 EMB 及(或)SM,在 INH 原发耐药率>4% 的地区尤应如此。

2. 要依据系新发现的初治病例或既往已经有过治疗而复发的复治病例而制订方案。初治者宜采用一线药物,复治病例参考既往用药史、药敏试验,可选用一线药及(或)二线药。

3. 对于耐多药结核(患者从其痰或其他标本中分离出的结核菌至少耐 INH、RFP 两种抗结核药物)病例,根据既往用药史、当地耐药 MTB 菌株流行情况及耐药性测定结果,强化期最好选用 4 种有效或可能有效的药物,按照 WHO 的五组抗结核药物顺序选药,在 1~4 组抗结核药物不足以组成有效的耐药结核病化疗方案时才考虑从第 5 组药物中选择用药。耐多药结核病例强化期至少

14

6～8 个月,巩固期 12～18 个月,总疗程 20～24 个月。

4. 在力求保证化疗的疗效和可接受性的同时,还需考虑患者的安全性、耐受性。

5. 常用化疗方案

(1) 初治肺结核:有下列情况之一者谓初治:①尚未开始抗结核治疗的患者;②正进行标准化疗方案用药而未满疗程的患者;③不规则化疗未满 1 个月的患者。

痰菌阳性结核患者初治方案:强化期 2 个月/巩固期 4 个月。药名前数字表示用药时间,药名右下方数字表示每周用药次数。常用方案:2S(E)HRZ/4HR;2S(E)HRZ/4H3R3;2S3(E3)H3R3Z3/4H3R3;2S(E)HRZ/4HRE;2RIFATER/4RIFINAH(RIFATER:卫非特,RIFINAH:卫非宁)。

痰菌阴性肺结核患者可在上述方案的强化期中删除 SM 或 EMB。

初治强化期第 2 个月末痰涂片仍阳性,强化方案可延长 1 个月,总疗程 6 个月不变(巩固期缩短 1 个月)。若第 5 个月痰涂片仍阳性,第 6 个月阴性,巩固期延长 2 个月,总疗程为 8 个月。

粟粒型肺结核(无结核性脑膜炎者)上述方案疗程可适当延长,不采用间歇治疗方案强化期为 3 个月,巩固期为 HR 方案 6～9 个月,总疗程为 9～12 个月。

(2) 复治肺结核:有下列情况之一者为复

治:①初治失败的患者;②规律用药满疗程后痰菌又复阳的患者;③不规则化疗超过 1 个月的患者;④慢性排菌患者。

复治方案:强化期 3 个月/巩固期 5 个月。常用方案:2SHRZE/1HRZE/5HRE;2SHRZE/1HRZE/5H3R3E3;2S3H3R3Z3E3/1H3R3Z3E3/5H3R3E3。

【注意事项】

1. 异烟肼

片剂:0.1g/片。

用法:

口服:成人每日 0.3g,1 次顿服。采用间歇疗法时按体重计算服药量:≥50kg 者 0.6g,<50kg 者 0.5g,2 日或 3 日 1 次顿服或分 3 次服用。对急性血行播散型肺结核或结核性脑膜炎适当增加剂量,0.4 ~ 0.6g/d。

静脉滴注:对较重的继发型肺结核、肺外活动结核等,1 次 0.3 ~ 0.6g,加 5% 葡萄糖注射液或等渗氯化钠注射液 250 ~ 500ml 中静脉滴注。

局部(胸腔内注射治疗局灶性结核等):一次50 ~ 200mg。

雾化吸入(用于治疗喉结核或支气管内膜结核):0.1 ~ 0.2g 溶于 10 ~ 20ml 生理盐水中。

肌内注射(用于口服不宜者):每日 0.3g,1 次或分 3 次。

不良反应及注意点:

(1) 不良反应:有胃肠道症状(如食欲缺乏、

恶心、呕吐、腹痛、便秘等);血液系统症状(贫血、白细胞减少、嗜酸性粒细胞增多,引起血痰、咯血、鼻出血、眼底出血等);肝损害;过敏(皮疹或其他);内分泌失调(男子女性化乳房、泌乳、月经不调、阳痿等);中枢神经系统症状(头痛、失眠、疲倦、记忆力减退、精神兴奋、易怒、欣快感、反射亢进、幻觉、抽搐、排尿困难、昏迷等);周围神经炎(表现为肌肉痉挛、四肢感觉异常、视神经炎、视神经萎缩等)。上述反应大多在大剂量或长期应用时发生。慢乙酰化者较易引起血液系统、内分泌系统、神经系统的反应;而快乙酰化者则较易引起肝脏损害。

(2)维生素 B_6 可防治神经系统反应的发生,每日用量 10~20mg,分 1~2 次服,但不应作为一种常规来普遍应用。遇 INH 急性中毒时,大剂量维生素 B_6 可对抗,并需进行其他对症治疗。

(3)每日 300mg,1 次顿服或按 1 周 2 次,1 次 0.6~0.8g 的给药方法可提高疗效并减少不良反应的发生率。

(4)可加强香豆素类抗血凝药、某些抗癫痫药、降压药、抗胆碱药、三环类抗抑郁药等的作用,合用时须注意。

(5)用药期间注意检查肝功能。肝功能不良、有精神病和癫痫病史者慎用。

(6)孕妇慎用。

(7)抗酸药尤其是氢氧化铝可抑制本品的吸收,不宜同服。

2. 利福平

胶囊剂:0.15g/粒。

用法:成人,口服,1 次 0.45 ~ 0.6g,每日 1 次。空腹服。

不良反应及注意点:

(1) 可致恶心、呕吐、食欲缺乏、腹泻、胃痛、腹胀等胃肠道反应,还可致白细胞减少、血小板减少、嗜酸性粒细胞增多、肝功能受损、脱发、头痛、疲倦、蛋白尿、血尿、肌病、心律失常、低血钙等反应。还可引起多种过敏反应,如药物热、皮疹、急性肾衰竭、胰腺炎、剥脱性皮炎和休克等,在某些情况下尚可发生溶血性贫血。

(2) 与 INH 联合使用,对结核杆菌有协同的抗菌作用。但肝毒性也加强,需要注意。与 PAS 合用也可加强肝毒性。

(3) 与 EMB 合用有加强视力损害的可能。

(4) 有酶促进作用,可使双香豆素类抗血凝药、口服降糖药、洋地黄类、皮质激素、氨苯砜等药物加速代谢而降效。长期服用本品,可降低口服避孕药的作用而导致避孕失败。

(5) 用药期间应检查肝功能。

(6) 肝功能不全者慎用。肝功能严重不全、胆道阻塞者和 3 个月以内孕妇禁用。婴儿、一般肝病患者和 3 个月以上孕妇慎用。

(7) 服药后尿、唾液、汗液等排泄物均可显橘红色。

3. 利福喷丁

14

胶囊剂:0.15g/粒。

用法:1 次 600mg,每周 1 次(其作用约相当于利福平 600mg,每日 1 次)。必要时可按上量,每周 2 次。

不良反应及注意点:

(1) 肝功能不良及孕妇头 3 个月禁用。

(2) 本品可引起皮疹,白细胞数下降,氨基转移酶值升高,并与其他利福霉素有交叉过敏反应。

4. 链霉素

粉针剂:1g(100 万 U)。

用法:每日剂量为 0.75g,1 次肌内注射。60 岁以上老年人酌减,0.5g 每日 1 次或 0.75g 隔日 1 次。

不良反应及注意点:

(1) 本品可引起口麻、四肢麻木等一时性的症状,此种症状往往与药品的质量有关。

(2) 对第八对颅神经有损害作用,可引起前庭功能障碍和听觉丧失。若发现耳有阻塞感或耳鸣,应立即停药。

(3) 对肾脏有轻度损害作用,可引起蛋白尿、管型尿,一般停药后可恢复,肾功能不全者应慎用。

(4) 若引起荨麻疹、药物热、关节痛、肌肉痛、黏膜水肿、嗜酸性粒细胞增多、药物性肺炎、急性喉水肿、血管神经性水肿、接触性皮炎等过敏症状,应及时停药,并对症处理。

14

（5）可引起过敏性紫癜,应立即停药,并给予大量维生素 C 治疗。

（6）偶可引起过敏性休克。本品皮试的阳性率低,与临床上发生过敏反应的符合率也不高,不应过于信赖。

（7）孕妇禁用。

5. 吡嗪酰胺

片剂:0.25/片。

用法:成人剂量 1.5 ~ 2g/d,分 2 ~ 3 次口服。

不良反应及注意点:

（1）肝毒性及胃肠道反应:与剂量有一定的相关性,既往使用剂量为 50mg/kg 作用较多,目前剂量为 25mg/kg,则不良反应减少。

（2）关节痛伴血尿酸增高:可能与 PZA 抑制肾小管对尿酸的排泄有关,有作者报告并用 RFP 时其发生频率降低。

（3）偶可引起肌球蛋白尿及肾小管间质性肾炎而导致肾功能不全。

6. 乙胺丁醇

片剂:0.75g/片。

用法:口服剂量,体重 ≥55kg 者 1.0g,<55kg 者 0.75g,每日 1 次顿服。采用间歇疗法时 1.0g,1 次顿服,每周 2 ~ 3 次。

不良反应及注意点:

（1）主要不良反应是球后视神经炎,其发生与剂量大小有关(按正常剂量,发生率为 0.8%),长期服药易于引起。表现为视敏度降低、辨色力

14

受损、视野缩窄、出现暗点等,停药后可缓慢恢复,也有不能恢复者。用药期间应检查视觉。

（2）胃肠道反应,如恶心、呕吐、腹泻等。

（3）偶见过敏反应、肝功能损害、下肢麻木、中性粒细胞减少、高尿酸血症、精神症状(幻觉、不安、失眠)等。

（4）乙醇中毒者、婴幼儿禁用。13 岁以下儿童尚缺乏应用经验需慎用。糖尿病患者必须在控制糖尿病的基础上方可使用本品。已发生糖尿病性眼底病变者慎用本品,以防眼底病加重。老年人及肾功能不良者减量慎用。

7. 丙硫异烟胺

片剂:0.1g/片。

用法:成人:每日 0.3～0.6g,分 3 次服用。

不良反应及注意点:

（1）服药后有恶心、呕吐、腹痛、腹泻、厌食、胃部不适等症状,多于服药 2～3 周后发生。

（2）少数患者有糙皮病症状、精神抑郁、视力紊乱和头痛、末梢神经炎、经期紊乱、男子乳房女性化、脱发、关节痛、皮疹、痤疮等。

（3）20%～30% 患者可对肝功能有影响,引起氨基转移酶升高,并发生黄疸,故每月应测肝功能一次。

（4）孕妇和 12 岁以下儿童禁用。

8. 氟喹诺酮类

片剂:环丙沙星 0.1g/片;左氧氟沙星 0.1g/片,0.5g/片;莫西沙星 0.4g/片。

用法:成人环丙沙星 1 次 0.2g,每日 3 次,每日量 0.6g。成人左氧氟沙星每日量 0.3g,1 次或分次口服。成人莫西沙星每日量 0.4g,每日 1 次。

不良反应及注意点:

(1) 中枢神经系统损害:表现为头痛、头晕、失眠,重者出现幻觉、精神错乱,停药后症状逐渐消失。有精神病历史、癫痫病史者不宜使用本类药物。同时使用非甾体类抗炎药可加重神经系统不良反应,因此应避免与此类药物同用。

(2) 过敏反应和光敏反应:表现为药物热、皮肤瘙痒、皮疹,多为麻疹样斑丘疹,亦有脓疹样红斑表现。光敏性皮炎的发生和光照剂量密切相关,故用药期间应避免日光照射。

(3) 胃肠道反应:以食欲缺乏、恶心、呕吐、腹胀、腹泻多见。

(4) 肝、肾毒性:多表现为一过性转氨酶升高,亦有肝功能衰竭的报道,肾功能异常时多以间质性肾炎多见。

(5) 血液系统毒性:偶可引起白细胞降低、血红蛋白降低、溶血性贫血等表现。

(6) 骨关节损害:表现为关节痛,停药后可自行恢复,但动物实验显示其造成幼龄动物关节软骨损害并影响其发育。故孕妇及儿童禁用。

(7) 避免与含铝、镁、铁、锌制剂同服,防止干扰喹诺酮吸收。

(8) 喹诺酮可干扰细胞色素 P450 而减少茶碱在体内的清除,故需同用茶碱时应注意调整茶

14

碱剂量或检测血药浓度。

9. 对氨基水杨酸钠

针剂:2g,4g,6g;片剂:0.5g/片。

用法:口服:每次 2 ~ 3g,每日 8 ~ 12g,饭后服。静脉滴注:每日 4 ~ 12g(先从小剂量开始),以等渗氯化钠注射液或 5% 葡萄糖液溶解后,配成 3% ~4% 浓度滴注。胸腔内注射:每次 10% ~20% 溶液 10 ~20ml(用等渗氯化钠注射液溶解)。

不良反应及注意点:

(1) 恶心、呕吐、食欲缺乏、腹泻、腹痛较多见,饭后服或与碳酸氢钠同服可减轻症状。

(2) 偶见皮疹、剥脱性皮炎、药物热、结晶尿、蛋白尿、白细胞减少、肝损害、黄疸,应立即停药。

(3) 肝肾功能减退者慎用。

(4) 静脉滴注一般用于结核性脑膜炎等病例,应在避光下(在滴瓶外面用黑纸包上)在 5 小时内滴完,变色后不可再用。

(5) 忌与水杨酸类同服,以免胃肠道反应加重及导致消化性溃疡。

(6) 能干扰 RFP 的吸收,故与之同用时,两者给药时间最好间隔 6 ~8 小时。

(7) 肠溶片可减轻胃肠道反应。

10. 卡那霉素和丁胺卡那

针剂:卡那霉素 0.5g(50 万 U)/支;丁胺卡那 0.2g/支。

用法:卡那霉素成人肌内注射或静脉滴注,每日 0.75 ~1g,每 12 小时 1 次,2 ~4 周后改为肌注

14

每周 2 ~ 3g。丁胺卡那成人肌内注射或静脉滴注,400mg/d,每日 1 次。

不良反应及注意点:

（1） 对第八对颅神经有损害作用,可引起前庭功能障碍和听觉丧失。卡那霉素耳蜗毒性强于链霉素,前庭毒性略低于链霉素,丁胺卡那耳毒性低于卡那霉素。若发现耳有阻塞感或耳鸣,应立即停药。

（2） 对肾脏有轻度损害作用,可引起蛋白尿、管型尿,一般停药后可恢复。卡那霉素肾毒性强于链霉素。肾功能不全者应慎用。

（3） 孕妇禁用。

（4） 老年患者剂量应适当减少。

11. 卷曲霉素

粉针剂:0.5g(50 万 U)。

用法:成人 0.75g,肌内注射,每日 1 次。

不良反应及注意点:

（1） 可致电解质紊乱,造成低血钾、低血钠、低血钙等,严重者出现抽搐、昏迷。用药中应多次检测电解质。

（2） 其他毒性反应同氨基糖苷类药物,但听神经损害程度低于链霉素,肾毒性较链霉素多见而较严重。肾功能不全者应慎用。若发现耳有阻塞感或耳鸣,应立即停药。

（3） 孕妇禁用。

12. 利福布汀

胶囊剂:0.15g/粒。

14

用法:成人 0.3g,每日 1 次。

不良反应及注意点:

(1) 肝损害:可引起转氨酶升高,偶见黄疸。

(2) 过敏反应:表现为皮疹、药物热。

(3) 血液系统损害:可引起白细胞减少、血小板减少或贫血。

(4) 消化系统反应:恶心、呕吐多见,偶有腹痛。

(5) 肌肉、关节疼痛。

(6) 肝肾功能损害者应减少剂量。

(7) 主要用于复治肺结核的治疗。

13. β-内酰胺类与 β-内酰胺酶抑制复合剂,代表药物有阿莫西林、克拉维酸钾。

片剂:0.25g/片;粉针剂:0.6g/支。

用法:口服:成人 0.5g,每日 3 次。静脉滴注:成人 1.2g 加入等渗氯化钠注射液 100ml,每 8 小时 1 次。

不良反应及注意点:

(1) 常见胃肠道反应如腹泻、恶心和呕吐等。

(2) 皮疹,尤其易发生传染性单核细胞增多症者。

(3) 可见过敏性休克、药物热和哮喘等。

(4) 偶见血清氨基转移酶升高、嗜酸性粒细胞增多、白细胞降低及念珠菌或耐药菌引起的二重感染。

(5) 抗结核活性仅有抑菌作用。

（6）与乙胺丁醇、左氧氟沙星联合应用时，能增强杀菌作用。

14. 新大环内酯类抗生素

片剂：罗红霉素 0.15g/片，克拉霉素 0.25g/片；胶囊剂：阿奇霉素 0.25g/粒。

用法：

（1）成人罗红霉素每次 150mg，每日 2 次；也可每次 300mg，每日 1 次。

（2）成人克拉霉素每次 0.5g，每日 2 次。

（3）阿奇霉素每次 0.5g，每日 1 次。

不良反应及注意点：

（1）常见胃肠道反应为恶心、呕吐等。

（2）偶见肝毒性，血清氨基转移酶短暂升高。肝功能损害患者如有指征应用时，需适当减量并定期复查肝功能。

（3）偶有外周血细胞下降。

（4）可能发生过敏反应，轻者为药疹、荨麻疹，重者为过敏症及 Stevens-Johnson 综合征。

（5）某些心脏病（包括心律失常、心动过缓、Q-T 间期延长、缺血性心脏病、充血性心力衰竭等）患者禁用克拉霉素。克拉霉素禁止与特非那定合用，以免引起心脏不良反应。

（6）妊娠期患者有明确指征用克拉霉素时，应充分权衡利弊，决定是否采用。哺乳期患者用药期间应暂停哺乳。

（7）与乙胺丁醇、丁胺卡那、环丙沙星有协同作用，联合应用获较好疗效。阿奇霉素与利福

14

布汀合用可能会增加后者毒性。

15. 环丝氨酸

片剂:0.25g/片。

用法:成人:10~15mg/(kg·d),首次剂量为 0.25g/12h,连用 2 周,12 小时内最大剂量为 0.5g。儿童:10~20mg/(kg·d),分两次服。

不良反应及注意点:

（1）服药量超过 1g 时会出现急性药物中毒,一日服药量超过 0.5g 会出现慢性中毒。

（2）可引起头痛、嗜睡、感觉改变、行为改变等中枢神经毒性;还可能出现自杀倾向。

（3）剂量过大时可能出现肢体麻痹和昏迷,酒精可增加癫痫发作的风险,也有突发心衰的报道。

（4）可引起皮疹、肝功能损害。

（5）空腹服用,服药期间必须补充维生素 B_6。

16. 氯法齐明

胶囊:0.05g/粒;0.1g/粒。

胶丸:50mg/粒。

用法:口服,100~200mg 一日一次,日最大剂量不超过 300mg。

不良反应及注意点:

（1）恶心、呕吐、食欲减退等消化道症状;血糖升高、血钾降低;皮肤色素沉着、鱼鳞样改变;腺体分泌物呈淡红色。

（2）肝肾功能不全、胃肠道疾病者慎用;孕妇及哺乳期妇女慎用。

17. 利奈唑胺

片剂:600mg/片。

针剂:600mg/袋。

用法:开始每日剂量1200mg,每日两次;4~6周后减为600mg,一日一次,疗程暂推荐6~12个月。

不良反应及注意点:

(1) 消化道症状,骨髓抑制(贫血、粒细胞或血小板减少),肝肾功能损害。

(2) 服用该药时需避免高脂饮食;禁忌联合使用拟肾上腺药品和5-HT再摄取抑制剂,禁用含酪胺食物及含醇饮料。

18. 亚胺培南-西司他汀

针剂:0.5g;1.0g。

用法:1g加入100ml生理盐水中静滴,12小时一次。

不良反应和注意点:

(1) 血栓性静脉炎,肝肾功能损害,粒细胞减少,胃肠道反应,荨麻疹等过敏反应。

(2) 与环孢素或茶碱合用可增加神经毒性,与更昔洛韦合用可诱发癫痫发作。

19. 抗结核药物复合制剂

片剂:力排肺疾0.1g/片;卫非宁150:每片含利福平150mg,异烟肼75mg;卫非宁300:每片含利福平300mg,异烟肼150mg;卫非特:每片含利福平120mg,异烟肼80mg,吡嗪酰胺250mg。

14

用法：

成人力排肺疾：每日 4 ~ 6 片（10mg/kg）分 3 次服用。

卫非宁 300：每日 2 片，体重<50kg 者卫非宁 150，每日 3 片，均顿服。

卫非特：体重>50kg 者每日 5 片，体重 40 ~ 49kg 者每日 4 片，体重 30 ~ 39kg 者每日 3 片，均顿服。

不良反应及注意点：

（1）力排肺疾长期使用可见周围神经炎，偶见肝功损害，可出现皮疹。

（2）有肝、肾功能障碍、精神病、癫痫病者慎用力排肺疾。

（3）卫非宁、卫非特用后可见转氨酶升高、黄疸等肝毒性，但与单剂异烟肼、利福平、吡嗪酰胺比较肝毒性轻微；可见过敏反应，表现为皮疹、药物热；胃肠道反应同单剂。

【建议】

1. 遵循结核病化疗原则　早期、联合、规律、全程、适量。

2. 对久治不愈的排菌者要警惕非结核分枝杆菌感染的可能性。

3. 耐多药结核应联用免疫治疗、介入治疗和外科治疗等多种手段。

（陈雪融　李珍珍）

参　考　文　献

1. 葛均波,徐永健. 内科学. 第 8 版. 北京:人民卫生出版社,2013.

2. 马玙. 结核病治疗学. 北京:人民卫生出版社,2013.

3. 肖和平. 耐药结核病化学治疗指南(2010). 北京:人民卫生出版社,2011.

4. 唐神结,许绍发,李亮. 耐药结核病学. 人民卫生出版社,2014.

5. 朱元珏,陈文彬. 呼吸病学. 北京:人民卫生出版社,2003.

6. 程德云,陈文彬. 临床药物治疗学. 第 4 版. 北京:人民卫生出版社,2012.

7. 端木宏谨. 临床诊疗指南(结核病分册). 北京:人民卫生出版社,2005.

8. 唐神结. 核病临床诊疗进展年度报告(2013). 北京:人民卫生出版社,2013.

9. WHO. Definitions and reporting framework for tuberculosis 2013 revision. WHO/HTM/TB/2013. 2.

10. WHO. Guidelines for the programmatic management of drug-resistant tuberculosis 2011 update. WHO/HTM/TB/2011. 6.

11. Cox H,Ford N. Linezolid for the treatment of complicated drug-resistant tuberculosis:a systemic review and meta-analysis. Int J Tuberc Lung Dis,2012,16(4):447-454.

12. 唐神结,肖和平. 广泛耐药结核病的现状与对策,中华医学杂志,2011,91(5):355-358.

13. Farley JE,Ram M,Pan W,et al,Outcome of multi-drug resistant (MDR-TB)among a cohort of South African patients with high HIV prevlance. Plos One, 2011, 6:

e20436.

14. 马玙. 结核病. 北京：人民卫生出版社,2006.

15. 中华人民共和国卫生部疾病控制司. 初治涂阴活动性肺结核病人免费治疗管理指南（试行）. 中华结核呼吸杂志,2005,28(10):667-669.

16. 中华医学会结核病学分会. 肺结核诊断和治疗指南. 2001,24(2):70-74.

17. 陈新谦. 新编药物学. 北京：人民卫生出版社,2005.

14

第十五章　肺癌的药物治疗

第一节　非小细胞肺癌的
药物治疗

目前,无论男性或女性,肺癌业已成为癌症死亡的主要原因。烟草工业是肺癌发生的主要祸首,85%以上的肺癌发生都可归因于吸烟或被动吸烟。随着限制烟草力度的加大,近年一些发达国家的肺癌发病增长势头下降,但在多数发展中国家,肺癌的发病率仍逐年上升。

世界卫生组织将肺癌简要分为非小细胞肺癌和小细胞肺癌,非小细胞肺癌占所有肺癌病例的80%以上。就细胞类型而言,它主要包括鳞状细胞癌、腺癌、腺鳞癌、大细胞癌、神经内分泌肿瘤、肉瘤样癌等,其中腺癌发病率最高。总体来说,非小细胞肺癌预后不佳,确诊后只有不到15%的病例能生存5年以上。提高非小细胞肺癌治疗效果的最重要措施是早期发现和治疗。

药物治疗是非小细胞肺癌综合治疗体系中的重要组成部分,在晚期转移性病例中是首要的治疗手段。经过数十年的临床实践,特别是近年来抗肿瘤新药的不断出现,化疗在非小细胞肺癌治疗中的地位得到公认。非小细胞肺癌患者经过药物治疗,生存状况正不断改善。本章将以化疗为主线,介绍目前常见的非小细胞肺癌治疗用药。

【相关药物】

(一)化疗药物

1. 异环磷酰胺(ifosfamide,匹服平,IFO) 该药进入体内被肝脏或肿瘤内存在的磷酰胺酶或磷酸酶水解,变为活化作用型的磷酰胺氮芥而起作用。其作用机制为与 DNA 发生交叉联结,抑制DNA 的合成,也可干扰 RNA 的功能,属细胞周期非特异性药物。抗瘤谱广,对多种肿瘤有抑制作用。

2. 吉西他滨(gemcitabine,健择,泽菲,GEM) 为抗代谢类抗肿瘤药物。进入人体后转化为活性的二磷酸核苷和三磷酸核苷,前者可抑制核苷酸还原酶活性,后者掺入 DNA 链中,引起 DNA 断裂,细胞死亡。属细胞周期 S 期特异性药物,抗瘤谱广。目前被 NCCN(National Comprehensive Cancer Network)推荐为非小细胞肺癌术后辅助化疗用药和晚期非小细胞肺癌一线治疗用药。

3. 长春瑞滨(vinorelbine,诺维本,盖诺,NVB) 属抗肿瘤植物药。通过阻断微管蛋白聚合及诱导微管解聚,使细胞止于有丝分裂中期,为细胞周期 M 期特异性药物,抗瘤谱广。目前被NCCN 推荐为非小细胞肺癌术后辅助化疗用药和晚期非小细胞肺癌一线治疗用药。

4. 长春碱（Vinblastine Sulfate，VLB）　该药为细胞周期特异性药物，可使肿瘤细胞的有丝分裂停止于中期，对 M 期有延缓或阻滞作用，将细胞杀灭于 G_1 期。与长春新碱（VCR）相同，VLB抗肿瘤作用靶点是微管，与管蛋白二聚体结合，抑制微管蛋白的聚合，从而妨碍纺锤体微管的形成，使核分裂停止于中期，引起核崩溃、呈空泡状或固缩。VLB 还作用于细胞膜，干扰细胞膜对氨基酸的转运，使蛋白合成受到抑制；亦可通过抑制RNA 聚合酶的活力而抑制 RNA 合成。

5. 长春地辛（vindesine Sulfate，长春地辛，西艾克，VDS）　该药是一种细胞周期特异性药物，通过抑制细胞内微管蛋白的聚合，阻止增殖细胞有丝分裂中纺锤体的形成，使细胞分裂停于有丝分裂中期。与长春碱（VLB）和长春新碱（VCR）无完全的交叉耐药性，毒性介于两者之间。骨髓抑制低于 VLB 但高于 VCR，神经毒性低于 VCR。

6. 依托泊苷（etoposide，依托泊苷，VP-16）属抗肿瘤植物药。作用于拓扑异构酶Ⅱ，形成稳定复合物，干扰其功能，使 DNA 损伤后无法修复。为细胞周期 S 期、G_2 期特异性药物。在三代药物出现之前，该药与顺铂联合曾是治疗非小细胞肺癌的常用方案。目前仍可选择性使用。

7. 替尼泊苷（teniposide，卫萌，VM-26）　属抗肿瘤植物药。既可破坏 DNA，又可阻断 M 期、G_2 期细胞，为细胞周期特异性药物。由于该药脂溶性好，可以透过血脑屏障，在脑组织中浓度较

15

高,故可用于非小细胞肺癌脑转移患者。

8. 紫杉醇(paclitatxel,泰素,紫素,PTX)　属抗肿瘤植物药。该药可促进微管形成并保持其稳定,从而抑制了细胞分裂所必需的微管网重组,使细胞停止于 M 期,为细胞周期特异性药物,抗瘤谱广。目前被 NCCN 推荐为非小细胞肺癌术后辅助化疗用药和晚期非小细胞肺癌一线治疗用药。

9. 多西紫杉醇(docetaxel,泰索帝,多西他赛,DOC)　属抗肿瘤植物药。作用机制同紫杉醇,但微管稳定效力更强。为细胞周期特异性药物,抗瘤谱广。目前被 NCCN 推荐为非小细胞肺癌一线和二线治疗用药。

10. 伊立替康(irinotecan,开普拓,艾力,CPT-11)　属抗肿瘤植物药。其代谢产物 SN-38 选择性抑制拓扑异构酶 I,使断裂的 DNA 链不能重接,阻断 DNA 及 RNA 合成,为细胞周期 S 期特异性药物,抗瘤谱广。可用于前期化疗失败的晚期非小细胞肺癌的解救治疗。

11. 培美曲塞(pemetrexed,力比泰,Alimta,PEM)　属抗代谢类抗肿瘤药物。是一种抗叶酸代谢的抗肿瘤药物,它通过干扰细胞复制过程中叶酸依赖性代谢过程而发挥作用。该药可以抑制胸苷酸合成酶、二氢叶酸还原酶、甘氨酸核糖核苷甲酰基转移酶等叶酸依赖性酶,这些酶参与胸腺嘧啶核苷和嘌呤核苷的生物合成。该药已经在中国获批用于晚期非鳞非小细胞肺癌的一线及二线治疗。

12. 顺铂(cisplatin,顺氯氨铂,DDP) 为重金属铂的络合物。该药可与 DNA 链形成交联,破坏 DNA 功能,阻止其复制,为细胞周期非特异性药物,抗瘤谱极广。含顺铂的化疗方案在非小细胞肺癌化疗中的地位非常重要,治疗非小细胞肺癌的三代药物(如长春瑞滨、吉西他滨、紫杉醇、多西紫杉醇、培美曲塞等)与顺铂组成的联合化疗方案仍是目前治疗非小细胞肺癌有效率最高的化疗方案。

13. 卡铂(carboplatin,伯尔定,CBP) 为重金属铂的络合物。作用机制与顺铂类似,而消化道不良反应、肾毒性、耳毒性均较顺铂轻。与顺铂不完全交叉耐药。用该药替换顺铂组成的方案治疗非小细胞肺癌可以取得与含顺铂方案相似的有效率。

14. 草酸铂(oxaliplatin,乐沙定,奥沙利铂,L-OHP) 为重金属铂的络合物。作用机制与顺铂类似,但其与 DNA 形成的复合物更大,对 DNA 合成的抑制更强,细胞毒作用也更强。该药不良反应较顺铂轻,与顺铂无交叉耐药。目前已有证据显示,用该药替换顺铂组成的方案治疗非小细胞肺癌可以取得与含顺铂方案相似的有效率。

15. 奈达铂(nedaplatin,捷佰舒) 奈达铂为顺铂类似物。该药以与顺铂相同的方式与 DNA 结合,并抑制 DNA 复制,从而产生抗肿瘤活性。该药不良反应较顺铂轻,与顺铂无交叉耐药。目前已有研究结果显示,用该药替换顺铂组成的方

15

案治疗非小细胞肺癌可以取得与含顺铂方案相似的有效率。

16. 博莱霉素(bleomycin,BLM)　该药为一种碱性多肽类抗肿瘤抗生素,共有 13 种组分,如 A1、A2、A5、A6 及 B2 等。作用机制主要是与铁络合形成自由基,作用于 DNA,使之分解,引起 DNA 单键或双键断裂。为细胞周期非特异性药物,主要作用于 M 期和 G_2 期,并对 S/G_2 边界及 G_2 期有延缓作用。

17. 丝裂霉素(mitomycin,MMC)　该药为细胞周期非特异性药物。丝裂霉素对肿瘤细胞的 G_1 期特别是晚 G_1 期及早 S 期最敏感,在组织中经酶活化后,它的作用似双功能或三功能烷化剂,可与 DNA 发生交叉联结,抑制 DNA 合成,对 RNA 及蛋白合成也有一定的抑制作用。

(二) 靶向治疗药物

1. 重组人血管内皮抑制素(endostatin,恩度,Endostar)　为血管生成抑制类新生物制品,其作用机制是通过抑制形成血管的内皮细胞迁移来达到抑制肿瘤新生血管的生成,阻断了肿瘤细胞的营养供给,从而达到抑制肿瘤增殖或转移目的。该药是我国首个拥有自主知识产权的肿瘤靶向治疗药物,经过全国多中心临床试验,证实其联合 NVB+DDP 方案治疗晚期非小细胞肺癌可以提高疗效和改善预后。该药已被《非小细胞肺癌临床实践指南(中国版)》推荐与含铂双药化疗联合用于晚期非小细胞肺癌一线治疗。该药的Ⅳ期临床

15

试验已经结束,结果与其三期临床试验相互印证,可以提高疗效,明显延长患者无进展生存期(PFS)。该药推荐与 NP 化疗方案联合使用,单次剂量为 $7.5mg/m^2$,每日 1 次,连用 14 天,每 21 天重复。

2. 吉非替尼(gefitinib,易瑞莎,Iressa)　吉非替尼是一种选择性表皮生长因子受体(EGFR)酪氨酸激酶抑制剂,该酶通常表达于上皮来源的实体瘤。吉非替尼广泛抑制异种移植于裸鼠的人肿瘤细胞的生长,抑制其血管生成。在体外,可增加人肿瘤细胞衍生系的凋亡,并抑制血管生成因子的侵入和分泌。临床研究评估了吉非替尼单药治疗局部晚期或转移性非小细胞肺癌的有效性和安全性,发现对于肿瘤细胞存在 EGFR 敏感突变(19 外显子缺失突变、21 外显子 L858R 异位突变等)的患者治疗效果优于标准化疗,PFS 明显延长,且患者生活质量明显提高。目前吉非替尼被 NCCN 推荐为存在 EGFR 敏感突变的晚期非小细胞肺癌的一线治疗用药。该药推荐剂量为 250mg/d,一直服用至肿瘤进展或出现不能耐受的不良反应。

3. 厄洛替尼(erlotinib,特罗凯,Tarceva)　属喹唑啉类化合物,是人 I 型表皮生长因子受体(HER1/EGFR)酪氨酸激酶抑制剂。抗肿瘤作用机制主要为抑制 EGFR 酪氨酸激酶胞内磷酸化,对存在 EGFR 敏感突变的晚期非小细胞肺癌疗效明显,可显著延长该部分患者一线治疗的 PFS。目前埃罗替尼在中国获批晚期非小细胞肺癌的二

15

线治疗用药和维持治疗用药。该药推荐剂量为150mg/d，一直服用至肿瘤进展或出现不能耐受的不良反应。

4. 埃克替尼（Icotinib，凯美纳）　埃克替尼是一种高效特异性的表皮生长因子受体酪氨酸激酶抑制剂（EGFR-TKI），为我国自行研制新药。作用机制与吉非替尼和厄洛替尼相似。在中国获批用于存在 EGFR 敏感突变的晚期非小细胞肺癌的一线治疗用药。常用剂量为 125mg/次，每日 3 次，一直服用至肿瘤进展或出现不能耐受的不良反应。

5. 克唑替尼（crizotinib，赛可瑞，Xalkori）　研究发现，非小细胞肺癌患者中有 3%～5%存在 EML4-ALK 融合基因，克唑替尼对于这部分患者具有很好疗效，客观有效率超过 70%，可显著延长生存期。目前已经被推荐用于 ALK（FISH+）非小细胞肺癌患者的一线治疗。常用剂量为 200mg/次，每日 2 次，一直服用至肿瘤进展或出现不能耐受的不良反应。

6. 贝伐单抗（bevacizumab，阿瓦斯汀，Avastin）为血管内皮生长因子（VEGF）单克隆抗体，通过与内源化的 VEGF 竞争性结合 VEGF 受体，使内源的 VEGF 生物活性失效，从而抑制内皮细胞有丝分裂，增加血管通透性，减少新生血管形成，最终达到抑制肿瘤生长的作用。临床试验结果显示该药联合化疗能提高非小细胞肺癌的疗效。目前贝伐单抗联合化疗被 NCCN 推荐为晚期非鳞非小细胞肺癌的一线治疗。该药推荐与化疗联合使用,单次剂量为5mg/kg,每2周使用1次,至肿瘤进展或不能耐受不良反应。需要注意的是:目前该药在中国尚未取得非小细胞肺癌的适应证。

7. 西妥昔单抗(cetuximab,爱必妥)　为表皮生长因子受体(EGFR)单克隆抗体,通过竞争性结合肿瘤细胞EGFR,阻断其下游信号通路,导致肿瘤生长受到抑制。临床研究显示西妥昔单抗联合含铂双药化疗可以延长晚期非小细胞肺癌患者生存期。使用方法:与化疗联合使用,首次剂量400mg/m²,维持剂量250mg/m²,至肿瘤进展或副作用不能耐受。需要注意的是:目前该药在中国尚未取得非小细胞肺癌的适应证。

(三)生物反应调节剂

1. 白细胞介素2(IL-2)　IL-2的主要作用是刺激和维持T细胞分化增殖,调节人体免疫功能,达成多种间接抗肿瘤作用。可用于胸腔内灌注控制恶性胸水。腔内灌注时应尽量引流胸水,推荐每次给药50万U/m²,每周1~2次,至积液控制。

2. 肿瘤坏死因子(tumor necrosis factor,纳科思,TNF)　肿瘤坏死因子是一种多功能细胞因子,具有广泛的生物学特性,其最显著的活性特征是在体内外特异性地杀伤肿瘤细胞,而对正常细胞无明显毒性作用。目前普遍认为,肿瘤坏死因子主要通过诱导肿瘤细胞凋亡、破坏肿瘤组织血管、介导免疫调节、放化疗增敏等产生抗肿瘤作用。该药可与化疗方案联合使用,每次400万

15

U/m^2,第 1～7 天及第 11～17 天每日用药 1 次,21 天为一个周期。亦可胸腔内灌注给药用于控制胸水。

3. 香菇多糖(lentinan,天地欣)　该药为香菇菌中提取的甘露聚糖肽精,具有调节免疫作用。与化疗药物联合使用可以增敏。还可以胸腔内灌注控制恶性胸水。推荐剂量每次 1mg,静脉输注,每周给药 2 次。

4. 高聚金葡素(highly agglutinitine staphy Il-clclin,高聚生)　通过激活 T 细胞分泌细胞因子如白细胞介素、干扰素、肿瘤坏死因子等直接和间接作用于靶细胞。具有调节免疫作用。可以胸腔内灌注控制恶性胸水。胸腔内灌注时推荐每次用药 4～6 支。每周 1～2 次,至积液控制。

【选择原则】

(一) 常用治疗方案

1. 一线治疗方案　三代化疗药物的出现明显改善了非小细胞肺癌患者的预后,因此,目前常用的一线方案基本是以三代药物联合铂类组成。从现有的研究证据来看,尚无哪一种三代药物明显优于另几种,也没有哪一种组合能明显优于含铂方案,超过两种药物的多药联合方案在增加不良反应的情况下,疗效上并不优于两药联合方案。当然,对于耐受情况较差的患者,应按后面的"建议"灵活制订治疗方案。除了化疗以外,靶向治疗已经成为部分具有特定靶点患者的治疗首选,可以显著提高疗效和生活质量。

（1）NP方案：

长春瑞滨：$25mg/m^2$ D1,8+顺铂 $75mg/m^2$ D1（或分3天给予）每28天重复。

该方案的主要不良反应为骨髓抑制,另需注意治疗前最好行深静脉置管避免发生严重静脉炎。在大样本临床试验中,该方案的1年生存率约为38%,中位生存期约为9个月。该方案联合重组人血管内皮抑制素（"恩度"）可提高疗效,改善生存情况。

（2）GP方案：

吉西他滨 $1\sim1.2g/m^2$ D1,8+顺铂 $60\sim80mg/m^2$ D1（或分3天给予）每21天重复。

该方案的主要不良反应为骨髓抑制,以血小板减少和中性粒细胞减少最常见。偶有过敏反应发生,出现后应立即停药并给予抗过敏治疗。该方案的近期有效率为22%,中位生存期为8.1个月。

（3）TP方案：

紫杉醇 $135\sim175mg/m^2$ D1+顺铂 $60\sim80mg/m^2$ D1（或分3天给予）,每21天重复。

由于紫杉醇可引起过敏、心脏毒性、神经毒性、骨髓抑制等。使用该方案前必须严格进行预处理:地塞米松 $10\sim20mg$,于用药前12小时和6小时各口服1次。用药前30分钟给予苯海拉明并联合使用 H_2 受体阻滞剂。用药时注意使用专用输液器并全程进行心电监护,输注时间不少于

15

3 小时。先用紫杉醇再用顺铂,否则会加重骨髓抑制。该方案的近期有效率为 21%,中位生存期为 7.8 个月。

(4) TC 方案:

紫杉醇 135~175mg/m² D1+卡铂 AUC=5 或 6 D1,每 21 天重复。

在著名的"9633"临床研究中,正是该方案明显改善了 IB 期术后患者的预后,确立了辅助化疗在 IB 期非小细胞肺癌治疗中的重要地位。

(5) DP 方案:

多西紫杉醇 75mg/m² D1+顺铂 60~80mg/m² D1(或分 3 天给予),每 21 天重复。

多西紫杉醇 40mg/m² D1,8,15+顺铂 60~80mg/m² D1(或分 3 天给予),每 28 天重复。

该方案主要毒性为骨髓抑制。由于多西紫杉醇可能导致水钠潴留和过敏反应,故使用前应严格给予预处理:地塞米松 4mg,每日 2 次,于用药前 1 天、用药当天和用药后 1 天口服。该方案的近期有效率为 17%,中位生存期为 7.4 个月。每周给药可在不降低有效率的前提下明显减少不良反应。

(6) AP 方案:

培美曲塞 500mg/m² D1+顺铂 60~80mg/m² D1(或分 3 天给予),每 21 天重复。

该方案已经被推荐用于晚期非鳞非小细胞肺癌的一线治疗。耐受性较好,主要副作用为乏力以及由顺铂所带来的相关毒性反应。研究显示,

AP方案对于晚期肺腺癌患者的疗效优于GP方案。

（7）MVP方案：

丝裂霉素 $6 \sim 8mg/m^2$ D1+长春地辛 4mg D1,8+顺铂 $40mg/m^2$ D3,4,每21天重复。

该方案系20世纪80年代以来晚期或局部晚期非小细胞肺癌的经典化疗方案,目前仍可选择。该方案毒性较低,患者耐受良好。

（8）靶向治疗方案：

吉非替尼:250mg每日1次,至肿瘤进展或副作用不能耐受。对于具有EGFR敏感突变的晚期非小细胞肺癌患者,吉非替尼一线治疗的效果不劣于化疗但患者生活质量更高,故目前对于该部分患者可作为治疗首选。埃克替尼:125mg每日3次,至肿瘤进展或副作用不能耐受。对于具有EGFR敏感突变的晚期非小细胞肺癌患者,埃克替尼可以作为一线治疗的首选。克唑替尼:200mg每日2次,至肿瘤进展或副作用不能耐受。对于具有ALK融合基因的晚期非小细胞肺癌患者,克唑替尼可以作为一线治疗的首选。

以上是目前临床常用的,被大规模临床试验证实有效的非小细胞肺癌一线治疗方案,联合单抗类靶向药物常可提高疗效。有研究表明:将上述方案中的顺铂换为卡铂、草酸铂或奈达铂可明显减轻胃肠道反应且并不降低疗效。还有一些药物如依托泊苷、伊立替康等与铂类联合也对非小细胞肺癌有效,亦可选择。对于对含铂方案耐受

15

不佳的患者,可用新药的联合方案替代。对于ECOG 评分 2 分或老年患者,可考虑单药治疗。贝伐单抗联合 TC 化疗,西妥昔单抗或内皮生长抑素联合 NP 化疗显示了生存优势,对于有条件的患者可推荐使用上述方案。对于具有 EGFR 敏感突变的患者,应推荐其尽早使用 EGFR-TKI 治疗;对于具有 ALK 融合基因的患者应推荐其首选克唑替尼治疗。

2. 二线治疗方案　由于非小细胞肺癌的一线治疗有效率徘徊在 20% ~30%,所以会有众多一线治疗失败和治疗后复发、转移的患者接受二线治疗。如果一线治疗有效,且缓解期>6 个月,患者耐受情况良好,二线治疗仍可考虑使用原来方案,除此以外,都应考虑更换药物进行治疗。目前使用较多的二线治疗药物包括:多西紫杉醇、培美曲塞、伊立替康、吉非替尼、埃罗替尼等。

(1) 多西紫杉醇方案:

多西紫杉醇 $75mg/m^2$ D1,每 21 天重复。

多西紫杉醇 $35 ~40mg/m^2$ D1,8,15,每 28 天重复。

经 Meta 分析,无论每周或三周方案,其有效率均在 10% ~15%,中位生存期约 26 周,两者无统计学差别,但每周方案似乎更容易耐受。

(2) 培美曲塞方案:

培美曲塞 $500mg/m^2$ D1,每 21 天重复。

该方案在严格预处理的情况下不良反应轻微,多数患者能良好耐受。Ⅲ期临床试验表明,该

15

方案治疗有效率为 9.1%，中位生存期为 8.3 个月，与多西紫杉醇比较差异无统计学意义，但在不良反应方面有明显优势。

（3）伊立替康方案：

伊立替康 100mg/m² D1，8+顺铂 60~80mg/m² D8，每 21 天重复。

该方案主要毒性为骨髓抑制和迟发性腹泻。一项 Ⅱ 期临床试验显示该方案用于多西紫杉醇治疗失败的非小细胞肺癌患者，有效率为 23%，中位生存期 8 个月。

（4）吉非替尼方案：

吉非替尼 250mg 每日 1 次，服用至肿瘤进展或不良反应不能耐受。

该药物的适用人群有一定选择性，一般认为在具有表皮生长因子受体突变的人群、腺癌、亚洲人、女性、不吸烟者中，吉非替尼的疗效会高于非选择性人群。主要不良反应为皮疹、腹泻等，罕见严重不良反应有肺间质纤维化。近期有效率约18%，中位生存期为 7~8 个月。

（5）厄洛替尼方案：

厄洛替尼 150mg 每日 1 次，服用至肿瘤进展或不良反应不能耐受。

因该药在欧美患者中的疗效确切，FDA 于 2004 年即批准该药用于非小细胞肺癌的二线治疗。目前该药在中国也已上市。不良反应与吉非替尼类似。一项厄洛替尼二、三线治疗晚期非小细胞肺癌的临床试验显示：近期有效率为 8.9%，中位生存期6.7个月。

3. 三线治疗方案 可以选择既往从未使用过的对非小细胞肺癌有效的药物进行治疗,也可以建议患者参加新药临床试验。

(二)辅助化疗和新辅助化疗方案

辅助化疗一般指在以局部治疗手段消除了主要肿瘤负荷后再补充给予的,以预防复发和转移为目的的化疗。目前认为,对于Ⅰb期以上的根治术后或根治放疗后的非小细胞肺癌患者都应有条件地给予4~8个周期的辅助化疗。而新辅助化疗指在手术或放疗等局部治疗前给予的化疗,其目的在于尽量减少肿瘤负荷,降低分期,杀灭局部治疗范围外的微小病灶,降低肿瘤细胞生物活性等。对于Ⅲ期根治性手术困难的患者可先尝试新辅助化疗,但新辅助化疗对于可手术的非小细胞肺癌患者是否有益尚无定论。辅助化疗和新辅助化疗可参考晚期非小细胞肺癌一线化疗方案。需要注意的是,靶向治疗药物在非小细胞肺癌辅助或新辅助治疗的意义尚未明朗,故不推荐使用。

辅助化疗还可参考以下方案:

长春地辛 $3mg/m^2$,第 1~29 天每周 1 次,第43 天后每 2 周 1 次,至顺铂使用结束。+顺铂 $80mg/m^2$ D1,22,43,64。

长春碱 $4mg/m^2$,第 1~29 天每周 1 次,第43天后每 2 周 1 次,至顺铂使用结束。+顺铂 $80mg/m^2$ D1,22,43,64。

【注意事项】

在非小细胞肺癌的药物治疗尤其是化疗过程中,有很多细节需要注意。由于篇幅所限,本节只列举了容易被忽略或格外突出的要点,要了解更为详细的用药要求和注意事项请参阅原厂药物说明书。

(一)化疗药物

1. 异环磷酰胺

用法:单药静脉注射按体表面积每次 $1.2 \sim 2.5g/m^2$,连续 5 天为一疗程。联合用药按体表面积每次 $1.2 \sim 2.0g/m^2$,连续 5 天为一疗程。每一疗程间隔 $3 \sim 4$ 周。大剂量应用时应水化、利尿,同时给予尿路保护剂美司钠(含有半胱氨酸的化合物,能与重复活化的环磷酰胺或异环磷酰胺的毒性代谢产物相结合,形成非毒性产物自尿中迅速排出体外,预防使用上述抗癌药物时引起的出血性膀胱炎等泌尿系统的损伤。本品常用量为异环磷酰胺剂量的 20%,静脉注射或静脉滴注,给药时间为 0 小时、4 小时后及 8 小时后,共 3 次)。

不良反应及注意点:

(1)本品对骨髓有明显抑制作用。应注意检测外周血情况,及时给予集落刺激因子治疗或预防。

(2)该药的代谢产物对尿路有刺激性,可致出血性膀胱炎。应用时应鼓励患者多饮水,大剂量应用时应水化、利尿,同时给予尿路保护剂美司钠。

（3）该药水溶液不稳定,须现配现用。

2. 吉西他滨

用法:常用单次剂量为 $1000 \sim 1200mg/m^2$,可每周给药 1 次,连续 2~3 次为一周期,每 3~4 周重复。

不良反应及注意点:

（1）该药有特异性血小板毒性,常可见化疗后血小板减少。对于血小板水平低下的患者慎选,使用后亦注意检测和适时使用升血小板药物如促血小板生长因子和白介素 11 等。

（2）该药使用时常见轻度肝功损伤和轻度蛋白尿或血尿。

（3）该药偶见过敏反应,可给予抗过敏药物预防。

（4）动物实验显示有生殖毒性,故孕妇禁用。

3. 长春瑞滨

用法:常用单次剂量为 $25 \sim 30mg/m^2$,可每周给药一次,连续 2 次为一周期,每 3 周重复。

不良反应及注意点:

（1）骨髓抑制为其剂量限制毒性。

（2）该药尚有明显局部刺激性,常规静脉穿刺给药发生静脉炎概率较高。

（3）使用前尽可能进行深静脉置管,可以显著降低静脉炎发生。

4. 长春碱

用法:静脉注射:首次 0.1mg/kg,每周 1 次,随后每周递增 0.05 ~ 0.3mg/kg,或每次 10mg,生理盐水 10ml 溶解后静脉注射,每周 1 次。总量为 60 ~ 80mg,或 0.1 ~ 0.3mg/kg,连用 10 周为一疗程。

不良反应及注意点:

(1) 神经毒性较 VCR 为低。

(2) 药液外漏可造成局部组织坏死、溃疡等。

(3) 禁用于鞘内注射。静脉注射时必须进行稀释,注射速度要慢,切勿漏于血管外。

(4) 与博莱霉素、顺铂合用,可能引起严重的危及生命的心血管毒性。与 MMC 合用可能增加 MMC 的肺毒性。

5. 长春地辛

用法:每 7 ~ 10 天用药 1 次,生理盐水溶解后缓慢静脉注射,也可溶于 5% 的葡萄糖液 500 ~ 1000ml 中静脉缓慢滴注(6 ~ 12 小时)。每次 3mg/m²,每周 1 次,联合化疗时剂量酌减。

不良反应及注意点:

(1) 骨髓抑制:主要表现为白细胞减少,对血小板影响不明显。

(2) 神经毒性:可出现腱反射减退,四肢疼痛,手足发麻,肌肉疼痛,肌无力,感觉异常。停药后可逐渐恢复。麻痹性梗阻少见。

(3) 若药液漏出血管外,可引起组织坏死。如不慎漏出血管外,应立刻冷敷,并用 0.5% 普鲁卡因封闭。

（4）不要与 VCR 或 VLB 同时应用,以免加重神经毒性。

6. 依托泊苷

用法:常用单次剂量为 60 ~ 100mg/m^2,可每日给药 1 次,连用 3 ~ 5 天,每 3 ~ 4 周重复。

不良反应及注意点:

由于该药在葡萄糖溶液中不稳定,故最好用生理盐水配制。

7. 替尼泊苷

用法:单药治疗每周期总剂量为 300mg/m^2,分 3 ~ 5 天给予,3 周重复。

不良反应及注意点:

（1）迟发性骨髓抑制。

（2）快速滴注可造成血压骤降,静脉滴注时间不得少于 30 分钟。

8. 紫杉醇

用法:常用单次剂量为 135 ~ 175mg/m^2,每 3 周用药 1 次。若选用每周疗法,则单次剂量为 60 ~ 90mg/m^2,连用 3 周休息 1 周,或连用 6 周休息 2 周。

不良反应和注意点:

（1）骨髓抑制为其剂量限制毒性。约 2% 的患者发生严重过敏反应。可见心脏毒性。周围神经毒性常见。脱发反应明显。

（2）切记使用前按要求给予预处理。用药期间必须进行心电监护。只能使用专用聚乙烯输液器。输注时间应大于 3 小时。

（3）与顺铂合用时先用本药，再用顺铂。使用脂质体紫杉醇可显著降低过敏反应的发生。

9. 多西紫杉醇

用法：常用单次剂量为 75mg/m²，每 3 周用药 1 次。若选用每周疗法，则单次剂量为 35～40mg/m²，连用 3 周休息 1 周，或连用 6 周休息 2 周。

不良反应及注意点：

（1）急性水钠潴留为其特殊不良反应，可见多浆膜腔积液。其余不良反应与紫杉醇类似。

（2）切记使用前按要求给予预处理。用药期间必须进行心电监护。输注时间 1 小时左右。

10. 伊立替康

用法：常用单次剂量为 350mg/m²，每 3 周用药 1 次。若选用每周疗法，则单次剂量为 100mg/m²，连用 3 周休息 1 周。

不良反应及注意点：

（1）迟发性腹泻为其剂量限制性毒性。可见急性胆碱能综合征。使用本药前给予 0.25mg 阿托品肌注可预防急性胆碱能综合征。

（2）洛哌丁胺为迟发性腹泻的特效治疗药物，用法：发生腹泻后首剂 4mg，之后每 2 小时服 2mg，至腹泻停止后的 12 小时。注意连续用药不超过 48 小时。除上述措施外，留院观察补液补充电解质亦十分重要。

11. 培美曲塞

用法：推荐使用剂量为 500mg/m²，每 3 周用

15

药 1 次。

不良反应及注意点:若未进行充分的预处理,则皮疹和因叶酸缺乏引起的不良反应常见。按其说明书指示完成预处理,该药的不良反应多比较轻微。预处理:第一次给药的前 7 天起服用叶酸 $400\mu g/d$,服用整个治疗周期,在最后一次使用该药后再服 21 天方可停止。在第一次给药的前 7 天内肌注维生素 B_1 21 000μg,每 3 个治疗周期注射 1 次。在给药的前 1 天、给药当天和后 1 天,均给予地塞米松 4mg/次,每日 2 次口服。

该药推荐用盐水配制,若与顺铂联合使用,则两药间隔时间在 30 分钟以上。

12. 顺铂

用法:单次剂量为 80 ~ 100mg/m^2,可 1 次给予或分为 3 次给予,每 3 周重复。

不良反应及注意点:该药的消化道反应、肾毒性、耳毒性、骨髓抑制都很明显。在使用大剂量治疗时,必须在治疗前和治疗中给予充分的水化和利尿处理。注意配合使用多种止吐药物以缓解其消化道反应。

13. 卡铂

用法:目前主张根据 AUC(血药浓度-时间曲线下面积)来决定用药剂量,一般常用 AUC = 5 或 6,每 3 周给药 1 次。推荐使用 5% 葡萄糖溶液配制。

计算公式:卡铂剂量(mg) = AUC(mg/ml/min)[Ccr(ml/min) + 25]

男性肌酐清除率(Ccr) = [(140-年龄)×体重(kg)/7.2×肌酐(μmol/L)]×0.113

女性肌酐清除率(Ccr) = 0.85×男Ccr

肌酐(μmol/L) = 肌酐(mg/ml)×88.4 或肌酐(mg/ml)×8.84

不良反应及注意点:骨髓抑制为该药限制性毒性,主要为血小板减少和白细胞减少。其消化道反应、肾毒性和耳毒性均比顺铂低。

14. 草酸铂

用法:推荐单次剂量为 $125mg/m^2$,每3周给药1次。

不良反应及注意点:

(1) 神经毒性是该药限制性毒性,主要为浅感觉异常,遇冷加重。偶可见急性咽感觉障碍和喉痉挛,出现后须及时给予皮质醇激素及其他必要措施抢救。

(2) 必须用5%葡萄糖溶液配制。禁止与碱性液体配伍使用。用药期间嘱患者避免接触冰冷物品和进冷食冷饮。

15. 奈达铂

用法:该药推荐单次剂量为 $80 \sim 100mg/m^2$,每3周给药1次。

不良反应及注意点:

(1) 主要不良反应为骨髓抑制,表现为白细胞、血小板、血色素减少。

(2) 常见的不良反应包括恶心、呕吐、食欲缺乏等消化道症状以及肝肾功能异常、耳神经毒

15

性、脱发等。

（3）应用过程中须确保充分的尿量以减少尿中药物对肾小管的毒性损伤。必要时适当使用甘露醇、呋塞米等利尿剂。

16. 博莱霉素

用法：静注、动脉注入、肌注及腔内灌注给药，剂量一般是 15～30mg，每周 2 次，总剂量 300～450mg。有发热反应者，可每次减量为 5mg。

不良反应及注意点：

（1）促使内热原释放，引起发热。亦可致肺纤维病变。但不抑制骨髓，不抑制免疫系统。

（2）用药前给糖皮质激素可减轻发热反应和肺纤维化。

17. 丝裂霉素

用法：静脉注射：每次 6～8mg，以氯化钠注射液溶解后静脉注射，每周 1 次；也可 10～20mg 1 次，每 6～8 周重复治疗。动脉注射：剂量与静脉注射同。腔内注射：每次 6～8mg。

不良反应及注意点：

（1）骨髓抑制是最严重的毒性。少见的不良反应有间质性肺炎、不可逆的肾衰竭等。本品与阿霉素同时应用可增加心脏毒性。长期应用抑制卵巢及睾丸功能。

（2）用药期间应密切随访血常规及肝肾功能。在应用丝裂霉素后数月仍应随访血常规及肾功能，特别是接受总量大于 60mg 的患者，易发生溶血性贫血。

（3）由于丝裂霉素有延迟性及累积性骨髓抑制，一般较大剂量应用时两疗程之间间隔应超过6周。

（4）该药对局部组织有较强的刺激性，若药液漏出血管外，可引起局部疼痛、坏死和溃疡。不可作肌内或皮下注射。静注时药液漏至血管外应立即停止注射，以1%普鲁卡因注射液局部封闭。

（二）靶向治疗药物

1. 重组人血管内皮抑制素

用法：静脉给药，临用时加入250～500ml生理盐水中，匀速静脉点滴，滴注时间3～4小时。与NP化疗方案联合给药时，在治疗周期的第1～14天，每日给药1次，每次7.5mg/m^2（1.2×10^{5}U/m^2），连续给药14天，休息1周，再继续下一周期治疗。

不良反应及注意点：

（1）用药初期可见胸闷、心悸，轻者不影响继续用药，重者须停药观察。

（2）该药的临床试验中有6%左右的受试者出现心脏不良反应，主要表现为心肌缺血，但未见危及生命者。故有严重心脏病或病史者，包括：有记录的充血性心力衰竭病史、高危性不能控制的心律失常、需药物治疗的心绞痛、临床明确诊断心瓣膜疾病、心电图严重心肌梗死病史以及顽固性高血压者慎用。本品临床使用过程中应定期进行心电检测，出现心脏不良反应者应进行心电监护。

（3）另有少见不良反应如皮疹。

15

2. 吉非替尼

用法：口服，每次 250mg，每日 1 次，直至肿瘤进展或副作用不能耐受。

不良反应及注意点：

（1）最常见（发生率 20% 以上）的药物不良反应为腹泻、皮疹、瘙痒、皮肤干燥和痤疮，一般见于服药后的第 1 个月内，通常是可逆性的。大约 8% 的患者出现严重的药物不良反应（CTC 标准 3 或 4 级）。因不良反应停止治疗的患者仅有 1%。

（2）少见间质性肺病，常较严重（CTC 3 ~ 4 级。在全球进行的临床研究，约有 158 348 例患者接受了本品治疗，在日本以外的地区，包括约 92 821 例患者，间质性肺病总的发生率约为 0.28%，在日本其发生率约为 1.70%，包括约 65 527 例患者，数据截至 2004 年 6 月 2 日），已有致死性病例的报道。

（3）目前尚不明确该药与化疗药物联合能否提高疗效，故暂不推荐与化疗药物联合使用。

3. 厄洛替尼

用法：口服，每次 150mg，每日 1 次，直至肿瘤进展或副作用不能耐受。

不良反应及注意点：

（1）最常见的不良反应是皮疹和腹泻，3/4 度皮疹和腹泻的发生率分别为 9% 和 6%，皮疹的中位出现时间是 8 天，腹泻中位出现时间为 12 天。

（2）其他发生率大于 10% 的不良反应有：食

欲减低、疲劳、呼吸困难、咳嗽、恶心、感染、呕吐、口腔炎、瘙痒、皮肤干燥、结膜炎、角膜结膜炎、腹痛。

（3）有较少的报道提示在接受该药治疗的非小细胞肺癌患者或其他实体瘤患者中可出现严重的间质性肺病（ILD），甚至导致死亡。在随机对照研究中，ILD 的发生率是 0.8%，出现后应立即停药。

（4）目前该药为晚期非小细胞肺癌二、三线用药。该药与化疗药物联合能否提高疗效尚不明确，故暂不推荐与化疗药物联合使用。

4. 埃克替尼

用法：口服，每次 125mg，每日 3 次，直至肿瘤进展或副作用不能耐受。

不良反应及注意要点与吉非替尼和厄洛替尼类似。

5. 克唑替尼

用法：口服，每次 200mg，每日 2 次，直至肿瘤进展或副作用不能耐受。

不良反应及注意点：

（1）建议使用 FISH 确定是否存在 ALK 融合基因。

（2）严重不良反应包括肝功异常（>10%）和肺损伤，须密切观察，及时干预；其他不良反应还包括视觉异常（>10%）、水肿、乏力、皮疹、恶心、食欲减退、腹泻、心率降低、白细胞减少、贫血等。

6. 贝伐单抗

用法:静脉输注,推荐剂量为 5mg/kg,每 14 天给药 1 次,直到病情进展。按 5mg/kg 的剂量抽取所需的贝伐单抗,稀释到总体积为 100ml 的 0.9% 氯化钠注射液,不能使用葡萄糖溶液配制。首次应用贝伐单抗应在化疗后静脉输注 90 分钟以上。如果第一次输注耐受良好,第二次输注可为 60 分钟以上。如果 60 分钟也耐受良好,以后的输注可控制在 30 分钟以上。

不良反应及注意点:

(1) 最常见的严重不良反应:贫血、疼痛、高血压、腹泻和白细胞减少。

(2) 使用贝伐单抗可能并发胃肠道穿孔和伤口开裂,有时甚至是致命的。胃肠穿孔,有时伴有腹腔内脓肿,可发生在应用贝伐单抗的全过程(但和使用时间的长短没有相关性)。贝伐单抗和 IFL 静推的化疗方案联用治疗大肠癌时,胃肠穿孔的发生率为 2%。根据报道,典型的表现为腹痛,伴有便秘或呕吐等症状。在应用贝伐单抗的过程中,如果患者出现腹痛,应考虑胃肠穿孔的诊断。

(3) 严重的出血,有时是致命的。在应用贝伐单抗和化疗联合治疗非小细胞肺癌患者中可能出现出血,在一个小型的采用贝伐单抗和化疗联合治疗非小细胞肺癌研究中发现,出现严重或致命出血发生率为 35%,而单独采用化疗的无一例发生。故近期发生过出血的患者不应接受贝伐单抗治疗。

（4）对于鳞状细胞癌亦不推荐使用贝伐单抗。

（5）目前该药在中国尚未获批用于非小细胞肺癌治疗。

7. 西妥昔单抗

用法：与化疗联合使用，静脉输注。首次剂量 $400mg/m^2$，维持剂量 $250mg/m^2$，每周 1 次，至肿瘤进展或副作用不能耐受。

不良反应及注意点：

（1）最常见的不良反应是痤疮样皮疹、疲劳、腹泻、恶心、呕吐、腹痛、发热和便秘等。其他不良反应还有白细胞计数下降、呼吸困难等。少数患者可能发生严重过敏反应、输液反应、败血症、肺间质疾病、肾衰、肺栓塞和脱水等。

（2）皮肤敏感患者使用该药时应注意避光，孕妇、哺乳期患者慎用，儿童禁用。

【建议】

1. 应具有明确的治疗目的　在开始对非小细胞肺癌患者进行药物治疗之前，我们必须对治疗可能取得的结果和治疗的目的有清楚的认识。由于非小细胞肺癌不是一种化疗敏感的肿瘤，所以根治性化疗在这个领域很少提及，而更多接触到的是辅助性化疗或姑息性化疗。辅助化疗一般指在以局部治疗手段消除了主要肿瘤负荷后再补充给予的、以预防复发和转移为目的的化疗。目前认为，对于Ⅰb期以上的根治术后或根治放疗

15

后的非小细胞肺癌患者都应有条件地给予 4～8 个周期的辅助化疗。而对于已无法手术切除和症状明显的晚期非小细胞肺癌患者,治疗往往是以缓解症状、提高生活质量、延长生存期为主要目的的,这样的治疗称为姑息性化疗。姑息性化疗对于晚期非小细胞肺癌患者的积极意义已经明确,但总的周期数一般不超过 6～8 个。在进行药物治疗过程中,还应注意与其他有效的肿瘤治疗手段(如放疗、生物免疫治疗、热疗等)联合运用,以提高治疗效果,达到预定的治疗目的。

2. 根据患者的耐受能力选择治疗药物　和所有的细胞毒性治疗一样,化疗除了杀伤肿瘤细胞外,也会使正常细胞受到损伤,如果选择不当,有可能加重患者负担,甚至造成治疗相关死亡。因此,评价患者对即将采取的治疗措施的耐受性就变得非常重要。一般来说,如果患者的 ECOG 评分>2 分或 KPS 评分<60 分,且伴有造血功能异常,明显的脏器功能异常,那么接受常规化疗的风险将会很大。此时应该考虑降低药物剂量、减少药物种类或者直接换用有效的非细胞毒性的治疗。

3. 化疗药物配伍原则　联合化疗在非小细胞肺癌的治疗中十分常见,不同作用机制的药物一同使用可以提高疗效,当然也可能增加毒性。在组合化疗方案的时候,应注意以下原则:①选择作用机制不同的药物(如周期特异性药物和周期非特异性药物等);②所选的药物主要毒性不应叠

15

加;③组合的药物以 2～3 种为宜,再多不一定增加疗效而一定加重不良反应;④充分利用已被公认的医学资源,选择被广泛认可和使用的权威机构(如 NCCN、NCI、ASCO、ESMO、CSCO 等)推荐的化疗方案。也就是接下来谈到的循证原则。

4. 循证制订治疗方案　由于信息技术的飞速发展,资源共享的时代已经来临。医学模式也逐渐从经验医学向循证医学转变。在非小细胞肺癌治疗领域,每年都有世界各地众多的研究结果公布于众,而每一个经过严格设计实施的研究都是一笔宝贵的财富。这些研究结果被整合到一起进行统计分析(Meta 分析),得出的结论往往具有良好的准确性和可重复性,因此,这样严格筛选出来的结果对临床治疗工作有很高的指导价值。目前,国内肿瘤界最多使用的指南当属《NCCN 非小细胞肺癌治疗指南(中国版)》。应该注意的是:定期更新资料,紧跟国际先进水平,做到与时俱进。

5. 个体化给药　临床医生要面对各种各样的患者,虽然都是非小细胞肺癌患者,但体力状况、伴随症状、基础疾病,甚至心理状况、经济情况等会不尽相同,再详尽的指南也不可能包括所有的状况。作为一名高水平的临床医生,应该在符合循证原则的基础上,具体分析每个患者的具体情况,制订出满足患者最大利益的、合理的治疗方案。可见,循证和个体化并不矛盾,循证是基础和框架,而个体化则是在这个基础和框架内精细的

15

施工。

6. 处理好祛邪与扶正　祖国医学认为任何疾病都是正邪失调引起的,肿瘤也不例外。非小细胞肺癌的整个治疗过程由不同阶段的"祛邪"与"扶正"组成。治疗初期,"祛邪"是主流,只有消灭肿瘤细胞,才能达到根治的最高目标。但是一味地追求祛邪,往往会增加机体的负荷,加重脏器功能损伤,削弱免疫功能,因而增加并发症的发生和肿瘤进展的机会。所以,在强调祛邪的同时,一定要注意给予患者必要的支持和休养生息的时间,让机体在抗肿瘤治疗的间歇能得到充分的恢复。当然,对于体力状况较差无法耐受高强度抗肿瘤治疗的患者或终末期患者,"扶正"或许比"祛邪"更为重要。积极的支持治疗不仅可以提高非小细胞肺癌患者的生活质量,更可使众多病患重新获得治疗机会,重拾与肿瘤抗争的信心。

7. 恶性胸水的治疗　晚期或局部晚期非小细胞肺癌常伴有胸水,不仅严重影响患者的生活质量更会危及生命。从以往的治疗经验来看,单靠全身化疗很难控制胸水,单纯抽水减压往往缓解时间很短,而且可能加重患者低蛋白血症,造成"越抽越涨"的现象。四川大学华西医院肿瘤中心运用胸腔内置细管闭式引流,腔内灌注药物和局部射频热疗等手段综合治疗恶性胸水,取得了较好的效果。我们的经验是:先采用胸腔内置细管闭式引流尽量引出胸水,B超证实引尽或只余少量胸水后,进行胸腔灌注给药,常用的腔内灌注药物有:顺铂、卡铂、博莱霉素、IL-2、干扰素及高聚金葡素等,之后安排4～6次局部热疗。该方法治疗恶性胸水有效率为88%。

第二节　小细胞肺癌的药物治疗

小细胞肺癌约占全部肺癌病例的15%,吸烟与小细胞肺癌的发生关系密切。与非小细胞肺癌相比,它的肿瘤倍增时间短,病程进展更为迅速,极易出现远地转移。据统计,约60%的患者在诊断时已有转移。一般来说,小细胞肺癌对化疗和放疗的反应率较高,但往往缓解期较短,大多数患者会在治疗期间出现复发或转移。即便如此,药物治疗仍是小细胞肺癌治疗的基石,通过合理的用药,可以明显改善患者预后。

【相关药物】

1. 环磷酰胺(cyclophosphamide,CTX)　环磷酰胺进入人体后,在肝脏转化为醛磷酰胺,再在细胞内分解为磷酰胺氮芥和丙烯醛,前者对肿瘤细胞有细胞毒作用,后者可干扰 DNA 和 RNA 功能,与 DNA 发生交联,阻碍 DNA 合成。该药为细胞周期非特异性药物。

2. 长春新碱(vincristine sulfate,VCR)　长春新碱为夹竹桃科植物长春花中提取的有效成分。抗肿瘤作用靶点是微管,主要抑制微管蛋白的聚

15

合而影响纺锤体微管的形成。使有丝分裂停止于中期。还可干扰蛋白质代谢及抑制 RNA 多聚酶的活力，并抑制细胞膜类脂质的合成和氨基酸在细胞膜上的转运。

3. 伊立替康 参照本章第一节非小细胞肺癌常用药物。

4. 拓普替康(topotecan，和美新，金喜素，TPT) 该药为拓扑异构酶的抑制剂，拓扑异构酶可诱导 DNA 单链可逆性断裂，使 DNA 螺旋链松解，本药可与拓扑异构酶 I -DNA 复合物结合并阻止这些单股断链的重新连接。其细胞毒作用是在 DNA 的合成中，是 S 期细胞周期特异性药物。该药与拓扑异构酶I和 DNA 形成的三元复合物与复制酶相互作用时产生双股 DNA 的损伤，而哺乳动物的细胞不能有效地修复这些双股 DNA 链的中断。

5. 阿霉素(adriamycin，多柔比星，ADM) 该药为一种周期非特异性药物，本品对各期细胞均有作用，但对 S 期的早期最为敏感，M 期次之，而对 G_1、S 和 G_2 期有延缓作用。其作用机制在于可直接作用于 DNA，插入 DNA 的双螺旋链，使后者解开，改变 DNA 的模板性质，抑制 DNA 聚合酶从而既抑制 DNA，也抑制 RNA 合成。此外，本品具有形成超氧基自由基的功能，并有特殊破坏细胞膜结构和功能的作用。

6. 表柔比星(epirubicin，表阿霉素，EPI) 该药与阿霉素的区别在于 4′ 位置上的羟基由顺位变为反位。为一细胞周期非特异性药物，其主要作用部位是细胞核。本品的作用机制与其能与DNA结合有关。体外培养的细胞加入本品可迅速透入胞内,进入细胞核与DNA结合,从而抑制核酸的合成和有丝分裂。已证实表柔比星具有广谱的抗实验性肿瘤的作用,对拓扑异构酶也有抑制作用。疗效与阿霉素相等或略高,而毒性尤其是心脏毒性低于阿霉素。

7. 吡柔比星(pirarubicin,吡喃阿霉素,THP)本品为半合成的蒽环类抗癌药,进入细胞核内迅速嵌入DNA核酸碱基对间,干扰转录过程,阻止mRNA合成,抑制DNA聚合酶及DNA拓扑异构酶Ⅱ活性,干扰DNA合成。因本品同时干扰DNA、mRNA合成,在细胞增殖周期中阻断细胞进入G_1期而干扰瘤细胞分裂、抑制肿瘤生长,故具有较强的抗癌活性。

8. 依托泊苷 参照本章第一节非小细胞肺癌常用药物。

9. 顺铂 参照第一节非小细胞肺癌常用药物。

10. 卡铂 参照第一节非小细胞肺癌常用药物。

其他辅助用药参照第一节非小细胞肺癌常用药物。

【选择原则】

常用治疗方案

1. 一线化疗方案

（1）EP 方案：

依托泊苷 $100mg/m^2$ D1 ~ 3 + 顺铂 $80mg/m^2$ D1（或分 3 天给予），每 21 天重复。

该方案一线治疗小细胞肺癌有效率可达 60% ~ 80%，完全缓解率也在 30% 以上。之后的临床研究显示，即使用三代新药组合的方案，其一线治疗效果也无法超越 EP 方案。所以 EP 方案被看作小细胞肺癌的标准化疗方案。该方案的主要不良反应为顺铂带来的胃肠道反应、骨髓抑制、肾脏毒性及耳毒性等，依托泊苷快速滴注时可导致直立性低血压。

（2）CE 方案：

依托泊苷 $100mg/m^2$ D1 ~ 3 + 卡铂 AUC = 4 或 5 D1，每 21 天重复。

该方案一线治疗小细胞肺癌有效率与 EP 方案相当，而非血液学毒性较低。

（3）CAV 方案：

环磷酰胺 $1g/m^2$ D1 + 阿霉素 $50mg/m^2$ D1 + 长春新碱 $1mg/m^2$ D1，每 21 天重复。

该方案曾是小细胞肺癌早期的标准方案之一。由于含有烷化剂和蒽环类药物，所以存在心脏毒性和局部组织刺激等特殊不良反应，该方案已逐渐被 EP 方案取代。此外，CAV/EP 交替也没有表现出比 EP 更好的疗效。

（4）IP 方案：

伊立替康 $100mg/m^2$ D1，8，15 + 顺铂 $60mg/m^2$ D1，每 28 天重复。

伊立替康 180mg/m^2 D1 +顺铂 80mg/m^2 D1（或分 3 天给予），每 21 天重复。

除上述剂量组合外，该方案尚有更多给药方式。主要不良反应为骨髓抑制和迟发性腹泻，还应注意的是，该方案与放疗联合时往往患者不能耐受。IP 与 EP 两方案的比较还有争议，不过已有一些前瞻性的临床研究显示出了 IP 方案的生存优势。

（5）EP/IP 交替方案：

依托泊苷 100mg/m^2 D1～3 +顺铂 80mg/m^2 D1（或分 3 天给予），每 21 天重复，共 2 周期。之后交替为：伊立替康 100mg/m^2 D1,8,15 +顺铂 60mg/m^2 D1,每 28 天重复，共 2 周期。

有研究显示，该交替方案耐受性良好，有效率为 97%，中位生存期为 20.2 个月。

2. 二线治疗方案　若一线治疗的缓解期大于 6 个月，则二线治疗可选择原方案；若一线治疗的缓解期在 2～3 个月到 6 个月之间，可用伊立替康、拓普替康、吉西他滨、紫杉醇、长春瑞滨等药单药或联合方案；若一线治疗的缓解期不足 2～3 个月且患者 PS 评分 0～2 分，则考虑用吉西他滨、紫杉醇、多西紫杉醇、异环磷酰胺等药。

【注意事项】

1. 环磷酰胺

用法：单次剂量为 500～1000mg/m^2，每 7～14 天重复。

15

不良反应及注意点：

（1）骨髓抑制最常见，胃肠道反应、脱发亦多见。

（2）尚可继发肿瘤，影响性腺。

（3）与蒽环类药物合用时增加心脏毒性。

（4）因其可增加血清尿酸水平，故对于患痛风的患者须增大抗痛风药物剂量。

（5）肝功能不良者会降低疗效增加不良反应，应慎用。

2. 长春新碱

用法：单次剂量 1 ~ 2mg（或 1.4mg/m²），最大不大于 2mg；年龄大于 65 岁者，最大每次 1mg。每周 1 次，每 3 周重复。

不良反应及注意点：

（1）神经毒性突出，以周围神经损伤多见。

（2）单次使用剂量应<2mg。

（3）避免液体渗漏，引起局部组织坏死。

3. 伊立替康

参照第一节非小细胞肺癌常用药物。

4. 拓扑替康

用法：推荐剂量为 1.2mg/（m² · d），静脉输注 30 分钟，持续 5 天，每 21 天重复。

不良反应及注意点：

（1）骨髓抑制突出且难于恢复。

（2）避免液体渗漏。

（3）该药与烷化剂联合会加重不良反应。

5. 阿霉素

用法:成人常用剂量 50 ~ 60mg/m², 每 3 ~ 4 周 1 次。联合用药为 40mg/m², 每 3 周 1 次或 25mg/m², 每周 1 次, 连用 2 周, 3 周重复。累积剂量不宜超过 450 ~ 500mg/m²。

不良反应及注意点:

(1) 特异心脏毒性。心功能不全或原患心脏疾病者慎用。该药与 β 受体阻断剂合用会增加心脏毒性。累积剂量不超过 450 ~ 500mg/m²。

(2) 骨髓抑制明显。

(3) 液体外渗可引起组织坏死。

(4) 有致癌作用。

6. 表柔比星

用法:表柔比星单独用药时, 成人剂量为按体表面积一次 60 ~ 90mg/m², 联合化疗时, 每次 50 ~ 60mg/m² 静脉注射。根据患者血象可间隔 21 天重复使用。累积剂量按体重面积不宜超过 900mg/m²。

不良反应及注意点:累积剂量按体重面积不宜超过 900mg/m²。余同阿霉素。

7. 吡柔比星

用法:静脉注射:40 ~ 60mg, 3 ~ 4 周 1 次, 或 20 ~ 40mg, 每周 1 次; 或 30 ~ 40mg, 连续用药 2 天, 然后停药 3 ~ 4 周 1 次; 或 10 ~ 30mg, 连续用药 5 天。

不良反应及注意点:

(1) 有文献称总剂量以不超过 700mg/m² 为宜。

15

（2）用5%葡萄糖溶液配制。余同阿霉素。

【建议】

众多的临床试验结果显示,依托泊苷联合铂类的方案具有良好的耐受性和疗效,目前还没有其他方案被证实比 EP 方案更适合作为小细胞肺癌的首程治疗。

交替方案化疗是减少肿瘤耐药、提高治疗效率的一个努力方向。从 CAV/EP 交替到 IP/EP 交替,一些小样本的临床研究似乎看到了交替方案的优势,但到目前为止,交替方案仍不能取代 EP 方案的地位。

虽然一线治疗的有效率高达 80%,但仍有60%左右的小细胞肺癌患者会在短期内出现进展。二线治疗可选择没有使用过的有效的药物,如紫杉醇、多西紫杉醇、吉西他滨、伊立替康等三代抗肿瘤药物单药或联合治疗。

第三节　肺癌的姑息性药物治疗

在晚期肺癌尚无法根治的现况下,如何减轻肺癌给患者带来的种种痛苦,往往成为临床肿瘤医师需要面对的问题。通过有效的姑息性药物治疗,可以缓解症状,延长生存时间,更重要的是大大改善了晚期肺癌患者的生活质量。随着科技水平的不断提高,能够用于临床的姑息治疗手段也越来越多,姑息治疗学已成为一门独立的学科,在晚期肿瘤治疗领域发挥着重要作用。疼痛是晚期肺癌患者的常见症状,本节将着重介绍镇痛药物的使用。

【相关药物】

1. 阿司匹林(aspirin)　属非甾体类抗炎药,通过抑制前列腺素、缓激肽、组胺等物质合成,产生解热、镇痛作用。为第一阶梯止痛药物。

2. 萘普生(naproxen)　属非甾体类抗炎药,主要作用为抑制前列腺素合成,镇痛作用是阿司匹林的数倍。为第一阶梯止痛药物。

3. 吲哚美辛(indometacin,消炎痛)　属非甾体类抗炎药,作用机制同萘普生。为第一阶梯止痛药物。

4. 布洛芬(ibuprofen,芬必得)　属非甾体类抗炎药,通过抑制环氧化物酶,减少前列腺素合成,产生镇痛作用。为第一阶梯止痛药物。

5. 曲马多(tramadol)　属中枢性镇痛药,通过抑制神经元突触对去甲肾上腺素的摄取,影响痛觉传递而产生镇痛作用。作用强度约为吗啡的1/10。为第二阶梯止痛药物。推荐使用口服缓释剂。

6. 布桂嗪(bucinnazine,强痛定)　为速效镇痛药,强度约为吗啡的1/3。为第二阶梯止痛药物。

15

7. 吗啡(morphine)　为典型的阿片受体激动剂,与各种阿片受体结合,发挥强大镇痛作用。非常适合重度癌痛患者使用。为第三阶梯止痛药物。推荐使用口服吗啡控释片(如"美施康定"),但在剂量滴定和暴发性疼痛时仍需要使用即时吗啡制剂。

8. 芬太尼(fentanyl)　为阿片受体激动剂,第三阶梯止痛药物。不良反应较吗啡小。推荐使用透皮缓释贴剂(如"多瑞吉"),但在剂量滴定和暴发性疼痛时仍需要使用即时吗啡制剂。

9. 羟考酮(hydrochloride)　为阿片受体激动剂,第三阶梯止痛药物。镇痛效果较等剂量吗啡更强(约为1:1.5),对于神经病理性疼痛和内脏痛有效,无天花板效应。其特殊控释剂型既含速释成分又含缓释成分,可以快速镇痛,又可以持续发挥作用,方便临床使用。

【选择原则】

1. 在同等疗效的前提下,尽量选择简单易行的给药方式,如口服、外贴等。

2. 根据疼痛程度、规律及有效止痛时间,按时给予止痛药,以保持血药浓度,将疼痛刺激控制在痛阈之下。

3. 一般首先使用非阿片类药物,如果不能达到满意的止痛效果,可使用弱阿片类药物,如果使用后仍不能止痛,则可以使用强阿片类药物,逐级

15

上调,称为三阶梯原则。当然,在实际临床工作中,对于正确判定的中、重度疼痛,可以直接使用阿片类药物,以尽快缓解病痛。注意使用强阿片类药物的时候要进行正确的剂量滴定以确定安全而有效的药物剂量。

4. 对难以控制的中、重度疼痛,可以使用两种以上不同类别的止痛药物,这样可以减少用药剂量,增强止痛效果。

5. 长时期反复使用同一种止痛药物,身体会产生耐药性,止痛效果会减弱,此时应及时改用其他止痛药物代替。

6. 吗啡类药物的个体耐受剂量因人而异,可以相差数百倍,所以应根据相关指南进行剂量滴定,在确保安全的前提下,药物剂量由小到大,直到达到良好的镇痛效果为止。

7. 积极预防和处理止痛药物的副作用。

【注意事项】

1. 阿司匹林(aspirin)

用法:单次剂量为 300～600mg,每日 3 次。

不良反应及注意点:

(1) 下列情况禁用:活动性溃疡病或其他原因引起的消化道出血;血友病或血小板减少症;有阿司匹林或其他非甾体类抗炎药过敏史者,尤其是出现哮喘、神经血管性水肿或休克者。

(2) 与其他非甾体类抗炎药有交叉过敏

15

现象。

（3）下列情况慎用：有哮喘及其他过敏性反应时；葡萄糖-6-磷酸脱氢酶缺陷者；痛风患者；肝功能不全和肝硬化患者；心功能不全或高血压；肾功能不全者；血小板减少者。

（4）与其他非甾体类抗炎药联合使用不增加疗效。

2. 萘普生（naproxen）

用法：首次 500mg，以后每次 250mg。

不良反应及注意点：

（1）下列情况禁用：孕妇、哺乳期妇女；哮喘、鼻息肉综合征、神经血管性水肿，以及对阿司匹林和其他解热镇痛药过敏者；血友病或血小板减少症、溃疡病活动期的患者。

（2）连续用药时间不宜过长，一般不超过5天。

3. 吲哚美辛（indometacin，消炎痛）

用法：首剂 25～50mg，继之 25mg，一日 3 次，直到疼痛缓解可停药。

不良反应及注意点：

（1）下列情况禁用：活动性溃疡病、溃疡性结肠炎及病史者；癫痫，帕金森病及精神病患者；肝肾功能不全者；对本品或对阿司匹林或其他非甾体类抗炎药过敏者；血管神经性水肿或支气管哮喘者。

（2）不良反应较多，包括胃肠道反应；神经系统症状;血尿、水肿、肾功能不全;各型皮疹,最严重的为大疱性多形红斑;再生障碍性贫血,白细胞减少或血小板减少等;过敏反应、哮喘、血管性水肿及休克等。

4. 布洛芬(ibuprofen,芬必得)

用法:0.2~0.4g/次,每4~6小时一次。

不良反应及注意点:

(1) 下列情况禁用:对阿司匹林或其他非甾体类消炎药过敏者。

(2) 常见消化道反应。

5. 曲马多(tramadol)

用法:初始剂量每次50mg,每12小时一次,之后根据疗效调节用量,一般每日最高剂量不超过400mg。

不良反应及注意点:

(1) 下列情况禁用:对本品高度敏感者以及酒精、安眠药、镇痛剂或其他精神药物急性中毒的患者。

(2) 用药后可能出现恶心、呕吐、出汗、口干、眩晕、嗜睡等症状,坚持使用,上述症状可能自行缓解;而出现便秘反应往往需要及时处理或更换药物。

6. 布桂嗪(bucinnazine,强痛定)

用法:口服成人每次30~60mg,一日90~180mg;疼痛剧烈时用量可酌增。对于慢性中重度癌痛患者,剂量可逐渐增加。

15

不良反应及注意点：

（1）本品为国家特殊管理的第一类精神药品，必须严格遵守国家对精神药品的管理条例，防止滥用。

（2）少数患者使用后可见有恶心、眩晕或困倦、黄视、全身发麻感等副作用，停药后可消失。

7. 吗啡（morphine）

用法：剂量无"天花板效应"，通过"滴定"确定最小有效剂量，可根据止痛效果和副作用情况具体调整。

不良反应及注意点：

（1）本品为国家特殊管理的精神药品，必须严格遵守国家对精神药品的管理条例，防止滥用。

（2）下列情况禁用：呼吸抑制、颅内压增高和颅脑损伤、支气管哮喘、肺源性心脏病代偿失调、甲状腺功能减退、肾上腺皮质功能不全、前列腺肥大、排尿困难、严重肝功能不全、休克尚未纠正控制前、炎性肠梗阻等。

（3）吗啡急性中毒的主要症状为昏迷，呼吸深度抑制、瞳孔极度缩小、两侧对称，血压下降、发绀，尿少，体温下降，皮肤湿冷，肌无力，由于严重缺氧致休克、循环衰竭、瞳孔散大、死亡。中毒解救可采用人工呼吸、给氧、给予升压药提高血压，β肾上腺素受体阻滞药减慢心率、补充液体维持循环功能。静脉注射拮抗剂纳洛酮 0.005 ~ 0.01mg/kg，成人 0.4mg。

（4）对于晚期中重度癌痛患者,只要治疗适当,几乎不会发生成瘾现象。

8. 芬太尼(fentanyl)

用法:"多瑞吉"的初始剂量应依据患者阿片类药物的应用史,未使用过阿片类药物的患者应以多瑞吉的最低剂量 $25\mu g/h$ 为起始剂量,之后进行剂量滴定,确定维持剂量。每 72 小时更换一次药物。

不良反应及注意点:

（1）本品为国家特殊管理的精神药品,必须严格遵守国家对精神药品的管理条例,防止滥用。

（2）不良反应与吗啡类似但相对较轻。

9. 羟考酮(hydrochloride)

用法:剂量无"天花板效应",通过吗啡剂量"滴定"换算出最小有效剂量,可根据止痛效果和副作用情况具体调整。

（1）本品为国家特殊管理的精神药品,必须严格遵守国家对精神药品的管理条例,防止滥用。

（2）不良反应与吗啡类似。

【建议】

严格遵循镇痛药物使用原则,遵守国家相关法律,依法正规、积极合理地使用镇痛药物,努力使晚期肺癌患者"无疼痛"。

【其他姑息治疗药物】

广义上说,所有能够缓解晚期肺癌症状,提高

15

患者生活质量,延长生存时间的药物都可以成为姑息治疗的选择。这些药物种类繁多,作用各异,需要临床医生不断学习和实践,摸索出最适合患者的姑息治疗用药策略,提高晚期肺癌患者的治疗水平。

（朱江　侯梅　刘惠　杨邦祥）

参 考 文 献

1. Sundstrom S. Cisplatin and etoposide regimen is superior to cyclophosphamide, epirubicin, and vincristine regimen in small-cell lung cancer:results from a randomized phase Ⅲ trial with 5 years follow-up. J Clin Oncol,2002,20(24): 4665-4672.

2. Noda K. Irinotecan plus cisplatin compared with etoposide plus cisplatin for extensive small-cell lung cancer. N Engl J Med,2002,346(2):85-91.

3. Kaoru Kubota. Pilot Study of Concurrent Etoposide and Cisplatin Plus Accelerated Hyper fractionated Thoracic Radiotherapy Followed by Irinotecan and Cisplatin for Limited-Stage Small Cell Lung Cancer:Japan Clinical Oncology Group 9903. Clin Cancer Res,2005,11(15):5534.

4. Turrisi AT. Twice-daily compared with once-daily thoracic radiotherapy in limited small-cell lung cancer treated concurrently with cisplatin and etoposide. N Engl J Med, 1999,340(4):265-271.

5. Sorensen M,Lassen U,Palshof T,et al. Topotecan and cisplatin in combination with concurrent twice-daily chemoradiation in limited disease small cell lung cancera Danish

Oncological Lung Cancer Group (DOLG) phase Ⅱ trial. Lung Cancer,2008,60(2):252-258.

6. Artal-Cortes A. Prospective randomized phase Ⅲ trial of etoposide/cisplatin versus high-dose epirubicin/cisplatin in small-cell lung cancer. Clin Lung Cancer,2004,6(3): 175-183.

7. Patzer DC. Phase Ⅰ study with combination therapy of pirarubicin, etoposide, and vincristine in small-cell lung cancer. Am J Clin Oncol,1990,13 (1):24-28.

8. Jemal A. Cancer Statistics,2005. CA Cancer J Clin,2005, 55(1):10-30.

9. Doll R. Mortality in relation to smoking:20 years'observations on male British doctors. BMJ,1976,2:1525-1536.

10. Arney DN. Lung cancer-time to move on from chemotherapy. N Engl J Med,2002,346(2):126-128.

11. Joan HS. Comparison of Four Chemotherapy Regimens for Advanced NonSmallCell Lung Cancer. N Engl J Med, 2002,346:92-98.

12. Chevalier TL. Long Term Analysis of Survival in the European Randomized Trial Comparing Vinorelbine/Cisplatin to Vindesine/Cisplatin and Vinorelbine Alone in Advanced Non-Small Cell Lung Cancer. Oncologist,2001,6: 8-11.

13. 王金万. 重组人血管内皮抑制素联合 NP 方案治疗晚期 NSCLC 随机. 双盲,对照,多中心Ⅲ期临床研究. 中国肺癌杂志,2005,8:283-290.

14. Johnson DH. Randomized phase Ⅱ trail comparing bevacizumab plus carboplatin and paclitaxel with carboplatin and paclitaxel alone in previously untreated locally ad-

15

vanced or metastatic Non-small cell lung cancer. J Clin Oncol,2004,22(11):2184-2191.

15. Massimo D M. Individual patient data meta-analysis of docetaxel administered once every 3 weeks compared with once every week second-line treatment of advanced non-small-cell lung cancer. J Clin Oncol, 2007, 25 (11): 1377-1382.

16. Camps C. Randomized phaseⅢ study of 3-weekly versus weekly docetaxel in pretreated advanced non-small-cell lung cancer:a Spanish Lung Cancer Group trial. Ann Oncology,2006,17(3):467-472.

17. Nasser Hanna. Randomized PhaseⅢ Trial of Pemetrexed Versus Docetaxel in Patients With Non-Small-Cell Lung Cancer Previously Treated With Chemotherapy. J Clin Oncol,2004,22,(9):1589-1597.

18. Kakolyris S. Salvage treatment of advanced non-small-cell lung cancer previously treated with docetaxel-based front-line chemotherapy with irinotecan(CPT-11) in combination with cisplatin. Ann Oncology,2000,11:757-760.

19. Shirai T. PhaseⅡ study of the combination of gemcitabine and nedaplatin for advanced non-small-cell lung cancer. Lung Cancer,2006,52(2):181-187.

20. Kakolyris S. Gemcitabine plus oxaliplatin combination (GEMOX regimen) in pretreated patients with advanced non-small cell lung cancer(NSCLC):a multicenter phaseⅡ study. 2006,54(3):347-352.

21. Giaccone G. Cisplatin/paclitaxel vs cisplatin/teniposide for advanced non-small-cell lung cancer. The EORTC Lung Cancer Cooperative Group. The European Organiza-

15

tion for Research and Treatment of Cancer. Oncology, 1997,11(4 suppl 3):11-14.

22. Minotti V. Chemotherapy with cisplatin and teniposide for cerebral metastases in non-small cell lung cancer. Lung Cancer,1998,20(2):93-98.

23. Fukuoka M. Multi-Institutional Randomized Phase II Trial of Gefitinib for Previously Treated Patients With Advanced Non-Small-Cell Lung Cancer. J Clin Oncol,2003, 21(12):2237-2246.

24. Shepherd FA. A randomized placebo-controlled trial of erlotinib in patients with advanced non-small cell lung cancer(NSCLC)following failure of 1st line or 2nd line chemotherapy. A National Cancer Institute of Canada Clinical Trials Group (NCIC CTG) trial. J Clin Oncol, 2004,22(14S):7022.

25. Strauss GM. Adjuvant chemotherapy in stage IB non-small cell lung cancer(NSCLC):Update of Cancer and Leukemia Group B (CALGB) protocol 9633. J Clin Oncol, 2006,24(18S):7007.

26. Arcuri C. Neoadjuvant treatment in the clinical practice of locally advanced non-small cell lung cancer(NSCLC). J Clin Oncol,2004,22(14S):7345.

27. Huang Y. A meta-analysis of neoadjuvant chemotherapy for resectable stage 1-3A non-small cell lung cancer. J Clin Oncol,2005,23(16S):7265.

28. The International Adjuvant Lung Cancer Trial Collaborative Group. Cisplatin-based adjuvant chemotherapy in patients with completely resected non-small-cell lung cancer. N Engl J Med,2004,350:351-360.

15

29. Wang XS. Symptom burden and survival outcome:3 cycles versus 6 cycles of chemotherapy in advanced NSCLC. Ann Meeting Proceedings,2007,25,(18S):17054.

30. Jiang Z. Docetaxel weekly regimen in conjunction with RF hyperthermia for pretreated locally advanced non-small cell lung cancer:a preliminary study. BMC Cancer,2007, 7:189.

31. 曹丹. 热疗联合胸腔内注射药物治疗恶性胸腔积液的疗效观察. 中国肺癌杂志,2006,9(3):286-288.

第十六章　弥漫性结缔组织病肺部病变的药物治疗

　　本章的肺部病变是指风湿病中的弥漫性结缔组织病在肺部的病变。其病理变化包括结缔组织非感染性慢性炎症、结缔组织胶原纤维增生与血管病变，血管病变有血管炎、血管壁增生及血栓形成。肺含有丰富的结缔组织和血管，因此，在风湿病各种特征性病变出现的同时或随后，均可出现包括呼吸系统的多系统损害，其中的肺部病变有时非常突出甚至成为决定患者预后的主要因素。风湿病导致的间质性肺炎与特发性间质性肺炎均有以下几种类型：寻常型间质性肺炎（UIP），非特异性间质性肺炎（NISP），脱屑性间质性肺炎（DIP），呼吸性细支气管炎伴间质性肺疾病（RB-ILD），病因不明的机化肺炎（COP），急性间质性肺炎（AIP），淋巴细胞性间质性肺炎（LIP）。每一种类型都有其典型的影像学及组织病理学特征，需结合临床、影像学、组织病理学特征而确定。对于弥漫性结缔组织病的肺部病变的治疗及使用的药物，既有相同之处，也有不同的地方。以下按疾病分别叙述。

第一节 系统性红斑狼疮

系统性红斑狼疮(SLE)的基本病理变化是结缔组织的黏液样水肿、纤维蛋白样变性和坏死性血管炎。黏液样水肿见于疾病早期,发生在基质;纤维蛋白样变性是自身免疫球蛋白、补体和DNA等抗原以及纤维蛋白混合构成的嗜酸性无结构物质,沉积于结缔组织而成;中、小血管壁的结缔组织发生纤维蛋白样变性,甚至坏死,血栓形成,出血和局部缺血等病变,构成坏死性血管炎。在内脏器官可见的苏木素小体是由中性粒细胞、淋巴细胞和组织细胞的胞核受相应的自身抗体作用后变性所形成的嗜酸性均匀团块,是SLE特征性的病理改变。肺病变初起为血管炎和血管周围炎,以后波及间质和实质,为间质组织肺泡壁和毛细血管的纤维蛋白样变性、坏死和透明性变,伴有淋巴细胞和浆细胞浸润。

本病临床肺部表现以非感染性的胸膜炎和胸水常见,亦可表现为肺间质免疫细胞炎性浸润和实质病变;肺血管增生与炎症可导致肺动脉高压。常见临床表现为干咳、呼吸困难。体格检查可见肺部叩诊浊音、呼吸音降低、可闻及湿啰音或捻发音。胸片示肺纹理增多及片状浸润。少数情况下可能表现为高热、呼吸困难的狼疮肺炎,重者可发生肺出血或急性呼吸窘迫综合征,死亡率高。存活者都出现限制性通气功能障碍和肺弥散功能

16

减低,揭示可能转变为慢性肺间质性病变。

系统性红斑狼疮引起肺病变的发生率文献中报告差异很大。最高达60%,最近一项对1000例狼疮患者的前瞻性研究显示起病时肺受累者仅占3%,胸膜病者占17%。在病程中肺受累者占7%,胸膜病占36%,可能亚临床型比例更高。狼疮病本身可侵犯肺及胸膜,但狼疮损及其他脏器后,如肾病或肾衰竭晚期也可出现胸水但并无狼疮胸膜病变。狼疮中胸膜炎(有或无胸水)最多见,约占60%。其他胸部表现包括急性狼疮肺炎、慢性间质性肺纤维化、肺泡出血、呼吸肌及横膈功能失调、肺不张、阻塞性毛细支气管炎、肺动脉高压、肺栓塞等。由于这些表现的非特异性,同时这些表现存在很多其他可能性如细菌性感染等,狼疮直接引起这些表现的发生率是很难确定的。例如急性狼疮肺炎若不经积极的检查如血痰培养、支气管肺泡冲洗液涂片培养、经支气管肺活检以除外细菌性肺炎,是很难诊断的,发生率据报告约为1%~4%。由于急性狼疮肺炎少见而继发细菌性肺炎多见(狼疮患者防御机制低下,用激素、免疫抑制剂后更易发生),诊断前者尤宜慎重,因处理上有很大不同。

胸水:狼疮引起的胸水,细胞数(23~15 000)$\times 10^6$/L,急性期中性多核白细胞占优势,以后淋巴细胞占优势。胸水检查抗核抗体可升高,效价与血抗核抗体效价之比≥1,据报告有鉴别意义(其他原因胸水抗核抗体效价低于血效价之比<1)。

16

胸水的 C3、C4 可减低。

慢性间质性肺病:可发生于很多结缔组织病,发生于系统性红斑狼疮者的频率远不及硬皮病、类风湿关节炎或干燥综合征高,有症状者约占狼疮患者 1%～6%,但用肺功能检查及其他敏感方法(如高分辨薄层计算机扫描,HRCT)发生于无症状者中比例会增高。

肺动脉高压症:少见,其发生可能为血管炎所致,也可能与抗磷脂抗体有关。一项 842 例狼疮患者分析,IgG 与 IgM 抗磷脂抗体阳性率分别为24% 及 13%;与无此抗体的患者比较栓塞发生率,前者为 30% 对 9%,后者为 31% 对 11%。

【相关药物】

1. 泼尼松(dehydrocortisone,prednisone,强的松) 为糖皮质激素,有抗炎及免疫抑制作用。

2. 甲泼尼龙(methyllprednisolone,MP) 为糖皮质激素,有抗炎及免疫抑制作用。

3. 硫唑嘌呤(azathioprine,AZA) 为细胞毒性免疫抑制剂。硫唑嘌呤对分裂期细胞非常有效,由代谢物 6-巯基嘌呤(6-MP)发挥作用,抑制 Ⅳ 型免疫反应,但对正常体液抗体产生影响不大。它对 T 细胞的作用大于对 B 细胞作用。存在骨髓抑制的危险,但在使用低于导致骨髓抑制的剂量或低于肿瘤化疗中与 6-巯基嘌呤相同的剂量时,可以抑制淋巴细胞的增殖和功能而得到有益的作用。硫唑嘌呤通常作为减少糖皮质激素用量的药

16

物或是当糖皮质激素对生命有威胁的某些自身免疫性疾病和某些慢性炎性疾病相对无效时使用。

4. 环磷酰胺(cyclophosphamide,CTX) 为细胞毒性免疫抑制剂。环磷酰胺对 B 淋巴细胞作用明显,对体液免疫的抑制明显大于对细胞免疫的抑制。它对以坏死性血管炎为特征的一组疾病有确切疗效。

5. 甲氨蝶呤(methotrexate,MTX) 为细胞毒性免疫抑制剂。抑制二氢叶酸还原酶,减少四氢叶酸合成,而后者为嘌呤合成进而为 DNA 合成所必需。这种作用抑制了免疫活性细胞的分裂,因而抑制了细胞介导的免疫。

6. 环孢素(ciclosporin,Cyclosporin-A) 为免疫抑制剂。环孢素抑制 T 效应细胞的诱导及增殖,抑制淋巴因子生成。它结合于细胞内的环孢素结合蛋白,抑制钙调神经磷酸酶(CaN),抑制有生长刺激作用的细胞因子 IL-2 的产生。它对骨髓的髓系影响很小,也无硫唑嘌呤和环磷酰胺的广泛的细胞毒作用。

7. 他克莫司(tacrolimus,FK506) 为免疫抑制剂。抑制 T 细胞活化,其作用阶段晚于环孢素作用阶段。它与钙调神经磷酸酶(calcineurin,CaN)竞争结合于一种胞液蛋白,抑制干扰素、肿瘤坏死因子-α、白介素和 GM-CSF 生成。

8. 来氟米特(leflunomide) 为免疫抑制剂。来氟米特抑制二氢乳酸脱氢酶(DHODH)的活性,选择性阻断嘧啶的从头合成途径,从而影响淋巴

16

细胞的嘧啶合成,抑制免疫反应。

9. 霉酚酸酯(mycophenolate mofetil;骁悉Cellcept,MMF) 为免疫抑制剂。霉酚酸酯是高效、选择性、非竞争性、可逆性的次黄嘌呤单核苷酸脱氢酶抑制剂。可阻断 T 和 B 淋巴细胞鸟嘌呤核苷酸的经典合成途径,从而高选择性地抑制 T 和 B 淋巴细胞增殖。

10. 雷公藤多苷(tripterygium glycosides) 为有抗炎及免疫抑制作用的中成药。雷公藤多苷系自卫矛科雷公藤去皮根中提取,为非甾体免疫抑制抗炎药。动物实验证明它通过直接抑制外周血 T 淋巴细胞及抑制胸腺功能来抑制细胞免疫。通过对辅助 T 细胞的抑制来抑制体液免疫。尤其适用于对糖皮质激素禁忌、耐药、依赖或停用激素后复发者。如与激素合并用药可以降低激素用量。

11. 利托昔单抗(rituximab,美罗华) 为抗 CD20 单抗。具有抗肿瘤和抗炎作用。

【选择原则】

1. SLE 的全身病变的治疗一般均使用糖皮质激素,当合并肺部病变时,除使用糖皮质激素外,应该加用其他的免疫抑制剂。

2. 一般合用一到两个作用于不同环节的其他的免疫抑制剂。对于有血管炎的患者,在细胞毒的药物中首选 CTX。

3. 当有急性重症狼疮肺炎时,应该给予大剂量的 MP 冲击治疗。它能够显著改善各种重症

SLE 患者的预后,对于狼疮在肺部最重的损害——急性狼疮肺炎也有一定的疗效,当患者在激素常规用量治疗下,仍然有高热、呼吸困难,X 胸片有肺部大片阴影,同时排除感染时,应该每天使用 1000mg,稀释后 1 小时以上的时间内静脉滴注,连续 3 天,可能对部分患者有挽救生命的作用。在第 4 天,用 CTX 1g,静脉滴注,效果更好。

4. 病情危重者,尤其不能排除感染时,可以使用大剂量静脉丙种球蛋白治疗。2g/kg,分成 5 天内静脉滴注。

【注意事项】

1. 泼尼松

片剂:5mg/片。

用法:每日 1～2mg/kg,口服。

不良反应及注意点:

(1) 可能出现类肾上腺皮质功能亢进症:表现为向心性肥胖、满月脸、痤疮、多毛、乏力、低血钾、水肿、高血压、糖尿病等,一般停药或减量后可以自行消失。糖尿病可通过调整饮食,必要时加用降糖药或胰岛素治疗。

(2) 可能诱发和加重感染:常见有金黄色葡萄球菌、真菌和病毒感染以及结核病灶的扩散。及时加用针对性强的抗生素或抗结核或抗病毒药物。

(3) 可能诱发和加重溃疡:对有消化性溃疡病史患者应该慎用激素。如病情所需应加用质子

16

泵抑制剂和胃黏膜保护剂,并适当减少剂量和缩短疗程。

(4)可能导致肌病:表现为上下肢近端肌肉和肩、骨盆带肌无力。出现这种症状应停止用药。

(5)行为与精神异常:有精神异常病史的患者使用激素后易导致复发。即使无精神病史者也可因激素治疗而诱发精神异常。前者应禁忌使用,后者在症状出现后应减量或停药,同时加用抗精神药物。

(6)骨质疏松:长期使用激素者应服用维生素 D 及钙剂防止骨质疏松。

(7)无菌性骨坏死:常在长期服用激素的SLE 患者中出现,但也见于短期大剂量治疗时,当患者出现髋部不适时,及早做 MRI 检查。发现有无菌性骨坏死征象,立即减量激素,扶杖行走。必要时做外科手术如股骨头钻孔减压术,防止无菌性骨坏死的发展。

(8)由于激素使用后易发生结核菌感染,故对于存在陈旧性结核病变的患者在大剂量使用激素时可以使用异烟肼 0.3g,每日 1 次,预防结核病复发。

2. 甲泼尼龙

注射剂:40mg/支,500mg/支。

用法:40～1000mg/d,静脉滴注。

不良反应及注意点:

(1)同泼尼松。

(2)大剂量快速静脉滴注,可以导致血电解质紊乱,严重者可能出现心脏骤停,故静脉滴注时间应该在 1 小时以上。部分患者出现明显的水钠潴留,明显水肿;部分患者出现暂时性少尿,血肌酐升高。此时注意适当利尿,纠正电解质紊乱。

3. 环磷酰胺

片剂:50mg/片,100mg/片。

用法:口服,每日 1 次。针剂:200mg/支,200mg,静脉注射,2 日 1 次,或大剂量冲击治疗,1000mg,静脉滴注,每 3~4 周 1 次。

不良反应及注意点:

(1) 使用环磷酰胺治疗时,可致脱发、出血性膀胱炎,男性患者可引起精子减少、不育;女性患者可发生卵巢功能抑制。妊娠早期使用 CTX 可引起胎儿畸形。孕妇不宜用这类药物。

(2) 使用大剂量环磷酰胺的 24 小时内患者常有恶心、呕吐等消化道不良反应,需对症处理。

(3) 在使用大剂量冲击治疗时,在用药的 24 小时内,采用水化疗法使尿量每小时达 100ml 以上,防止出血性膀胱炎。如果因为液体负荷原因不能完成水化,可以用与 CTX 等量的美司钠静脉注射,中和 CTX 代谢产物对膀胱上皮细胞的毒性。

4. 甲氨蝶呤

片剂:2.5mg/片。

用法:7.5~20mg 口服,每周 1 次。针剂:5mg/支,7.5~15mg,静脉用药,每周 1 次。

不良反应及注意点:

（1）疗效常出现于 4~6 周。每周 1 次口服，开始剂量每周 7.5mg（每周固定的一天内，每 4 小时服 2.5mg），每周最大剂量为 15~20mg，用药第 2 天给叶酸 10mg，以减少不良反应。

（2）严重不良反应的发生率较高，包括全血细胞减少、口炎、呕吐、腹泻和肝、肾损害，仔细监测可以发现这些变化，如果及早停用 MTX，这些不良反应通常可逆。少见的不良反应有肺纤维化。

5. 硫唑嘌呤

片剂：50mg/片，100mg/片。

用法：1~3mg/（kg·d），1 次口服。

不良反应及注意点：

（1）本品属细胞毒性药物，药物不良反应和（或）不能耐受性是一个需要特别关注的问题。硫唑嘌呤是 6-巯基嘌呤的前体物质。6-巯基嘌呤和 5'-磷酸 6-巯基鸟苷的甲基化是由硫代嘌呤甲基转移酶催化的，这个酶由一个高度多形基因编码。当硫代嘌呤甲基转移酶出现变异且为纯合子时酶活性降低，患者有服用硫唑嘌呤后出现轻重不一的并发症并可能致死的高度危险。杂合子为中度危险。基于此，有人建议在用硫唑嘌呤或 6-巯基嘌呤前作硫代嘌呤甲基转移酶的基因分型。然而，一些不能耐受硫唑嘌呤的患者似乎能够耐受 6-巯基嘌呤，这表明硫唑嘌呤诱导的毒性作用不仅仅是由于硫代嘌呤甲基转移酶缺乏的原因。现有可靠的方法对硫代嘌呤甲基转移酶进行基因分型并能检测 6-巯基嘌呤代谢产物的浓度,但在临床中没有应用。

(2) 硫唑嘌呤主要不良反应有骨髓抑制、感染、恶心、呕吐和腹泻。开始 2 个月内每周应做一次全血细胞计数,如果血细胞数明显下降,停用。

6. 环孢素(ciclosporin,Cyclosporin-A)

胶囊剂:25mg/粒,100mg/粒。

用法:每日 3 ~ 5mg/kg。

不良反应及注意点:

(1) 口服后吸收慢而不完全,生物利用度 20% ~ 50%,血药浓度达峰时间为 3.5 小时,与血浆蛋白结合率为 90%。大部分从胆汁排出。在肝中被代谢。经尿排出者仅 10%,0.1% 为原形药物。

(2) 可与肾上腺皮质糖激素合用,但不得与其他免疫抑制剂合用。

(3) 常见有震颤、厌食、恶心、呕吐等不良反应。用药剂量过大、时间过长有可逆性肝、肾损伤。可能出现血清胆红素增高、肌酐增高、尿酸增高、肝功能障碍、血压升高、齿龈增生、暂时性多毛及淋巴瘤(尤其在大剂量时)。用药期间宜监测血象、肝功能、肾功能。1 岁以下婴儿及过敏者禁用。孕妇及哺乳妇慎用。

7. 他克莫司(tacrolimus,FK506)

胶囊:1mg/粒,5mg/粒。

用法:成人 0.1mg/(kg·d),分 2 次口服,持续 2 个月。以后 0.06mg/(kg·d),维持治疗。在

维持治疗中常可减低剂量。主要根据个体的耐受性及临床疗效评估而调整。最好是在空腹或进食后 2~3 小时服用,以达到最大吸收量。

不良反应及注意点:

(1) 当本药与激素合用时,激素用量通常可以减少。

(2) 通常是在停止给予环孢素后 12~24 小时才开始使用本药。

(3) 肾功能不全之患者。由于他克莫司的肾清除率很低,所以依据药物动力学的原则是不需要调整剂量。但是由于其潜在肾毒性,所以建议小心监测包括血肌酐、肌酐清除率及排尿量等肾功能。本药的血液浓度不因透析而降低。

(4) 下列许多药物不良反应是可逆转的,并且可经由剂量降低而改善:①经常性:高血压;②偶发生:心绞痛、心悸、渗液(例如心包积液、胸膜积液);③罕见性:休克、低血压、心电图异常、心律失常、心房/心室纤颤以及心跳停止、血栓静脉炎、出血(例如胃肠道、大脑)、心力衰竭、心脏扩大、心跳缓慢。

8. 来氟米特(leflunomide)

片剂:10mg/片。10~20mg/d。

用法:1 次口服。

不良反应及注意点:

(1) 由于来氟米特半衰期较长,建议间隔 24 小时给药。为了快速达到稳态血药浓度,建议开始治疗的最初 3 天给予负荷剂量每日 50mg(5

片),之后给予维持剂量每日20mg(2片)。在使用本药治疗期间可继续使用低剂量皮质类固醇激素。

(2) 主要不良反应有腹泻、瘙痒、可逆性肝脏酶(ALT 和 AST)升高、脱发、皮疹、白细胞下降等。

(3) 服药初始阶段应定期检查 ALT 和白细胞。检查间隔视患者情况而定。

(4) 严重肝脏损害和明确的乙肝或丙肝血清学指标阳性的患者慎用。

(5) 用药前及用药后检查 ALT,检测时间间隔视患者具体情况而定。如果用药期间出现 ALT 升高,调整剂量或中断治疗的原则:①如果 ALT 升高在正常值的 2 倍(<80U/L)以内,继续观察;②如果 ALT 升高在正常值的 2~3 倍之间(80~120U/L),减半量服用,继续观察,若 ALT 继续升高或仍然维持 80~120U/L,应中断治疗;③如果 ALT 升高超过正常值的 3 倍(>120U/L),应停药观察,停药后若 ALT 恢复正常可继续用药,同时加强护肝治疗及随访,多数患者 ALT 不会再次升高。

(6) 免疫缺陷、未控制的感染、活动性胃肠道疾病、肾功能不全、骨髓增生不良的患者慎用。

(7) 如果服药期间出现白细胞下降,调整剂量或中断治疗的原则如下:①若白细胞不低于 3.0×10^9/L,继续服药观察。②若白细胞在 $(2.0~3.0) \times 10^9$/L 之间,减半量服药观察。继续

16

用药期间,多数患者可以恢复正常。若复查白细胞仍低于 $3.0×10^9/L$,中断服药。③若白细胞低于 $2.0×10^9/L$,中断服药。建议使用期间粒细胞计数不低于 $1.5×10^9/L$。

(8) 准备生育的男性应考虑中断服药。

(9) 服药期间不应使用免疫活疫苗。

(10) 孕妇及尚未采取可靠避孕措施的育龄妇女及哺乳期妇女禁用。

(11) 对本品及其代谢产物过敏者及严重肝脏损害患者禁用。

9. 霉酚酸酯(mycophenolate mofetil,骁悉 Cellcept,MMF)

片剂:500mg/片;胶囊:250mg/粒。

用法:推荐剂量为 1g,每日 2 次(每日 2g),口服 2g/d 比口服 3g/d 安全性更好。判断疗效时使用治疗剂量的时间应该大于 3 个月。维持剂量推荐为 0.5g,每日 2 次(1g/d)。

不良反应及注意点:

(1) 骁悉的不良反应主要有恶心、消化不良、感染、白细胞减少及转氨酶增高等,但比较少见,发生率远低于环磷酰胺。

(2) 骁悉不能与 AZA 同用。

10. 雷公藤多苷(tripterygium glycosides)

片剂:10mg/片。

用法:每日 1~1.5mg/kg,分 3 次饭后服。

不良反应及注意点:

(1) 开始治疗应给足量,控制症状后减量。

（2）孕妇忌服。服此药时应避孕。

（3）老年有严重心血管病者慎用。

（4）偶有胃肠道反应,可耐受。

（5）罕有血小板减少,且程度较轻,一般无须停药。

（6）可致月经紊乱及精子活力降低,数量减少,部分患者出现停经或闭经。

11. 对上述药物不能耐受者可考虑用 CD20 单抗美罗华(rituximab)。

用法:静脉滴注,疗程剂量有几种,见说明书。

不良反应及注意点:

（1）有严重感染时不能使用。

（2）对药物有过敏反应者不能使用。

【建议】

1. 系统性红斑性狼疮的全身治疗,对其在肺部的损害也有一定的疗效,但是有时患者在激素加其他免疫抑制剂常规用量治疗下仍然有明显的肺部非感染病变时,应该使用 MP 冲击治疗或 MP 冲击加 CTX 冲击治疗。

2. 由于 SLE 患者常常使用较大剂量的免疫抑制剂,肺部易患各种细菌与病毒的感染,有时 SLE 本身的病变与这些感染可以同时存在。因此有时需要对两者同时进行治疗。在感染的细菌中,对真菌及结核菌感染要特别警惕。

3. 对于部分难治性病例,可以在以糖皮质激素为基础的方案中加用其他的免疫抑制剂,可以

16

联用 1 种、2 种或 3 种作用于不同环节的药物。如加用①AZA；②AZA 和 CTX；③MTX；④MTX 和 AZA；⑤MTX、AZA 和 CTX。

第二节　干燥综合征

　　干燥综合征(SS)是一种以侵犯泪腺、唾液腺等为主的慢性炎性自身免疫性疾病，又称为自身免疫性外分泌腺体病，主要表现为干燥性角膜结膜炎、口腔干燥症或伴发类风湿关节炎等其他风湿性疾病，可累及其他系统如呼吸、消化、泌尿、血液、神经以及肌肉、关节等多系统造成多系统、多器官受损。本病可以单独存在，亦可出现在其他自身免疫病中，单独存在者为原发性干燥综合征，而继发于类风湿关节炎、系统性硬化症、系统性红斑狼疮等其他自身免疫病者为继发性干燥综合征。干燥综合征的病因目前仍不清楚，但普遍认为与以下因素有关：①自身免疫：干燥综合征患者体内检测出多种自身抗体如抗核抗体、类风湿因子、抗 RNP 抗体、抗 SSA 抗体、抗 SSB 抗体等以及高球蛋白血症，反映了 B 淋巴细胞本身的功能高度亢进和 T 淋巴细胞抑制功能低下；②免疫遗传基础；研究发现人类白细胞抗原中，某些 HLA 类型与干燥综合征密切相关；③病毒感染：至少有三种病毒如 EB 病毒、巨细胞病毒、HIV 病毒被认为与干燥综合征有关，EB 病毒能刺激 B 细胞增生及产生免疫球蛋白。

干燥综合征在各个组织器官的共同病理表现是大量淋巴细胞和浆细胞浸润,部分患者的淋巴细胞浸润可有异位生发中心形成,少数患者可发展成淋巴样新生物。有学者报道患者发生淋巴瘤的可能性是正常人群的44倍。除泪腺与唾液腺受侵外,其他的外分泌腺亦可受累。淋巴细胞亦浸润腺体外组织,称腺外表现。对干燥综合征的肺部病理变化主要有两种报道。许多学者认为主要变化是间质性肺病及小气道病变,但支持这种观点的病理检查的材料很少。有人对61个干燥综合征患者进行了X线胸片、肺功能、高分辨率肺CT检查;并对其中11个患者做了经纤支镜的肺活检。可见10个患者的大或小支气管黏膜下淋巴细胞浸润,其中2位患者有滤泡性支气管炎,另2位患者有间质性肺炎。他们认为在干燥综合征中肺受累多见,损害主要位于支气管树上皮细胞,细支气管尤其明显。靶器官为"腺上皮"。少数患者病变扩大侵及肺泡结构。由于淋巴细胞的浸润,有时肺部出现假性淋巴瘤(pseudolymphoma)。患者临床表现:肺受累普遍,常见的症状是支气管内膜干燥引起的干咳。Papiris报告少数患者有活动后气促;少数患者在吸气末可出现啰音。所有具有肺组织学异常的患者在X线胸片中均表现为间质样变化。而高分辨CT检查发现多数患者的肺段支气管壁增厚,少数患者肺野出现毛玻璃或细结节状改变。肺功能检查出现 FEV_1、MEF_{50} 与 MEF_{25} 降低。其血气分析显示轻度低氧血症。上

16

述指标提示患者存在阻塞性小气道生理异常。另外的多个研究报告显示高分辨率肺 CT(HRCT)对病变的敏感性高于普通 X 线胸片。在 HRCT 中常见的表现有肺野毛玻璃样改变、叶间隔增厚、微结节、支气管扩张、肺实质囊肿,较少见的有叶内不透光、蜂窝状改变、支气管壁增厚、胸膜不规则改变、肺动脉高压所致的肺血管扩张。肺功能检查(PFTs)有小气道病变、限制性通气障碍和(或)弥散障碍。当患者未出现呼吸道症状时 HRCT 及 PFTs 检查即可存在异常;而存在呼吸道症状时上述检查项目的异常的频率与程度增加。由于原发的肺部病变导致分泌物排除困难,患者常有继发性的感染。本病发病率高,多发于 40 岁以上女性。

【相关药物】

1. 泼尼松(prednisone,强的松) 为糖皮质激素,有抗炎及免疫抑制作用。

2. 硫唑嘌呤(azathioprine,AZA) 为具免疫抑制作用的细胞毒性药物。

3. 环磷酰胺(cyclophosphamidum,CTX) 为具免疫抑制作用的细胞毒性药物。对 B 淋巴细胞作用明显,对体液免疫的抑制明显大于对细胞免疫的抑制。

4. 甲氨蝶呤(methotrexate,MTX) 为具免疫抑制作用的细胞毒性药物。

5. CD20 单抗美罗华(rituximab)。

【选择原则】

1. 泼尼松单用或与一种细胞毒性药物联合使用。泼尼松治疗剂量的疗程 4～6 周,有效者逐渐减量至维持剂量,其剂量最好小于 7.5mg/d。

2. 由于甲氨蝶呤有引起肺间质纤维化的可能性,在使用过程中肺间质病变加重时,及时停用。

3. 对上述药物不能耐受者可考虑用 CD20 单抗美罗华(rituximab)。

【注意事项】

1. 泼尼松

用法:治疗剂量 20～40mg/d,疗程 4～6 周。

不良反应及注意点:见系统性红斑狼疮。

2. 硫唑嘌呤

用法:每日 1～2mg/kg。

不良反应及注意点:见系统性红斑狼疮。

3. 环磷酰胺

片剂:0.1g/片。针剂:0.2g/支。

用法:片剂:口服,每日 1 次,疗程 2～3 个月。针剂:0.2g,静脉注射,每 2 日 1 次,疗程 2～3 个月。

不良反应及注意点:见系统性红斑狼疮。

4. 甲氨蝶呤

片剂:2.5mg/片。针剂:5mg/支。

用法:片剂:7.5～15mg,口服,每周 1 次,疗程

16

3 个月以上。针剂:10mg,静脉注射,每周 1 次,疗程 3 个月以上。

不良反应及注意点:见系统性红斑狼疮。

细胞毒药物不良反应,除各种药物特殊的毒性作用外,均易导致如下的不良反应。

(1) 致感染作用:因为降低了机体抗感染的细胞免疫和体液免疫的能力,易诱发严重感染。常见的病原体多为细菌,及平时致病性较低的病毒及真菌等条件致病菌。

(2) 致癌作用:长期使用细胞毒免疫抑制剂后,机体免疫监视作用减弱,丧失了清除突变细胞的能力,故有致癌作用。

(3) 不育和胎儿畸形:使用环磷酰胺治疗时,可致脱发、出血性膀胱炎,男性患者可引起精子减少、不育;女性患者可发生卵巢功能抑制。妊娠早期使用 MTX 或 CTX 等免疫抑制剂可引起胎儿畸形。孕妇不宜用这类药物。

(4) 致骨髓抑制:几乎所有的细胞毒免疫抑制药对细胞的损伤都无选择针对性,对胃肠道和骨髓造血功能都有影响,故易致出血和骨髓衰竭。

【建议】

1. 干燥综合征的肺部病变治疗的时间不宜过长,在 4~6 周的时间内观察疗效,如果有效,糖皮质激素的剂量可以缓慢减至维持剂量。反之,应该较快减量至停用。因为有时药物的不良反应的后果可能比疾病本身的后果严重。

16

2. 对于无呼吸系统临床表现的患者是否需要进行上述治疗,无定论。建议用影像学及肺功能检查进行监测,如果指标显示病情快速加重,可以安排上述治疗。

3. 由于患者可能较长时间内都使用了免疫抑制剂,故肺部病变的加重有时可能是感染加基础疾病的结果。此时,应该在控制感染之后再进行基础疾病的治疗。

4. 糖皮质激素的不良反应及并发症的防治,临床上造成不良反应的原因有两个:一个是长期大剂量用药,二是不适当的停药。长期使用激素治疗,如果停药过快,会造成一系列急性皮质功能不全的表现。其原因是,长期外源性激素抑制了ACTH 的分泌,从而使内源性激素分泌减少。预防的方法是合理的逐渐撤药或给予一定量的ACTH。需要使用长期大剂量激素患者,可使用硫唑嘌呤(AZA)或环磷酰胺(CTX)、甲氨蝶呤(MTX)等免疫抑制剂,尽量减少所需激素量。

第三节 多发性肌炎和皮肌炎

多发性肌炎(PM)和皮肌炎(DM)是一种自身免疫介导的影响骨骼肌的非化脓性炎性疾病,后者还有皮肤损害。其发病率约为 0. 35 ~ 5. 9/100 万人口。临床表现有近端肌力下降、肌痛、血清肌酶升高、肌源性肌电图异常;肌肉病理检查显示骨骼肌变性、再生和炎性细胞浸润。部分患者

16

血清中存在包括肌炎特异性的自身抗体(MSA)的多种自身抗体。多发性肌炎和皮肌炎主要损害的靶器官为肌肉组织,但也常出现其他的系统损害,特别是严重肺间质病变,常可导致呼吸衰竭而致死。如果本病得到早期的诊断与治疗,又未合并严重的肺部间质病变时,大多数患者的预后较好。在有肺间质病变的患者中,病情轻者可能暂无症状;病情进展者出现干咳、劳力性呼吸困难;更甚者出现静息性呼吸困难、低氧血症和致命的呼吸衰竭。胸部听诊可闻 velcro 样爆裂音。X 线检查可见间质性肺炎及肺间质性纤维化,在有食管运动功能失调、吞咽或发音困难的患者中,可能发生吸入性肺炎。在 PM/DM 合并的肺间质病变中,非特异性间质性肺炎占 40% ~ 80%,此型对治疗的反应好。如果为寻常型间质性肺炎则治疗效果差。有作者报道:72 例韩国 PM/DM 及 ADM(无肌病性皮肌炎)中,29 例有 ILD(40.3%),7 例肺活检中,2 例 DAD,2 例 UIP 伴 DAD,1 例 UIP,2 例 NSIP。11/29 例患者死亡,其平均生存期短于无 ILD 的患者。最初就诊时肺功能的 FVC ≤ 60%,是预后不良的因素。

【相关药物】

1. 甲泼尼龙 可以用于大剂量冲击治疗。

2. 静脉免疫球蛋白 提供正常人免疫球蛋白,对机体的异常免疫反应有抑制作用;提高机体对感染的抵抗能力。对于糖皮质激素反应不完全的患者,静脉免疫球蛋白(IVIg)是一个有效的二线治疗。

3. 其余药物　见系统性红斑狼疮与干燥综合征。

【选择原则】

1. 当患者肺部病变进展快速,预计口服糖皮质激素不能阻止病情进展时,可以采用大剂量甲泼尼龙 500～1000mg/d 静脉滴注,3 天,其后使用普通剂量的糖皮质激素。

2. 对于糖皮质激素反应不完全的皮肌炎患者,静脉免疫球蛋白(IVIg)是一个有效的二线治疗。此外,对一些多肌炎可改善肌力。当患者肺部间质病变合并感染时,使用带来双重有益作用。它的不良反应小但费用高。其作用时间短于 8 周,需 6～8 周重复 1 疗程。每疗程 2g/kg,分为 5 天内静脉输入。

【注意事项】

1. 甲泼尼龙

用法:500～1000mg,静脉滴注,输入时间大于 1 小时,每日 1 次,1 个疗程 3 天。

不良反应及注意点:见系统性红斑狼疮。

2. 静脉免疫球蛋白

针剂:5% 50ml/支。

用法:0.4g/kg,静脉滴注,每日 1 次,1 疗程 5 天。

16

不良反应及注意点：

（1）极个别患者在输注时出现一过性头痛、心慌、恶心反应，极少数患者偶可发生过敏反应。长时间、大剂量的输注过程可能引起注射局部的急性静脉炎。

（2）开始输注时应慢滴，渐增滴速。单独输注。溶液产生沉淀不可使用。

（3）禁用于对人血免疫球蛋白过敏或有其他严重过敏史者及有抗 IgA 抗体的选择性 IgA 缺乏者。

【建议】

1. 肌炎/皮肌炎合并的肺间质病变类型同特发性肺间质病变类型，高分辨 CT 检查对区别病变类型有一定帮助，但确定诊断仍需依靠病理活检，部分类型对治疗反应较好，而部分类型对治疗反应不好。在不能获得病理检查的情况下，对迅速出现呼吸困难的患者，常按对治疗有效的患者对待，给予大剂量甲泼尼龙冲击治疗 3 天，其后 1 天给予环磷酰胺 1g 加生理盐水 100ml 静脉滴注冲击治疗。10 天左右，甲泼尼龙冲击治疗还可以重复 1 次，疗程 3 天。

2. 无肺部并发症的肌炎/皮肌炎患者，在开始治疗阶段，每日接受 1～2mg/kg 的泼尼松治疗；对于有严重肺间质病变的患者，在大剂量甲泼尼龙冲击治疗的间歇期间，继续使用 1～2mg/kg 的泼尼松治疗。

16

3. 在病情危重患者中,可以将大剂量甲泼尼龙冲击治疗与静脉免疫球蛋白滴注联合使用。

4. 对可能存在肺部感染的患者,使用相应抗生素。

5. 对有水钠潴留的患者,酌情使用利尿剂。

6. 约75%患者最终需用其他免疫抑制剂,如在3个月的糖皮质激素治疗后无恰当反应、对其耐药、出现不良反应、减量导致重复的复发以及肌无力迅速加重或呼吸衰竭发生时,可以考虑加用以下药物:

(1) 甲氨蝶呤(methotrexate, MTX):通常每周给予1次,口服剂量5～15mg,用药前应检查血象、肝功能、肺功能,以便明确这些参数的变化是由于疾病本身所致还是由于甲氨蝶呤的血液、肝、肺不良反应。

(2) 硫唑嘌呤(azathioprine, AZA):在许多患者中亦有效,常规剂量每日2～3mg/kg,最大剂量150mg/d,1次给予。用药过程中注意观察血象变化,个别患者在用药后短期出现骨髓抑制。

(3) 随机交叉研究的结果表明,每周口服甲氨蝶呤和每日口服硫唑嘌呤对仅用泼尼松加上述两种药物之一治疗无效的患者有效。因而,对于患有难治性或对治疗有抵抗性的肌炎患者,可以考虑使用这种联合治疗。如果患者病情严重,也可以在开始治疗时就采用糖皮质激素加甲氨蝶呤的联合治疗。

(4) 环磷酰胺(cyclophosphamide, CTX):静

16

脉输入 0.5～1.0g/月共 6 个月加口服泼尼松对儿童期疾病和某些成人有效。

（5）有零星报道 6-巯基嘌呤（6-mercaptopurine，6-MP）、苯丁酸氮芥（chlorambucil，CLB）可能有效。

（6）低剂量环孢素（cyclosporine）：每日 2～3mg/kg 对儿童及成人中其他治疗无效的患者有效而且安全。

（7）近来有霉酚酸酯（mycophenolate mofetil，MMF）有效的报道。

由于合并肺间质病变后出现呼吸衰竭的致死率增高，应该重视对其治疗。现在糖皮质激素仍为首选，当对其抵抗时，可以与 CTX 联合使用。

（8）对上述药物不能耐受者可考虑用 CD20 单抗美罗华（rituximab）。

7. 在 PM/DM 的治疗中，仍有少部分患者在上述治疗后，病情不能完全缓解，对糖皮质激素出现抵抗或依赖，以至于部分患者大量及长期使用激素和免疫抑制剂，导致各种感染及代谢紊乱。PM/DM 合并肺间质病变是患者死亡的一个主要原因。

第四节　白　塞　病

白塞病（Behcet's disease）是一种病因不明的系统性血管炎疾病，临床表现主要有复发的口腔阿弗他溃疡、生殖器溃疡、眼色素膜炎和皮肤损害。除眼部病变外,上述病变多为自限性。反复发作的眼色素膜炎可致盲。白塞病是由一系列间歇急性发作构成的疾病。其发作与缓解常不可预测。它累及到胃肠道、中枢神经系统及大血管的频率较低,但可能危及生命。白塞病的易感性与HLA-B51等位基因密切相关;环境因素如感染也与发病有关。

本病病理学特征是系统性血管炎和血管周围的炎性浸润。血管炎可累及大、中、小口径的动脉及静脉。炎性浸润细胞为粒细胞、单个核细胞或两者的混合。有血栓形成倾向,在有淋巴细胞聚集和血管炎的管腔内有血栓形成。肺动脉瘤有动脉壁滋养血管周围的炎性细胞浸润、内膜显著增厚伴弹力层退变、血栓闭塞和再通以及新鲜血栓。肺部受累多为主动脉,其次为肺动脉。白塞病肺受累的主要临床特点是肺动脉瘤、动脉和静脉血栓、肺梗死、复发性肺炎、毛细血管炎闭塞机化肺炎和胸膜炎。肺动脉瘤主要影响年轻人,最常见和主要的临床表现是不同程度咯血(可多到500ml)。动脉瘤侵蚀支气管或活动性血管炎伴原位血栓是咯血的原因。肺动脉瘤的 X 线影像为肺门突然扩大或多叶或圆形不透光阴影。当伴急性咯血时,上述影像的边界不清;其他时候则轮廓清楚。用螺旋 CT 仅需少量造影剂即可显示极好的血管影像,动脉瘤呈囊状或纺锤状扩张,与肺动脉同时均匀的被造影剂充盈。易发部位依次为右下肺动脉、右肺和左肺动脉主干,其直径可达 1 ～

16

7cm。在一个患者可出现2～7个动脉瘤。MRI对肺动脉瘤诊断亦有用，但对于较小的动脉瘤，敏感性不如螺旋CT。亦可用数字减影血管造影（DSA）进行诊断，但在血栓完全占据动脉瘤及血管时，它不能显示病变。由于DSA较多的并发症，现已不采用动脉造影、静脉造影和肺血管造影进行检查。扩张的肺动脉常被大血栓闭塞，胸片表现为血管供应范围的肺组织呈高度透光区，CT显示不同程度的衰减呈马赛克状，反映不均一的血流灌注。肺通气-灌注扫描显示双侧的边界清楚的不匹配区域。虽然下肢深静脉血栓常与肺动脉瘤伴发，肺的血栓栓塞非常少见。肺炎症表现：已在白塞病伴或不伴肺动脉瘤的患者中见到肺不张、容积减小、楔形或线形阴影、边界不清的结节或网状阴影。这些改变可能是肺出血和（或）梗死病灶，但与病理学的相关性仅见于少数病例报道。其他的肺部表现：大静脉受累包括上腔静脉闭塞多于动脉炎。上腔静脉闭塞可与无名静脉和锁骨下静脉血栓伴发。推荐使用MRI进行诊断。有主动脉弓及锁骨下动脉及冠状动脉的假性动脉瘤的报道。亦可出现纵隔包块、纵隔炎和胸膜炎。胸膜渗出可能源于胸膜血管炎和上腔静脉血栓。

【相关药物】

1. 泼尼松糖皮质激素。
2. 甲泼尼龙糖皮质激素。
3. 硫唑嘌呤。

4. 环磷酰胺。

5. 抗肿瘤坏死因子-α 制剂。

上述药物的详细介绍见本章第一节。

【选择原则】

1. 应根据患者的临床表现选择治疗。对肺部大血管病变的治疗需要大剂量糖皮质激素、免疫抑制剂或两者的联合应用。在某些患者，还需要外科手术治疗。与相关科室专家密切联系对治疗是非常重要的。

2. 采用糖皮质激素和细胞毒药物联合方式治疗动脉炎。对有肺血管病变的患者，应慎用抗凝剂，此时有潜在的致命咯血的危险。

3. 对于难治性大血管病变应考虑外科治疗。

4. 对肺动脉瘤常采用环磷酰胺加甲泼尼龙联合治疗；CTX 1g 静滴，每月 1 次或 2mg/kg，每日口服；MP 1mg/kg，每日口服。

5. 对有严重血管炎表现的患者可以再排除一般感染与结核，乙肝等特殊感染后可以选用单克隆性的抗肿瘤坏死因子-α 制剂。

【注意事项】

上述药物的注意事项见系统性红斑狼疮与干燥综合征。

【建议】

1. 采用糖皮质激素和细胞毒药物联合方式

16

治疗动脉炎。采用抗凝剂和抗血小板剂，并加用短疗程中剂量的糖皮质激素治疗深静脉血栓。对有肺血管病变的患者，应慎用抗凝剂，此时有潜在的致命咯血的危险。对于难治性大血管病变应考虑外科治疗。对大咯血患者，用 MP500～1000mg/d，静滴，连用 3 天；并加用 CTX 冲击治疗。根据临床反应逐渐减小 MP 剂量；用 CTX 至少到完全缓解1 年以后，常接着使用硫唑嘌呤。

2. 大血管病变栓塞治疗　有作者对一个大咯血的肺动脉瘤患者进行了栓塞治疗。白塞病中栓塞治疗的主要限制是动脉瘤的大小与数量、是否有上下腔静脉闭塞和严重出血的并发症。病程与预后：肺动脉瘤形成预后非常差，是白塞病死亡的主要原因之一。30% 的患者在 2 年内死亡。咯血后平均生存期约 10 个月。近来的一个用 CT 随访的研究报道，13 个患者接受免疫抑制剂治疗，肺动脉瘤在 3～42 个月（平均 21 个月）完全消失或退化，在消失与退化前先出现血栓形成。随治疗的进行血栓亦退化，动脉瘤消失。在接受免疫抑制剂治疗的患者中，虽然已有部分缓解，但仍可能大出血。

3. 溶栓与抗凝治疗　对深静脉血栓可采用抗凝与抗血小板治疗。对有肺血管病变的患者的抗凝治疗可带来致命性大出血危险，因而必须慎用，并应在系统的免疫抑制剂治疗后给予。如果血栓范围不大，用抗血小板治疗，例如小剂量阿司匹林比较合适。有对一个血栓化的肺动脉瘤使用尿激酶、对另一个上腔静脉综合征的患者使用链激酶进行溶栓治疗的报道。在2年的随访中,无新鲜血栓形成。但2个患者均接受了免疫抑制剂的治疗,单纯溶栓治疗的危险与效益无法评价。没有用对照组的方式研究抗凝治疗和抗血小板聚集的治疗,对是否使用它们仍缺乏一致意见。

4. 大咯血时,可能需要紧急的外科切除。最主要的问题是修补术后动脉瘤的再发生率为25%。也很可能在手术部位出现假性动脉瘤及动静脉瘘。围术期中,使用糖皮质激素及免疫抑制剂有助于减少并发症。

第五节 类风湿关节炎

类风湿关节炎(rheumatoid arthritis)是一种以关节滑膜炎为特征的慢性全身性自身免疫性疾病。滑膜炎持久反复发作,可导致关节内软骨和骨的破坏,关节功能障碍,甚至残废。血管炎病变累及全身各个器官。病因尚不明确,部分患者发病期可受寒冷、潮湿、劳累、创伤或精神因素等影响。类风湿关节炎时血管常受侵犯,动脉各层有较广泛炎性细胞浸润。急性期用免疫荧光法可见免疫球蛋白及补体沉积于病变的血管壁。其表现形式有三种:①严重而广泛的大血管坏死性动脉炎,类似于结节性多动脉炎。②亚急性小动脉炎,常见于心肌、骨骼肌和神经鞘内小动脉,并引起相应症状。③末端动脉内膜增生和纤维化,常引起

16

指（趾）动脉充盈不足，可致缺血性和血栓性病变，前者表现为雷诺现象、肺动脉高压和内脏缺血，后者可致指（趾）坏疽，如发生于内脏器官则可致死。肺部损害可以有：①慢性胸膜渗出。②Caplan综合征是一种尘肺病，与类风湿关节炎肺内肉芽肿相互共存。已发现该肉芽肿有免疫球蛋白和补体的沉积，并在其邻近的浆细胞中查获RF。③间质性肺纤维化，其病变周围可见淋巴样细胞的集聚，个别有抗体的形成。淋巴结肿大可见于30%的病例，有淋巴滤泡增生，脾大尤其是在Felty综合征。在临床上中可以发现部分类风湿关节炎患者出现干咳、呼吸困难。对这些患者进行X线胸片、肺部CT以及肺功能检查，可以发现部分患者存在肺间质病变。有作者报道：18例类风湿关节炎患者因怀疑ILD作外科肺活检，其中10例为UIP；6例NSIP；2例炎性气道病变伴机化性肺炎。12例患者RA先于ILD，3例ILD先于RA，3例RA与ILD同时诊断。13例患者有限制性缺陷伴或不伴CO弥散能力下降，2例患者仅有CO弥散能力下降。

【相关药物】

相关药物见系统性红斑狼疮与干燥综合征部分。

【选择原则】

1. 泼尼松20~40mg/d，4~6周，有效者逐渐减量至停用。

2. 必要时可以联用 MTX 10～15mg/周或硫唑嘌呤 150mg/d。

3. 对有严重血管炎表现的患者可以再排除一般感染与结核、乙肝等特殊感染后可以选用单克隆性的抗肿瘤坏死因子-α 制剂。

【注意事项】

同系统性红斑狼疮与干燥综合征。

不良反应及注意点:有文献报道 MTX 的使用可以导致肺间质病变纤维化。

【建议】

1. 当间质病变为炎性浸润的治疗效果好,而纤维化为主的病变效果差。所以一旦诊断肺间质病变应该及早治疗。

2. 激素的效果应该在 6 周左右出现,如果 6 周无效,应该将其较快减量至停用。以免导致各种感染的发生。

第六节　系统性硬化症

系统性硬化症(SSc)是一种以皮肤各系统胶原纤维硬化为特征的结缔组织疾病,可以累及内脏器官。患者以女性较多,女性与男性之比约为 3:1。发病年龄以 20～50 岁多见。病因尚不清楚,归纳起来涉及以下几个方面:①遗传因

16

素:部分患者有明显家族史;②感染因素:不少患者发病前常有急性感染,包括咽峡炎、扁桃体炎、肺炎、猩红热、麻疹、鼻窦炎等;③结缔组织代谢异常:患者显示广泛的结缔组织病变,对患者的成纤维细胞培养显示胶原合成的活性明显增高;④血管异常:患者多有雷诺现象,不仅限于肢端,也发生于内脏血管;⑤免疫异常。临床症状:起病隐袭,常先有雷诺现象,手指肿胀僵硬或关节痛、关节炎。雷诺现象可先于皮肤病变几个月或几年出现,表现为寒冷或情绪紧张诱发血管痉挛,引起手指发白或发绀,通常累及双侧手指,有时是足趾。皮肤病变一般先见于双侧手指及面部,然后向躯干蔓延。初为水肿期,可有或无压痕。继之为硬化期,皮肤增厚变硬如皮革,紧贴于皮下组织,不能提起,呈蜡样光泽。最后为萎缩期,皮肤光滑而细薄,紧贴于皮下骨面,皮纹消失,毛发脱落。硬皮部位常有色素沉着,间以脱色白斑,也可有毛细血管扩张,以及皮下组织钙化,面部皮肤受损造成正常面纹消失使面容刻板,张口困难。食管下端功能失调引起咽下困难,由于括约肌受损常发生反流性食管炎,引起烧灼感,久之可引起狭窄。十二指肠与空肠受累,肠段扩张,蠕动缓慢,肠内容物淤滞有利于细菌繁殖,形成吸收不良综合征。结肠受累可导致便秘。肺部病变主要表现为间质纤维化。心脏受累表现为心脏增大,心力衰竭,心律失常,肺动脉高压导致肺心病。指端由于缺血发

16

生指垫组织丧失,指端有下陷区、溃疡、瘢痕。关节炎与腱鞘炎可发生于早期。晚期由于皮肤和腱鞘纤维化,发生挛缩使关节僵直固定在畸形位置。肌病:除发生失用性肌萎缩外,有两种肌病:①近端肌无力,肌酶轻度增高,活检见肌纤维为纤维组织代替;②典型多发性肌炎。肾病:一般仅表现为轻微尿变化。有时可突然出现硬皮病肾危象,表现为急进性极度高血压、头痛、视物模糊、蛋白尿、血尿、少尿、尿闭、肾衰竭。个别患者血压不高,仅表现为急进性肾衰竭。肾危象是弥漫型 SSc 的重要死亡原因。其他:可合并存在干燥综合征、甲状腺炎、胆汁性肝硬化、脑神经病。在弥漫性结缔组织病中,系统性硬化症的肺间质病变的发生率最高。有作者报道:在86 例弥漫性 SSc 中,采用 HRCT 检查,52 例患者(60%)有 ILD,18 例患者(21%)有 PAH。ILD 伴 PAH 15 例。在 ILD 中,SSc 的诊断年龄与 PAH 是独立的预示死亡的因素。部分 SSc 患者出现肺动脉高压,危及生命。

【相关药物】

1. 波生坦片(bosentan tablets,Tracleer,全可利)　为内皮素受体-1 拮抗剂。用于治疗 WHO Ⅲ期和Ⅳ期原发性肺高压患者的肺动脉高压,或者硬皮病引起的肺动脉高压症。

2. 其他相关药物　见系统性红斑狼疮与干燥综合征部分。

16

【选择原则】

1. 泼尼松 20～40mg/d,4～6 周,有效者逐渐减量至停用。

2. 必要时可以联用 MTX 10～15mg/周或硫唑嘌呤 150mg/d。

3. 有肺动脉高压时可以使用环磷酰胺 1g 静滴,每月 1 次或 2mg/kg,每日口服。

4. 有肺动脉高压而上述药物无效时可以使用波生坦片。

5. 对环磷酰胺不能耐受者可考虑用骁悉 (Mycophenolate mofetil)或 CD20 单抗(rituximab)。

【注意事项】

1. 波生坦片

片剂:62.5mg/片,125mg/片。

用法:初始剂量为每日 2 次,每次 62.5mg,持续 4 周,随后增加至治疗剂量 125mg,每日 2 次。可在进食前或后,早、晚服用本品。

不良反应及注意点:

(1) 肾功能受损对本品药代动力学的影响很小,不需作剂量调整。

(2) 因为肾和(或)心脏功能下降、有伴随疾病、其他药物治疗,尤其有肝功能降低,所以老年患者的剂量应该慎重选择。

(3) 没有在推荐剂量下肺动脉高压患者突然终止使用本品的经验。为了避免临床突然恶化,应紧密监视患者,在停药前的 3~7 天应将剂量减至一半。

（4）本品治疗的患者比安慰剂组患者发生率高的不良事件为头疼、潮红、肝功能异常、贫血和腿水肿。

（5）以下患者禁用本品:对于本品任何组分过敏者;妊娠或者可能妊娠者;中度或严重肝功能损害和(或)肝脏转氨酶即天冬氨酸转氨酶(AST)和(或)丙氨酸转氨酶的基线值高于正常值上限的 3 倍,尤其是总胆红素增加超过正常值上限的 2 倍;伴随使用环孢素 A 者;伴随使用格列本脲者。

2. 糖皮质激素与免疫抑制剂的用法、不良反应及注意点同本章第一节和第二节。

【建议】

1. 当间质病变为炎性浸润的治疗效果好,而纤维化为主的病变效果差,所以一旦诊断肺间质病变应该及早治疗。

2. 激素的效果应该在 6 周左右出现,如果 6 周无效,应该将其较快减量至停用。

3. 应该根据患者的具体情况决定使用激素与免疫抑制剂的剂量与疗程,防止过度抑制导致严重感染。危及生命。

4. 当出现肺动脉高压时可联用糖皮质激素与大剂量环磷酰胺冲击治疗,同时加用钙离子拮抗剂;如果效果不好,可以使用波生坦片。

16

5. 对于肺动脉高压的患者还可以加用抗凝剂、利尿剂、地高辛进行治疗。

（刘　钢）

参 考 文 献

1. Tansey D, Wells AU, Colby TV, et al. Variations in histological patterns of interstitial pneumonia between connective tissue disorders and their relationship to prognosis. Histopathology, 2004, 44(6):585-596.

2. Schnabel A, Reuter M, Gross WL. Intravenous pulse cyclophosphamide in the treatment of interstitial lung disease due to collagen vascular diseases. Arthritis Rheum, 1998, 41(7):1215-1220.

3. Zamora MR, Warner ML, Tuder R, et al. MI. Diffuse alveolar hemorrhage and systemic lupus erythematosus. Clinical presentation, histology, survival, and outcome. Medicine (Baltimore), 1997, 76(3):192-202.

4. Martin T, Pasquali JL, Belval PC, et al. Pulmonary arterial hypertension and systemic lupus erythematosus. Apropos of 2 cases. Review of the literature. Rev Med Interne, 1988, 9(1):19-25.

5. Thomas E, Hay EM, Hajeer A, et al. Sjogren's syndrome: a community-based study of prevalence and impact. Br J Rheumatol, 1998, 37(10):1069-1076.

6. Pillemer SR, Matteson EL, Jacobsson LT, et al. Incidence of physician-diagnosed primary Sjogren syndrome in residents of Olmsted County, Minnesota. Mayo Clin Proc, 2001, 76(6):593-599.

7. Carsons S. A review and update of Sjogren's syndrome:

manifestation, diagnosis, and treatment. Am J Manag Care, 2001,7(14 Suppl):S433-443.

8. Fox RI, Stern M, Michelson P. Update in Sjogren syndrome. Curr Opin Rheumatol, 2000, 12(5):391-398.

9. Bolstad AI, Wassmuth R, Haga HJ, et al. HLA markers and clinical characteristics in Caucasians with primary Sjogren's syndrome. J Rheumatol, 2001, 28(7):1554-1562.

10. Salomonsson S. Expression of the B cell-attracting chemokine CXCL13 in the target organ and autoantibody production in ectopic lymphoid tissue in the chronic inflammatory disease sjogren's syndrome. Scand J Immunol, 2002, 55:336-342.

11. Groom J, Kalled SL, Cutler AH, et al. Association of BAFF/BlyS overexpression and altered B cell differentiation with sjogren's syndrome. J Clin Invest, 2002, 109(1):59-68.

12. Jonsson R, Haga HJ, Gordon TP. Current concepts on diagnosis, autoantibodies and therapy in Sjogren's syndrome. Scand J Rheumatol, 2000, 29(6):341-348.

13. Davidson BK, Kelly CA, Griffiths ID. Ten years follow up of pulmonary function in patients with primary sjogren's syndrome. Ann Rheum Dis, 2000, 59:709-712.

14. Papiris SA, Maniati M, Constantopoulo SH, et al. Lung involvement in primary sjogren's syndrome is mainly related to the small airway disease. Ann Rheum Dis, 1999, 58:61-64.

15. Uffmann M, Kiener HP, Bankier AA, et al, Lung manifestation in asymptomatic patients with primary Sjogren syndrome: assessment with high resolution CT and pulmonary function tests. J Thorac Imaging, 2001, 16(4):282-289.

16

16. Koyama M, Johkoh T, Honda O, et al. Pulmonary involvement in primary Sjogren's syndrome: spectrum of pulmonary abnormalities and computed tomography finding in 60 patients. J Thorac Imaging, 2001, 16(4):290-296.

17. Taouli B, Brauner MW, Mourey I, et al. Thin-section chest CT findings of primary Sjogren's syndrome: correlation with pulmonary function. Eur Radiol, 2002, 12(6):1504-1511.

18. Vitali C, Bombardieri S, Jonsson R, et al. Classification criteria for sjogren' syndrome: a revised version of the European criteria proposed by the American-European consensus group. Ann Rheum Dis, 2002, 61:554-558.

19. Miyawaki S, Nishiyama S, Matoba K. Efficacy of low-dose preed nisolone maintenance for saliva production and serological abnormalities in patients with primary Sjogren's syndrome. Intern Med, 1999, 38(12):938-943.

20. Skopouli FN, Dafni U, Ioannidis JP, et al. Clinical evolution, and morbidity and mortality of primary Sjogren's syndrome. Semin Arhritis Rheum, 2000, 29(5):296-304.

21. Majithia V, Harisdangkul V. Mycophenolate mofetil(CellCept): an alternative therapy for autoimmune inflammatory myopathy. Rheumatology(Oxford). 2005, 44(3):386-389.

22. Aoun NY, Velez E, Aggarwal A, et al. Fatal acute interstitial pneumonitis complicating polymyositis in a 41-year-old man. Respir Care, 2004, 49(12):1515-1521.

23. Sakamoto N, Mukae H, Fujii T, et al. Nonspecific interstitial pneumonia with poor prognosis associated with amyopathic dermatomyositis. Intern Med, 2004, 43(9):838-842.

16

24. Rozman B, Bozic B, Kveder T. Interstitial lung disease, a common manifestation of newly diagnosed polymyositis and dermatomyositis. Ann Rheum Dis, 2004, 63 (8): 1005.

25. Tansey D, Wells AU, Colby TV, et al. Variations in histological patterns of interstitial pneumonia between connective tissue disorders and their relationship to prognosis. Histopathology, 2004, 44(6): 585-596.

26. Sakane T, Takeno M, Suzuki N, et al. Behcet's disease. N Engl J Med, 1999, 341(17): 1284-1291.

27. Erkan F, Gul A, Tasali E. Pulmonary manifestation of Behcet's disease. Thorax, 2001, 56: 572-578.

28. Mogulkoc N, Burgess MI, Bishop PW. Intracardiac thrombus in behcet's disease A systemic review. Chest, 2000, 118: 479-487.

29. Kitahara K, Kawai S. Cyclosporine and tacrolimus for the treatment of rheumatoid arthritis. Curr Opin Rheumatol, 2007, 19(3): 238-245.

30. Bettembourg-Brault I, Gossec L, Pham T, et al. Leflunomide in rheumatoid arthritis in daily practice: treatment discontinuation rates in comparison with other DMARDs. Clin Exp Rheumatol, 2006, 24(2): 168-171.

31. Kamata Y, Iwamoto M, Minota S. Consecutive use of sildenafil and bosentan for the treatment of pulmonary arterial hypertension associated with collagen vascular disease: sildenafil as reliever and bosentan as controller, Lupus, 2007, 16(11): 901-903.

32. Benedict N, Seybert A, Mathier MA. Evidence-based pharmacologic management of pulmonary arterial hypertension. Clin Ther, 2007, 29(10): 2134-2153.

16

33. Cappelli S, Guiducci S, Bellando Randone S, et al. Immunosuppression for interstitial lung disease in systemic sclerosis, Eur Respir Rev, 2013, 22(129):236-243.

34. Mazen M, Dimachkie, Richard J. Barohn. Idiopathic Inflammatory MyopathiesSemin Neurol. 2012, 32(3):227-236.

第十七章　慢性呼吸衰竭的营养治疗

慢性呼吸衰竭是指在一些慢性疾病如COPD、肺结核、间质性肺疾病、神经肌肉病变的基础上,呼吸功能障碍逐渐加重,由代偿发展成失代偿,并出现缺氧和(或)二氧化碳潴留,从而引起一系列病理生理改变、器官功能障碍和代谢紊乱的临床综合征。

在慢性呼吸衰竭患者中,营养不良的发生率达60%,且多为混合型营养不良,即人体营养状况测量值及内脏蛋白均明显减少。造成营养不良的原因可能有:①由于气道阻力增加,膈肌等呼吸肌做功增加,能量消耗增加;②因心肺功能不全、插管、机械通气等限制了能量物质和必需营养素的摄入;③由于感染、缺氧、焦虑等因素引起机体内分泌紊乱,使机体处于高代谢状态,而成负氮平衡,脂肪和肌肉蛋白被分解消耗;④营养不良导致呼吸肌萎缩,呼吸功能障碍,影响呼吸肌功能,又加重了呼吸衰竭,造成恶性循环。

营养不良时,患者体重减轻,呼吸肌和膈肌出现不同程度的萎缩,其中膈肌的重量和厚度与体重成比例下降,而呼吸肌肌力和耐力的减低较体重的降低更为明显,进而呼吸肌的收缩力收到明显影响,增加了呼吸肌的易疲劳性。例如在COPD患者中,约有25%~40%合并有营养不良,此时呼吸肌大小及其纤维长度有不同程度的改变,使得呼吸肌无法充分地舒张和收缩,加重呼吸肌负担;同时气流受限及肺过度膨胀均可导致呼吸功增加,进一步使呼吸困难症状加重;$BMI < 20kg/m^2$ 的患者发生急性加重的风险远远高于 $BMI > 20kg/m^2$ 的患者。此外,营养不良时呼吸肌和膈肌在能量的产生、转运和利用上也发生障碍,是通气衰竭发病机制的主要因素之一,改善患者营养状态,通气功能可明显改善,同时患者的运动耐力也有显著增加(6分钟步行试验)。

营养不良也可严重影响呼吸系统的防御和免疫功能,表现为胸腺、脾、淋巴细胞数量减少,细胞内杀伤功能减退,补体系统活性和吞噬功能降低,也使机体内抗氧化保护机制受到损害,从而增加了肺部感染的易感性,明显影响患者的预后;同时,营养不良可改变肺泡表面活性物质的稳定性,易发肺泡塌陷。对营养不良患者予以有效的营养支持,可改善免疫球蛋白的功能,增强机体防御功能。

患者在肺部感染、缺氧及机械通气时,机体处于应激状态,代谢率明显增高,此时体内脂肪分解受抑制,而肌肉及内脏蛋白质分解增加,对机体的正常功能有严重的消耗和破坏性影响。长期营养不良的患者易发生多器官功能衰竭,可能原因之

17

一即为关键性内脏蛋白质消耗。

综上,对于呼吸衰竭的治疗,营养支持为其中一个重要的且必不可少的环节。虽然在目前的研究中,对于营养支持治疗到底能否改善 COPD 并营养不良患者的肺功能及预后仍然存在争议,但大量的观察研究表明,营养支持治疗后患者的运动耐量及生活质量明显改善。营养支持的目的是平稳患者体重,增加肌肉合成。一般主张常规给予鼻饲高蛋白、高脂肪、低碳水化合物,以及适量多种维生素和微量元素的饮食,必要时做静脉高营养治疗。营养支持应达到基础能量消耗值。实际对于呼吸衰竭患者,基础能耗应该在 Harris-Benedict 公式预算值的基础上,平均增加 20%,人工通气患者增加 50%。且补充时宜循序渐进,先用半量,逐渐增至理想能量入量。胃肠营养时还要特别注意调整胃肠道功能和预防胃-食管反流。三大能量要素的比例宜按照:碳水化合物 45% ~ 50%,蛋白质 15% ~ 20%,脂肪 30% ~ 35%。

【相关药物】

(一)胃肠内营养制剂

胃肠内营养作为临床营养支持的重要方法之一,是为那些因各种原因,不能(如口腔溃疡、食管肿物、胃大部切除、癌症放疗和化疗等)或不愿(如神经性厌食等)经口摄取自然膳食,而其胃肠道功能又相对正常的患者提供营养支持的良好方式。与"完整"的自然膳食不同,胃肠内营养是将膳食中的各种营养素"提取"出来,按照人体的营养需要量标准,重新"合成"易于被胃肠道消化和吸收的肠内营养制剂,并通过口服或管饲的方式,将肠内营养液通过胃肠道吸收入人体,为患者提供营养,同时还可给予胃肠道适当的"刺激",避免因胃肠道长期失用而导致萎缩。除了一般性配方,胃肠内营养制剂还有专门针对糖尿病、呼吸系统疾病、肝脏疾病的专用配方。在提供营养的同时,还起到辅助治疗的作用。目前常用的胃肠内营养制剂有以下几种:

1. 加营素(ensure powder,ENS,氨素)　本品是针对患者的摄取需要以及正确的营养均衡性而配制的,含人体所需的各种营养素、糖类、蛋白质、脂肪、维生素以及矿物质,参照每日建议量的比例配制而成,可提供充足的营养。本品不含乳糖,适合乳糖不耐受者使用。胆固醇含量低,长期饮用,不增加心血管疾病、动脉硬化的发生,不增加肾脏负担,并提供每日 14 种维生素和 11 种矿物质的基本需求。

本品除用于慢性呼吸衰竭的营养治疗外,还广泛应用于内、外科及精神科患者的单一或补充营养,亦可用于限钠、限乳糖、低胆固醇及麸质过敏者。

2. 能全素(Nutrison)　本品为高能要素合剂,系肠内全营养支配配方,含酪蛋白、植物脂肪、麦芽糖糊精等人体所必需的营养成分,营养完全、均衡,能作为单一的营养来源。含酪蛋白,其生物利用度高,含氮量理想;含植物脂肪能补充人体必须脂肪酸,所含麦芽糖糊精容易消化,因不含乳糖、葡萄糖,避免了因患者对乳糖不耐受引起的腹泻,而且适宜糖尿病患者。含矿物质、维生素和微量元素,保证有充足的微营养成分的摄入,能够平衡能量分布,保证了理想的能量和氮的供给。另外,本品渗透压低,可预防发生渗透性腹泻。溶解度好,不宜堵管,可完全利用,不用每日更换管道。

除用于营养不良患者的治疗外,本品还适用于胃肠道功能或部分胃肠道功能不良患者的肠内营养支持,可用于合并糖尿病患者。

3. 百普素(Pepti-2000 variant) 属短肽型肠内营养剂,营养完善、均衡,可作为唯一的营养来源。100% 乳清蛋白来源,85% 为短肽形式,15% 为氨基酸,生物利用度高,充分利用小肠最终吸收蛋白质的两条途径,能最大程度吸收氮,帮助患者恢复;50% 植物油,50% 中链脂肪酸,保证患者获得足够的必需脂肪酸,同时提高脂肪代谢速度,有利于人体充分吸收和利用脂肪,低脂配方更适合消化道功能混乱患者提高耐受性;碳水化合物以麦芽糖糊精为主,不含乳糖,易消化,避免乳糖不耐受而引起的腹泻;维生素、矿物质和微量元素含量完全符合人体需求;低渗透压(410mOsm/L),可预防高渗透性腹泻。

特别适用于胃肠道消化吸收不良患者的肠内营养支持和营养不良的治疗,可用于糖尿病患者。

4. 能全力(Nutrison Fibre) 是一种液体的

高能营养素合剂,不需配制,操作简单,感染机会少。含7类营养物质,不需补充任何添加剂。含大豆多糖纤维等6种纤维成分,可增强肠道蠕动功能,更好地维持小肠黏膜的形态和功能,可改善肠道排泄物的黏稠度,通过增加短链脂肪酸,刺激结肠内水、电解质的重吸收来预防腹泻,含植物脂肪,微量元素,额外的钙、锌、铁保护机体有效吸收。且渗透压低,避免了渗透性腹泻。不含蔗糖,可用于糖尿病患者。其含有多种维生素、电解质及微量元素,并可补给必需脂肪酸所需最少限量的脂质,同时含有2.4%谷氨酰胺,能促进肠黏膜再生,阻止细菌和毒素移位,且可改善结肠DNA水平。

5. 益菲佳(Pulmocare) 是一种特别为肺病患者设计的专用营养配方,具有低糖类、高脂肪和高能量密度的特点,为高脂肪低糖的肠道内营养制剂。既能维持和改善患者营养状况,又不会增加呼吸系统及代谢负担。

(二)胃肠外营养制剂

胃肠外营养要求提供的营养必须是满足一个正常人或患者维持机体代谢所需要的全部营养要素。包括碳水化合物、脂肪、蛋白质(氨基酸)、维生素、水、电解质等成分。其中碳水化合物和脂肪将提供产生人体所需要的主要热源;胃肠外营养必须提供一定数量的蛋白质(氨基酸)作为氮源,保证体内蛋白质的合成,维持机体的氮平衡;还要按照一定的数量提供维生素,以保证机体各种代谢途径的正常运转和器官的生理功能。微量元素除作为辅酶参与机体代谢外,还具有抗氧化、防衰老、提高免疫功能的功效,因此在胃肠外营养治疗中应该加入微量元素。以下为目前常用的几种胃肠外营养制剂。

1. 复方氨基酸注射液(18)(compound amino acid injection,乐凡命)　本品可提供完全、平衡的18种必需氨基酸和非必需氨基酸,其中含有胱氨酸,用以满足机体合成蛋白质的需要,改善氮平衡。

2. 11氨基酸注射液-833(11amino acid injection-833)　本品按人体生理氨基酸需要量和一定比例配制,其中必需氨基酸与非必需氨基酸亦按一定比例,可供机体有效利用,纠正因蛋白质供给不足引起的恶性循环。

3. 14氨基酸注射液-823(14amino acid injection-823)　本品由8种必需氨基酸和6种非必需氨基酸组成,含有人体合成蛋白时可利用的各种氨基酸,经静脉给药时,可防止氮的丢失,纠正负氮平衡及减少蛋白质的消耗。

4. 17种复合结晶氨基酸注射液(17amino acid crystal compound injection)　本品含必需氨基酸与非必需氨基酸的比例(E∶N)为1∶2.5,丙氨酸、脯氨酸含量较高,为创伤患者氨基酸代谢之需,不含门冬氨酸,有适量的谷氨酸,有利于代谢,又可减少不良反应。内含D-山梨醇为非蛋白质热量,性质稳定,与氨基酸配伍,在加热、贮存中,

17

不会使赖氨酸的有效氨基失去生理活性,使制剂保持无色或微黄色。具有促进人体蛋白质代谢正常,纠正负氮平衡,补充蛋白质,加快伤口愈合的作用。

5. 复方结晶氨基酸注射液　本品含 8 种必需和 2 种半必需(精、组)及一种非必需(甘)结晶氨基酸,5% 山梨醇,氨基酸浓度为 9.12% ,能参与体内蛋白质的合成,是危重患者补充蛋白质的营养药。

6. 低分子右旋糖酐氨基酸注射液(dextran and amino acid injection)　本品是营养性血容量补充药,用于治疗有蛋白质缺乏的血容量减少的患者。

7. 脂肪乳剂(10% ,20% ,30%)(intralipid solution,英脱力匹特)　本品是由植物油经卵磷脂乳化制成无菌无热源的脂肪乳剂,是全静脉营养方案的组成部分之一,也给机体提供了必需脂肪酸,可抑制蛋白质及其他氮源消耗,促进氨基酸利用,改善氮平衡,既补充了热量和必需脂肪酸,使蛋白质的消耗减少,也克服了氨基酸和糖溶液高渗压的缺点。

8. 中链/长链脂肪乳(fat emulsion injection MCT/LCT,力保脂宁,Lipofundin MCT/LCT)　本品为含中长链脂肪酸的脂肪乳剂,通过肠外营养、长链甘油三酯(LCT)和可快速转移的中链甘油三酯(MCT)满足机体能量的需要,其中 LCT 还可以保证必需脂肪酸的需要。特点是中链脂肪酸不依赖卡尼汀进行氧化,对卡尼汀转运酶缺乏不能利用长链脂肪酸的重症患者更适合,且更快地从血中清除,更快地氧化供能。

9. 多种微量元素注射液(multi rare element injection,安达美)　本品是一种多种微量元素和电解质的添加剂,为无菌、淡黄色的溶液。将其加入氨基酸溶液或葡萄糖溶液内,静脉注入,可提供成人每日所需的 6 种微量元素和钙、镁、氯。

10. 注射用水溶性维生素(water-solube vitamin for injection,水乐维他,Soluvit N)　为营养输液中维生素制剂,是静脉营养不可缺少的组成部分之一。用于补充人体每日对水溶性维生素的生理需要。

11. 脂溶性维生素注射液(fat-solube vitamin injection,维他利匹特)　本品是一种白色、油水混合型乳剂。乳液的成分与 10% 脂肪乳相同。为全静脉营养输液中维生素制剂,用于补充人体每日对脂溶性维生素的需要量。

12. 甘油磷酸钠(格利福斯)(sodium glycero-phosphate,Glycophos)　本品为甘油磷酸钠的灭菌溶液,应溶于复方氨基酸注射液或葡萄糖注射液内输入。本品为成年人静脉营养的磷补充剂,可以满足人体每日对磷的需要。

13. 补血康(biseco human serum protein solu-tion,人血清蛋白,全谱稳定血清蛋白)　本品是一种高质量的健康人血清蛋白制品,是从健康人血浆中析出并经消毒制成的静脉制剂,不会传播肝

17

炎。含有活动蛋白酶抑制剂,能抑制血浆中非特异性蛋白分解活动;还含有 IgM 和 IgG 类免疫球蛋白,提高体液免疫力,从而增加机体抵抗力,并且不用检查血型即可输注。

14. 丙氨酰-谷氨酰胺　本品为肠道外营养的一个组成部分,可在体内分解为谷氨酰胺和丙氨酸,其特性可经由肠外营养输液补充谷酰胺。分解释放出的氨基酸作为营养物质各自储存在身体的相应部位并随机体的需要进行代谢。在强化营养支持的同时,调节细胞、体液免疫功能,进行免疫营养,具有很好的临床价值。

15. 黄芪注射液　补益脾肺,益气升阳。用于支气管哮喘、慢性支气管炎的防治及体弱多病者的扶正。

16. 参麦注射液　对肺源性心脏病、心力衰竭等有一定的辅助治疗作用,对各种癌症患者,配合化疗、放疗有明显增效减毒作用。有研究显示,参麦注射液与氨茶碱合用,可明显增强疲劳膈肌的收缩力,且无损害膈肌舒张功能的不良反应,从而改善膈肌疲劳,有助于治疗慢性呼吸衰竭。

17. 盐酸精氨酸　作为一种营养性氨基酸,给予药理剂量时可增加 T 淋巴细胞的反应性,降低患者感染和伤口并发症的发生率,改善全身性炎症和免疫功能异常,参与蛋白质合成和组织修复,缩短住院时间。因此,精氨酸具有促进人体正氮平衡和免疫调理的双重作用。在对 COPD 营养支持中辅以精氨酸治疗能补充患者体内精氨酸的不足,并可显著改善患者的细胞免疫功能,提高其抗感染能力。

适用于忌钠患者。也适用于其他原因引起的血氨过高所致的精神病者。

【选择原则】

1. 一般根据患者每日所需总热量(常依据Harris-Benedict 公式)来确定热量供给的量及分配比例,然后来选择营养制剂。

2. 肠内营养　患者需要营养补充时,只要胃肠道解剖与功能允许,并能安全使用,都应首先推荐经口胃肠道营养,这样符合正常的生理要求,有助于消化和吸收,还能维护胃肠黏膜的功能;在重症患者可减少应激性溃疡和胃肠道出血的发生。一般情况下,早期肠内营养支持可选择热卡密度较高(1.0~1.5kcal/ml)的营养配方。但对于急性应激期营养支持应掌握"允许性低热卡"原则,这样有助于避免营养支持相关的并发症,如高血糖、高碳酸血症、淤胆与脂肪沉积等;在应激与代谢状态稳定后,能量供给量需要适当地增加。

禁忌证:重症患者出现肠梗阻、肠道缺血时,肠内营养往往造成肠管过度扩张,肠道血运恶化,甚至肠坏死、肠穿孔;严重腹胀或腹腔间室综合征时,肠内营养增加腹腔内压力,高腹压将增加反流及吸入性肺炎的发生率,并使呼吸循环等功能进一步恶化,因此,在这些情况下避免使用肠内营养;对于严重腹胀、腹泻,经一般处理无改善的患者,建议暂时停用肠内营养。

注意肠内营养途径的选择,包括经口、鼻饲及要素饮食等。

3. **肠外营养**　任何原因导致胃肠道不能使用或应用不足,应考虑肠外营养,或联合应用肠内营养(PN,PN+EN)。

4. 呼吸衰竭和使用呼吸机辅助通气的患者,因有意识障碍或者气管切开、气管内插管等原因,大多不能口服营养治疗。一般可采用鼻饲饮食,将食物制成糊状或流质从管道输入消化道,或直接用要素饮食输注,其营养效果与口服营养治疗一样有效。

5. 对于因创伤、手术、休克、严重感染引起的急性呼吸衰竭和机械通气辅助治疗者,有时胃肠道功能紊乱,鼻饲输入的营养不能被充分消化吸收,有时会出现腹胀和腹泻,这种情况下宜采用静脉高营养。

6. 缓解期患者,多主张采用经胃肠道营养治疗或使用短期静脉营养支持治疗序贯以口服补充治疗。

7. 对于合并肺心病、冠心病,年龄又较大的患者,大量的外周静脉补液会加重心脏负荷,采用肠内营养具有不影响心功能的优点。在管饲营养中,连续滴注可提高患者的胃肠耐受性。采用连续滴注法进行营养支持治疗,可避免因腹胀造成膈肌上抬而导致心脏不适。

8. 通常认为过高的葡萄糖/胰岛素摄能增加

心脏葡萄糖供应,糖脂比例通常选择 7：3 或 6：4；氮 0.16g/(kg·d),热氮比一般为 100～150：1。中长链(MCT/LCT)混合脂肪乳剂、充足的维生素和微量元素通常认为更有益于心功能不全患者。

9. 营养途径及特殊要求营养配方的选择应用。

【注意事项】

1. 加营 S 素(氨素)

粉剂:400g/罐。

用法:口服或鼻饲,取本品 6 量匙加于 200ml 温开水搅匀,得标准稀释液 250ml,每毫升可提供热量 1kcal。作为唯一食源,成人每日用 2000ml 即可满足每日人体所需能量和营养。鼻饲根据患者病情与耐受性可连续与间歇滴入,并补足所需水分。

不良反应及注意点:偶见恶心、呕吐、腹胀、腹泻、腹痛。4 岁以下儿童禁用,勿静脉给药。

2. 能全素

粉剂:430g/罐。

用法:口服或鼻饲,在容器内注入 700ml 预先煮沸过的水,加入本品 430g,缓慢搅拌使其完全溶解,再加入温水至 2000ml。将配制好的营养液放在冰箱内保存,使用前将营养液加温即可。

不良反应及注意点:无特殊不良反应,但配制好后在冰箱放置不得超过 24 小时,使用前可将溶液加温,但不能煮沸。

17

3. 百普素

粉剂:126g/袋。

用法:口服或鼻饲504g/d 冲成 2000ml 溶液即可满足机体对所有营养的需求。调配方法:在容器内注入 50ml 预先煮沸过的温水,加入本品126g,用搅拌器搅拌使其完全溶解,再加入预先煮沸过的水至 500ml,调匀即可。

不良反应及注意点:无明显不良反应。配制后置于冰箱保存,但不得超过 24 小时,使用前加温,但不能煮沸,可随意添加调味剂如果汁、麦片。

4. 能全力

溶液:500ml/瓶。

用法:口服或鼻饲,能量密度为4184kJ/L,正常滴速为 100 ~ 125ml/h(开始滴速宜慢),剂量应根据患者的需要而定,一般患者每日给予 8368kJ(4 瓶);高代谢患者(严重创伤、烧伤)可用到 8 瓶/天。初始剂量最好从 2 瓶/天开始,在 2 ~ 3 天内逐渐增加需要量。

不良反应及注意点:无明显不良反应。使用过程中需注意液体平衡,保证足够的液体摄入。

5. 爱伦多

粉剂:80g/袋(1254kJ),婴幼儿袋装 80g(1304kJ)。

用法:口服或管饲,成人:480 ~ 640g(7424 ~ 10 032kJ)/d,通常80g 加温开水溶解成 300ml 的乳状液(4.18kJ/ml),最初从标准量的 1/8(60 ~ 80g)开始,浓度减半,经 4 ~ 10 天逐渐增至标准量,用鼻饲管法、胃管饲法或肠管饲法,每日 24 小时连续输入十二指肠或空肠内,管饲滴速 75 ~ 100ml/h,根据需要可将本溶液分一次或数次口服。

不良反应及注意点:使用本品配制的溶液标准浓度为 80g/300ml(4.18kJ/ml),标准管饲速度为 100ml/h,管饲以泵入控制输入速度为佳,儿童宜从低速度、低浓度开始,分阶段达到标准量。已配制好的液体如不立即使用,宜在冰箱内保存,输入时宜加温。

6. 复方氨基酸注射液(18)

注射剂:8.5% 250ml/瓶、500ml/瓶;11.4% 250ml/瓶、500ml/瓶。

用法:静脉滴注:成人,根据患者的需要, 500 ~ 1000ml/24h,每日最大输注剂量,约 0.4g 氮/kg。

不良反应及注意点:极个别患者可能会出现恶心、面部潮红、多汗。同所有高渗溶液一样,从周围静脉输注时(尤其是 11.4% 本品),有可能会导致血栓性静脉炎。本品输注过快或给肝肾功能不全患者使用时,有可能导致高氨血症,血浆 BUN 会升高。由于含有抗氧化剂焦亚硫酸钠,因而偶有可能会诱发过敏反应(尤其哮喘患者)。故肝性脑病和无条件透析的尿毒症患者以及对本品过敏者禁用,肝肾功能不全者慎用。本品为酸性,对酸中毒、无尿症及充血性心衰者慎用。

开瓶后一次未用完的药液不应再使用。使用本品时滴注速度应缓慢,30 ~ 40 滴/分。若长期

17

从外周静脉滴入高含量的氨基酸溶液,应该以高渗葡萄糖注射液稀释成等渗后再滴注。经常输液者更换注射部位,控制滴速,有利于氮的保留和利用。不得用生理盐水稀释。

7. 11　氨基酸注射液-833

注射剂:250ml/瓶,500ml/瓶。

用法:静脉滴注通常用量 250～1000ml/d,经中心静脉插管滴注或与高渗葡萄糖(25% 以上)混合后经中心静脉滴注。与 10% 葡萄糖注射液混合,由周围静脉缓缓滴注,成人滴速每分钟不超过 40 滴,儿童、老人及重病者滴速宜更慢,按年龄、病情和体重增减剂量,本药不含非蛋白能源,使用时需与葡萄糖液等混合使用,以提高氨基酸利用率。用量遵医嘱。严重消耗性疾病可采用中心静脉给药,但一般应尽量采用周围静脉给药。

不良反应及注意点:滴速过快可引起恶心、呕吐、心悸、胸闷和头痛等。肝性脑病、氮质血症、严重肾功能障碍、氨基酸代谢障碍的患者禁用。使用时应供给足够的葡萄糖,以防止氨基酸进入体内后被消耗,长期使用应加强电解质、pH 及肝功能的监测,及时纠正代谢性酸中毒和肝功能异常。因本品易繁殖微生物,使用前应仔细检查,如外观异常,不能应用。药瓶开启后,剩余溶液不可再供使用。同时用电解质液时,注意本品的钠、氯离子量。冬季使用前,将本品加温至接近体温。

8. 14　氨基酸注射液-823

注射剂:250ml/瓶,500ml/瓶。

用法:静脉滴注常用量:250～1000ml/d,严重消耗性疾病患者可给予1000ml/d,与高渗葡萄糖(25%以上)混匀后经中心静脉插管滴注,与10%葡萄糖注射液混合后经外周静脉缓慢滴注,滴注速度宜慢,以20～30滴/分钟为宜。

不良反应及注意点:参考11 氨基酸注射液-833。

9. 17 种复合结晶氨基酸注射液

注射剂:250ml/瓶,500ml/瓶。

用法:静脉滴注常用量:250～1000ml/d,经中心静脉插管或周围静脉滴注,成人40 滴/分。儿童、老人及重病患者滴速宜更慢,按年龄、病情和体重等增减剂量。用时应补足热量。

不良反应及注意点:滴速过快可引起恶心、呕吐、头痛和气紧等。严重肝肾功能障碍者慎用或禁用;对氮质血症、无尿症、心力衰竭及酸中毒等未纠正前慎用或禁用。注射后剩余药物不能贮存后再用。本品遇冷能析出结晶,应微温溶解,待至37℃、溶液澄明后才可使用。但药液如发生混浊沉淀时不可使用。

10. 复方结晶氨基酸注射液

注射剂:20ml/支,100ml/瓶,250ml/瓶,500ml/瓶。

用法:静脉滴注:250～1000ml/d。

不良反应及注意点:静脉给药时可出现面红、发热、恶心、局部可能出现过敏性红斑、静脉炎和栓塞等。孕妇、血钾过高、严重肾衰竭、肝功能不全患者慎用。用药期间应测定血氨浓度,不要与脂肪乳剂合用,如需同时给药,应分开使用。如果同时给高渗葡萄糖溶液,应加用胰岛素,避免血糖升高。本品开瓶后一次未使用完的药液应弃去,不得再次使用。

11. 低分子右旋糖酐氨基酸注射液

注射剂:250ml/瓶,500ml/瓶。

用法:静滴:500ml/d,可连续用药 4～5 天或遵医嘱。

不良反应及注意点:偶有过敏反应;对充血性心力衰竭和有严重出血性疾病患者忌用;心、肝、肾功能不全者慎用;药液需澄清透明方可应用,开启后应一次用完,勿中途停注或储藏再用;在30℃以上储存时易析出结晶,需经适当加温溶解后方可使用。

12. 脂肪乳剂(10%,20%,30%)(英脱利匹特)

注射剂:10% 250ml/瓶、500ml/瓶;20% 100ml/瓶、250ml/瓶、500ml/瓶;30% 100ml/瓶、250ml/瓶、500ml/瓶。

用法:静脉滴注,可与糖、氨基酸及维生素混合使用,糖:脂:氨基酸质量比为3:1:1。一般第 1 天脂肪量不应超过 1g/kg,以后酌情增加剂量,但不得超过3g/kg。静脉滴注速度最初 10 分钟为20 滴/分,如无不良反应,可逐渐加快,30 分钟后维持 40～60 滴/分。

不良反应及注意点:偶见发热、寒战,曾观察到在经过 6～8 周输注之后有转氨酶、碱性磷酸酶和胆红素上升等现象,如减少剂量或暂停输注可恢复到正常水平。严禁在脂肪代谢严重失调时(如严重肝损伤、急性休克)应用本药。在肾功能不全、失代偿性糖尿病、肝功能不全、代谢功能紊乱和脓毒血症的情况下,脂肪代谢可能失调,因此,输注英脱利匹特注射液时应每天检查脂肪的廓清实验,汲取血样做廓清实验,如血浆呈乳状或明显地发乳光,原计划的输液应推迟。对已确诊或怀疑肝功能不全者,输液时必须密切注意。不得与其他药物、营养素或电解质溶液混合应用。

13. 中链/长链脂肪乳(力保脂宁)

注射剂:10% 250ml/瓶、500ml/瓶;20% 250ml/瓶、500ml/瓶。

用法:成人 1～2g/(kg·d),可提供 60% 以上的非蛋白热卡。最初 15 分钟内输入速度不应超过 0.5～1ml/(kg·h)(10% 输注液)或 0.25～0.5ml/(kg·h)(20% 输注液),若无不良反应,可将速度增至 2ml/(kg·h)(10% 输注液)或 1ml/(kg·h)(20% 输注液);患者第 1 天的治疗剂量不宜超过 10% 本品 500ml 或 20% 本品 250ml。如患者无不良反应,以后的治疗剂量可增加。可通过外周静脉或中央静脉输入。

不良反应及注意点:即发型反应:呼吸困难,发绀、变态反应,高脂血症,高凝血症,恶心、呕吐,头痛,潮红,发热,出汗,寒战,嗜睡及胸骨痛。迟发型反应:肝脏肿大,中央小叶型胆汁淤积性黄

17

疸,脾大,血小板、白细胞减少,短暂性肝功能改变,脂肪过量综合征。有报道网状内皮系统褐色素沉着,也称"静脉性脂肪色素",其原因未明。严重的脂肪代谢障碍、出血性疾病、糖代谢紊乱、虚脱、休克、急性梗死性疾病及原因不明的昏迷患者禁用,妊娠的最初3个月慎用。通过Y形接头,本品可与葡萄糖和氨基酸注射液在进入血管前迅速混合,每一种液体的流量可分别控制,如有输液泵会更方便。输入前本品的温度应加热至室温。一般不宜与电解质、药物或其他附加剂在同一瓶内混合,若混合物是相容和稳定的,本品可与其他营养素在混合袋内混合。

14. 多种微量元素注射液(安达美)

注射液:10ml/支。

用法:本品必须稀释后才能使用。成人:10ml/d,加入 250~1000ml 5%~50% 葡萄糖溶液中或 500~1000ml 氨基酸中静滴。

不良反应及注意点:肾功能障碍和胆道功能明显减退,微量元素代谢障碍患者慎用。因本品渗透压较高和 pH 较低,故未经稀释不能滴注;且必须在开始滴注前 1 小时内,将本品加入氨基酸注射液中,滴注时间不超过 12 小时,以免污染;注意配伍中的相互作用,避免可能发生的沉淀;滴注速度不宜过快;经外周静脉滴注时,每 500ml 复方氨基酸注射液或葡萄糖注射液中最多加入本品10ml,滴注时间为 6~8 小时。

15. 注射用水溶性维生素(水乐维他)

粉针剂:1g/支。

用法:静脉滴注。在无菌条件下,本品可用下列溶液加以溶解:成人型或儿童型脂溶性维生素注射液、脂肪乳剂、无电解质的葡萄糖注射液、注射用水。

不良反应及注意点:对某些高敏患者可发生过敏反应,禁用于对本品任何一种成分的过敏者。临用前配制的本品混合液,应立即在无菌条件下加入输液瓶中,并在 24 小时内用完,如果加入葡萄糖注射液内滴注则应避光;本品用脂溶性维生素注射液、脂肪乳剂溶解后加入脂肪乳剂中后再静脉滴注,若本品用无电解质的葡萄糖注射液或注射用水溶解后可加入脂肪乳剂中,也可加入葡萄糖注射液中再经静脉滴注。

16. 脂溶性维生素注射液(维他利匹特)

注射剂:10ml/支。

用法:本品必须经稀释后才能使用。将本品 10ml 加入 500ml 10% 或 20% 脂肪乳剂内,轻摇混合后即可静脉滴注。

不良反应及注意点:可用于溶解注射用水溶性维生素,在无菌条件下,用本品 10ml 加入 1 瓶注射用水溶性维生素内,使之溶解,然后加到脂肪乳剂中;使用前 1 小时配制,24 小时内用完;本品必须稀释后静脉滴注;本品不宜与香豆素类抗凝剂合用。

17. 甘油磷酸钠(格利福斯)

注射剂:216mg/ml。

用法:通过周围静脉给药时,本品 10ml 应加入复方氨基酸注射液或 5%、10% 葡萄糖注射液 500ml 中进行输注,输液时间至少 8 小时。每日用量通常为 10ml,在静脉营养治疗过程中则应根据患者的实际需要酌情增减。本品应在使用前、在无菌条件下加以稀释,并在稀释后 24 小时内用完,以免发生污染。

不良反应及注意点:严重肾功能不全、休克和脱水患者禁用。对本品过敏者禁用。肾功能障碍患者应慎用;本品系高渗溶液,未经稀释不能输注;注意控制给药速度;长期用药时应注意血磷、血钙浓度的变化。

18. 补血康(人血清蛋白,全谱稳定血清蛋白)

注射剂:500ml/瓶。

用法:静脉滴注:成人 2000ml/d。

不良反应及注意点:偶可发生短暂的皮肤反应、低血压、发热、寒战,此时应停止输注,并给予抗组胺制剂、泼尼松或静脉注射葡萄糖酸钙。反复输注全血、血浆、血清或免疫球蛋白制剂可致不耐受性,特别在选择性 IgA 障碍症、丙种球蛋白过低症或抗体缺乏综合征者。对同种血清蛋白过敏者禁用。注意保存,勿让儿童误用。为防止输入热原物质,应使用一次性输注针管,瓶内液体必须澄清透明方可输注;瓶塞穿刺后须立即输用,不可久置,因瓶塞穿孔后,蛋白质溶液即有可能被污染。如发生循环血容量负荷过度(表现为头痛、呼吸困难、颈静脉怒张)应立即停止输注。

19. 丙氨酰-谷氨酰胺

注射剂:100ml(20g)/瓶。

用法:本品是一种高浓度溶液,不可直接输注。输注前,必须与可配伍的氨基酸溶液或含有氨基酸的输液相混合,然后与载体溶液一起输注。1 体积的本品应与至少 5 体积的载体溶液混合(例如:100ml 本品应加入至少 500ml 载体溶液),混合液中本品的最大浓度不应超过 3.5%。

剂量根据分解代谢的程度和氨基酸的需要量而定。胃肠外营养每日供给氨基酸的最大剂量为 2g/kg,通过本品供给的丙氨酸和谷氨酰胺量应计算在内。通过本品供给的氨基酸量不应超过全部氨基酸供给量的 20%。输注速度依载体溶液而定,但不应超过 0.1g 氨基酸/(kg·h)。本品连续使用时间不应超过 3 周。

不良反应及注意点:正确使用时尚未发现不良反应,当本品输注速度过快时,可出现寒战、恶心、呕吐,应立即停药。本品使用过程中应监测患者的碱性磷酸酶(ALP)、丙氨酸转氨酶(ALT)、门冬氨酸转氨酶(AST)和酸碱平衡。对于代偿性肝功能不全的患者,建议定期监测肝功能。严重肾功能不全(肌酐清除率<25ml/min)或严重肝功能不全的患者禁用。将本品加入载体溶液时,必须保证它们具有可配伍性、保证混合过程是在洁净的环境中进行,还应保证溶液完全混匀。不要将基本药物加入混匀后的溶液中。本品中加入其他

成分后,不能再贮藏。

20. 黄芪注射液

注射剂:2ml/支,10ml/支。

用法:肌内注射:2~4ml/d,1~2次/天;静脉滴注:10~20ml/d,1~2次/天,或遵医嘱。

不良反应及注意点:对本类药品有过敏或严重不良反应病史者禁用。本品不宜与其他药物在同一容器内混合使用。若发现溶液出现浑浊、沉淀、变色或瓶身细微破裂者,均不能使用。

21. 参麦注射液

注射剂:10ml/支。

用法:静脉滴注:10~40ml,加入5%葡萄糖溶液250ml中,1次/天,疗程为10~15天。

不良反应及注意点:对本品过敏或严重不良反应者禁用。

22. 盐酸精氨酸

注射液:5g/20ml。

用法:静滴:1次15~20g,以5%葡萄糖液500~1000ml稀释,滴注宜慢(每次4小时以上)。

不良反应及注意点:滴注太快可引起流涎、面部潮红、呕吐等不良反应。用其盐酸盐,可引起高氯性酸血症,肾功能不全者忌用。

【建议】

1. 在应用营养疗法时应注意避免加重呼吸系统的负担,因碳水化合物分解吸收后易致 CO_2 增高,加重呼吸负荷,故呼吸衰竭患者应尽量应用低糖疗法。考虑到蛋白质的呼吸商为 0.8,脂肪的呼吸商为 0.7,临床上应以高脂、适量增加氮源为主,以减轻呼吸负荷。低糖可以降低 CO_2 的产生,氨基酸可促进蛋白质的合成,脂肪除可供足够的能量、减少蛋白质的分解,还可以降低蛋白质的氧化率和更新率,产生节氮效应,见表 17-1。

表 17-1　呼吸衰竭营养支持疗法可能
产生的危害及处理

并发症	可能原因	处　　理
呼吸性酸中毒	糖类供给过多组织产生过多 CO_2 不能及时排出	增加通气量(机械通气),以脂肪替代部分糖类脂肪(每日 $1 \sim 3g/kg$)
肝功能异常	营养过剩,加重已受损害的肝功能	减少能量摄入,减少脂肪摄入,输注低蛋氨酸、低芳香族氨基酸的特种氨基酸
水、电解质失衡	肾功能损害,醛固酮及抗利尿激素活性增高,体内水重新分布、胃肠功能欠佳致渗透性腹泻	重新结合临床需要,选择供能的量及途径,补充磷制剂,以纠正低磷血症
神经精神异常	水电解质异常、高血糖症	监测电解质(特别是钾、钠、磷),控制高血糖疗法

续表

并发症	可能原因	处　　理
气胸、胸水	医源性	立即拔出插管,胸腔闭式引流排液
感染	高静脉营养时医源性感染	输液时在绝对无菌条件下,加强护理

2. 对于慢性呼吸衰竭患者来说,摄入充足的磷、镁、钙、铁、锌及钾等电解质是非常重要的。同时维生素 A、维生素 C 具有显著的抗氧化作用,而维生素 E 不仅具有抗氧化作用,还有一定的抗炎效果。

3. 在应用肠内输注营养液时,要特别注意防止患者出现胃潴留,否则患者在恶心、呕吐时极易发生吸入性肺炎,对呼吸衰竭患者极为不利。可选择渗透压较低的营养制剂,用输液泵控制滴速,开始时速度宜慢,提高用量和速度应循序渐进,并注意观察患者有无胃肠反应。另外可适当使用促胃肠动力药物,在喂养管末端夹加温器,有助于患者肠内营养的耐受。滴注时应嘱将床头摇高,以防止反流的发生。

4. 做好水、电解质及氯平衡的监测,准确记录出入量。监测各项指标,包括血糖、尿糖、血脂及肝肾功能。

5. 静脉营养支持只能增加蛋白质的合成,并不能减少净蛋白的丢失,且长期肠道外营养可出现医源性饥饿症,肠黏膜长期性萎缩,所以在病情逐渐好转后应尽早加强胃肠内营养,以维持肠黏膜屏障功能,防止细菌内毒素移位。

(陈　平)

参 考 文 献

1. 郑劲平.慢性阻塞性肺疾病呼吸衰竭与人工通气中的营养支持//钟南山.现代呼吸病进展.北京:中国医药科技出版社,1994:310-320.

2. 应可净.慢性阻塞性肺病营养不良的营养支持//陈文彬.呼吸药理学与治疗学.北京:人民卫生出版社,2000:721-731.

3. 陈莹,郑秀凤.电解质、酸碱平衡调节药及营养用药物//郑秀凤.临床药物应用指南.北京:人民卫生出版社,2002:438-451.

4. 李杨.营养支持疗法用药//宋文宣.实用内科药物治疗学.北京:人民卫生出版社,2000:421-437.

5. 陈孝治.营养支持药物//陈孝治.药物处方手册.长沙:湖南科技出版社,2005:1088-1108.

6. 江文宇,容永璋.营养支持在慢性阻塞性肺疾病呼吸衰竭患者中的应用.广东医学,2005,26(5):664-665.

7. 黄振炎,杨凤仙.参麦注射液治疗慢性呼吸衰竭疗效观察.中华临床医学研究杂志,2003,73:12151.

8. 李永春,柴文戌,徐蔼丽.不同液体入量对慢性呼吸衰竭病人疗效的影响.中国全科医学,2004,7(13):1000-1001.

9. 侯恕.呼吸疾病的营养支持.中华结核和呼吸杂志,1996,19(3):133-135.

10. 徐甲芬,施万英,蒋文国.肺病专用低糖类营养配方对呼吸衰竭病人的影响.肠内与肠外营养,2004,11(4):

17

202-204.

11. 徐卫国,罗勇,杨玲. 精氨酸对慢性阻塞性肺疾病合并营养不良的免疫调理作用. 中国实用内科杂志,2003, 23(9):527-529.

12. 盛华,周伊南,朱惠莉. 丙氨酸-谷氨酰胺对呼吸衰竭患者营养治疗及功能的影响. 中国临床药学杂志, 2006,15(3):182-184.

13. Ferreira I,Brook D,Lacasse Y,et al. Nutrition COPD:a systematic overview. Chest,2001,119:2241.

14. Rigaud MD,Singleton S,Annengaud H,et al. Diaphragmatic function in severly malnourished patients with anorexia nervosa. Am J Respir Crit Care Med,1994,150: 156.

15. McCool FD,Conmns P,Benditt JO,et al. Maximal inspiratory pressures and dimensions of the diaphragm. Am J Respir Crit Care Med,1997,155:1329.

16. 李留树,杜楠. 肺部疾病的营养疗法//俞森洋. 现代呼吸治疗学,北京:科学技术文献出版社,2003,590-611.

17. Carmona GT,Martinez JL,Garcia BV. Guidelines for specialized nutritional and metabolic support in the critically-ill patient. Update. Consensus SEMICYUC-SENPE:Respiratory failure. Am J Nutrition Hospital,2011,26(2), 37-40.

18. Collins PF,Elia M,Stratton RJ,et al. Nutritional support and functional capacity in chronic obstructive pulmonary disease:A systematic review and meta-analysis. Am J Repirology,2013,18(4),616-629.

索 引

6-氨基己酸　27

A

阿伐斯汀　128

阿加曲班　379

阿霉素　550,554

阿米卡星　456

阿莫西林　415

阿莫西林胶囊　5

阿莫西林/克拉维酸　433

阿莫西林-克拉维酸　496

阿哌沙班　379

阿奇霉素　445

阿奇霉素胶囊　5

阿司咪唑　128

阿瓦斯汀　524

埃克替尼　524,543

爱必妥　525

安倍生坦　360

氨吡酮　198

氨苄西林　415

氨苄西林/舒巴坦　432

氨基己酸　270

氨甲苯酸　27,270

氨甲环酸　27

氨力农　234

氨氯地平　235

氨曲南　443

奥马珠单抗　141

奥美拉唑镁　20

奥硝唑　399

B

巴曲亭　27

白细胞介素2　525

贝伐单抗　524,543

贝前列环素　356

贝前列素　235

贝塔喹啉　498

倍氯米松鼻喷雾剂　11

比伐卢定　379

吡喃阿霉素　551

吡嗪酰胺　494,505

吡柔比星　551,555

表阿霉素　550

表柔比星　550,555

丙硫异烟胺　495,506

丙酸氟替卡松　54

波生坦　235

波生坦片　603

泊沙康唑　480,490

博莱霉素　522,540

布地奈德　55

布地奈德福莫特罗粉吸入
　剂　15

布桂嗪　557,561

布美他尼　232

C

草酸铂　521,539

长春地辛　519,535

长春碱　519,534

长春瑞滨　518,534

长春新碱　311

垂体后叶素　26

D

达比加群酯　380

氮斯汀　126

低分子量肝素钙注射液
　236

地高辛　233

碘化钾　257

对氨基水杨酸钠　495,
　508

对乙酰氨基酚片　3

多巴酚丁胺　233,469

多潘立酮　20

多柔比星　550

多瑞吉　558

多西环素　452

多西紫杉醇　520,537

E

厄洛替尼　523,542

厄他培南　441

恩度　522

二丙酸倍氯米松　56

二甲氟林　222

F

伐地那非　356

法莫替丁　20

非诺特罗/异丙托溴铵
　163

非索非那定　125

芬太尼　558,563

酚磺乙胺　27,270

酚妥拉明　27,199,269

夫西地酸　463

伏立康唑　480,489

氟胞嘧啶　481,490

氟康唑　479,488

复方盐酸伪麻黄碱　3

G

肝素　236

高聚金葡素　526

索　引

H

红霉素　444
华法林　236
环孢霉素 A　324
环丙沙星　447
环磷酰胺　307
环丝氨酸　496,512
环索奈德　56
磺达肝癸　379

J

吉非替尼　523,542
吉西他滨　518,534
己酮可可碱　326
甲硝唑　460
卷曲霉素　495,509

K

卡巴克洛　27
卡泊芬净　481,489
卡铂　521,538
卡介苗　134
卡络磺钠　27
卡那霉素　495,508
凯美纳　524
克拉霉素　446,496
克唑替尼　524,543

L

拉氧头孢　443

来氟米特　573
雷公藤多苷　325,574
利伐沙班　378
利福布汀　494,509
利福喷丁　494,503
利福平　465,494,503
利奈唑胺　464,496,513
利托昔单抗　574
链激酶　366
链霉素　494,504
两性霉素 B　478,487
两性霉素 B 脂质体　488
磷霉素钠　466
磷酸二酯酶　199
磷酸可待因糖浆　4
硫唑嘌呤　308
氯法齐明　496,512
氯化铵　256
氯雷他定　4,126

M

Macitentan　359
马来酸氯苯那敏　3
吗啡　558,562
麦考酚酸酯　326
毛花苷丙　233
霉酚酸酯　574
美罗培南　440
孟鲁司特　68
孟鲁司特钠片　11,15

糜蛋白酶　258

米卡芬净　481,489

米力农　234

米诺环素　453

莫西沙星　450

N

N-乙酰半胱氨酸　284

奈达铂　521,539

奈替米星　456

内皮素受体拮抗剂　201

尼可刹米　210

尿激酶　366

O

OPC-67683　498

P

PA-824　498

帕尼培南-倍他米隆　440

哌拉西林/他唑巴坦　417,
　435

培美曲塞　520,537

普鲁卡因　269

Q

前列腺素 E_1　283

羟基氯喹　325

羟考酮　558,563

青霉素 G　414

庆大霉素　454

曲马多　557,561

曲前列环素　358

去甲万古霉素　459

R

riociguat　361

S

SQ-109　499

噻托溴铵　102

赛可瑞　524

沙丁胺醇气雾剂　5

沙利度胺　326

沙美特罗替卡松气雾剂
　16

山梗菜碱　210

蛇毒血凝酶　271

肾上腺色腙　271

顺铂　521,538

丝裂霉素　522,540

羧甲司坦　258

T

TMC-207　498

他达拉非　355

他克莫司　573

泰利霉素　447

特非那定　127

特利加压素　469

特罗凯　523

替加环素　462

替卡西林/克拉维酸　416，438

替考拉宁　459

替尼泊苷　519,536

替硝唑　461

亭扎肝素钠　373

酮替芬　127

头孢吡肟　431

头孢丙烯　420

头孢地尼　427

头孢地秦　424

头孢呋辛　419

头孢克洛　420

头孢克肟　428

头孢拉定　418

头孢咪唑　431

头孢米诺　431

头孢哌酮　425

头孢哌酮/舒巴坦　436

头孢匹胺　430

头孢曲松　421

头孢噻肟　422

头孢他啶　424

头孢特仑匹酯　429

头孢替安　418

头孢托仑酯　429

头孢唑林　419

托拉塞米　232

妥布霉素　455

拓扑替康　554

拓普替康　550

W

万古霉素　457

维兰特罗/芜地溴铵　163

卫非宁　498

卫非特　498

乌司他丁　284

X

西地那非　235

西美加群　380

西替利嗪　125

西妥昔单抗　525,545

香菇多糖　526

硝苯地平　234

硝普钠　200

哮喘菌苗　135

溴化异丙东莨菪碱　102

溴化异丙托品/沙丁胺醇　163

血管紧张素转换酶抑制剂　201

血凝酶　271

Y

亚胺培南-西司他汀钠　439,497

盐酸氨溴索　4

盐酸多沙普仑注射液　208

盐酸洛美沙星　394

盐酸溴环己胺醇　258

盐酸溴己新　257

氧托溴铵　101

一氧化氮　283

伊立替康　520,537

伊洛前列素　357

伊马替尼　361

伊前列醇　356

伊曲康唑　479,488

依度沙班　379

依前列醇　235

依替米星　397

依托泊苷　519,536

胰脱氧核糖核酸酶　259

乙胺丁醇　494,505

乙酰半胱氨酸　257

乙酰半胱氨酸片　4

异丙托溴铵　101

异丙托溴铵气雾剂　5

异环磷酰胺　518,533

异烟肼　494,501

易瑞莎　523

茚达特罗/格隆溴铵　163

英夫利昔　327

右美沙芬　4

愈创甘油醚　258

Z

扎鲁司特　69

肿瘤坏死因子　525

重组人血管内皮抑制素　522,541

重组组织型纤溶酶原激活剂　366

注射用牛肺表面活性剂　283

紫杉醇　520,536

左氧氟沙星　449

28检